Luis Gascón Andreu

LA EPIDEMIA DE CÓLERA DE 1854-1856 EN LA PROVINCIA DE ZARAGOZA

Una perspectiva de Salud Pública

COLECCIÓN ESTUDIOS

LA EPIDEMIA DE CÓLERA DE 1854-1856 EN LA PROVINCIA DE ZARAGOZA

Una perspectiva de Salud Pública

Luis Gascón Andreu

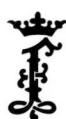

INSTITUCIÓN FERNANDO EL CATÓLICO
Excma. Diputación de Zaragoza
2024

Cualquier utilización de informaciones públicas es libre y gratuita siempre que se mencione su origen y se respete la integridad de la información y los derechos de propiedad intelectual que protegen el documento, así como la normativa francesa y europea en materia de protección de datos personales.

Publicación número 3954
de la Institución Fernando el Católico
Organismo autónomo de la Excma. Diputación de Zaragoza
Plaza de España, 2 • 50071 Zaragoza (España)
Tels. [34] 976 28 88 78/79
ifc@dpz.es
www.ifc.dpz.es

ISBN: 978-84-9911-704-1
Depósito legal: Z 412-2024
Maquetación: Composiciones RALI, S.A.
Impresión: Estilo Estugraf Impresores, S.L.

IMPRESO EN ESPAÑA-UNIÓN EUROPEA

A Piluca, Elena y Marta.
A Lucía, Gonzalo, Alba y Julia.

NOTA DEL AUTOR

Esta publicación es fruto de la Tesis doctoral que, dirigida desde el Departamento de Microbiología, Medicina Preventiva y Salud Pública, fue leída en la Facultad de Medicina de Zaragoza en enero de 2016. Son muchas las personas a las que debo agradecimiento, ya sea por su colaboración, su estímulo o su consejo, tanto de mi entorno familiar como del de mi trabajo y amigos. Quiero subrayar mi gratitud a Asunción Fernández y Carlos Aibar por la dirección de la Tesis, así como a Rafael Gómez-Lus (†), Miguel Andériz (†), Enrique Bernad, Juan Pablo Alonso y María Pilar Blas por su orientación en distintas parcelas del trabajo. También a todo el personal del Archivo de la Diputación Provincial de Zaragoza, por las facilidades que me dieron durante el trabajo de investigación.

Debo un especial agradecimiento a Maricruz Moreno Gajate, sin cuyo interés, ayuda constante y estímulo esta tesis no hubiera sido posible.

ABREVIATURAS

ADPZ   Archivo de la Diputación Provincial de Zaragoza.

FGP-ByS   Fondo documental del Gobierno Político-Sección de Beneficencia y Sanidad. Archivo de la Diputación Provincial de Zaragoza.

AMZ   Archivo Municipal de Zaragoza.

RAMZ   Real Academia de Medicina de Zaragoza.

RANM   Real Academia Nacional de Medicina.

BOPZ   Boletín Oficial de la Provincia de Zaragoza.

OMS   Organización Mundial de la Salud.

ÍNDICE

ABREVIATURAS   11

INTRODUCCIÓN   17

1. LA ORGANIZACIÓN DE LA SANIDAD E HIGIENE PÚBLICA
ESPAÑOLAS EN EL TERCIO CENTRAL DEL SIGLO XIX   29

    1.1. Legislación sanitaria entre 1847 y 1855   31

       1.1.1. El Real decreto de 17 de marzo de 1847 y su desarrollo   31
       1.1.2. Los Subdelegados de sanidad   33
       1.1.3. La Ley de Beneficencia de 20 de junio de 1849 y su reglamento   35
       1.1.4. La Ley General de Sanidad de 1855   38

    1.2. Legislación frente al cólera. 1847-1855   40

       1.2.1. Medidas de aislamiento   43
       1.2.2. Policía sanitaria mortuoria   45
       1.2.3. Otros aspectos relacionados con el cólera   47

2. EL CONTEXTO: FACTORES DETERMINANTES DE SALUD EN
ZARAGOZA DURANTE LOS AÑOS CENTRALES DEL SIGLO   51

    2.1. Contexto histórico y condiciones sociales   52

       2.1.1. Economía y población   52
       2.1.2. Contexto político y social   57

    2.2. Empleo y condiciones dc trabajo   63
    2.3. Alimentación   65
    2.4. Urbanización, saneamiento y condiciones de habitabilidad   70
    2.5. Instrucción pública: los centros de enseñanza   77
    2.6. Accesibilidad a la asistencia sanitaria   83
    2.7. Condiciones de establecimientos benéficos y otros centros públicos   93

       2.7.1. Hospital de Nuestra Señora de Gracia   93
       2.7.2. Casa Hospicio de Misericordia   99
       2.7.3. Establecimientos penitenciarios   100

3. LA EPIDEMIA DE CÓLERA DE 1854-1856 EN LA PROVINCIA DE ZARAGOZA ... 107

   3.1. Inicio de la epidemia ... 108

      3.1.1. El brote de La Muela. 1 de octubre de 1854 ... 112
      3.1.2. Los primeros casos de cólera en la ciudad de Zaragoza ... 115
      3.1.3. Respuesta institucional ante los primeros casos ... 118
         3.1.3.1. *Información a la población* ... 119
         3.1.3.2. *Organización de los recursos asistenciales* ... 123

   3.2. El brote epidémico de 1854 en la ciudad de Zaragoza ... 131
   3.3. El brote epidémico de 1854 en el resto de la provincia ... 139

      3.3.1. Partido judicial de Caspe ... 140
      3.3.2. Partido judicial de Pina ... 146
      3.3.3. Partido judicial de Ejea ... 150
      3.3.4. Partido judicial de Borja ... 154
      3.3.5. Partido judicial de La Almunia ... 155
      3.3.6. Partido judicial de Calatayud ... 162
      3.3.7. Partido judicial de Daroca ... 165
      3.3.8. Resto de partidos judiciales ... 169

   3.4. El brote epidémico de 1855 ... 171

      3.4.1. El brote de Aguarón, primeros casos en la provincia durante 1855 ... 172
      3.4.2. Los primeros casos de cólera en el Hospital civil ... 176
      3.4.3. Partido judicial de Ateca ... 180
      3.4.4. Partido judicial de Belchite ... 192
      3.4.5. Partido judicial de Borja ... 199
      3.4.6. Partido judicial de Calatayud ... 206
      3.4.7. Partido judicial de Caspe ... 215
      3.4.8. Partido judicial de Daroca ... 220
      3.4.9. Partido judicial de Ejea ... 229
      3.4.10. Partido judicial de La Almunia ... 238
      3.4.11. Partido judicial de Pina ... 247
      3.4.12. Partido judicial de Sos ... 254
      3.4.13. Partido judicial de Tarazona ... 262
      3.4.14. Partido judicial de Zaragoza ... 269

   3.5. Epílogo de la epidemia: casos de cólera en 1856 ... 282
   3.6. Resumen de la epidemia de cólera 1854-56 en la provincia ... 286

      3.6.1. El brote de 1854 ... 286
      3.6.2. El brote de 1855 ... 289
      3.6.3. Dotación de facultativos ... 296
      3.6.4. Datos globales de la epidemia de 1854-1856 ... 298
      3.6.5. Comparación con otras epidemias de cólera del siglo ... 301

4. DESPUÉS DE LA EPIDEMIA: NUEVAS INICIATIVAS DE SALUD PÚBLICA EN LA PROVINCIA ... 305

   4.1. El proyecto de Salud Pública de la ciudad de Zaragoza ... 307

4.2. Protección de la salud: nueva reglamentación del matadero   316

4.3. Respuestas corporativas: la reivindicación de las profesiones sanitarias   319

    4.3.1. La creación del comité de vigilancia de Daroca   321

    4.3.2. La creación de *La Unión Médica de Aragón*   *326*

CONCLUSIONES   331

REFERENCIAS DOCUMENTALES Y BIBLIOGRAFÍA   337

    PUBLICACIONES PERIÓDICAS   337

    CARTOGRAFÍA   337

    BIBLIOGRAFÍA   337

ANEXO I. TABLAS DE DATOS POR PARTIDOS JUDICIALES Y MUNICIPIOS DEL BROTE DE 1855   347

ANEXO II. TRANSCRIPCIÓN DEL PROYECTO DE SALUD PÚBLICA DE LA CIUDAD DE ZARAGOZA Y OFICIO DE REMISIÓN DEL MISMO AL GOBERNADOR CIVIL   371

ANEXO III. TRANSCRIPCIÓN DEL REGLAMENTO INTERIOR DEL MATADERO DE LA CIUDAD DE ZARAGOZA Y OFICIO DE REMISIÓN DEL MISMO AL GOBERNADOR CIVIL   379

ANEXO IV. LOS SUBDELEGADOS DE MEDICINA Y CIRUGÍA DE LA PROVINCIA DE ZARAGOZA DURANTE LA ÉPOCA EPIDÉMICA   391

ÍNDICE DE TABLAS, GRÁFICAS Y FIGURAS   395

INTRODUCCIÓN

La higiene pública es el espejo
dó se refleja el estado de cultura
y civilización de un pueblo.

ANÓNIMO.
Topografía médica de la ciudad de Zaragoza. Ca.1859.

Teniendo presente que los orígenes de la Higiene pública están relacionados con la peste, concepto que englobaba todo tipo de epidemias graves y explosivas[1], resulta evidente que para profundizar en aquellos es preciso conocer la enfermedad epidémica que desde los años veinte recorrería Europa a lo largo de casi todo el siglo XIX: el cólera no solo estaría conceptualmente relacionado con la Higiene pública en su condición de *peste* sino que, su presencia en forma de oleadas sucesivas por el continente europeo, obligó al desarrollo de medidas de control para evitar su propagación que motivaron el nacimiento de la Salud pública en nuestro país[2].

Varios fueron los motivos para la elección de la epidemia de cólera de 1853-1856 como objetivo de investigación. En primer lugar, el singular contexto en el que se desarrolló desde el punto de vista del ramo de la sanidad en España, con una producción legislativa que, iniciándose con el Real decreto de organización sanitaria de 1847, culminaría con la primera Ley de Sanidad española en 1855, en pleno período epidémico. Detrás de ese desarrollo normativo estuvieron presentes en mayor o menor medida los principales nombres del higienismo de la época, singularmente Mateo Seoane pero también Méndez Álvaro o Monlau. La influencia que la presencia del cólera en el continente tuvo en la legislación de la época resulta evidente.

La epidemia en los años centrales del siglo se solaparía también con años convulsos desde el punto de vista social y político: el levantamiento de julio de 1854, en

---

[1] López Piñero, J. M. *La medicina en la historia*. Madrid: La Esfera de los libros, 2002, pág. 5.

[2] Rodríguez Ocaña, E. El cólera en España y el nacimiento de la Salud Pública. *Eidon*, n.º 16, julio-octubre 2004, págs. 49-54.

el que la ciudad de Zaragoza tuvo un papel relevante en su relación con Espartero, dio comienzo al bienio progresista, que tantas esperanzas de mejora despertó entre amplias capas de la población. Durante este período la enfermedad se propagaría por toda la península, con un impacto desigual entre provincias y localidades pero en conjunto presumiblemente mayor al de la primera epidemia de 1834 en términos de mortalidad. El contexto político y el marco social, económico y cultural de referencia de la época conforman el primer conjunto de factores determinantes de salud que deben tomarse en cuenta en cualquier análisis de fenómenos de salud y enfermedad.

La epidemia de 1853-56 tuvo también un especial significado en el ámbito de la epidemiología y la búsqueda de relaciones causales en el desarrollo de las enfermedades mediante la aplicación del método epidemiológico. Fue durante esta pandemia europea cuando Snow establecería en Londres una clara asociación entre el agua de consumo contaminada y la aparición del cólera, tres décadas antes del aislamiento del vibrión colérico por Koch. Sin embargo, un hecho tan singular no obtuvo el reconocimiento de la comunidad científica de la época y apenas tendría consecuencias en la puesta en marcha de medidas de control eficaces en las siguientes pandemias. Revisar las creencias y conocimientos de los médicos locales sobre las hipótesis de transmisión de la enfermedad en la época en que Snow elaboró su teoría de la transmisión hídrica, es también un motivo de interés por la epidemia.

Por último, la escasez de estudios sobre las epidemias de cólera en la provincia de Zaragoza ha sido un elemento motivador añadido, y muy especialmente por lo que hace referencia a la que se desarrolló en la provincia entre 1854 y 1856, epidemia sobre la que, habiendo alcanzado unas cifras de morbilidad y mortalidad elevadas, no existe ningún estudio publicado[3].

---

[3] Los estudios sobre epidemias de cólera en la provincia de Zaragoza se limitan a la investigación de María Rosa Jiménez sobre la epidemia de 1834 en la provincia (JIMÉNEZ, M. R. La epidemia de cólera de 1834 en Zaragoza y su provincia. *Asclepio*, n.º XXXIV, 1982, págs. 3-31) y la de Fernando Zubiri sobre la de 1885 en la ciudad de Zaragoza (ZUBIRI VIDAL, F.; ZUBIRI DE SALINAS, R. *La epidemia de cólera morbo asiático de 1885 en Zaragoza*. Zaragoza: RAMZ, 1978) basada en la Memoria de la epidemia en la ciudad de Miguel Madroñero fechada en 1886 (MADROÑERO Y MARTÍNEZ, M. *Memoria referente a la epidemia colérica de 1885*. Zaragoza: Ayuntamiento de Zaragoza, 1886). También de Fernando Zubiri, una referencia a varias épocas y lugares en ZUBIRI VIDAL, F. *Las epidemias de peste y cólera morbo asiático en Aragón (Zaragoza, 1652 y 1885; Caspe, 1834; Alcañiz y Jaca, 1885)*. Zaragoza: Institución Fernando el Católico, 1980.
Otras referencias locales: GARRIDO MIGUEL, J. A. La epidemia de cólera de 1885 en Calatayud. *Anales: Anuario del centro de la UNED en Calatayud*, n.º 15, 2, 2007, págs. 67-98; GRACIA RIVAS, M. La epidemia de cólera de 1885 en la ciudad de Borja. *Cuadernos de estudios borjanos*, n.º 89, 1991, págs. 43-50.

En el análisis de la epidemia, desde un enfoque de Salud pública, debe estar necesariamente presente la referencia al marco conceptual de los factores determinantes de salud y enfermedad. De acuerdo con Dahlgren y Whitehead[4], es necesario incorporar a la investigación el marco general socioeconómico, cultural y político de la época, como primer conjunto de factores a tener en cuenta en la descripción de la epidemia. A ello debe unirse un segundo conjunto relacionado con las condiciones de vida y trabajo, las relaciones sociales y comunitarias y los factores individuales en referencia con los estilos de vida. Todos estos elementos se interrelacionan con la edad, el sexo y los factores constitucionales de los individuos, determinando en buena medida su situación de salud y enfermedad.

Atender a esa constelación causal e intentar reflejar las características presentes en la época debe mejorar nuestra comprensión sobre el alcance e impacto de la epidemia, incluso tratándose de una enfermedad infecciosa cuyo agente causal está perfectamente definido: los estilos de vida individuales y más aún, las condiciones de vida y trabajo o el acceso a la asistencia médica serán factores determinantes tanto para el propio contagio del cólera como para determinar su evolución en caso de enfermar. La descripción de la epidemia exige por tanto una información más amplia que los datos aislados de morbilidad y mortalidad.

La epidemia obligó a instituciones y profesionales a dar una respuesta organizada y supuso un impulso en el desarrollo de la higiene pública en España, de forma que más allá de novedades legislativas de ámbito general como la Ley de Sanidad de 1855, también se produjeron avances en el ámbito local, que se concretaron en forma de nuevos recursos e iniciativas.

Reconocer esos nuevos recursos e iniciativas en el ámbito de la provincia de Zaragoza es también el objeto de esta investigación, añadido al de la propia descripción de la epidemia de cólera de 1854-1856 y la opinión que sobre la misma manifestaron los profesores de medicina de la época, especialmente quienes como Subdelegados de medicina y cirugía estaban encargados legalmente de recopilar la información procedente de sus distritos o partidos judiciales de referencia.

La epidemia en la provincia se desarrolló en forma de dos brotes principales: el de 1854 a partir de la propagación desde del foco de Barcelona y que cesó con la

---

Por último, una referencia a una de las epidemias menos estudiadas, la de 1865: LLORENTE DE LA FUENTE, A.; VACA MIGUEL, J.M.; ALAEJOS ESTÉBANEZ, A. *Epidemiología del cólera de 1865 en la inclusa de Zaragoza*. Actas del IX Congreso Nacional de Historia de la Medicina, vol. 2, 1991, págs. 669-674.

[4] DAHLGREN, G.; WHITEHEAD, M. *Policies and strategies to promote social equity in health.* Estocolmo: Institute for futures studies, 1991.

llegada del invierno, afectando especialmente a la capital y algunos partidos judiciales; y el de 1855, de mucho mayor impacto poblacional y extensión geográfica ya que afectó a todos los distritos. La descripción de ambos brotes se mantiene de forma separada, aunque siempre con la referencia de los distritos judiciales.

La decisión de centrar la investigación en la provincia de Zaragoza responde a razones de concreción territorial y comparabilidad. En los años centrales del siglo XIX, la estructura provincial española tenía el suficiente recorrido histórico como para considerarla referencia adecuada en la descripción ordenada de cualquier acontecimiento que, como los brotes epidémicos, afectasen al conjunto o la mayor parte de la sociedad española. Además, la subdivisión de las provincias en partidos judiciales[5], entidades que con el tiempo serían referentes para la organización sanitaria periférica basada en las figuras de los Subdelegados de sanidad, había consolidado una estructura con veinte años de evolución en el momento del comienzo de la epidemia. Metodológicamente, resulta coherente la descripción del impacto del cólera de forma desagregada por partidos judiciales, no solo por las diferencias cuantitativas de la enfermedad entre ellos, sino también por las características topográficas y territoriales de los mismos, que pudieron determinar en alguna medida el desarrollo y propagación de la epidemia.

Los indicadores utilizados han sido las tasas de ataque, mortalidad y letalidad, desagregadas por partidos judiciales y localidades. No se han desagregado los datos por edad por la imposibilidad de conocer la estructura etaria de la población en 1855 ni los casos y defunciones por grupos de edad. En cuanto a datos por sexo, dado que no existe información desagregada al respecto en todas las localidades, no se ha realizado una descripción sistemática de los mismos, y solamente se ha hecho referencia a ellos en aquellos casos donde esa información existía y se consideró oportuna su referencia. Las tablas generales de la epidemia de 1855, recogidas en el Anexo I, contienen información sobre esa variable en todos los municipios con información al respecto, agrupados por partidos judiciales.

Los datos más usualmente accesibles, aunque no en todos los casos, se refieren a "hombres", "mujeres" y "niños" o "párvulos", entendiendo por estos últimos, en general, a los menores de 12 años y distinguiendo a veces la información entre niños y niñas, tanto por lo que se refiere a los casos (con la denominación de "invadidos" o "atacados") como a las defunciones.

La tasa de mortalidad, que relaciona las muertes por cólera durante el brote con la población de cada localidad o territorio, es el indicador más sólido de los tres utilizados para la descripción cuantitativa de la epidemia y el que permite una

---

[5] Real decreto de 21 de abril de 1834. *Gaceta de Madrid*, de 23 de abril de 1834.

mejor comparación del impacto de la misma entre los distintos distritos de la provincia. Las tasas de ataque y de letalidad, sin embargo, deben tomarse con cautela ya que ambas adolecen de la falta de una definición homogénea de "caso" para toda la provincia. De forma reiterada, las memorias, escritos y partes de notificación de la enfermedad, enviados por los médicos locales a la autoridad provincial, hacen referencia a los distintos criterios empleados en la inclusión de cifras de "invadidos" en los diferentes distritos y aun en las distintas localidades: en unas la definición de "caso" incluiría a todos los diagnosticados de cólera, independientemente de su gravedad, es decir, se sumarían los casos leves o "colerinas", y en otras, con criterios más restringidos, únicamente se habrían comunicado los casos graves.

Así pues, la tasa de ataque, expresión del número de afectados por la enfermedad en relación con la población total de cada localidad o territorio durante el brote, refleja una gran variabilidad que no depende de la intensidad en la propagación de la epidemia sino de los criterios subjetivos de inclusión de los casos de enfermedad por parte de los médicos notificadores. En el mismo sentido, la tasa de letalidad, que expresa la relación entre fallecidos e invadidos y que depende de la gravedad de la enfermedad y la eficacia de las medidas terapéuticas aplicadas, varía notablemente en función de los mencionados criterios de definición de "caso" utilizados.

Como norma general, cuando ello ha sido posible, se han asumido los datos de población que los propios ayuntamientos de la provincia en 1855 comunicaron al Gobierno Civil en la información relacionada con la epidemia. Evidentemente, ello no es garantía de fiabilidad para todas las localidades pues, aunque es probable que la información sobre el número de "vecinos" sea correcta, no sucede así con el número de "habitantes", donde en muchos casos puede sospecharse cierta práctica de "redondeo". Esta circunstancia se relaciona claramente con la mayor importancia que todavía se concedía a la precisión sobre el número de vecinos, es decir, aquellos sobre los que recaía la carga contributiva, que al número de personas o habitantes totales de la localidad.

El conjunto de la información proporcionada por los municipios a la que hemos podido acceder en forma de estadillo (figura 1), incluye referencias, aunque no de todas las localidades ni de forma completa para todas las variables, sobre el número de vecinos y de almas, número de invadidos y número de fallecidos (desagregados en algunos casos por hombres, mujeres y niños), fechas de inicio y duración de la epidemia, tipo de producciones agrícolas y cursos de agua en la localidad[6].

---

[6]   ADPZ. FGP-ByS. Estadillo manuscrito sobre datos del brote de 1855 por municipios de la provincia de Zaragoza para formar la estadística de la epidemia. Caja 1112. El estadillo lleva impreso un listado alfabético de los pueblos de la provincia, completándose la infor-

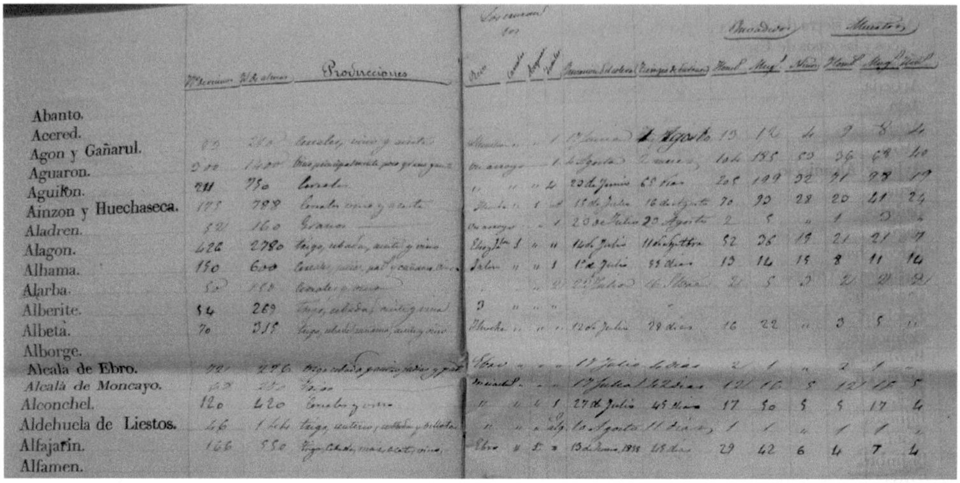

Figura 1. Fragmento de la primera página del estadillo con datos del brote de 1855. (ADPZ. Caja 1112)

La información poblacional que no constaba en el estadillo de la figura 1 se ha elaborado a partir de dos poblaciones de referencia. Por una parte, la incluida en el censo de población de España de 1857, muy próximo a los años de la epidemia de cólera y que, como es sabido, fue el primero con ciertas garantías en su proceso de elaboración. Por otro lado, los datos de población de las localidades que recoge el *Diccionario* de Madoz (elaborado entre 1845 y 1850).

Para efectuar el cálculo, se ha elegido la fecha de la mitad del período de elaboración del *Diccionario* (1847), estableciéndola de forma común para todas las localidades que carecían de información sobre su número de habitantes, utilizando la siguiente fórmula:

$$P_{1855} = C - \frac{(C - M)}{10} \times 2$$

Donde P_{1855} es el número de habitantes de una localidad en 1855, C el número de habitantes de dicha localidad en el censo de 1857 y M, los habitantes de la misma según el diccionario de Madoz. La división por 10 responde al intervalo entre las dos poblaciones de referencia utilizadas, y la multiplicación por 2 al intervalo entre el año de la población buscada (1855) y el año censal de referencia (1857).

---

mación a la que se ha hecho referencia de forma manuscrita. Hay numerosas lagunas de información, quedando muchos municipios sin dato alguno o con datos parciales (por ejemplo, solo el número de fallecidos). A efectos de una mejor descripción del brote epidémico, las localidades se han agrupado por partidos judiciales tal como estos estaban conformados en 1855.

Merece mención aparte la estimación realizada para la ciudad de Zaragoza, ya que la cifra de habitantes que recoge el *Diccionario* de Madoz para la capital dista mucho de resultar creíble, incluso para la fecha consignada (6.316 vecinos y 30.000 almas en 1842)[7]. Teniendo en cuenta que la población de la ciudad en el censo de 1857 era de 63.399 habitantes, parece claramente infravalorada la cifra dada para los inicios de la década de los cuarenta. La aplicación de la fórmula descrita (con la modificación correspondiente del denominador, dado que el período transcurrido entre ambas cifras fueron 15 años) ofrecería para la población de la ciudad en 1855 un total de 58.946 habitantes. Con las debilidades descritas, y teniendo en cuenta la importancia de la capital en cuanto al volumen de habitantes en relación con el conjunto de la provincia, consideramos oportuno utilizar otra metodología de cálculo, en este caso aplicando las tasas de crecimiento anual estimadas para la población española desde 1851 a 2001[8]. De acuerdo con la tabla anual, entre 1855 y 1857 el crecimiento poblacional habría sido de 1,07% (0,63% en 1856 + 0,44% en 1857), y partiendo de la cifra del censo de 1857 (63.399 habitantes), la población estimada para la ciudad de Zaragoza en 1855 se situaría en 62.721 habitantes, cifra que parece más cercana a la realidad (3.775 habitantes más que los estimados por el método anteriormente descrito).

Incluyendo a la ciudad de Zaragoza, no se ha encontrado información sobre el número de habitantes notificados en 1855 por los ayuntamientos en 75 de los 313 municipios de la provincia, es decir, en el 23,96% de los mismos. El partido judicial donde más localidades carecen de dicha información es el de Daroca, en el que hemos estimado la población de 22 de sus 48 municipios, todos menores de 1.000 habitantes.

Para facilitar la comparación entre las distintas estimaciones poblacionales, según las fuentes que se han descrito hasta el momento, se resumen en la tabla 1, desagregadas por partidos judiciales, las siguientes: las incluidas en el *Diccionario* de Madoz (1845-1850), las del Censo de 1857, las consignadas en el informe final del brote de 1855 de la Junta provincial de Sanidad publicadas en 1856, y por último, las cifras de población utilizadas en la investigación provenientes de las notificaciones municipales y completadas con las estimaciones necesarias de acuerdo con los métodos descritos.

---

[7]   MADOZ, P. *Diccionario geográfico-estadístico-histórico de España y sus posesiones de ultramar.* Madrid, 1845-1850. Tomo XVI, pág. 636.

[8]   MALUQUER DE MOTES, J. El crecimiento moderno de la población de España de 1850 a 2001: una serie homogénea anual. *Investigaciones de Historia económica*, 2008, invierno, n.º 10, págs. 129-162 (pág. 154).

Tabla 1. Habitantes por partido judicial según diversas fuentes. Provincia de Zaragoza

Partido judicial	Diccionario Madoz*	Censo 1857	Junta prov. Sanidad 1856	Población utilizada 1855
Ateca	23.487	31.463	25.676	27.467
Belchite	14.597	20.569	15.654	19.052
Borja	18.376	27.602	23.613	24.222
Calatayud	22.455	38.264	30.902	30.472
Caspe	17.286	29.661	22.763	24.300
Daroca	19.530	32.607	21.030	27.226
Ejea	12.819	22.098	14.858	16.394
La Almunia	23.708	36.485	22.071	28.868
Pina	14.880	23.284	18.497	19.261
Sos	13.657	22.006	16.915	18.766
Tarazona	12.332	18.188	15.369	16.144
Zaragoza	40.121	81.949	61.455	77.004
Total	233.248	384.176	288.803	329.176

* Las poblaciones por partidos judiciales según el Diccionario Madoz se han confeccionado sumando los habitantes de todas las localidades de cada partido, según las cifras que constan en las voces correspondientes. Hay ligeras diferencias con las cifras que se consignan en el propio Diccionario cuando se refieren a las voces de cada partido judicial.

El grueso de documentación de interés para este estudio se ubica en el denominado fondo documental del Gobierno Político, incluido en el Archivo de la Diputación Provincial de Zaragoza (ADPZ), de forma que ha sido en esta institución donde se ha desarrollado una gran parte del trabajo de campo. Este fondo documental abarca desde el período inicial del Gobierno Político de Aragón y del Gobierno Político de Zaragoza, que posteriormente pasaría a convertirse en el Gobierno Civil de Zaragoza, hasta prácticamente el final del siglo XIX. El fondo está dividido en 18 apartados, de los que se ha seleccionado para la investigación la sección de Beneficencia y Sanidad[9].

---

[9] Los apartados del archivo del Gobierno Político son: Agricultura y cría caballar, Administración local, Beneficencia y Sanidad, Contabilidad, Correos y Telégrafos, Correspondencia, Cuentas provinciales, Establecimientos penales, Estadística, Imprentas y periódicos, Industria y comercio, Orden público, Personal, Policía rural, Policía urbana, Pósitos, Subsecretaría y Vigilancia.

La información básica sobre casos y defunciones en el brote de 1854 proviene de las memorias de los Subdelegados de sanidad en los diferentes distritos donde se propagó la enfermedad durante el último trimestre del año, así como de los estadillos del Hospital civil y el Hospital militar de la ciudad de Zaragoza. Esta información se ha completado con numerosas fuentes primarias provenientes de oficios municipales dirigidos al gobernador de la provincia y de escritos de médicos locales donde se hacían constar el número de afectados y el curso y evolución del brote en sus localidades.

En cuanto al brote de 1855, se ha partido de la información agrupada en el nivel provincial en el estadillo de la figura 1, a partir de los datos remitidos por los distintos municipios. Las lagunas existentes en este estadillo se han completado con dos fuentes de información de gran valor. En primer lugar, los partes diarios de notificación de nuevos casos, defunciones y casos existentes (figura 2), elaborados por los médicos locales y remitidos por los ayuntamientos al Gobierno Civil: cuando esta fuente ha estado disponible (con información diaria durante todo el brote) ha sido posible elaborar curvas epidémicas para diferentes localidades.

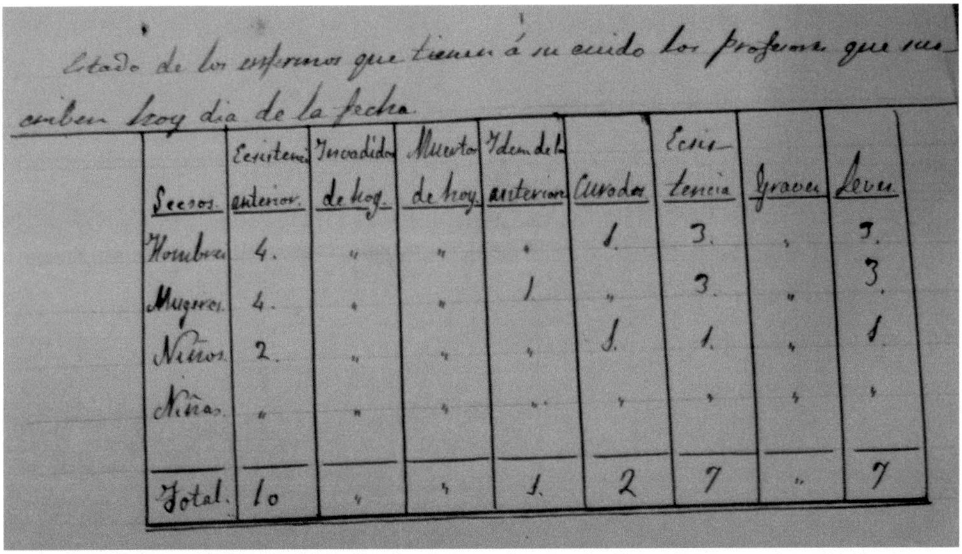

Estado de los enfermos que tienen á su cuido los profesores que suscriben hoy dia de la fecha.

Secsos	Existencia anterior	Invadidos de hoy	Muertos de hoy	Idem del anterior	Curados	Existencia	Graves	Leves
Hombres	4.	"	"	"	1.	3.	"	3.
Mugeres	4.	"	"	1	"	3.	"	3.
Niños	2.	"	"	"	1.	1.	"	1.
Niñas	"	"	"	"	"	"	"	"
Total	10	"	"	1.	2	7	"	7

Figura 2. Fragmento del último parte de notificación de la epidemia en Borja. 27 de agosto de 1855.

Breve referencia epidemiológica e histórica del cólera

El cólera es una enfermedad bacteriana intestinal que cursa de forma aguda y que, en su forma grave, se caracteriza por un inicio súbito con diarrea profusa de tipo acuoso con heces "en agua de arroz" producida por una enterotoxina que afecta al tramo superior del intestino delgado, y vómitos abundantes al inicio del cuadro. En los casos no tratados se produce una deshidratación rápida, acidosis metabólica y colapso circulatorio que puede conducir a la muerte en poco tiempo, incluso en el término de horas, con una tasa de letalidad que puede ser superior al 50% (y reducirse al 1% solamente con una rehidratación adecuada). Sin embargo, en la mayor parte de los casos la infección cursa de modo asintomático o con un cuadro leve de diarrea[10].

De acuerdo con datos de la Organización Mundial de la Salud, pueden cuantificarse estas diferencias en la expresión clínica de la enfermedad, de manera que el 75% de las personas infectadas por *Vibrio cholerae* no presentan ningún síntoma, a pesar de que el bacilo está presente en sus heces durante 7 a 14 días tras la infección y pueden por tanto, con su presencia en el medio ambiente, infectar a otras personas. En el 80% de los casos que presentan síntomas, estos son de carácter leve o moderado, y solamente en el 20% de los enfermos sintomáticos se produciría un cuadro de gravedad como el descrito anteriormente[11].

Esta distribución clínica de la infección y la enfermedad cobra especial importancia en la valoración epidemiológica del alcance real y la extensión entre la población que pudieron tener las epidemias del siglo XIX, a partir de los datos de morbilidad conocidos y teniendo en cuenta que la información sobre el número de casos en las mismas adolece de las debilidades ya referidas. Sin embargo, debe tenerse en cuenta en esta valoración que el biotipo clásico, responsable de las pandemias decimonónicas, puede producir un menor porcentaje de portadores asintomáticos y una mayor presencia de casos graves que los producidos por el biotipo El Tor.

Se ha establecido de manera general que el foco clásico del cólera morbo asiático, tal como se denominaba la enfermedad durante las grandes pandemias del siglo XIX, procedía del delta del río Ganges, en el golfo de Bengala y al este del subcontinente indio. Descrita en textos sánscritos (hacia los siglos III y IV d. de C.) pero antes también por Galeno en el siglo II d. de C. y, mucho antes, por Hipócrates (siglos V-IV a. de C.), la enfermedad pudo estar contenida de forma endémica en aquellos territorios y expandirse en forma epidémica por otras regiones asiáticas desde el siglo XVI y en diversas ocasiones hasta el siglo XIX.

Sin embargo, fue durante el siglo XIX cuando la propagación de la enfermedad adquirió caracteres de pandemia al iniciarse su extensión en 1817 hacia el oeste. Desde esa fecha, se produjeron durante aquel siglo seis oleadas pandémicas sucesivas

---

[10] Heymann, D. L. (Editor). *El control de las enfermedades transmisibles*. 19.ª edición, OPS, 2011, págs. 77-88.

[11] World Health Organization. *Cholera, Fact Sheet n.º 107*. Reviewed February 2014. [en línea]

que partieron del golfo de Bengala. Desde la segunda, el cólera llegaría a Europa y España en todas ellas. La cronología de estas seis pandemias no está suficientemente precisada, de manera que existen algunas diferencias entre autores sobre su datación de inicio y final. De acuerdo con la distribución temporal propuesta por Rodríguez Ocaña, la tabla 2 recoge las fechas de inicio y final de estas seis pandemias[12].

Por lo que respecta a España, fueron la segunda, tercera y quinta pandemias las que produjeron los brotes de mayor entidad, especialmente en los años 1834, 1855 y 1885, respectivamente.

Tabla 2. Pandemias de cólera durante el siglo XIX

Pandemia	Inicio	Final
Primera	1817	1823
Segunda	1826	1837
Tercera	1841	1859
Cuarta	1863	1875
Quinta	1881	1896
Sexta	1899	1923

Resulta evidente que el desplazamiento del cólera desde su territorio endémico hacia el resto del globo responde a circunstancias sociales y económicas favorecedoras, presentes a lo largo del siglo XIX y relacionadas con el desarrollo industrial y sus consecuencias: la apertura de rutas regulares de transporte y comercio más rápidas, la mejora en las vías de comunicación terrestres o los movimientos de las tropas británicas, que superaron los tradicionales límites regionales circunscritos a la India. Las características de la enfermedad, de corto período de incubación y curso rápido en su desarrollo, facilitaron su propagación en esas circunstancias[13].

Durante la primera mitad del siglo XX, salvo brotes esporádicos correspondientes a la sexta pandemia que duraría hasta el año 1923, el cólera estuvo prácticamente confinado en Asia. Solamente a partir de la segunda mitad del siglo se produciría una nueva extensión de la enfermedad: la aparición de la séptima pandemia, en

---

[12] Rodríguez Ocaña, E. El cólera en España y el nacimiento de la Salud Pública. *Eidon*, n.º 16. Julio-octubre 2004.

[13] Íbidem.

la que actualmente nos encontramos, se inició en Indonesia en 1961, llegando a África en 1970, a España en 1971 y al continente americano en 1991, después de haber transcurrido allí casi un siglo de la aparición de los últimos casos de cólera. Desde un punto de vista epidemiológico, la séptima pandemia tiene algunas características claramente diferentes a las de las epidemias decimonónicas, entre otras, el estar producida por el biotipo El Tor de *Vibrio cholerae* mientras que las seis anteriores estuvieron producidas por el biotipo clásico, o la diseminación mundial de la séptima pandemia frente a la propagación menos extensa de las anteriores[14].

En la actualidad, el cólera se presenta de forma endémica en un buen número de países en desarrollo de Asia y África, estrechamente ligado a malas condiciones higiénicas, saneamiento deficiente y hacinamiento de la población, factores que suelen darse con facilidad en muchas barriadas marginales de numerosas urbes. En estas situaciones, la enfermedad se comporta como un problema recurrente que adquiere características estacionales, fenómeno el de la estacionalidad que parece consolidarse, favorecido por el incremento global de la temperatura debido al cambio climático[15].

Los brotes epidémicos explosivos con elevada letalidad que aparecen en la actualidad están relacionados con catástrofes naturales, como el terremoto de Haití de 2010, o con graves emergencias por desplazamientos masivos de poblaciones causados por guerras y conflictos locales o regionales, como en el caso del brote de cólera en Goma, República Democrática del Congo, entre refugiados ruandeses. Las condiciones de hacinamiento o la destrucción de infraestructuras de saneamiento en contextos de pobreza estructural, facilitan enormemente el desarrollo de estos brotes tanto en circunstancias en las que *V. cholera* es introducido desde el exterior (hacía más de cien años que no se habían producido casos de cólera en Haití) como cuando se produce una exacerbación a partir de situaciones de endemicidad.

Los factores que están influyendo en el crecimiento de los casos de cólera desde 2020 son de distinta naturaleza, pudiendo citarse el cambio climático, con inundaciones catastróficas o sequías generalizadas, las persistentes crisis humanitarias debidas a inestabilidad política y conflictos, las múltiples emergencias sanitarias en curso (incluido el COVID-19), la disponibilidad limitada a recursos de atención de salud o las dificultades de acceso a la vacuna anticolérica oral.

---

[14]   HEYMANN, D. L. (Editor). *El control de las enfermedades transmisibles...* Obra citada.

[15]   EMCH, M. et alt. Seasonality of cholera from 1974 to 2005: a review of global patterns. *International Journal of Health Geographics.* 2008, págs. 7-31.

1. LA ORGANIZACIÓN DE LA SANIDAD E HIGIENE PÚBLICA ESPAÑOLAS EN EL TERCIO CENTRAL DEL SIGLO XIX

En lo referente a las ciencias médicas en general y a la organización del ramo de la Sanidad, la España decimonónica puede describirse de forma esquemática mediante la división en tres períodos de características bien diferenciadas y condicionados por distintas circunstancias socioeconómicas, políticas y culturales[16]: un período de catástrofe durante el primer tercio de siglo, una etapa intermedia durante los años centrales, y el tercio final del siglo, de asimilación de los postulados europeos.

El período de catástrofe (1808-1833) se correspondería con los años de la Guerra de la Independencia y el reinado de Fernando VII. En él se produjo un colapso generalizado que arruinó las expectativas de la etapa ilustrada: la guerra y la profunda crisis económica del país condujeron a frustrar una incipiente organización sanitaria y el desarrollo de instituciones como hospitales o las facultades y academias de medicina. A ello debe añadirse la desconfianza de los gobiernos absolutistas hacia la profesión médica, en su mayor parte alineada en las filas de afrancesados o liberales, que impidió la entrada de ideas renovadoras europeas.

La etapa intermedia, durante el tercio central del siglo (1834-1868), coincidió con las regencias de María Cristina y Espartero y con el reinado de Isabel II, y se caracterizó por el retorno de médicos liberales exiliados, la desaparición de la rígida censura o el nacimiento del periodismo médico español, aunque no faltaron problemas, como la dificultad para defender algunas teorías, entre ellas el evolucionismo darwinista o, de nuevo, el exilio para algunos médicos progresistas bajo gobiernos moderados. Durante este período se sentaron las bases de la recuperación que en todas las disciplinas médicas se habrían de producir en el último tercio de

---

[16] López Piñero, J. M. Enfermedad y medicina en la España del siglo XIX. *Aula. Historia Social*, 2001, vol. 7, págs. 18-43.

siglo y, muy especialmente, se desarrollaron los aspectos legislativos que iban a regir la organización sanitaria hasta bien entrado el siglo XX.

Por último, entre la revolución de 1868 y el final de siglo se desarrollaría un período de asimilación de los avances europeos en todas las disciplinas médicas: la afirmación del principio de la libertad de enseñanza, que condujo a la creación de numerosas "escuelas libres" de medicina (algunas, de corta trayectoria), contribuyó a esta asimilación, cobrando especial importancia el desarrollo de la microbiología médica, con un claro cambio en la percepción y enfoque de las enfermedades infecciosas, así como el impulso de los estudios relacionados con la Higiene pública.

De acuerdo con esta división esquemática, los aspectos relacionados con la protección de la salud colectiva se irán conformando a lo largo del siglo con altibajos e intentos fallidos desde lo legislativo, y con un progresivo desarrollo de las bases teóricas, las propuestas y los nuevos enfoques del higienismo, que irá conformándose como un cuerpo de doctrina específico. Pero fue durante la denominada etapa intermedia, y especialmente en la década central del siglo, cuando se produciría el impulso legislativo fundamental en todo lo relacionado con la sanidad.

Además, este período del tercio central del siglo XIX se iniciaría con la primera aparición del cólera en España, hecho que caracterizaría un cambio de paradigma epidémico: desaparecida la peste y lejanos los brotes de fiebre amarilla de las dos primeras décadas[17], el cólera se presentó como la única enfermedad "exótica" capaz de producir grandes epidemias. En concreto, durante este período se produjeron en España tres epidemias de cólera, en 1833-34, en 1853-56 y en 1865, reflejo de las sucesivas pandemias que afectaron a Europa, siendo las dos primeras las de mayor impacto en cuanto a número de afectados y defunciones. No debe extrañar pues, que la legislación sanitaria que se produjo a lo largo de dicho período, y aun la propia organización administrativa de la sanidad que se conformó durante el mismo, estén en relación directa con la presencia del cólera morbo asiático y con

---

[17] La fiebre amarilla estaría presente en la península durante varias décadas más, aunque al parecer sin un gran impacto poblacional ni una extensión importante por el territorio. Desde el Gobierno se aplicaría también la legislación de mediados de siglo referida a la prevención del cólera, al control de los focos de fiebre amarilla. Así, con fecha 6 de octubre de 1851, una Real orden para contener la aparición de un brote de fiebre amarilla en Oporto, incluiría las reglas siguientes: *"1.ª Los gobernadores de las provincias fronterizas á Portugal observarán puntualmente las disposiciones sanitarias contenidas en las instrucciones de 30 de marzo de 1849, removiendo cuantos obstáculos se opongan á su realización. 2.ª Se aplicarán estrictamente al caso actual y á cuantos se presenten de igual naturaleza á la fiebre amarilla, lo dispuesto para el cólera en las referidas instrucciones, y en la Real orden de 18 de enero de 1849, acerca del servicio extraordinario de Sanidad: no empleando medida alguna en lo interior del Reino y en la frontera de Portugal sin expresa Real orden. (…)".*

la abundante normativa específica que se generó en la época para hacer frente a la enfermedad.

Dentro de este período, los años comprendidos entre 1847 y 1855 fueron los de mayor producción de legislación sanitaria, legislación que habría de condicionar la organización de la sanidad en España durante una larga época. Después del fallido intento de aprobación del Código Sanitario de 1822 impulsado durante el trienio liberal y con casi tres décadas de retraso respecto al mismo, fueron aprobándose en esos años las normas que definirían una incipiente organización sanitaria del país.

1.1. LEGISLACIÓN SANITARIA ENTRE 1847 Y 1855

Las dos normas fundamentales de ámbito sanitario, que abrieron y cerraron este período fructífero en cuanto a legislación, fueron el Real decreto de 17 de marzo de 1847 sobre organización de la sanidad, y la Ley General de Sanidad de 1855, ambas con desarrollos legislativos posteriores. Junto a estas, la Ley de Beneficencia de 20 de junio de 1849 y el Reglamento para su ejecución, de 14 de mayo de 1852, completarían la labor legislativa que dotó de un marco general a la sanidad y los establecimientos de beneficencia en España.

La normativa relacionada con el cólera fue cuantiosa a partir de 1848, cuando la enfermedad estaba ya presente en Francia y amenazaba con su extensión a la península. La Real orden circular de 30 de marzo de 1849, recogiendo el informe al respecto del Consejo de Sanidad, estableció las instrucciones para contener o minorar los efectos del cólera-morbo asiático, siendo la norma de referencia para enfrentar la epidemia que comenzaría en España en 1853.

1.1.1. El Real decreto de 17 de marzo de 1847 y su desarrollo

Este Real decreto fue la norma que definió la nueva organización de la sanidad en España asentando desde su extenso preámbulo una concepción centralizada de sus competencias ejecutivas y consultivas. Esta división de competencias resultaría fundamental en todo el desarrollo legislativo posterior hasta la promulgación de la Ley de Sanidad de 1855[18]. En el artículo primero del Real decreto se suprimió la Junta Suprema de Sanidad, órgano que había venido actuando con relativa continuidad desde 1720. Sus funciones ejecutivas pasaron a depender de la creada Dirección de Sanidad, integrada en el Ministerio de la Gobernación (artículo 3.º) mientras que sus funciones consultivas pasaron a otro órgano creado en el Real decreto: el Consejo de Sanidad, agregado también al mismo Ministerio (artículo

---

[18] Muñoz Machado, S. *La formación y la crisis de los servicios sanitarios públicos*. Madrid: Alianza Editorial, 1995.

4.º). Esta división competencial tuvo también su correspondencia en el territorio, quedando las funciones ejecutivas en manos de los gobernadores civiles de cada provincia[19] y las funciones consultivas en las remodeladas Juntas de Sanidad[20], una vez suprimidas por el propio Real decreto (artículo 2.º) las que venían funcionando con mayor o menor continuidad desde 1813.

Se contempló también en la norma la reforma de la figura de los Subdelegados de sanidad, completada con un reglamento posterior en 1848. Esta figura, que aparecería por primera vez en una Real orden de 1816 y, de forma más consistente, en el Reglamento de las Academias de medicina de 1830, tenía atribuidas funciones de policía médica y salubridad en general aunque sin ninguna capacidad ejecutiva[21]. Sin embargo, ni el Real decreto de 17 de marzo ni, como se verá más adelante, el reglamento de 1848 posibilitaron que los Subdelegados de medicina y cirugía, farmacia y veterinaria que se establecieron en los distintos partidos judiciales, adquiriesen un carácter profesionalizado, dado que no se les asignarían retribuciones y carecerían de cualquier autonomía en sus funciones técnicas, pues los Subdelegados dependerían directamente de la autoridad gubernativa[22].

En resumen, el Real decreto de 17 de marzo estableció un marco organizativo de la sanidad caracterizado por una estructura centralizada dependiente del Ministerio de la Gobernación y los jefes políticos provinciales, una división de las tareas ejecutivas y consultivas relacionadas con el ramo sanitario y un esbozo de organización periférica basada en los Subdelegados de sanidad. Este esquema organizativo definido en este Real decreto, de preámbulo más extenso que su articulado (con 29 artículos en total), no sufriría apenas modificaciones a lo largo de todo el siglo XIX.

No habría referencias normativas a las Juntas municipales de sanidad suprimidas en el artículo 2.º del Real decreto de 17 de marzo de 1847, a excepción de las que debían formarse en aquellas localidades con puerto de mar que no fuesen

---

[19] Artículo 13: *"Corresponde a los gefes políticos la direccion superior del servicio de sanidad en sus respectivas provincia bajo la inmediata dependencia del ministerio de la Gobernacion."*

[20] Artículo 14: *"Se establecerán juntas provinciales agregadas al gobierno político en cada capital de provincia; juntas de partido en cada capital de partido, y juntas municipales en los puertos de mar que no sean capitales de provincia ó de partido."*

[21] Viñes Rueda, J.J. *La Sanidad española en el siglo XIX a través de la Junta provincial de Sanidad de Navarra (1870-1902).* Pamplona: Gobierno de Navarra, 2010.

[22] Artículo 24: *"Los Subdelegados de medicina y cirugía y los de farmacia y veterinaria seguirán desempeñando las atribuciones que les están señaladas por reglamentos y Reales órdenes; pero dependerán inmediatamente del gefe político los de los distritos de la capital de cada provincia y su partido, y del presidente de la respectiva junta subalterna los que residan en los demas partidos, entendiéndose directamente con estas autoridades en todos los casos."*

capital de provincia o de partido[23], hasta que la proximidad de la tercera pandemia colérica en el norte de Europa aconsejara su establecimiento, con objeto de asegurar el desarrollo de las medidas de salubridad acordadas en las sesiones de la comisión creada al efecto en el seno del Consejo de Sanidad[24]. Con dicho motivo, la Real orden circular de 18 de enero de 1849 estableció la creación de Juntas municipales en todas las poblaciones donde no las hubiere[25], atribuyéndoles la tarea de proponer a los alcaldes *"cuanto fuese necesario: primero, para remover las causas de insalubridad de toda especie que existan en la poblacion ó en su término; y segundo, para contener ó minorar los extragos del cólera ó de cualquiera otra enfermedad de mal carácter que reinase en la misma población, ó hubiese motivos fundados para temer su aparicion en ella."* (artículo 12).

Para facilitar esta tarea, la norma incluyó la constitución en localidades de más de 20.000 habitantes y en todas aquellas de menor población donde fuera posible, de las Comisiones permanentes de Salubridad pública dentro del seno de las Juntas municipales. Las funciones que se asignaron a estas Comisiones reflejan el catálogo de medidas de prevención y contención del cólera en aquellos momentos.

1.1.2. Los Subdelegados de sanidad

Como se ha comentado, la figura de los Subdelegados de sanidad se desarrolló mediante el reglamento de 24 de julio de 1848[26]. Se definieron en el mismo tres clases de Subdelegados, de medicina y cirugía, de farmacia y de veterinaria, que debían crearse en cada uno de los partidos o distritos judiciales, estableciéndose los criterios para su nombramiento en virtud de méritos y tipo de titulación, así como de su experiencia previa en dicha labor con anterioridad a la reforma de 1847. Las funciones comunes de los Subdelegados estaban relacionadas con la vigilancia del cumplimiento de toda normativa sanitaria en sus distritos y, especialmente, con el control del intrusismo en sus respectivas profesiones, mediante el examen de las titulaciones de los facultativos ubicados en su territorio de referencia, constituyéndose en la autoridad inmediata de los mismos: los Subdelegados de medicina y cirugía lo serían de los médicos-cirujanos, médicos, cirujanos, oculistas, dentistas,

---

[23]   De acuerdo con el artículo 14.º del Real decreto de 17 de marzo de 1847.

[24]   Estas sesiones, presididas por Mateo Seoane, se habían celebrado los días 30 de septiembre, 21 de octubre y 16 de noviembre de 1848.

[25]   Real orden circular de 18 de enero de 1849. *Gaceta de Madrid*, de 23 de enero de 1849. El artículo 18 del Real decreto de 17 de marzo de 1847 preveía la posible formación de Juntas municipales en casos extraordinarios.

[26]   Real orden circular de 24 de julio de 1848. *Gaceta de Madrid*, de 6 de agosto de 1848.

comadrones y parteras; los de farmacia, de los farmacéuticos, herbolarios, drogueros y especieros; y los de veterinaria, de los veterinarios, albéitares, herradores y castradores. Como tareas específicas, los Subdelegados de medicina y cirugía debían comunicar cuanto tuviese relación con la aparición de enfermedades epidémicas en su distrito y promocionar el uso de la vacunación antivariólica, los Subdelegados de farmacia debían encargarse de la inspección de las boticas en su territorio y los de veterinaria, de la notificación de epizootias.

El reglamento no avanzó en la deseable profesionalización de estos cargos en la organización periférica de la sanidad, tal como se reclamaba por higienistas de la época[27], de forma que siguieron sin otra retribución, por este trabajo específico, que la que pudiera resultar de la aplicación de multas por intrusismo o contravención de normas sanitarias: el artículo 27 atribuía a los Subdelegados las dos terceras partes de estas multas impuestas gubernativa o judicialmente siempre que hubiesen sido promovidas por ellos, como compensación a los gastos producidos en el desempeño de su cargo.

Si se añade a ello la dependencia directa de los Subdelegados de la autoridad gubernativa, incluido su nombramiento, y la carencia de autonomía en su labor técnica, que en muchos casos se traducía en la falta de respaldo a sus criterios, puede entenderse la dificultad de estos cargos para constituirse como elementos decisivos para el desarrollo de la higiene pública y de la organización periférica de las profesiones sanitarias en la España del siglo XIX.

Alcaldes y gobernadores civiles interfirieron de manera continua en la labor de estos facultativos dando lugar a numerosos desencuentros en la aplicación de las normativas referidas a la higiene y salubridad públicas que, especialmente en el ámbito rural, colisionaban en ocasiones con los intereses de autoridades locales o significados vecinos. No faltan ejemplos de estas fricciones entre autoridades locales y facultativos responsables de las Subdelegaciones, muy especialmente en los momentos críticos de la epidemia de cólera de 1854-56.

En la práctica, pues, la labor de los Subdelegados de sanidad tuvo una escasa repercusión en la mejora de las condiciones de salubridad de las poblaciones y de las condiciones laborales y profesionales de los facultativos, especialmente en el ámbito rural. Probablemente, solo en situaciones críticas como en el caso de la presencia de enfermedades epidémicas, era tenida en cuenta su opinión para la organización de la respuesta local frente a las mismas y para las tareas encomendadas en las normas como la notificación sobre el curso e impacto de la enfermedad en sus distritos. Con todo, de los documentos consultados en el ADPZ para esta investigación puede concluirse que existieron notables diferencias en la labor desarrollada

---

[27] VIÑES RUEDA, J.J. *La Sanidad española en el siglo XIX…* Obra citada.

por los distintos Subdelegados de medicina y cirugía, tanto en su implicación para asegurar la asistencia sanitaria en el conjunto de las localidades del partido como en la actitud frente a las propias autoridades locales[28].

En cualquier caso, resulta sorprendente que estas figuras resistieran el paso del tiempo, sobrepasando la Instrucción General de Sanidad de 1904 y sobreviviendo formalmente hasta la Ley de Bases de Sanidad Nacional de 1944[29]. En 1849, y por iniciativa del Consejo de Sanidad, el Gobierno aprobó la creación de plazas profesionalizadas de inspectores municipales de salud pública en ciudades de más de 20.000 habitantes, encomendando su reglamento a una comisión especial presidida por Mateo Seoane y donde participarían Felipe Monlau y Méndez Álvaro entre otros, iniciativa que no se llevaría finalmente a efecto salvo en contadas ciudades, como Valencia o Zaragoza[30].

1.1.3. La Ley de Beneficencia de 20 de junio de 1849 y su reglamento

Durante el período estudiado, Sanidad y Beneficencia tuvieron una misma dependencia administrativa en el Ministerio de la Gobernación, modificándose a lo largo de estos años centrales del siglo el nombre de su órgano rector en la administración central, que en ocasiones tendría también competencias sobre establecimientos penales. La relación entre sanidad y beneficencia fue, por lo tanto, muy estrecha, de forma que la promulgación de la Ley de 20 de junio tendría una gran

---

[28]   En el apartado de la descripción de la epidemia se recogen numerosos testimonios que muestran las dificultades para ejercer su labor, firmados por los propios Subdelegados de medicina y cirugía de la provincia. Se señalan así, actitudes de alcaldes que entorpecen la labor asistencial limitando la movilidad de los propios facultativos para desplazarse a pueblos en situaciones críticas por la epidemia (como en el caso del Subdelegado de Ejea), resistencias a la adopción de medidas de higiene y salubridad por parte de significados vecinos ("mandarines" los denominará el Subdelegado de Ateca, Fernando de la Muela), dificultades para ejercer su autoridad entre los profesores de su distrito en la exigencia de los deberes de notificación o claros enfrentamientos, debidos quizás a posicionamientos políticos diferentes, como en el caso de alcaldes y Subdelegados de La Almunia o Calatayud. Como ejemplo de Subdelegados más activos en el desarrollo de su tarea pueden citarse a Genaro Casas, en el partido de Ejea, Juan Luis Erro, como Subdelegado interino del de Ateca a partir de agosto de 1855 o Mariano Estua, Subdelegado de La Almunia.

[29]   Viñes Rueda, J.J. *La Sanidad española en el siglo XIX...* Obra citada.

[30]   Rodríguez Ocaña, E.; Martínez Navarro, F. *Salud pública en España. De la Edad Media al siglo XXI*. Escuela Andaluza de Salud Pública, 2008.
       La referencia a la creación de inspectores de salud pública en la ciudad de Zaragoza puede estar relacionada con la elaboración, en 1856, del proyecto municipal de salubridad pública en dicha ciudad, de acuerdo con la documentación consultada en el ADPZ (Carpeta Sanidad 1857, Correspondencia. Caja 1119) y que se describe en el apartado correspondiente.

importancia en cuanto a las implicaciones sobre la asistencia sanitaria a pobres, especialmente en el ámbito municipal.

La Ley de Beneficencia de 1849[31] y el reglamento general para su ejecución[32] definieron el marco de funcionamiento de los establecimientos de beneficencia en España. La Ley estableció que la dirección de la beneficencia correspondía al Gobierno (artículo 4.º) y que los distintos recursos y establecimientos fueran públicos (artículo 1.º), con excepción de aquellos particulares que se sostuvieran con fondos propios y fueran dirigidos por corporaciones autorizadas. En el reglamento, sin embargo, no se matizaría así y en su artículo 1.º se señaló que: *"Los establecimientos de beneficencia son públicos y particulares: pertenecen á la primera clase los generales, provinciales y municipales"*.

Se entendían como establecimientos generales a aquellos que procuraban una atención permanente o especial, tales como los de locos, sordo-mudos, ciegos, impedidos y decrépitos. En cuanto a los provinciales, los que tuvieran por objeto *"el alivio de la humanidad doliente en enfermedades comunes"* y los encargados de socorrer a menesterosos o incapaces de procurar su subsistencia, incluyéndose en esta clase los hospitales de enfermos, las casas de misericordia, las de maternidad y expósitos, las de huérfanos y desamparados. Por último, se entendían como establecimientos municipales todos aquellos destinados a socorrer enfermedades accidentales, a procurar el traslado de pobres desde los mismos hasta los generales o provinciales, o a ser tratados en sus propios domicilios; a esta clase pertenecían las casas de refugio y hospitalidad pasajera, y la beneficencia domiciliaria. Quedaron excluidos a efectos de esta Ley los establecimientos de beneficencia no voluntarios, ya fueran disciplinarios o correccionales.

En los tres niveles, generales, provinciales y municipales, los fondos para el funcionamiento de los establecimientos provenían de la asignación pública correspondiente, bien a través de la ley presupuestaria para los generales, o bien de fondos provinciales o municipales para los establecimientos de su competencia, entendiéndose también como fondos de beneficencia los provenientes de limosnas recolectadas al efecto. Estas asignaciones debían cubrir también los traslados de los menesterosos hacia los distintos niveles asistenciales.

Siguiendo el modelo de reforma de la sanidad, la Ley de Beneficencia estableció la constitución de Juntas de Beneficencia: una Junta general en Madrid, juntas pro-

---

[31]   Ley General sobre establecimientos de beneficencia de 20 de junio de 1849. *Gaceta de Madrid*, 24 de junio de 1849.

[32]   Real decreto mandando se observe el reglamento de la Ley de beneficencia de 20 de junio de 1849. *Gaceta de Madrid*, 16 de mayo de 1852.

vinciales en las capitales de provincia y juntas municipales en las demás localidades. En todas ellas debían tener presencia profesores de medicina de los distintos niveles. La labor de dirección de estas Juntas incluía la visita e inspección de los establecimientos de su competencia, correspondiendo la autoridad a sus presidentes: el gobernador civil en el caso de las provinciales y los alcaldes en cuanto a las municipales.

Para su funcionamiento, las Juntas se dividieron en tres secciones, una de gobierno relacionada con las personas, en labores de educación, higiene, cuidado de enfermos, admisión y despido de menesterosos y empleados; otra de administración, relacionada con los edificios, bienes, rentas, presupuestos y contabilidad; y una última, de estadística, encargada de recoger los datos sobre la evolución de los establecimientos y la clasificación de los pobres socorridos.

Quedó en manos de las Juntas municipales la organización y fomento de los socorros domiciliarios, particularmente los socorros en especie, mediante la formación de juntas subalternas de socorros regidas por eclesiásticos en los distintos barrios. Estas juntas parroquiales tuvieron como principal encargo la administración de los socorros domiciliarios que, como se verá, suponían un elemento fundamental en tiempos de epidemia para minorar el impacto de la enfermedad entre la población más desfavorecida.

Además de los establecimientos de nivel provincial que se referían en el reglamento, ya citados, se añadió la posibilidad de que se constituyese un hospital de enfermos, calificado como de distrito, que tuviese como objeto recibir a los pobres de la provincia remitidos desde los recursos municipales. Estos hospitales de distrito debían cumplir diversos objetivos: el de curar a los pobres trasladados allí desde sus localidades; el de recibir a los expósitos y tener un departamento de maternidad; el de conducir a los recursos correspondientes a huérfanos, desamparados, menesterosos sin trabajo; o el de cuidar a locos, sordo-mudos, ciegos, decrépitos o impedidos hasta su traslado a establecimientos generales.

En cuanto al nivel local, el reglamento, en sus disposiciones generales, decribía con detalle las características y funcionamiento de los establecimientos. Así, estos hospitales municipales debían contar al menos con una sala de recepción, una pieza recluida, dos camas, y un carro ó tartana con dos caballerías, propias o contratadas, para los traslados. Sin embargo se consideraba conveniente, cuando así lo pudiera soportar el presupuesto municipal, que la hospitalidad y los socorros pudieran prolongarse hasta la curación de los ingresados, evitando los gastos e incomodidades de la conducción. Con todo, la mayor obligación de los ayuntamientos respecto a la beneficencia debían ser los socorros y la hospitalidad domiciliaria, promoviendo la caridad del vecindario en forma de limosnas que pudieran sostener estos recursos (artículo 90 del reglamento).

En resumen, la Ley de Beneficencia de 1849 estableció un marco general de asistencia a la población más desfavorecida basado en un sistema de niveles territoriales, bajo la dirección de las autoridades gubernativas provinciales y autoridades locales, apoyadas en la constitución de Juntas de Beneficencia en sus respectivos territorios y cargando sobre las instituciones provinciales y ayuntamientos la financiación de los recursos, teniendo en la caridad y la limosna su fuente de ingreso, salvo en aquellos recursos generales que pudieran recibir financiación de los presupuestos del estado. Es decir, una vez más, y como ya sucedía con la organización de la asistencia médica, la organización de la beneficencia resultó una onerosa carga para los municipios, últimos responsables de la constitución de los establecimientos definidos en la Ley. Los ejemplos de esta gravosa situación en el ámbito local fueron numerosos y se agudizaron durante la epidemia de cólera de 1854-56.

1.1.4. La Ley General de Sanidad de 1855

El Real decreto de 17 de marzo de 1847, que había puesto las bases de la primera organización sanitaria en España, quedó consolidado con la promulgación de la primera Ley de Sanidad en 1855, que se produjo durante el bienio progresista y estando todavía presente la segunda epidemia de cólera que afectó al país. La Ley, en lo organizativo, no contendría cambios señalados con respecto al Real decreto citado, manteniendo los criterios de centralización y división de las funciones ejecutivas y consultivas que en él se recogieron. Continuó pues la Dirección General de Sanidad en el seno del Ministerio de la Gobernación y el Consejo de Sanidad como órgano consultivo, mientras que en el territorio quedaba la autoridad sanitaria en los gobernadores civiles, asesorados por las Juntas de Sanidad. Respecto a los Subdelegados de sanidad, a pesar de denominarse así el capítulo XIII de la Ley, con veinte artículos (*De los Subdelegados de sanidad*), nada cambiaría en sus características: dependencia de la autoridad gubernativa y falta de retribuciones por sus tareas.

Como única novedad organizativa se introdujo en la Ley de 1855 la creación de una secretaría del Consejo de Sanidad con un secretario y tres oficiales, debiendo ser el secretario un facultativo, de forma que con esta nueva figura se daría una mayor solidez y continuidad a la institución del Consejo[33]. Además, la Ley incorporó una amplia referencia al servicio de sanidad marítimo, creando directores especiales de sanidad marítima en todos los puertos habilitados, que contarían con distinto personal de inspección según su categoría (establecida en tres clases), incorporan-

---

[33] En la nueva composición del Consejo de Sanidad figurarán como miembros Mateo Seoane y Pedro Felipe Monlau. Real decreto de 12 de diciembre de 1855. *Gaceta de Madrid*, 13 de diciembre de 1855.

do también un sistema de patentes para todos los barcos que arribasen a puerto, diferenciándose únicamente en patentes *sucias* y *limpias*, a los que se obligaba a incorporar profesores de medicina y cirugía retribuidos por empresas o navieros, cuando sobrepasasen las 60 personas a bordo.

Como ya se ha referido, la Ley no introdujo ningún cambio en la figura de los Subdelegados, pero si que, por primera vez en una ley sanitaria, se haría referencia a la contratación de profesores, y ello sin descargar a los ayuntamientos del sostenimiento económico de la asistencia sanitaria. Por el contrario, en este aspecto la norma constituyó una nueva e importante intromisión de la administración centralizada en los asuntos municipales[34]. La fórmula utilizada al respecto en la Ley fue la siguiente:

> *"Art. 64. Las Juntas provinciales de Sanidad invitarán á los Ayuntamientos á que establezcan la hospitalidad domiciliaria, y á que creen, con el concurso y consentimiento de los vecinos, plazas de médicos, cirujanos y farmacéuticos titulares, encargados de la asistencia de las familias pobres, teniendo tambien los facultativos titulares el deber de auxiliar con sus consejos científicos á los municipios, en cuanto diga relacion con la policía sanitaria."*

Esta *invitación*, de no llegar a producirse contratación de facultativos, podía transformarse en obligación cuando así lo determinara el gobernador civil, incurriendo los ayuntamientos en responsabilidad si se demostraba la falta de auxilio a los menesterosos. En caso de aducirse dificultades para la contratación de profesores, por la pobreza del municipio o por la escasez de vecindario, se determinaba su asociación con pueblos vecinos para una contratación mancomunada. Por supuesto, los Ayuntamientos eran únicos responsables de las asignaciones establecidas en los contratos. En realidad, este sistema de contratas venía suponiendo ya un gran número de incumplimientos en los pagos, soportados por los facultativos del medio rural y que se traducen en un gran número de expedientes sobre débitos a profesores en la documentación revisada en el ADPZ.

La primera Ley de Sanidad española concluía con una magra referencia a la salud pública, que contrastaría con el amplio contenido que sobre la misma incorporaba el fallido proyecto de Código Sanitario de 1822 en su parte referida a la policía sanitaria urbana y rural.

El balance de la Ley de 1855 puede considerarse positivo, con la consolidación de la organización sanitaria establecida en el Real decreto de 1847 y definiendo un modelo en el que la actividad sanitaria de la administración se dirigía a la colectividad. En su aspecto técnico-sanitario resultó mucho más pobre y enfocada casi exclusivamente hacia la protección frente a las enfermedades epidémicas, influida por

---

[34]   MUÑOZ MACHADO, S. *La formación y la crisis de los servicios sanitarios públicos…* Obra citada.

una época en la que el cólera representaba un desafío recurrente en todo el continente europeo. Fue tardía en su promulgación, 32 años después de la propuesta del Código Sanitario impulsado por Seoane, y pronto no pudo abarcar la complejidad de establecer una sanidad pública que incorporase los nuevos conocimientos y técnicas higiénicas, por lo que tuvieron que aparecer con posterioridad gran número de normas de menor rango que supliesen sus deficiencias[35].

Con todo, la Ley avanzó en algunos aspectos de la profesionalización sanitaria, como así supuso la creación de las direcciones especiales de sanidad marítima en los puertos, inicio de la administración de Sanidad Exterior. Pero no consiguió establecer un sistema cualificado y retribuido de profesionales dedicados a la salubridad pública, como había hecho Inglaterra cuatro años antes. Efectivamente, Inglaterra había creado un cuerpo de inspección médica de higiene (medical officers of health), profesionales sin vinculación asistencial encargados de detectar, notificar y prevenir las causas comunes de enfermedad, en particular las colectivas, que constituiría el primer colectivo con dedicación exclusiva y retribuida a tareas de salud pública[36]. También en este sentido, la norma desperdició la ocasión de dotar de contenido salubrista y carácter profesionalizado a las figuras de los Subdelegados de medicina y cirugía, como se ha comentado anteriormente. Esta omisión dejaría las propuestas higienistas en una situación de debilidad para su futura influencia en la sociedad española porque, lamentablemente, esta situación se mantendría a lo largo de todo el siglo XIX.

1.2. LEGISLACIÓN FRENTE AL CÓLERA. 1847-1855

Como hemos visto, la presencia del cólera en Europa y su posterior aparición en España influyeron notablemente en el desarrollo legislativo que se produjo en el período estudiado. En algunos casos esta influencia sería explícita, como se ha comentado a propósito de la Real orden de 18 de enero de 1849 regulando las Juntas municipales de sanidad y las Comisiones permanentes de Salubridad, pero en la mayoría de las ocasiones, como en la propia Ley de Sanidad de 1855, se traduciría en la inclusión en su articulado de aspectos relacionados con la protección litoral frente a enfermedades exóticas.

La abundante legislación referida al cólera durante los años de la tercera pandemia europa intentó abarcar todos los extremos que se entendían implicados en la propagación y desarrollo de la enfermedad, así como en la forma de enfrentar la

---

[35] Muñoz Machado, S. *La formación y la crisis de los servicios sanitarios públicos…* Obra citada.

[36] Rodríguez Ocaña, E. *Por la salud de las naciones. Higiene, Microbiología y Medicina Social.* Madrid: Akal, 1992.

epidemia, especialmente por lo que respecta a asegurar la asistencia facultativa en todos los puntos del territorio.

Tras la reorganización sanitaria de 1847, la primera iniciativa al respecto llevó al Gobierno a comunicar a los gobernadores civiles la forma de prevenir la aparición de la enfermedad, o de tratarla en el caso de que se produjera la invasión. Para ello remitió, con fecha 8 de septiembre de 1848, ejemplares del informe elaborado por una comisión enviada a distintas capitales europeas para el estudio del cólera durante la primera epidemia que llegaría a España en 1833[37]. Se trataba del informe editado por el Gobierno en 1834[38], que recogía las conclusiones de la comisión formada por los médicos Lorenzo Sánchez Núñez, Pedro María Rubio y Francisco de Paula Folch sobre el desarrollo del cólera en las ciudades de París, Viena y Berlín. El informe incluye en su parte primera aspectos clínicos, diagnósticos y de tratamiento de la enfermedad así como de su naturaleza, y en una segunda parte el desarrollo y propagación del cólera epidémico, las formas de preservación frente al mismo y las medidas sanitarias más adecuadas a tomar por las autoridades.

Básicamente, por lo que hace referencia a las medidas de prevención, el informe ponía especial énfasis en el control de los factores predisponentes de la enfermedad, tanto en su aspecto individual proponiendo un régimen higiénico y dietético adecuado, como en su aspecto colectivo, mediante medidas de salubridad general y desinfección con cloro o fumigaciones de vinagre. Junto a ello, se recomendaban medidas de beneficencia que asegurasen la asistencia a los menesterosos mediante socorros y hospitalidad domiciliaria, abogando por la constitución de hospitales de tamaño medio para el traslado de la población más desfavorecida. También se recomendaba la constitución de Juntas en las ciudades para la organización de la respuesta a la epidemia, así como la publicación de instrucciones dirigidas a la población. En cuanto a las medidas de aislamiento y cordones sanitarios, concluía con la oportunidad de que estos se limitasen a las fronteras (que podían transmitir una sensación de seguridad), toda vez que en la experiencia europea se habrían desechado los cordones sanitarios interiores o incluso el aislamiento estricto de pacientes y poblaciones afectadas.

---

[37] ADPZ. FGP-ByS. Oficio del gobernador civil de Zaragoza a la Junta Provincial, de 16 de septiembre de 1848. Carpeta Sanidad 1848, Reales órdenes. Caja 1081. En el oficio se hace constar que por Real orden comunicada de 8 de septiembre, se remiten a la Junta provincial dos ejemplares del informe citado, remitiéndose el tercero a la Academia de Medicina.

[38] *Informe General de la Comision facultativa enviada por el Gobierno español á observar el cólera-morbo en países extrangeros, remitido desde Berlín en 31 de mayo de 1833.* Madrid: Imprenta Real, 1834.

Estas recomendaciones de salud pública serán las que, con más o menos matices, se llevarían a cabo durante la epidemia de 1853-56 en España, aunque fue una comisión del Consejo de Sanidad presidida por Mateo Seoane la que actualizó los conocimientos de la época con la redacción, entre los meses de septiembre y noviembre de 1848, de los informes[39] que iban a fundamentar la norma de referencia para la prevención del cólera en España ante la amenaza de su segunda epidemia: la Real orden circular de 30 de marzo de 1849[40] con las Instrucciones que deberán observar los Jefes políticos y alcaldes en la adopcion de las disposiciones gubernativas necesarias para contener ó minorar los efectos del cólera morbo asiático.

Esta norma, con 67 artículos, constituye un extenso catálogo de medidas de salubridad general y de organización asistencial, poniendo en valor la tarea de las recién creadas Comisiones permanentes de salubridad y Juntas de Sanidad y Beneficencia. Las medidas de salubridad abarcaban una amplio espectro de actuaciones basadas en los principios de ventilación, limpieza y desinfección en relación con las aguas, alimentos, habitaciones y edificios, lugares públicos, fábricas, cementerios y cuantos lugares pudieran contener causas de insalubridad. De igual forma se contemplaban medidas dirigidas a la población pobre para minorar los efectos de la enfermedad: proporcionándoles trabajo en obras públicas, auxilios pecuniarios o suministro de recursos básicos como alimentos, vestido, combustibles o paja fresca para los jergones. En cuanto a la organización asistencial, la Real orden contemplaba los criterios de hospitalidad domiciliaria, que comprendía no solo la asistencia facultativa sino también la distribución de recursos a los enfermos pobres o los socorros a los sanos en la misma situación, y la creación de casas de socorro y enfermerías del cólera, así como la habilitación de salas especiales en los hospitales comunes.

Por lo que respecta a las iniciativas dirigidas a la población pobre, la Real orden venía precedida de otras normas: dos Reales órdenes circulares, la primera[41] en la que se promovía la constitución de un fondo de calamidades públicas en los presupuestos de diputaciones y ayuntamientos con objeto de hacer frente a los socorros en caso de epidemia, y la segunda[42] en la que se disponía el establecimiento de

---

[39]   La comisión especial sobre el cólera en el seno del Consejo de Sanidad estaba formada por los señores Seoane, Rubio, Luceño, Montesino, Moreno, Lorente, Vela, Asuero y Calvo, junto con el secretario del Consejo. Sus informes, elaborados en las sesiones de 30 de septiembre, 21 de octubre y 16 de noviembre de 1848, están publicados en la *Gaceta de Madrid* de fechas 21, 23 y 24 de julio de 1849.

[40]   *Gaceta de Madrid*, de 31 marzo de 1849.

[41]   Real orden circular de 9 de noviembre de 1848. *Gaceta de Madrid*, de 16 de noviembre de 1848.

[42]   Real orden circular de 28 de marzo de 1849. *Gaceta de Madrid*, de 29 de marzo de 1849.

juntas parroquiales de beneficiencia para facilitar la distribución de estas ayudas encargándoles, entre otras cosas, que procedieran a reunir datos para *"formar privadamente un censo de los feligreses pobres de cada parroquia, con el fin de que dividido por clases según los recursos con que puedan contar, si fuesen atacados de cólera, sirva para la acertada aplicación de los socorros"*.

No parece que se cumpliera lo establecido en cuanto a la mejora de la situación de la población más desfavorecida. La situación social de 1854, año en que comenzaría la epidemia en Zaragoza y cinco años después de la publicación de la Real orden, no refleja sino una situación de empobrecimiento y precarias condiciones de habitabilidad en amplias capas de la población, tanto en la capital como en el resto de la provincia que, como se verá, será determinante en el impacto mayoritario del cólera entre estos sectores desfavorecidos. El sistema de distribución de socorros para pobres que se llevaría a cabo en un gran número de poblaciones no pareció atenerse, en la mayoría de los casos, a una previsión presupuestaria anterior a la aparición de la epidemia, sino que se nutrió de la caridad de las colectas o de las recaudaciones extraordinarias llevadas a cabo en el momento.

En todo caso, esta norma sirvió de referencia para todas las actuaciones dirigidas a la prevención y control de la epidemia colérica y proporcionaría a las autoridades provinciales y locales una respuesta homogénea frente al desarrollo y propagación de la enfermedad, consiguiendo una mayor o menor organización de esta respuesta en función de las localidades y de los recursos económicos y sanitarios con los que pudieron contar.

1.2.1. Medidas de aislamiento

Uno de los aspectos reiteradamente recogidos en la legislación de la época referida al cólera fue la prohibición general de los sistemas de aislamiento y cordones sanitarios que se habían utilizado con profusión durante la epidemia de 1834. Con la misma fecha que la Real orden donde se promovía la creación de las Juntas municipales de sanidad y las Comisiones de salubridad, el 18 de enero de 1849, el Gobierno, remitiéndose a lo ya ordenado en 1834 respecto al levantamiento de los cordones establecidos para contener la primera epidemia de cólera[43], estableció la prohibición de estas prácticas dirigiéndose a los jefes políticos provinciales:

"1.º. Que aunque aparezca el cólera en Francia ó Portugal no se establezcan cordones, lazaretos o cuarentenas de ninguna clase en los pueblos de las respectivas fronteras terrestres.

---

[43] Real orden de 24 de agosto de 1834. *Gaceta de Madrid*, de 26 de agosto de 1834.

2.º. Que si la referida enfermedad se declarase en cualquier punto de la Península, cuide V.S. muy particularmente de proteger y hacer que se proteja la libre circulación de todos los pueblos entre si, y de evitar que por dicho motivo se cause la menor vejación a los viajeros.

3.º. Que de ningun modo permita V.S. el aislamiento ó incomunicacion de los coléricos en los barrios, casas o establecimientos públicos de las poblaciones"[44].

Se zanjaba así por lo que se refiere al aspecto normativo, el debate presente durante tres décadas sobre la naturaleza, contagiosa o epidémica, del cólera. Imperaría una posición pragmática a la que no sería ajena la actitud al respecto predominante en Europa y la necesidad de salvaguardar la economía del país, dadas las graves repercusiones que para el comercio y la industria tenían las medidas aislacionistas y los sistemas de incomunicación interior durante el desarrollo de fenómenos epidémicos. Aunque el debate científico sobre la naturaleza de la enfermedad iba a continuar durante varias décadas más, prevalecería un posicionamiento ecléctico, ante la dualidad irreconciliable de contagionistas y anticontagionistas, que ya había sido formulado en 1832 por el propio Seoane:

"(…) Así como dijimos arriba de los anticontagionistas que habían a veces formado a su antojo reglas generales para dirigir a los males contagiosos, así tambien sus oponentes se empeñan en dar leyes a los epidémicos, mientras que la naturaleza se burla de las reglas de unos y las leyes de los otros (…)"[45].

La prohibición de las medidas de aislamiento recogidas en la Real orden de 18 de enero de 1849 se reiterarían una vez iniciada la segunda epidemia de cólera en España, tanto en comunicaciones a los gobernadores civiles[46] como en posterior Real orden[47], o incluso por comunicación del Ministerio de Hacienda al de Gobernación señalando los perjuicios que se producían a la propia hacienda pública por cuarentenas y detenciones arbitrarias de mercancías, establecidas en algunos pueblos para hacer frente a la epidemia[48]. Sobre la reiteración de la prohibición citada, el Gobierno incorporó en su argumentario otras razones en el momento más álgido de la epidemia:

"(…) El aislamiento que por algunos pueblos se adoptó en el año próximo pasado (…) es otra de las causas que mas influyen sin duda alguna en la exacerbacion del mal. (…) Los resultados

---

[44]   Real orden de 18 de enero de 1849. *Gaceta de Madrid*, de 23 de enero de 1849.

[45]   *Informe acerca de los principales fenómenos obsevados en la propagación del cólera indiano por Inglaterra y Escocia, y sobre el modo de propagarse aquella enfermedad* (1832). En LÓPEZ PI-ÑERO, J.M. *Mateo Seoane. La introducción…* Obra citada.

[46]   ADPZ. FGP-ByS. Real orden comunicada al del Ministerio de la Gobernación al gobernador civil de Zaragoza, de 15 de mayo de 1854. Carpeta Reales órdenes. Caja 1169.

[47]   Real orden de 25 de agosto de 1854. *Gaceta de Madrid*, de 27 de agosto de 1854.

[48]   ADPZ. FGP-ByS. Real orden comunicada del Ministerio de Gobernación al gobernador civil de Zaragoza, de 24 de julio de 1855. Carpeta Sanidad 1855, Reales órdenes. Caja 1113.

que el aislamiento produce en el estado sanitario son los mas deplorables; abate el espíritu, introduce el desaliento, propaga el temor, causas todas predisponentes á adquirir la enfermedad, aunque el virus morboso no se haya trasmitido á la atmósfera y llegado por tanto al grado de epidémico, al propio tiempo que destruye la industria, mata el comercio, paraliza todos los oficios y trabajos, introduce el hambre y la desesperacion, y da motivo á escenas impropias de un país culto, dotado de sentimientos religiosos y humanitarios. (…)"[49]

Parece lógico pensar que, a pesar de que no se produjera una generalización de estas actitudes aislacionistas por lo que se deduce de los escasos episodios de este tipo presentes en la documentación consultada, la reiteración de las normas al respecto estaba motivada porque se seguían produciendo claros incumplimientos de las mismas.

1.2.2. Policía sanitaria mortuoria

Desde finales del siglo XVIII y especialmente a partir de la Real Cédula de 3 de abril de 1787, se promovió en España la construcción de cementerios fuera de poblado, con el objetivo de superar la costumbre de los enterramientos en iglesias y cementerios anejos a las mismas a los que se atribuía, desde una óptica ilustrada, la producción de emanaciones miasmáticas desencadenantes de enfermedades y brotes epidémicos[50]. Este enfoque de salud pública, defendido por los salubristas de la época en claro alineamiento con las corrientes europeas al respecto, estuvo presente en la abundante legislación sobre policía sanitaria mortuoria que se desarrolló durante el siglo XIX y, con especial intensidad, en momentos de amenaza de epidemias. En estas situaciones, las disposiciones sobre enterramientos se completaron con otras normativas referidas a la prohibición de funerales de cuerpo presente en las iglesias y otros rituales religiosos, tales como el toque fúnebre de campanas (por el pánico que pudieran producir en la población en tiempos de epidemia) o incluso la celebración de misas y ceremonias que pudieran suponer una aglomeración extraordinaria de personas.

La propia abundancia de normas sobre este mismo tema a lo largo del siglo XIX demuestra el reiterado incumplimiento de las obligaciones contenidas en ellas, especialmente por lo que se refiere a la construcción de nuevos cementerios con las características definidas en la legislación. Podría entenderse que la resistencia frente a estos intentos modernizadores basados en las propuestas higienistas e ilustradas

---

[49] ADPZ. FGP-ByS. Comunicación del ministro de la Gobernación al gobernador civil de Zaragoza, de 10 de agosto de 1855. Carpeta Sanidad 1855, Reales órdenes. Caja 1113

[50] GRANJEL, M., CARRERAS PANCHÓN, A. Extremadura y el debate sobre la creación de cementerios: un problema de salud pública en la Ilustración. *Norba, Revista de Historia*, vol. 17, 2004, págs. 69-91.

provenían de una oposición de la Iglesia y de la cerrazón de las costumbres de un pueblo inculto y apegado a sus tradiciones; sin embargo, no debe olvidarse que, como sucedió durante el siglo XIX con muchas otras iniciativas de salud pública, la carga financiera de estas reformas se dejaba en manos de unos ayuntamientos con escasa dotación económica, y no faltaba tampoco entre la población el sentimiento de desigualdad ante las excepciones que las normas planteaban referidas a enterramientos de obispos o religiosas, quienes podían seguir enterrándose en las iglesias[51].

En la misma Real orden circular sobre instrucciones para prevenirse frente al cólera de 30 de marzo de 1849 se recogieron las medidas de policía sanitaria en relación con el manejo de los cadáveres y enterramientos (artículos 29 al 36): prohibición del toque fúnebre de campanas, aspersiones de agua clorurada sobre el cadáver, traslado inmediato al cementerio, uso de carruajes cerrados para el traslado o prohibición de su exhibición en iglesias y camposantos, y como norma general:

"Se observará una rígida policía sanitaria en los cementerios, cuidando de que no se eluda lo mandado repetidas veces, para que todos los cadáveres, sin distincion alguna, sean enterrados en cementerios situados extramuros de las poblaciones, estableciendolos provisionales donde no los hubiese, ó donde no fuesen lo suficientemente espaciosos, haciendo que la hoya de las sepulturas tenga cinco pies de profundidad, y tolerando únicamente en circunstancias especiales la práctica de abrir carneros ó zanjas para varios cadáveres á la vez, echando en todo caso una capa de cal sobre ellos"[52].

Se reiteraría, también en 1849, la prohibición del enterramiento de cadáveres o el traslado de sus restos en iglesias, panteones o cementerios dentro de poblado, aunque seguirían vigentes las excepciones en el caso de arzobispos, obispos y religiosas[53].

A pesar de la clara prohibición establecida para el traslado de cadáveres a las iglesias y la celebración de exequias de cuerpo presente de acuerdo con el rito católico, continuó la resistencia de la Iglesia durante la época previa a la epidemia: una nueva Real orden de 1849[54] reiteraría la prohibición desestimando un recurso del obispo de Mallorca. Sin embargo, meses después, ante una nueva solicitud de la diócesis de Zaragoza y de sus curas párrocos se produciría la suspensión de la prohibición

---

[51] BREL CACHÓN, M.P. La construcción de cementerios y la Salud Pública a lo largo del siglo XIX. *Studia Zamorensia*, 1999, n.º 5, págs. 155-196.

[52] Real orden circular de 30 de marzo de 1849. Artículo 34. *Gaceta de Madrid*, de 31 de marzo de 1849.

[53] Real orden circular de 12 de mayo de 1849. *Gaceta de Madrid*, de 15 de mayo de 1849.

[54] ADPZ. FGP-ByS. Real orden comunicada de 20 de septiembre de 1849. Carpeta Sanidad 1849, Cementerios. Caja 1084.

hasta nuevo aviso, de acuerdo con la Real orden comunicada al gobernador de la provincia[55].

Se impondrían pues, por lo que se refiere a los ritos fúnebres en los templos, la fuerza de la tradición y las presiones de la Iglesia, sin que se modificase esta situación hasta que la epidemia de cólera se hubo extendido por todo el país. Así, muy entrado ya el verano de 1855 una nueva norma vendría a restablecer la prohibición de 1849, aduciendo que su suspensión había sido debida a la falta de firmeza en la exigencia de su cumplimiento por parte de las autoridades.

Con mayor previsión se había reiterado la prohibición, mientras durase la epidemia, de rogativas públicas, celebración de funciones de iglesia o toque de campanas por defunciones o administración de sacramentos, así como se había instado a los gobernadores a acordar con las autoridades eclesiásticas el aumento en el número de misas para evitar, en la medida de lo posible, la aglomeración de personas[56].

Con todo, la construcción de cementerios fuera de poblado, uno de los principales objetivos de la legislación referida a policía sanitaria mortuoria, recibiría un notable impulso con el desarrollo de la segunda epidemia de cólera, como lo demuestra la abundante documentación al respecto entre 1854 y 1857 que se encuentra en el ADPZ.

1.2.3. Otros aspectos relacionados con el cólera

El amplio catálogo de medidas incluidas en la norma sobre instrucciones para prevenirse frente al cólera, la Real orden circular de 30 de marzo de 1849, fueron reiterándose en mayor o menor medida, mediante Reales órdenes o circulares dirigidas a los gobernadores civiles, de acuerdo con el avance de la epidemia por el territorio de la península.

Mientras el cólera estuvo confinado en Galicia, prácticamente durante el primer semestre de 1854, se sucedieron las comunicaciones del Ministerio de la Gobernación a los gobernadores civiles para la puesta en marcha y desarrollo de las normas establecidas en 1849 para enfrentar la enfermedad: la organización del servicio extraordinario de Sanidad, conforme a lo dispuesto en la Real orden de 18 de enero

---

[55] ADPZ. FGP-ByS. Comunicación del ministro de la Gobernación al gobernador de Zaragoza, de 1 de febrero de 1850, suspendiendo la prohibición de la conducción de cadáveres a las iglesias y las exequias de cuerpo presente establecidas en la Real orden de 20 de septiembre de 1849. Carpeta 1850, Lumineros de parroquias. Caja 1088.

[56] ADPZ. FGP-ByS. Comunicación del ministro de la Gobernación al gobernador civil de Zaragoza, de 15 de mayo de 1854. Caja 1169.

y las mencionadas Instrucciones de 30 de marzo[57]. Así, se pondría especial énfasis en la necesidad de organizar las visitas médicas preventivas una vez declarado el cólera en una población, visitas que claramente se focalizaban entre la población con escasos recursos, donde se preveía que la enfermedad podía afectar con mayor intensidad.

Fue durante la primavera de 1854 cuando se trató también de evitar los problemas de salubridad ligados a los desplazamientos hacia el interior de la península de grandes grupos de jornaleros y trabajadores del campo que, provenientes de Galicia y Murcia, acudían para el inicio de las faenas agrícolas de recolección de las cosechas. Estos desplazamientos se acompañaban habitualmente de la presentación de brotes de fiebres tifoideas u otras enfermedades infecciosas. Con dicho motivo (y sin mencionar la presencia del cólera en Galicia), el Gobierno trasladó la necesidad de que estos movimientos de población se realizasen en las condiciones higiénicas más adecuadas a su paso por las distintas poblaciones[58].

También durante la primavera de 1854 se recordó a todos los funcionarios la obligación de permanecer en sus puestos de trabajo mientras durase cualquier situación epidémica, quedando prohibida la concesión de cualquier licencia que conllevara su ausencia de la localidad de destino y revocándose las concedidas en el momento de declarada la epidemia. El abandono de la localidad se penalizaba en la norma con la pérdida del empleo y del derecho a cualquier otra colocación dependiente del estado, de la provincia o del municipio[59]. Todos estos extremos se reiteraron en 1855, cuando la epidemia ya se había propagado por todo el territorio peninsular, añadiéndose entonces la necesidad de que todos los lugares contasen con la adecuada asistencia facultativa.

En esas fechas, el reconocimiento implícito de los problemas que suponía la carencia de atención sanitaria en muchos núcleos de población llegaba lamentablemente tarde. Como tarde llegaba también la poco concreta habilitación de los go-

---

[57] ADPZ. FGP-ByS. Comunicación del Ministerio de Gobernación al gobernador civil de Zaragoza, de 1 de febrero de 1854. Caja 1169. Las instrucciones referidas a esta comunicación se encuentran en la Carpeta Sanidad 1855, Reales órdenes, de la Caja 1113.

[58] ADPZ. FGP-ByS. Circular del Ministerio de Gobernación al Gobierno Civil de Zaragoza, de 20 de abril de 1854. Carpeta Sanidad 1855, Reales órdenes. Caja 1113. En la circular se dispone que *"procure que en los pueblos donde pernocten, las autoridades locales dispongan que sea siempre en habitaciones espaciosas y bien ventiladas haciendoles entender la necesidad del aseo personal y de sus ropas (…)"*. El gobernador civil trasladaría estas disposiciones a los alcaldes de la provincia con fecha 28 de abril de 1854.

[59] ADPZ. FGP-ByS. Circular del Ministerio de Gobernación al Gobierno Civil de Zaragoza, de 14 de mayo de 1854. Atado 1854. Caja 1170.

bernadores civiles para hacer llegar esta asistencia a todos los pueblos. Los ejemplos que sobre todo ello se recogen en la descripción de la epidemia en la provincia de Zaragoza reflejan las dificultades que a este respecto se produjeron en buena parte de su ámbito rural. Pero parece claro que los problemas para proveer de facultativos a los núcleos rurales durante la epidemia fueron generalizables a todo el territorio español: pocas fechas después la Real orden citada, una respuesta ministerial a la solicitud de personal médico hecha por el gobernador civil de Zaragoza reconocía la dificultad de proporcionar facultativos desde Madrid dadas las necesidades de esta asistencia en tantos lugares, incluida la propia capital de España[60].

En cualquier caso, resulta significativo que con la misma fecha de disposición que la Real orden que trataba de asegurar la accesibilidad a la asistencia facultativa, el 19 de julio de 1855, se dispusiera otra Real orden circular con el siguiente contenido:

> *"El cólera-morbo asiático sigue haciendo estragos considerables en algunos pueblos; y si bien con menos intensidad en otros, son ya varias las provincias que sienten su funesta influencia. En todas las épocas calamitosas la católica nacion española ha recurrido á Dios implorando su misericordia, y pidiéndole que mitigue los males que la han afligido. En esta triste ocasión debe hacerse lo mismo, y S.M. la Reina (Q.D.G.) se ha servido mandar que V… adopte las medidas que estime mas convenientes á fin de que en todas las parroquias de esa diócesis se hagan rogativas públicas con el fin indicado, pero cuidando de que se ejecuten de un modo que, lejos de producir consternacion y alarma en los ánimos, derramen el consuelo y la resignacion cristiana en las familias afligidas, y den valor y serenidad á los que por fortuna estan libres de tan funesta desgracia (…)"[61].*

Así, el elemento religioso formó parte también de las medidas de prevención frente a una enfermedad que generaba en amplios sectores de la población un miedo irrefrenable por su identificación con una muerte que, en ocasiones, se producía de forma fulminante. Para algunos autores de la época el miedo era el factor predisponente más importante en la propagación y desarrollo del cólera[62], y fueron las escasas certezas que sobre la causa o las vías de transmisión de la enfermedad tenía la ciencia médica, los elementos que más contribuyeron al desarrollo del miedo como mecanismo de respuesta social ante la epidemia.

El Gobierno, apoyándose en las recomendaciones del Consejo de Sanidad, intentó buscar repuestas al desconocimiento sobre estos factores mediante la recopi-

---

[60] Comunicación del Ministerio de Gobernación al gobernador civil de Zaragoza, de 15 de agosto de 1855. ADPZ. FGP-ByS. Carpeta Sanidad 1855, Reales órdenes. Caja 1113.

[61] Real orden circular de 19 de julio de 1855. *Gaceta de Madrid*, de 20 de julio de 1855.

[62] BERDÓS Y BLASCO, M. *Ensayo de curación del miedo al cólera morbo.* Zaragoza: Imprenta de Roque Gallifa, 1833.

lación de una información lo más completa posible respecto a la aparición, curso y desarrollo de la enfermedad en cada una de las localidades donde se propagó, poniendo en valor la necesidad de "formación de la estadística", tal como se denominó el proceso de recogida de información, una vez finalizada la epidemia.

Con la disminución de los casos de cólera una vez llegado el otoño de 1855, el Ministerio de Gobernación comunicó a los gobernadores civiles esta necesidad, única forma avanzar en el conocimiento sobre el carácter de la enfermedad "con el fin de alcanzar un día las causas influyentes en su invasion y desarrollo, y su método preservativo y curativo"[63].

Resultan evidentes las dificultades en la recogida de esta información desde todos los puntos de la provincia, dificultades reconocidas incluso en la propia Real orden. La responsabilidad de su cumplimentación se trasladaría finalmente a los facultativos que procuraron la asistencia a los enfermos durante la epidemia en cada localidad, y aun a los Subdelegados de medicina sobre el conjunto de los pueblos de sus distritos.

---

[63] Comunicación como Real orden del Ministerio de Gobernación al gobernador civil de Zaragoza, de 4 de octubre de 1855. ADPZ. FGP-ByS. Carpeta Sanidad 1851, Cólera. Caja 1091.

2. EL CONTEXTO: FACTORES DETERMINANTES DE SALUD EN ZARAGOZA DURANTE LOS AÑOS CENTRALES DEL SIGLO

Para entender el desarrollo y características de la epidemia que analizamos resulta imprescindible conocer el contexto en el que se produjo, con los factores que determinan los procesos de salud y enfermedad presentes en dicho contexto. Así, y de acuerdo con el modelo de Dahlgren y Whitehead[64], es necesario hacer referencia en primer lugar al marco general socioeconómico y político de la época; en segundo lugar, a la descripción de las condiciones de vida y trabajo de la población: aspectos como el acceso a la educación, los niveles de desempleo, la situación de abastecimiento de agua potable y de saneamiento, la producción alimentaria y la nutrición, el acceso a prestaciones de cuidados de salud o las condiciones de habitabilidad de la vivienda, son parte fundamental de los factores que determinan los niveles de salud y enfermedad de las comunidades. El resto de factores de interés, como las relaciones sociales y comunitarias o los propios estilos de vida individuales son más difíciles de precisar para la época del estudio aunque, en ocasiones, quedan contextualizados en algunas descripciones médicas de la epidemia. Por último, deben tenerse en cuenta aquellos otros factores independientes y no modificables como la edad, el sexo o los factores constitucionales.

Todos los factores descritos, excepto los independientes, son susceptibles de ser modificados mediante intervenciones desde diferentes ámbitos: intervenciones salubristas, educativas, normativas, económicas… en suma, desde el ámbito político. De forma empírica, en buena parte de las reflexiones que sobre la epidemia realizaron los médicos contemporáneos a la misma se reflejó esa necesidad de intervención sobre algunos de estos factores.

Aunque resultan evidentes las dificultades para conocer algunos de los elementos referidos, en este capítulo se aporta información referida al contexto

---

[64] DAHLGREN, G.; WHITEHEAD, M. *Policies and strategies to promote social equity in health.* Estocolmo: Institute for futures studies, 1991.

de la provincia de Zaragoza, siempre que ello ha sido posible. En todo caso, las características culturales y sociales de la provincia son asimilables, en la época, al conjunto de la España interior agrícola, quizás con alguna especificidad por lo que se refiere a su capital, y ello debido más a su volumen de población y condiciones de urbanización que a las diferencias entre sus sectores económicos predominantes y los del ámbito rural, tal como se tendrá ocasión de comprobar.

2.1. CONTEXTO HISTÓRICO Y CONDICIONES SOCIALES

Las dos primeras epidemias de cólera en España coincidieron con graves crisis políticas y acontecimientos históricos relevantes: la primera, con la muerte de Fernando VII y el inicio del conflicto dinástico y guerra civil; la segunda, con la insurrección que daría lugar al bienio progresista del general Espartero. En ambos casos, se atribuiría un papel relevante a los movimientos de tropas en la propagación de la enfermedad, al menos por lo que se refiere a su extensión inicial, pero el contexto social y político del tercio central del siglo XIX influiría en el desarrollo de la enfermedad más allá de la contribución de los ejércitos en conflicto.

Las características que adquirió la epidemia de 1854-1856 en la provincia de Zaragoza están estrechamente relacionadas con la organización social y los recursos generales existentes en la época, de manera que resulta preciso hacer referencia a los factores sociodemográficos, culturales y económicos para valorar mejor el impacto de la epidemia.

2.1.1. Economía y población

A mediados del siglo XIX, la economía de la provincia de Zaragoza se basaba, como la de gran parte de la España interior, en la producción agrícola, especialmente de gramíneas como el trigo, centeno, cebada y avena, a las que se sumaría el maíz en los lugares con posibilidad de riego. Otros cultivos importantes eran los de lino y cáñamo, sobre todo en los partidos del sureste de la provincia (Borja, Calatayud, Tarazona, Ateca o La Almunia), el olivo para producción de aceite (en especial en el partido de Caspe) o la vid en los distritos de Daroca, Calatayud y Zaragoza. En menor medida y para consumo de los propios habitantes se cultivaban en algunos puntos de la provincia azafrán y diversas legumbres, así como toda suerte de verduras, hortalizas y frutales a lo largo de las vegas de los ríos, especialmente en las huertas de Ateca, Calatayud, Daroca, Borja, Caspe, La Almunia y Zaragoza. Junto a ello, la ganadería era el otro pilar económico, con un número considerable de cabaña ovina, caprina y vacuna, así como de cerda y, en menor número, caballar. En cuanto al arbolado, era escaso e inservible para la construcción y únicamente, y en poca cantidad, podía servir para la elaboración de carbón[65].

La presencia de la industria resultaba casi anecdótica en los primeros años de la década, si bien se incrementaría el número de fábricas a partir de 1855 y hasta 1860. Los datos consignados en el Diccionario de Madoz y en el texto del Mapa de Coello-Madoz de 1853 apuntan a una situación de abandono en cuanto a la industria fabril y manufacturera desde la última guerra con Francia, si bien alguna hipótesis apunta a que el desarrollo manufacturero en Zaragoza se vio detenido y en regresión ya a finales del siglo XVIII[66]. En cualquier caso, no resultaría suficiente el impulso de modernización que, con características locales, se dio en la ciudad de Zaragoza al inicio de los años cuarenta mediante el proyecto del alcalde Burriel[67]. La escasa capacidad de compra en el mercado interno explicaría en buena medida la situación de atraso económico que se arrastró durante todo el siglo XIX y el mismo retraso en la industrialización del país[68].

En la práctica, la década de los cincuenta se iniciaría con una presencia residual y escasa de industrias textiles de sedería y lanas en Zaragoza y algunos pueblos de la provincia como Caspe, Tarazona o Tauste, hasta el punto de adquirir importancia en este ramo los talleres de confección del hospicio de Misericordia (de mantas o, posteriormente, de sedas). En cuanto a manufacturas de lino y cáñamo, a pesar de un elevado número de telares (de 140 en toda la provincia), se limitaban a satisfacer el consumo interno de las poblaciones con una producción limitada y escasamente mecanizada.

Ocurría algo similar en otro tipo de producciones como las industrias jaboneras, que habían sufrido en los últimos años la competencia de las instaladas en provincias limítrofes, quedando algunas en varios pueblos de la provincia y alrededor de una quincena en la ciudad de Zaragoza. También pueden citarse las de curtidos, tanto en Zaragoza (en número de 15) como una en Brea; una fundición de metales en Torrero, varias fábricas de papel común y una de papel continuo, fábricas de sombreros, un número importante de fábricas de aguardiente, molinos olearios y harineros y tres fábricas de harinas en la capital. Por otro lado, la minería

---

[65] MADOZ, P. *Diccionario…* Obra citada. Tomo XVI, pág. 519.

[66] FERNÁNDEZ CLEMENTE, E.; FORCADELL ÁLVAREZ, C. *Aragón contemporáneo. Estudios.* Zaragoza: Guara, 1986, págs. 27-36

[67] Íbidem.

[68] SARASÚA, C. Trabajo y trabajadores en la España del siglo XIX. En: A. GONZÁLEZ ENCISO y J.M. MATÉS BARCO. *Historia económica de España.* Barcelona: Ariel, 2006, págs. 413-433.

en la provincia resultaba prácticamente inexistente si se excluyen las minas de sal de Remolinos, cercanas a la ciudad de Zaragoza, de propiedad estatal.

En resumen, una situación de escasa industrialización que hacía depender la economía esencialmente del sector primario, incluso en la propia capital, que alcanzaba ya un número de habitantes elevado, de alrededor de 60.000, en el inicio de la década.

No se produciría un gran incremento industrial en los años siguientes, de manera que en 1860 pocas novedades podrían señalarse y, entre ellas, el crecimiento de la industria harinera, que habría pasado de tres fábricas a más de una docena; el incremento de la fabricación de teja y ladrillo, debido al aumento en la construcción de edificios de los últimos años de la década; o la introducción de sistemas de mecanización y fuerza hidráulica en la fabricación de yeso[69].

El comercio exterior tampoco era significativo, de forma que se importaban productos ultramarinos y se exportaban las producciones sobrantes, cuando así las había, de materias primas textiles como lana, cáñamo o lino, siempre con escasos beneficios, y otras producciones agrícolas como trigo, vino y aceite. Debe señalarse que las comunicaciones se hallaban, por lo general, en muy mal estado y solamente podía hablarse de carreteras o caminos provinciales o generales con ciertas garantías de conservación y cuidado, en el caso de la de Madrid a Barcelona, que cruzaba la provincia desde el sur hacia el este pasando por la capital, y la que desde Zaragoza se dirigía a Pamplona siguiendo el curso del Ebro hasta la salida de la provincia hacia el oeste. Otros caminos definidos como provinciales, que llevaban a Francia, Huesca, Barbastro, Alcañiz o Teruel, se encontraban en tan mal estado que no podían considerarse como tales. Y así ocurría también con los caminos vecinales, tanto carreteros como de herradura, solo transitables en los tiempos en que escaseaban las lluvias[70].

En definitiva, que entre 1854 y 1856 la economía era esencialmente agrícola y en la medida en que, además, una buena parte de la población no accedía a la propiedad de la tierra, la presencia de jornaleros y braceros agrícolas era numerosa, incluso en la ciudad de Zaragoza. En lo referente a la capital, puede estimarse que por cada vecino o cabeza de familia contribuyente existían entre 4 y 5 vecinos que no reunían esa condición y que, por lo tanto, en los censos de contribuyentes no figuraban jornaleros, trabajadores eventuales, las capas más bajas de profesionales o pequeños propietarios, ni el conjunto de la población dependiente[71]. Es decir,

---

[69] *Guía de Zaragoza*. Zaragoza: Imp. y lib. de Vicente Andrés (Editor), 1860, págs. 290-306.

[70] MADOZ, P. *Diccionario…* Obra citada. Tomo XVI, pág. 517.

[71] FERNÁNDEZ CLEMENTE, E.; FORCADELL ÁLVAREZ, C. *Aragón contemporáneo…* Obra citada. La contribución industrial y de comercio de 1864-65 de la ciudad de Zaragoza incluye

amplias capas de la población en situación de bajos y discontinuos ingresos que engrosaban, con sus condiciones de pobreza, los sectores más expuestos a la miseria y la enfermedad.

Faltaban todavía algunos años para que pudiera hablarse de un proceso de industrialización en la ciudad y de las consecuencias sociales y sanitarias de uno de sus efectos: un mayor deterioro de las condiciones de vida y trabajo de amplias capas de las clases populares, la extensión de la miseria y la aparición de nuevas patologías ligadas a la organización social y a las condiciones de vida y trabajo. La industrialización evidenciaría también la diferente morbimortalidad entre ricos y pobres, y el aumento de la conflictividad social, de la locura, del alcoholismo, de la criminalidad y de la enfermedad. La manifestación más aguda de esta situación, el pauperismo, fue definida por Monlau como "la enfermedad social que resulta de la multiplicación de los pobres" ligada a la organización social: pobreza, degeneración física, degeneración moral y peligro social serían los elementos que caracterizarían al pauperismo y que se expresaría en situaciones como la prostitución, el suicidio, la mendicidad, la criminalidad, la delincuencia y, en particular, la enfermedad y el aumento de la mortalidad[72]. Si en la misma época Barcelona, con un desarrollo industrial en expansión, comenzaba a identificar los problemas descritos, en Zaragoza la miseria y la pobreza seguían relacionadas con las características de las sociedades agrícolas y preindustriales, con una presencia mayoritaria del trabajo agrario representado por el campesinado pobre y los jornaleros agrícolas.

Nada distinto puede encontrarse en la composición social de las poblaciones rurales del conjunto de la provincia, aunque evidentemente con una mayor presencia del campesinado y todavía un mayor peso de los sectores agrícola y ganadero en la economía de los pueblos. Los efectos negativos que el proceso de desamortización había generado, dejando la propiedad de las tierras en manos de la nueva burguesía

---

a 3.295 contribuyentes, de un total de 15.505 vecinos o cabezas de familia (y más de 63.000 habitantes). El comercio era el sector con mayor número de contribuyentes (1.366), aunque es necesario distinguir entre el comercio al por mayor, de potentes almacenistas del sector de la alimentación (por ej., de la industria harinera) y el textil, y el comercio al por menor, muy numeroso, con gran número de establecimientos (como ultramarinos o tiendas de aguardiente, carnicerías, etc.). Le seguía en número de contribuyentes el sector de producción artesanal (sastres, confiteros, carpinteros, etc. en pequeños talleres), el sector de profesiones y servicios (de actividades financieras o especulativas, abogados, médicos u otras profesiones liberales) y, por último, el sector industrial y fabril, con solo 236 contribuyentes, el 50% de ellos pertenecientes a industrias de transformación agrícola, lo que da una idea de la debilidad del sector industrial en la ciudad.

[72] CAMPOS MARÍN, R. La sociedad enferma: higiene y moral en España en la segunda mitad del siglo XIX y principios del XX. *Hispania*, 1995, vol 3, págs. 1093-1112.

y sectores del antiguo régimen que habían sabido adaptarse, se habrían traducido en la presencia de un proletariado agrícola numeroso, sin ninguna propiedad[73], como muestran algunas descripciones de los facultativos rurales:

"(…) Sin necesidad de entrar en detalles rentisticos, sabido es que el pueblo de Ricla abriga en su suelo doscientos vecinos mas de los que puede sostener sin contar con el gran numero de pordioseros que diariamente estan deparando su ausilio; que la mitad de la riqueza que produce su escasa huerta pertenece á terratenientes y la otra mitad es propiedad de un reducidisimo numero de vecinos (…)"[74].

O por lo que se refiere al pueblo de La Almunia:

"(…) Constituien los quatro sestos de su vecindario proletarios y colonos dedicados con pocas escepciones al cultivo de hortalizas que aportan á los pueblos de secano; sus alimentos son legumbres secas y raíces farinaceas condimentadas con sustancias piperinas, su bebida consiste en vinos de ínfima calidad escasos del principio alcoholico; se afanan desde la mas tierna edad y casi sin descanso en las penosas tareas agrícolas: acinados en hinvierno, habitan miserables casas de tierra, y en estío y otoño se albergan en barracas que con cesped y espadaña construien en los campos que cultivan; su patrimonio es el desaseo y desabrigo que en vez de endurecerlos los constituie caquecticos y carcomidos por fiebres intermitentes (…)"[75].

Una referencia más, con respecto a la Villa de Magallón en informe de su comisión de salubridad, constituida ante la amenaza del cólera en Francia durante 1849:

"(…) constituyendo este Pueblo al menos las dos terceras partes de él la clase jornalera la que no tiene otra industria ni patrimonio mas que su azada y jornal con lo que teniendo salud y trabajo son felices y lo pasan sin necesidades efecto de su sobriedad y conformidad con su destino pero desgraciados de ellos el dia que sean acometidos de alguna dolencia pues á pocos dias que dure tienen que estar sugetos á la caridad de los pocos vecinos pudientes ó á solicitar un pobre albergue un socorro de 48 mds. y asistencia de Facultativo en el santo y pobre hospital de esta villa (…)"[76].

En todos los casos, como se ha visto, jornaleros y braceros representaban un porcentaje mayoritario de la población rural, al menos en localidades de cierta entidad en cuanto a número de habitantes y asentamiento en zonas de regadío (más de 2.000 habitantes en los ejemplos de Magallón y La Almunia y cercano a ellos en el caso de Ricla). Es probable que en ámbitos más montañosos y menos poblados, la composición de su población fuese en mayor medida la de pequeños propietarios de minifundios y una economía de supervivencia. En todo caso, resulta evidente la

---

[73] FERNÁNDEZ CLEMENTE, E.; FORCADELL ÁLVAREZ, C. *Aragón contemporáneo…* Obra citada.

[74] ADPZ. FGP-ByS. Expediente sobre mejoras en la salubridad de Ricla. Carpeta Sanidad 1854, Correspondencia. Caja 1101.

[75] ADPZ. FGP-ByS. Memoria de la epidemia de cólera de 1854 en el partido de La Almunia. Carpeta Establecimientos Beneficencia. Caja 1102.

[76] ADPZ. FGP-ByS. Informe de la comisión de salubridad de Magallón al gobernador civil de Zaragoza, de 8 de noviembre de 1849. Carpeta Sanidad 1848, Juntas. Caja 1085.

ausencia de otras fuentes de riqueza que las que proporcionaba el territorio, siendo la presencia industrial puramente anecdótica y solo presente en escasas localidades del medio rural. Curiosamente, todavía a finales del siglo XIX el presidente de la Cámara oficial agrícola se preguntaba en una publicación acerca de si el porvenir de Zaragoza y de Aragón era más agrícola que industrial o viceversa[77].

2.1.2. Contexto político y social

La aparición del cólera en Galicia a finales de 1853, que sería el punto inicial de la segunda epidemia de esta enfermedad en España, coincidió con la crisis final de la denominada década moderada. Esta se había iniciado en 1844 con el gobierno de Narváez, quien ocuparía la presidencia del Consejo de ministros durante casi cuatro años a lo largo de dicho período, aunque distanciándose después de los sucesivos gobiernos desde 1851. Las graves restricciones al parlamentarismo con un sistema de sufragio limitado a los mayores contribuyentes, la corrupción administrativa en los proyectos de ferrocarriles del estado o el intento de aprobación de una nueva Constitución fueron algunas de las causas que provocaron su final. La unidad entre moderados y progresistas hizo caer al gobierno, tras varias tentativas entre febrero y junio de 1854, mediante el pronunciamiento militar de Vicálvaro de 28 de junio y la sucesión de levantamientos progresistas en las ciudades más importantes del país a lo largo del mes de julio de 1854[78]. Uno de los cronistas más importantes de aquellas fechas en la ciudad de Zaragoza, catedrático de su Universidad, rector por tres veces de la misma y vinculado siempre al progresismo y a la figura de Espartero, ofrecería un panorama desolador del período que finalizaba:

"(…) Deportaciones en masa, fusilamientos inicuos, asesinatos por la fuerza armada (como los ha presenciado dos y aun tres veces Zaragoza), estados de sitio generales y permanentes, represion tiránica de la imprenta, coaccion descarada en las elecciones, menosprecio constante de la representacion nacional, leyes orgánicas de todo en todo reaccionarias, instituciones aborrecibles como los consejos real y provincial, policia mal organizada y mucho peor elegida, facultades omnímodas en los gobernadores de provincia y aun, por delegacion de estos, en sus mas oscuros dependientes, censura arbitraria é ilimitada sobre todos los productos del pensamiento y, por remate digno de este edificio, un sistema tributario que nos empobreciera y un Concordato que nos deshonrara; he ahí las negras páginas de la dominacion moderada durante los once años de su absoluto imperio (…)"[79].

---

[77] FERNÁNDEZ CLEMENTE, E.; FORCADELL ÁLVAREZ, C. *Aragón contemporáneo…* Obra citada, pág. 35.

[78] MARTÍ Y MARTÍ, C. Afianzamiento y despliegue del sistema liberal. En: M. TUÑÓN DE LARA. *Historia de España*. Barcelona: Labor, 1981.

[79] BORAO, G. *Historia del Alzamiento de Zaragoza en 1854*. Zaragoza: Imprenta del Instructor a cargo de Santiago Ballés, 1855, pág. 12.

A pesar de la crudeza en su descripción, reconocía Borao el posicionamiento crítico de muchas personas del propio partido moderado frente a los desafueros descritos y los beneficios de algunas decisiones del período, citando en concreto la reforma de estudios, la creación de la Guardia Civil o la puntualidad en los pagos del Estado. Podría añadirse también, sin duda, la producción de normas fundamentales en la legislación sanitaria y de beneficencia, a las que se ha hecho referencia en el capítulo anterior.

Zaragoza cobró una gran importancia en los acontecimientos que supusieron el inicio del bienio progresista. En fecha temprana, el 20 de febrero de 1854, se produjo en esa ciudad la primera tentativa armada de acabar con el Gobierno moderado del conde de San Luis. La sublevación, capitaneada por el brigadier Hore, cercano a posiciones moderadas y dispuesto a acabar con un gobierno deshonroso, no llegó a contar con el apoyo del partido progresista. La sublevación comenzó en la Aljafería llegándose a tomar el ayuntamiento, la Lonja o el palacio Arzobispal, aunque antes de finalizar el día el propio Hore resultó muerto por disparos de las tropas leales al Gobierno. Su muerte puso en fuga hacia el exilio en Francia a una parte de los sublevados, resultando apresados otros[80].

El levantamiento decisivo se produciría en la ciudad el 17 de julio, algunas semanas después del pronunciamiento de Vicálvaro y estando en Zaragoza Ignacio Gurrea, amigo personal de Espartero. Gurrea tendría un papel relevante en la decisión final por la que Rivero, capitán general de Aragón, se sumó a la rebelión, si bien sin demasiado entusiasmo y alineado con los militares de corte moderado como O'Donell o Dulce, protagonistas de la Vicalvarada. Tras algunos días de indecisión y ya formada una Junta de Gobierno, el 19 dimitiría Rivero asumiendo Gurrea el cargo de capitán general, quien facilitaría al día siguiente la entrada apoteósica de Espartero en Zaragoza. Este asumiría la presidencia de la Junta, donde fue nombrado "generalísimo de los ejércitos nacionales".

Los acontecimientos se precipitaron, ya que Espartero fue llamado por Isabel II para formar Gobierno, aunque no partió hacia Madrid sin antes asegurarse de que se asumía el programa de la Junta de Zaragoza para lo que envió un emisario. Finalmente, saldría hacia la capital el día 27 de julio a pesar de los intentos de la multitud por evitarlo, ya que buena parte de la población zaragozana temía que no llegase a poder cumplir, por los artificios de la política en la Corte, las enormes expectativas de cambio que existían[81].

[80] Pinilla Navarro, V. *Conflictividad social y revuelta política en Zaragoza (1854-1856)*. Zaragoza: Diputación General de Aragón, 1985.

[81] Íbidem. El programa puede resumirse en los siguientes puntos: fin de la política de camarillas; Cortes Constituyentes y respeto a la Constitución por estas elaborada; descentrali-

Comenzaría así el bienio progresista, que en el contexto de Zaragoza se caracterizó por una constante y creciente conflictividad social, cuyos detonantes fueron, en todo el período, el elevado nivel de paro jornalero y los continuos incrementos en los productos básicos como el pan. En el contexto general, la guerra de Crimea de 1853 había supuesto la transformación de España en exportador de granos, lo que generó el enriquecimiento de unos pocos, especuladores intermediarios ligados a la exportación, y el aumento continuo de los precios en el mercado interno con un gran impacto entre los sectores más pobres de la población que veían agravarse la ya de por sí endémica situación de crisis de subsistencias[82].

El alineamiento inicial entre la burguesía progresista y los sectores populares más desfavorecidos con el objetivo de poner fin a la década moderada, comenzó a debilitarse desde el principio del bienio, y las diferencias fueron creciendo a medida que los intereses de ambos sectores comenzaron a divergir. La falta de soluciones inmediatas a los graves problemas que aquejaban a amplias capas de la población, en condiciones precarias de vida y que habían fundado sus esperanzas de mejora en el cambio político, les empujó a numerosas revueltas y motines durante todo el bienio[83].

El paro jornalero se intensificaba habitualmente entre los meses de octubre y febrero, con la paralización de las faenas agrícolas, de forma que este sector de población solamente podía acceder a algún trabajo si se llevaba a cabo alguna obra pública, cosa que apenas sucedería en el otoño e invierno de 1854-55, y ello a pesar de lo recogido en la norma de preparación frente al cólera publicada cinco años antes:

"(…) artículo 23. Como medida higiénica ó de preservacion, la Autoridad procurará por cuantos medios esten á su alcance minorar la miseria de las clases pobres, facilitando los medios de socorrerla, ya promoviendo obras, ó dando ocupacion á quienes no la tengan (…)"[84].

En esas condiciones se produjo el primer brote de cólera en la provincia, afectando en especial a la ciudad de Zaragoza a lo largo del mes de noviembre de 1854. Como se describirá en el siguiente capítulo, el brote afectó mayoritariamente a los

---

zación; moralidad en los asuntos públicos; honestidad en la provisión de cargos; reforma de ciertas leyes fundamentales (electoral y de imprenta); restablecimiento de la Milicia Nacional.

[82] MARTÍ Y MARTÍ, C. *Afianzamiento y despliegue del sistema liberal…* Obra citada.

[83] PINILLA NAVARRO, V. *Conflictividad social y revuelta política…* Obra citada.

[84] Real orden circular de 30 de marzo de 1849 sobre instrucciones que deberán observar los jefes políticos y alcaldes en la adopción de las disposiciones gubernativas necesarias para contener ó minorar los efectos del cólera morbo asiático. *Gaceta de Madrid*, 31 de marzo de 1849.

sectores más pobres, de manera que en la organización asistencial que se llevó a cabo fue necesario habilitar, entre otras ayudas, socorros en metálico para el auxilio de los mismos. El brote de 1854 en la ciudad finalizaría en los primeros días de diciembre.

A mediados de enero de 1855, un número importante de jornaleros, ante la falta de trabajo, se desplazaron hacia los acampos que rodeaban Zaragoza, propiedad de los ganaderos, con objeto de hacer leña y venderla a las fábricas para aliviar su pobreza. El denominado motín de los leñadores fue sintomático de la situación de hambre y miseria de una parte de la población de la ciudad, y puso a prueba el posicionamiento de la Milicia Nacional, algunos de cuyos miembros se dispusieron a apoyar con sus armas a los jornaleros. A pesar de ello, oficiales de la Milicia procedieron a la requisa de la leña, con manifestaciones de protesta y algunas detenciones entre los jornaleros. El posicionamiento de esta fuerza armada del lado de la autoridad daría por concluído el conflicto. Para evitar algún rebrote, el 24 de enero se ordenó adelantar el inicio de las obras de limpieza del Canal Imperial, que habitualmente se realizaban en febrero, proporcionando así trabajo a los jornaleros en paro[85].

Si con la llegada de la primavera y el inicio de algunas actividades agrícolas la conflictividad social debió disminuir, otro frente de confrontación se desató el 23 de mayo de 1855: una sublevación de carácter carlista por parte de un regimiento de Zaragoza, junto con levantamientos del mismo signo en algunos pueblos. La unidad militar, sin apoyos para poder tomar la ciudad, se dirigió hacia zonas rurales de la provincia, siendo perseguida por unidades de la Milicia Nacional e infantería del ejército, mandadas por Gurrea. La campaña fue de corta duración, aunque de gran crueldad, y se daría por finalizada el 11 de junio con la muerte de algunos cabecillas y el apresamiento de las partidas carlistas. Fue durante el mes de junio cuando comenzarían a aparecer los primeros casos de cólera del brote de 1855 en varios partidos judiciales de la provincia, aunque no existe evidencia de que su propagación pudiera estar relacionada con estos movimientos de tropas.

El verano de 1855 se caracterizó por la presencia de la epidemia de cólera, con una importante extensión en toda la provincia, ligada a una elevada mortalidad en algunos distritos como se verá más adelante. La falta de lluvias en algunas comarcas, las inundaciones de varios ríos en otras, la propagación de enfermedades de la vid y unas adversas condiciones atmosféricas en general, hicieron que se produjeran unas malas cosechas que, unido a la limitación de la fuerza de trabajo que, por el impacto de la enfermedad, produjo la epidemia en algunos lugares, dio lugar a una

---

[85] PINILLA NAVARRO, V. *Conflictividad social y revuelta política…* Obra citada.

agudización de la crisis de subsistencias en toda la provincia con una clara afectación de las clases más desfavorecidas.

Se intentaría paliar esta situación con dotaciones presupuestarias para obra pública que pudieran facilitar, de forma extraordinaria, la oferta de trabajo en invierno a jornaleros y artesanos. Así, el Ayuntamiento de Zaragoza acordó destinar cien mil reales para ello y la Diputación solicitó autorización a las Cortes para la distribución de cuatrocientos mil a los pueblos de la provincia con el mismo objeto[86].

A pesar de todas las previsiones y promesas, la realidad de las malas cosechas hizo que la habitual subida estacional del precio del pan tuviera en este año una mayor repercusión en las economías de las clases populares (la elevación del precio se produjo sobre un coste ya más elevado por la escasez de trigo), lo que condujo al amotinamiento en la ciudad de Zaragoza de un número importante de jornaleros desempleados, esta vez con el apoyo de buena parte de la Milicia Nacional. A partir del 11 de noviembre se sucedieron los incidentes, como el intento de quema de las barcas que, cargadas de trigo, se dirigían por el Ebro hacia Cataluña para la exportación, la quema de alguna panadería y de fielatos donde se recaudaban los arbitrios por el paso de distintos productos a la ciudad, o el saqueo de algunas torres de propietarios en las afueras o casas de algunos ricos en la ciudad.

El motín finalizaría con la asunción por el Ayuntamiento de buena parte de las reivindicaciones de los amotinados, entre ellas la bajada del precio del pan, el trabajo en obra pública para los jornaleros, las tasas a otros productos como la carne de vaca o la leña, mayor recaudación de los propietarios y otras de carácter más político, defendidas por los jefes de la Milicia, relacionadas con el cumplimiento del propio programa progresista defendido en el curso de la revolución de julio del año anterior[87]. Se abrieron también seis establecimientos de venta de pan subvencionado por el Ayuntamiento a un precio menor al de mercado, mientras que los grandes contribuyentes, a instancias del municipio, aportaron un total de 18.500 reales a una suscripción de ayuda a los jornaleros pobres.

La revuelta dejó clara la ruptura entre los que un año antes habían sido aliados: la burguesía urbana y las clases populares, estas últimas apoyadas por algunos miembros de la Milicia Nacional (varios cientos de milicianos serían expulsados de la misma por dicho apoyo). Aunque el Ayuntamiento prohibió la exportación de granos, abrió la suscripción de ayudas, aprobó la subida de salario en las obras mu-

---

[86] Pinilla Navarro, V. *Conflictividad social y revuelta política...* Obra citada, págs. 129-130

[87] Martí y Martí, C. Afianzamiento y despliegue del sistema liberal... Obra citada, pág. 245.

nicipales, tasó el precio del pan y otros productos o suspendió el cobro de arbitrios, los incumplimientos de los acuerdos comenzarían pronto y, una vez reconducida la situación de orden público, muchos de ellos pasaron al olvido. El motín de noviembre tuvo también repercusión en el ámbito nacional, proporcionando argumentos a la oposición moderada en su denuncia de las pretensiones progresistas o sobre el papel que había jugado la Milicia Nacional. Gurrea dimitiría a los pocos días, acusado por la prensa más conservadora de tibieza ante los amotinados[88].

La sucesión de movimientos populares durante 1856 reivindicando que se cumpliesen las promesas del partido progresista, en enero en Madrid, en Valencia en abril y especialmente, en Valladolid y otras ciudades castellanas en el mes de junio, condujeron a la crisis final de la coalición entre moderados y progresistas que se había mantenido en el poder durante el último bienio[89]. La dimisión de Espartero en apoyo de su ministro de la Gobernación, opuesto a O'Donell, fue aprovechada por este último para formar gobierno el 14 de julio con una apariencia de normalidad en el relevo, aunque su consecuencia fue un verdadero cambio de régimen, con el restablecimiento de la Constitución de 1845. Tanto en Madrid como en Barcelona hubo revueltas de rechazo del nuevo gobierno que fueron aplastadas de modo sangriento.

Las revueltas en Barcelona finalizaron el 22 de julio de 1856, quedando Zaragoza como única localidad opuesta al gobierno O'Donell. Se constituyó allí una Junta de defensa presidida por el capitán general, siendo el gobernador civil su vicepresidente, que llamó a resistir apoyando a Espartero. La ciudad se preparó para un ataque de las fuerzas gubernamentales, construyendo fortificaciones y acopiando harina y granos. El día 28 Dulce, nombrado por el Gobierno capitán general de Aragón, se encontraría en los alrededores de la ciudad, tomando al día siguiente los pueblos cercanos de Las Casetas y Monzalbarba y exigiendo la rendición de la ciudad y la disolución de la Milicia Nacional. Las negociaciones para lograr una capitulación honrosa (en las que participó Juan Bruil, el representante más significado de la burguesía aragonesa de la época) se cerraron con la rendición de la ciudad el 1 de agosto[90].

La conflictividad social que caracterizó al bienio estuvo relacionada, en buena medida, con la respuesta de amplias capas de la población ante su precaria situación económica y sus críticas condiciones de vida, sin que las esperanzas de cambio abiertas por el triunfo del progresismo en la revolución esparterista de 1854 llega-

---

[88]   PINILLA NAVARRO, V. *Conflictividad social y revuelta política…* Obra citada. Págs. 193-205.

[89]   MARTÍ Y MARTÍ, C. Afianzamiento y despliegue del sistema liberal… Obra citada. Pág. 245.

[90]   PINILLA NAVARRO, V. *Conflictividad social y revuelta política…* Obra citada.

sen a cumplirse para ellos. Por el contrario, las condiciones adversas de las cosechas en 1855 y la epidemia de cólera, que impactó de forma notable en los sectores más pobres especialmente en algunos distritos rurales, agudizaron los problemas de los más desfavorecidos, cuya respuesta en la ciudad de Zaragoza ha quedado suficientemente reflejada.

2.2. EMPLEO Y CONDICIONES DE TRABAJO

Se han avanzado ya algunos datos en relación con el empleo y las condiciones de trabajo: una gran parte de la población, probablemente mayoritaria tanto en el medio urbano de la ciudad de Zaragoza como en las zonas rurales de la provincia, solamente podían acceder a una situación de empleo estacional ligada al sector agrario, que se complementaba en ocasiones con el trabajo en obras de iniciativa pública, especialmente en los meses de invierno. Otros sectores de actividad como el comercio o la producción artesanal representaban formas de empleo de mayor estabilidad, si bien con una corta oferta, dados los limitados niveles de producción en pequeños talleres o establecimientos de venta, completándose el conjunto de la actividad económica con los profesionales de diferentes estamentos y la escasa presencia industrial a la que ya se ha hecho referencia.

En la práctica, una gran parte de la población española vivía al borde de la subsistencia, debiendo recurrir en ocasiones, cuando el trabajo escaseaba, a la beneficencia o, cuando esta era insuficiente, a la mendicidad: la capacidad de ahorro para poder enfrentar las situaciones de desempleo temporal era mínima, por lo que el riesgo de caer en la indigencia estaba siempre presente entre amplias capas de la población[91].

En cuanto a salarios, resulta evidente que los jornales que recibía la mayor parte de los trabajadores eran muy bajos, hasta el punto de resultar insuficientes no solo para mantener a sus familias sino incluso a los propios trabajadores. Estos bajos salarios constituían un problema particularmente grave en la agricultura, donde era frecuente el trabajo a destajo y la implicación de toda la familia, niños incluidos, durante los períodos de recolección. En el sector agrario, además, la temporalidad del empleo obligaba a la búsqueda de ingresos complementarios (pequeños huertos de subsistencia, cuando eso era posible; labores de corte de leña; servicio doméstico, etc.).

Por las razones descritas, resulta difícil cuantificar los ingresos reales de los jornaleros agrarios, teniendo en cuenta además que no era infrecuente el pago mixto (en

---

[91] SARASÚA, C. Trabajo y trabajadores en la España del siglo XIX… Obra citada, págs. 413-433.

metálico y en especie, incluyendo alimentación) o que podían existir diferencias en el jornal entre distintas realidades geográficas y distintos cultivos, así como por el distinto tipo de faenas a lo largo de la temporada. Así, la complejidad para describir en un salario único el nivel de ingresos familiares a lo largo del año resulta evidente pero, con todas las cautelas, puede asumirse cierta estabilidad en los jornales agrarios a lo largo de todo el siglo, con algunas fluctuaciones, en especial en la década de años veinte y en la de los ochenta[92]. Este jornal puede cifrarse en alrededor de 1,5 pesetas diarias (es decir, 6 reales de vellón), aunque de acuerdo con otras fuentes, en el caso de Zaragoza, el jornal para un peón agrícola en 1860 era de 5 reales de vellón[93].

Coincidiría esa cifra con la del salario de trabajadores no cualificados dependientes de establecimientos municipales, como el Matadero de Zaragoza, donde un ayudante de matarife tenía un sueldo establecido en 1856 de 5 reales diarios. La comparación con el salario de otros trabajadores de mayor cualificación, o con el de los responsables administrativo y contable del establecimiento, demuestra que la brecha entre los ingresos de los distintos niveles (gestores y trabajadores manuales) era importante[94]. Pueden compararse estos niveles de ingresos con los de empleados dependientes del estado en la conservación de caminos de Aragón, cuyos elevados salarios contrastan con los jornales de los peones (poco más de seis reales de vellón)[95]. Otro ejemplo de salarios en trabajos no cualificados sería el de los empleados para la limpieza pública en la ciudad de Zaragoza: siete reales diarios para los barrenderos y cinco para los muchachos de ayuda[96].

---

[92] Martínez Carrión, J. M. Los niveles de vida del campesinado en la España contemporánea: Algunas reflexiones. *Noticiario de Historia Agraria*, 1997, n.º 14, págs. 25-57. Puede asumirse un jornal medio para el peón agrícola de 1,4 pesetas.

[93] Ballesteros Doncel, E. Una estimación del coste de la vida en España, 1861-1936. *Revista de Historia Económica,* año XV, primavera-verano 1997, n.º 2, págs. 363-395. De acuerdo con la serie de 1860 por provincias (pág. 387), en la Zaragoza de 1860, el jornal medio de un peón agrícola era de 1,25 pesetas (5 reales de vellón), mientras que el de un peón de la construcción de caminos se situaba en 1,63, por lo que el jornal medio de ambos se situaría en 1,44 pesetas (cercano a los 6 reales de vellón).

[94] Los salarios en el Matadero de la ciudad de Zaragoza en 1856 eran los siguientes: el administrador, responsable del establecimiento, tenía asignado un sueldo de 7.000 reales de vellón anuales, más su vivienda en el mismo edificio; el contador, de 5.880 reales anuales; los matarifes de primera tenían un salario de 10 reales de vellón diarios y los de segunda, de 8 reales; los ayudantes, de 5 reales y el portero, de 7 reales diarios con habitación en el establecimiento.

[95] Madoz, P. *Diccionario …* Obra citada, tomo XVI, pág. 518. El ingeniero jefe de distrito tenía asignado un salario anual de 18.000 reales de vellón; los dos ingenieros de Zaragoza, de 9.000 cada uno; los de Huesca y Teruel, de 12.000 cada uno; el pagador, de 5.856; un delineante, de 4.000; un escribiente, de 3.294; los sobrestantes (capataces), de 4.380.

[96] *Guía de Zaragoza, 1860…* Obra citada. Pág. 441.

En cuanto a los salarios de los profesores de medicina, de cirugía y de farmacia que se establecían mediante contratas en los distintos municipios de la provincia de Zaragoza, eran muy variables: médicos y farmacéuticos oscilaban entre los 4.000 y los 6.000 reales anuales, y los de los cirujanos entre los 3.000 y 4.500 reales, pagables por año vencido, generalmente para San Miguel (29 de septiembre) y, en muchas ocasiones en especie (generalmente trigo)[97].

Hay una cierta concordancia en los estudios sobre distribución del gasto familiar de los trabajadores en la sociedad rural anterior al siglo XX en los cuatro apartados de alimentación, vivienda, indumentaria y combustibles. El apartado más importante en cuanto a consumo de recursos era el de alimentación, con una proporción en torno al 70% del gasto; en cuanto a la vivienda, el alquiler suponía entre un 10 y un 15%; cifras similares, entre el 8-12%, se destinarían al vestido y calzado y una proporción más variable, entre el 4% y el 15% correspondería al combustible[98]. Esta distribución no difiere demasiado de otras referencias para sociedades de perfil más urbano[99].

2.3. ALIMENTACIÓN

El elevado porcentaje del gasto familiar en alimentación no aseguraba en absoluto una adecuada nutrición entre la mayor parte de la población. La composición de los menús diarios de clases populares distaba mucho de una ingesta deseable y variada, basándose casi exclusivamente en una dieta vegetariana más o menos consistente. En el ámbito rural, las descripciones de los médicos asocian claramente las enfermedades de las clases más desfavorecidas a su escasa alimentación:

"(…) en ciertas y determinadas épocas enfermedades de carácter inflamatorio (…) son hijas de los hávitos y costumbres que tienen en la comida y bebida los trabajadores los que se llevan al campo un pan, una cebolla, y dos cuartillos de vino con cuyo alimento pasan todo un día el mas abrasador de agosto y al retirarse á su domicilio no se aumenta al referido alimento mas que un abundante rancho de judías y como el vino de este pais es muy fuerte sus naturales de una fibra sana y estimulante por ser casi todos de temperamento sanguíneo muy pronunciado con cuyas causas es consiguiente el desarrollo de fiebres gástricas bastante intensas (…)"[100].

---

97 ADPZ. FGB-ByS. Carpetas sobre contratas a facultativos y débito a profesores. Varias cajas.

98 Lana Berasaín, J. M. *Aproximación a los salarios reales en la España rural, 1785-1945*. [en línea]

99 García Gómez, J. J. *El nivel de vida de los trabajadores de Alcoy: salarios, nutrición y reforma sanitaria (1836-1913)*. [en línea]

100 ADPZ. FGP-ByS. Informe de la comisión de salubridad de Magallón al gobernador civil de Zaragoza, de 8 de noviembre de 1849. Carpeta Sanidad 1848, Juntas. Caja 1085.

De forma recurrente, en la descripción de las condiciones de vida de jornaleros agrícolas y, en general de la clase proletaria rural, se hace referencia a una alimentación escasa y carente de carnes o pescado, basada en el pan y en productos vegetales, como legumbres u hortalizas. Pero no será muy diferente de la alimentación de las clases trabajadoras en el medio urbano, quizás con una mejor accesibilidad a productos cárnicos de bajo coste.

Puede realizarse una aproximación a los menús diarios de las diferentes clases sociales atendiendo a la alimentación que se proporcionaba en el departamento de dementes del Hospital provincial de Zaragoza. El departamento se dividía en dos partes diferenciadas para hombres y mujeres, que a su vez, se subdividían en distinguidos y comunes según la extracción social de los pacientes. Las condiciones de vida eran notablemente diferentes y así, los distinguidos gozaban de una habitación personal con cama y excusado, pudiendo pasear por los alrededores de la ciudad o por la huerta del establecimiento. Los comunes, por el contrario, vivían durante el día en los patios siendo encerrados por la noche en dos dormitorios que sumaban 160 camas y, como actividad terapéutica, trabajaban en distintas actividades si su estado lo permitía. Pues bien, la diferente alimentación de unos y otros resumía los contrastes entre clases sociales:

"(…) Los distinguidos chocolate á las 6 de la mañana; sopa á las 8; comida á las 11 y media compuesta de sopa, cocido, plato fuerte y postre. Cena á las 7 de la noche, ensalada cruda y cocida y un guisado. (…)

Los comunes, sopa á las 8 de la mañana; a las 11 y media sopa y cocido, por la noche carne con arroz. A los que salen á los trabajos se les dá un trago por la mañana que consiste en 4 onzas de pan y otras cuatro de vino; y otro igual á las tres de la tarde (…)"[101].

De entre los establecimientos de beneficencia municipal o provincial, solamente en la casa de locos de Zaragoza pueden observarse estas diferencias. En el resto se pueden confirmar las características de las dietas de las clases populares y así, por ejemplo, en la Casa de Amparo situada en la Real Casa de Misericordia, refugio de la senectud jornalera donde se alojaban cerca de 200 hombres y mujeres,

"(…) La alimentacion es feculenta, consiste en arroz ó fideos y judías ó garbanzos y pan. Los días que el Ayuntamiento en el repeso coje carne ó pan se les envía y allí se les distribuye á juicio prudencial de las dos hijas de S. Vicente de Paul que son las que con tierna solicitud los cuidan (…)"[102].

---

[101] *Topografía médica de la ciudad de Zaragoza, 1854.* Manuscrito. Fondos documentales de la Real Academia Nacional de Medicina (RANM). Biblioteca digital.

[102] Íbidem.

Tiene interés conocer también los menús que se distribuían a los hospicianos de la Real Casa de Misericordia. A inicios de 1859 se encontraban acogidos en el hospicio 533 huérfanos y expósitos (312 varones y 221 mujeres), mayoritariamente entre los 7 y los 25 años, aunque 105 de ellos superaban esa edad. La alimentación era igual para ambos sexos y, como en el caso de los ancianos de la Casa de Amparo, era en su mayor parte de tipo feculento y se distribuía a lo largo del día de esta manera:

"(…) consiste en una taza de sopa á las 7 de la mañana; una taza de arroz con patatas, y otra de abas con judías, garbanzos ó cualquier verdura á las 12 del día; por la noche una taza de gachas con arina de maiz, ó de legumbres: ademas 10 onzas de pan de bastante buena calidad; á los trabajadores se les dá racion doble y vino. Estos alimentos son condimentados con sal, aceite y tocino desleido (…)"[103].

Resulta evidente que esta alimentación básicamente vegetariana, e insuficiente desde un punto de vista nutricional, era claramente inadecuada en edades de crecimiento como era el caso de buena parte de los acogidos en el hospicio. Para el caso de edades más tempranas, por debajo de los siete años, pueden orientar los datos de la Inclusa o casa de cunas dependiente del propio Hospital provincial (aunque físicamente situada en la Casa de Misericordia). Contaba en la década de los 50 con dos ámbitos, uno para los niños de lactancia, con 23 camas para nodrizas y hasta 50 cunas, y otro para los desvezos, mayores de 2 años, con 50 cunas. Para los primeros estaba muy generalizada la lactancia externa, con nodrizas que cobraban 40 reales mensuales hasta los 18 meses y 30 reales por la lactancia entre los 18 y 24 meses. Se estimaban un total de 1.000 lactancias externas mensuales que si era preciso se suplementaban con leche de cabra o de vaca. Llegados a los 2 años los niños externalizados o bien quedaban en acogida o bien eran devueltos a la Inclusa pasando a la clase de desvezos, quedando allí hasta los 7 años, edad a la que pasaban al hospicio. La alimentación de estos niños entre 2 y 7 años, aporta una información relevante sobre la inadecuada ingesta nutritiva y calórica que recibían:

"(…) consiste en una sopa á las 7 de la mañana y pan; sopa y un cocido á las 10 y media, y sopa y un guisado á la tarde; pan en abundancia y vino para aquellos á quien el facultativo lo prescribe (…)"[104].

Puede sorprender que en la composición de la dieta en edades tan tempranas haya una supresión total de la leche, pero hay que señalar que la producción de leche a mediados del XIX era muy reducida y limitada a la elaboración de queso y mantequilla y a suplementar la lactancia. Sería durante la segunda mitad del siglo

---

[103] *Topografía médica de la ciudad de Zaragoza…* Obra citada.

[104] Íbidem.

y sobre todo a partir del siglo XX cuando se produciría el desarrollo de la industria láctea, una vez comprobado que la leche podía ser fuente importante de proteínas, minerales y vitaminas. Mientras tanto, constituyó un producto peligroso por la falta de higiene y control del ganado y fácilmente adulterable[105]. Con todo, en la Zaragoza de finales de los años cincuenta el consumo de diferentes tipos de leche se había incrementado de forma notable. De acuerdo con datos de 1858, existían 46 vaquerías dentro de la ciudad (54 según la *Guía* de 1860), de las que, según informe de la comisión municipal de salubridad pública, 16 tenían malas condiciones higiénicas, en 24 estas eran regulares y en 5 establecimientos podían considerarse buenas. Solamente en un caso, podía hablarse de *"un establecimiento modelo, en el que los animales están hasta con lujo"*: se trataba de una lechería en la calle Cinco de marzo, con mesas para el consumo en su interior. El número de vacas para el abastecimiento de la ciudad era de 363 (390 según la *Guía* de 1860). En cuanto a la leche de cabra, además de las venderías fijas existentes, era bastante frecuente la introducción del ganado en la ciudad por la mañana y por la tarde para su ordeño delante de los compradores[106].

En los últimos años de la década se incrementó de forma notable el consumo de leche de burra, si bien con connotaciones terapéuticas y basado en la prescripción facultativa ante determinados casos. Se llevaba el ganado a domicilio tanto al amanecer como por la noche, según el tipo de prescripción realizada, para su ordeño y venta[107]. En cualquier caso, el consumo de leche en la provincia de Zaragoza era, en aquellos años, realmente escaso: se estimaba un consumo de 1,5 litros de leche de vaca y de 4,7 litros de leche de cabra por persona y año[108].

En relación con la carne, su consumo regular estaba restringido a sectores de la población con niveles de ingresos medios o elevados, al menos por lo que se refiere al vacuno o a las mejores piezas de cordero o cerdo, quedando las partes más baratas, en especial los menudos, más disponibles a las clases populares. Existían en la época un importante número de venderías de carne en la ciudad de Zaragoza, bien calificadas desde el punto de vista higiénico por algunas fuentes aunque no así otros establecimientos dedicados a género de menor calidad como las denominadas chichorrerías[109]. En el apartado correspondiente a nuevos recursos en la ciudad tras

---

[105] HERNÁNDEZ ADELL, I. *La difusión de un nuevo alimento: producción y consumo de leche en España, 1865-1936*. Tesis doctoral. [en línea]

[106] *Topografía médica de la ciudad de Zaragoza…* Obra citada.

[107] *Guía de Zaragoza, 1860*. Obra citada, págs. 438-440.

[108] HERNÁNDEZ ADELL, I. *La difusión de un nuevo alimento…* Obra citada.

[109] *Unión Médica de Aragón*, n.º 25, 6 de julio de 1856, pág. 198.

la epidemia, se especifican algunas de las deficiencias más comunes en el transporte y la venta de carnes, tras la adopción del nuevo reglamento para el matadero municipal en 1857.

El chocolate era otro producto alimentario extendido entre la población y, de acuerdo con algunas fuentes, de uso general en todas las clases sociales, si bien se ha visto la limitación de su consumo solamente a los distinguidos de entre los acogidos en el hospital de dementes. Se daban casos de adulteración aunque reducida en su mayor parte a la mezcla de sustancias amiláceas como la harina de piñones y de arroz y algunas semillas aceitosas, como se mostraba en algunos resultados analíticos realizados en Zaragoza[110]. Respecto al vino, su consumo estaba ampliamente extendido, siendo generalmente de alta graduación (por encima de 14.º de alcohol) y en su mayoría adulterado:

> *"(…) El vino en este pais tiene dos medios de adulteración: el uno está reducido simplemente á la adcion de cierta cantidad de agua cuyo abuso puede tolerarse, el otro, mas pernicioso es debido al defectuoso método que en esta población se sigue para la fabricación de los vinos, cual és la perjudicial costumbre de mezclar yeso á los vinos al tiempo de su elaboración creyendo que mejoran sus condiciones é ignorando su atentado contra la salud pública (…)"*[111].

La adulteración por mezcla de yeso debía ser frecuente en la época, al menos entre los productores locales, y dio lugar a un informe por el vocal farmacéutico de la comisión de salubridad pública, Ángel Bazán, donde se analizaban siete muestras de vino con su contenido en nitrato y sulfato potásico, además de su proporción de alcohol, evidenciando la mencionada adulteración[112].

En cuanto al pan, constituía para la mayoría de la población el principal alimento, tanto por su peso relativo en cuanto al gasto, que puede estimarse para mediados de la década entre el 30% y el 40% del conjunto del gasto alimentario, como por su importancia en la composición de la dieta que podría estimarse en alrededor de 400 gramos diarios por persona (alrededor de 14 onzas)[113]. El propio peso de la industria harinera en una ciudad como Zaragoza revela la importancia del sector, mucho más teniendo en cuenta que los dueños de estas fábricas eran, en su mayoría, miembros destacados de la burguesía zaragozana y mayores contribuyentes de la ciudad, como Villarroya, Castellano, Almech o Marraco. Se contabilizaban en 1860 al menos 13

---

[110] *Topografía médica de la ciudad de Zaragoza…* Obra citada.

[111] Íbidem.

[112] Íbidem.

[113] GARCÍA GÓMEZ, J. J. *El nivel de vida de los trabajadores de Alcoy…* Obra citada. BALLESTEROS DONCEL, E. *Una estimación del coste de la vida en España, 1861-1936…* Obra citada. MORENO LÁZARO, J. El nivel de vida en la España atrasada entre 1800 y 1936. El caso de Palencia. *Investigaciones de Historia Económica*, 2006, invierno, n.º 4, págs. 9-50.

fábricas harineras con un grado elevado de mecanización y 7 molinos harineros con procedimientos más tradicionales en el procesamiento del trigo[114].

Pero también son un reflejo de la importancia del pan en la sociedad de mitad del siglo XIX las consecuencias sociales que tenía su variación en el precio, ya fuese por malas cosechas o por acontecimientos externos que generaban la exportación de trigo y la subida de los precios en el mercado interior, como sucediera tras la guerra de Crimea en los años de la epidemia colérica en España. Los motines y algaradas de 1855 en Zaragoza tuvieron, como se ha visto, un componente importante en la subida de los productos alimentarios en general y del precio del pan en particular.

En resumen, la dieta de la mayor parte de la población tanto en medio urbano como en medio rural era fundamentalmente vegetariana, con escasa presencia de carne y pescado, y previsiblemente hipocalórica. Estimaciones realizadas para una población de trabajadores industriales señalan que las calorías medias en los años centrales del siglo estaban por debajo de 2.000 por persona y día, de las que prácticamente la mitad provenían de la ingesta de pan[115]. El aporte calórico diario era muy probablemente menor entre los jornaleros agrícolas y sus familias, por lo que puede suponerse entre esa población un deficiente estado nutricional, importante factor predisponente en el desarrolllo de enfermedades que conocían bien los médicos de la época.

2.4. URBANIZACIÓN, SANEAMIENTO Y CONDICIONES DE HABITABILIDAD

En 1855, la provincia de Zaragoza contaba únicamente con su capital como núcleo urbano de importancia, con una población superior a los 62.000 habitantes. Del resto de localidades, incluidas las cabeceras de partido judicial, ninguna llegaba a los 10.000, siendo las de mayor tamaño Calatayud, Caspe y Tarazona (las tres entre los 8.000 y 9.000 habitantes). El resto de cabeceras de partido contaba con una población de alrededor de 3.000 y solamente Borja llegaba a los 5.000. La provincia se distribuía en 313 municipios con núcleos de tamaño variable, aunque en general de corto vecindario. Puede decirse por tanto que, con excepción de la capital que agrupaba al 19% de la población de la provincia, no podía hablarse de urbanización en sentido estricto, manteniéndose la mayor parte de sus habitantes en un medio de características rurales y agrarias, con localidades que habían modificado escasamente su trazado y condiciones de saneamiento en los últimos siglos.

En relación con sus condiciones generales de salubridad pública puede resultar orientativo conocer las respuestas de los municipios de la provincia a lo recogido en

---

[114] *Guía de Zaragoza, 1860.* Obra citada, págs. 294-299.

[115] GARCÍA GÓMEZ, J. J. *El nivel de vida de los trabajadores de Alcoy…* Obra citada.

la norma que, ante la amenaza de la propagación del cólera, ordenaba a las Juntas locales y Comisiones permanentes de salubridad la elaboración de informes sobre la situación al respecto[116]. La Junta provincial de Sanidad, agrupando la información remitida por todos los municipios elaboró un informe general en 1850 en el que distribuyó en dos grupos a las localidades de la provincia[117]: en el primero y mayoritariamente (250 municipios, es decir, casi el 80% de los mismos) declaraban no tener causas permanentes o accidentales de insalubridad debido a su saludable posición geográfica, su aceptable aseo en las casas o las costumbres muy arregladas de sus habitantes. En el segundo grupo, con 58 municipios, entre ellos 9 de las 12 de las cabeceras de partido incluida Zaragoza, se incluyen aquellos que indicaban diversas causas de insalubridad, como la presencia del cementerio dentro de la población o las malas condiciones de habitabilidad de algunos barrios, aunque era unánime la opinión sobre las dificultades de organizar una hospitalidad domiciliaria adecuada para el auxilio de indigentes:

"(…) todas unanimemente lamentan y claman por la falta de medios, y solo los encuentran en la caridad de los fieles, que aunque es grande, no sufragaría (…) para atender á los infinitos gastos que necesaria e indispensablemente deberán ocurrir, si por desgracia viniese sobre nosotros el azote del colera asiatico (…)"[118].

En todo caso, en el aspecto de saneamiento y urbanización, las referencias se limitarán, por razones obvias, a la ciudad de Zaragoza. La descripción que de la capital de Aragón realiza en los años cuarenta uno de los más famosos viajeros ingleses del XIX, deja pocas dudas sobre su estado y características:

"(…) Zaragoza es una ciudad monótona, sombría y anticuada. (…) Vista desde fuera, la ciudad, con sus esbeltas torres y espiras, tiene un carácter impresionante, pero una vez dentro las calles son apenas otra cosa que callejas tortuosas, mal pavimentadas y peor iluminadas (…) el ruido, la porquería, el mal olor y las insolentes obstrucciones (…) son intolerables (…)"[119].

---

[116]   Real orden de 18 de enero de 1849. *Gaceta de Madrid*, 23 de enero de 1849. En su artículo 15 se ordena el examen de las causas permanentes o accidentales de insalubridad relacionadas con el terreno, las aguas, los edificios que reúnan gran número de individuos, los establecimientos de beneficencia, el estado de la inspección alimentaria, la hospitalidad domiciliaria o las costumbres locales.

[117]   ADPZ. FGP-ByS. Memoria sobre el estado de salubridad de la provincia, 18 de febrero de 1850. Carpeta Sanidad 1850, Juntas de Sanidad. Caja 1089.

[118]   ADPZ. FGP-ByS. Memoria sobre el estado de salubridad de la provincia, 18 de febrero de 1850. Carpeta Sanidad 1850, Juntas de Sanidad. Caja 1089. Las cabeceras de partido incluidas en este segundo grupo son las de La Almunia, Caspe, Daroca, Pina, Ateca, Calatayud, Belchite, Borja y Zaragoza.

[119]   FORD, R. *Manual para viajeros por el reino de Aragón y lectores en casa*. Madrid: Turner, 1983. La primera edición del *Manual* se publicó en Londres en 1845.

Aun a sabiendas del escaso aprecio del autor por las gentes de la tierra[120], este coincidiría con la totalidad de las fuentes consultadas en la pobre valoración del medio urbano de la ciudad, ya que durante la década de los años cincuenta se producirían escasas mejoras en su aspecto. Diez años después de aquella descripción de Ford, en la época de la epidemia de cólera, Zaragoza tenía unas condiciones higiénicas deplorables:

"(…) Sus tortuosas calles, angostas, mal empedradas y sucias; la mala construccion de la generalidad de sus casas; la ninguna policia sanitaria que en ella se observa convierten su interior en un asqueroso lodazal, en un foco de deletéreas emanaciones. (…) Tenemos barrios enteros donde á pesar de verterse cotidianamente abundantes cantidades de orina y materias excrementicias, convirtiendo de este modo las calles en sumideros, no se practica el barrido mas que cuando el furibundo Noroeste se encarga de ello, no sufre su empedrado mas recomposicion que la practicada por las pesadas ruedas de carros, ni mas saludable irrigacion que la del cielo cuando diluvia (…)"[121].

No faltarán en esta valoración otros detalles que componen el cuadro de la Zaragoza sombría y anticuada: las casas de fachadas ennegrecidas, sus patios interiores o corrales con pozos fétidos y emanaciones, el hacinamiento de sus habitantes compartiendo la misma casa varias familias y haciendo vida común con animales domésticos, la situación de indigencia de muchos vecinos, los meaderos públicos repugnantes, la presencia de las aguas jabonosas de las lavanderías, los olores pestíferos de las abundantes vaquerías o los arbellones como cloacas sin limpieza periódica, origen de la hediondez en las calles de la ciudad. En fin, motivos sobrados para concluir que Zaragoza se encontraba, dentro de sus murallas, en una deplorable situación con respecto a la higiene pública y en ello abundarían los Subdelegados de medicina en su informe sobre el brote de cólera de 1854, como habrá oportunidad de comprobar, con referencia a otras causas de insalubridad además de las descritas, como el abandono de animales muertos en las calles, la presencia constante de estercoleros[122] o la limpieza de focos sépticos durante las horas diurnas.

[120] FORD, R. *Manual para viajeros por el reino de Aragón y lectores en casa*, pág. 12: *"Aragón, provincia desagradable, está habitada por un pueblo desagradable, gente tan dura de mollera, de corazón y de intestinos como las rocas de los mismos Pirineos, y por lo que se refiere a tenaces prejuicios graníticos no hay ciudad como Zaragoza".*

[121] REDONDO Y LOSTALÉ, J. Topografía médica de Zaragoza. *Unión Médica de Aragón.* Año I, n.º 25, 6 de julio de 1856, pág. 196.

[122] Los estercoleros se situaban generalmente extramuros, aunque cercanos a viviendas y edificios: *"los estercoleros que se ven en la heras de las Tenerías, en las heras bajas del arrabal junto á la arboleda, en la entrada del Molino de San Lazaro, en el angulo formado por los caminos de Barcelona y el Vado, y otros que hay en el arrabal; los de la hera de Sto. Domingo, la del Castillo, la entrada del camino de Madrid, el de enfrente de la Puerta del Portillo, tras del edificio*

La limpieza urbana, que se había hecho depender de contratas con particulares o con el presidio en años anteriores, en 1860 se encontraba asumida directamente por el Ayuntamiento mediante el contrato directo de trabajadores que se distribuían por los cuatro cuarteles o distritos municipales en que se dividía la ciudad a efectos administrativos (El Pilar, La Seo, San Pablo y San Miguel):

"(…) se hallan dedicados a este servicio cuatro cabos llamados de limpieza, quince peones barrenderos, cinco muchachos y cuatro mozos con carros, llamados vulgarmente bulquetes, tirados por caballerías: estos carruajes tienen el encargo de recoger la basura, al propio tiempo que el de regar en verano las calles y plazas céntricas de la ciudad (…)"[123].

En 1859, Zaragoza contaba con 236 calles y 53 plazas (solo cuatro merecían el nombre y el resto eran plazuelas), casi todas de trazado estrecho y desigual, agrupadas en un perímetro de 8.182 metros, incluyendo el arrabal al otro lado del Ebro. Dentro de dicho perímetro residían 14.410 vecinos y un total de 63.446 habitantes, que se repartían en 4.976 casas de una forma desigual:

"(…) mientras vemos casas ocupadas por un solo individuo, y otras completamente desalojadas, hallamos muchas donde las familias viven amontonadas y justapuestas porque la penuria en que viven no les permite variar de morada (…)"[124].

En muy pocas zonas de ciudad se podían encontrar calles lo suficientemente espaciosas, y como tales se contaban la vía que desde la puerta de San Ildefonso y la calle del Mercado llegaba al Coso y que siguiendo este hacia la plaza de la Magdalena llegaba hasta la puerta del Sol (el perímetro de la antigua ciudad romana) y el viejo trazado del decumano desde la Puerta de Sancho y calle de Predicadores hasta Mayor y el arco de Valencia, junto a la iglesia de la Magdalena (si bien, en este caso, alguna fotografía de la época pone en duda la suficiente anchura del trazado). Alrededor del Salón de Santa Engracia (actual paseo de Independencia) se irían abriendo calles que mejoraban el aspecto y características de las angostas calles del conjunto urbano[125].

La mayoría de las calles tenían piso de guijarros, sin otro cuidado que el de conseguir cierta inclinación hacia el centro como forma de desagüe. Otros tipos de empedrado eran el de carreteras con aceras de piedra, intransitables tras las lluvias, y el de adoquines, limitado a tres calles (del Pilar, Albardería y Refugio) cuyo

---

que se construyó para serrar madera, los del Campo del Sepulcro, camino de Capuchinos, inmediaciones de la Almenara, los fosos del Castillo y de Capuchinos y el depósito de los Presidiarios de la Puerta de Sancho." Informe de la Comisión permanente de salubridad de Zaragoza, de 27 de mayo de 1849. ADPZ. FGP-ByS. Carpeta Sanidad 1849, Correspondencia. Caja 1086.

[123] *Guía de Zaragoza*, 1860. Obra citada, pág. 441.

[124] *Topografía médica de la ciudad de Zaragoza…* Obra citada.

[125] *Guía de Zaragoza*, 1860. Obra citada, págs. 104-106.

resultado no era el deseable, probablemente por su deficiente construcción. En dos callejuelas con el paso prohibido para caballerías y carruajes (las de Puerta de Cineja y Flor) se había ensayado el asfaltado.

> *"(…) Todos estos empedrados se hallan en el mayor estado de abandono de manera que por doquiera se ven grandes onduras donde en tiempos lluviosos se forman mas que baches, casi lagunas de ponzoñosas aguas efecto de la poquísima limpieza (…)"*[126].

Las casas, por lo general, eran de construcción sólida si bien adolecían de la presencia constante en sus patios traseros de fosos sépticos y letrinas que debían limpiarse a mano, constituyendo focos de insalubridad y malos olores en toda la extensión de la ciudad. Por lo general eran las casas de las clases populares y en los barrios más insalubres las que reclamaban la atención de la municipalidad ante la previsión de la posible propagación de enfermedades epidémicas, proponiendo, como en el caso de la amenaza que suponía la presencia del cólera en Francia, la inspección de:

> *"(…) las casas habitadas generalmente por la clase proletaria, y aquellas en que las aguas de los fregaderos conducidas por una canal en cada piso caen al aire libre sobre lunas mal ventiladas que carecen de sumideros ó que van á parar á estos, por conductos que no tienen la vertiente necesaria, por cuya razon se estancan y vician el aire con sus emanaciones, lo que se remediaría mandando la Autoridad que esta agua fuesen conducidas á sumideros á proposito por acueductos construidos debidamente (…)"*[127].

Debe añadirse además que era una práctica común en muchas casas la excavación de sótanos que superaban los límites del edificio en profundidad, invadiendo en muchos casos el subsuelo de las calles. Este sistema (llamado de *caños*) tenía por objeto guardar bebidas y frutas en verano por la temperatura constante y fresca que conservaban los sótanos. Los efectos no deseados de estas construcciones, además de dificultar la posibilidad de avanzar en un adecuado sistema de alcantarillado, eran también:

> *"(…) las infiltraciones debidas á millares de pozos, de letrinas de construccion nada higiénica, á los depósitos de aguas inmundas, sumideros de establos, estiércoles y basuras (…) de manera que con verdad se puede decir que Zaragoza descansa sobre un lago subterráneo de aguas sucias (…)"*[128].

Carecía entonces Zaragoza como puede suponerse de un sistema de alcantarillado eficaz y únicamente contaba con una escasa red de arbellones o sumideros de desagüe que por debajo de los edificios daban salida a las aguas de lluvia directa-

---

[126] *Topografía médica de la ciudad de Zaragoza… Obra citada.*

[127] ADPZ. FGP-ByS. Informe de la Comisión permanente de salubridad de Zaragoza, de 27 de mayo de 1849. Carpeta Sanidad 1849, Correspondencia. Caja 1086.

[128] *Topografía médica de la ciudad de Zaragoza… Obra citada.*

mente al Ebro. La presencia de estos elementos, sin mantenimiento adecuado y en escaso número, pues apenas los había en una quincena de puntos en la ciudad[129], daba lugar al estancamiento de las aguas si las lluvias eran constantes, transformando la ciudad en un lodazal y hasta penetrando en tiendas o almacenes[130], ya que no era infrecuente que estas tuviesen su entrada por debajo del nivel de la calle. Finalizada la epidemia de cólera, en 1857, la comisión municipal de salubridad urbana propondría, como se verá en páginas posteriores, el primer proyecto de alcantarillado en la ciudad.

En cuanto al abastecimiento de agua potable, Zaragoza seguía sirviéndose de sistemas de aguadores, con la sorprendente carencia de fuentes públicas en su recinto si se exceptúa la de Neptuno, que estaba situada en la plaza de la Constitución, en el Coso. Aunque la primera piedra se colocó en 1833, no finalizó su construcción hasta 1845[131], pero nada aportaba en cuanto al abastecimiento de agua potable, ya que la calidad de sus aguas era dudosa o podían considerarse directamente insalubres, siendo frecuente la presencia de turbidez o de lodos. Basta con una visión higienista sobre el monumento para comprender su escasa repercusión en la mejora de las condiciones de vida de los ciudadanos:

"(…) Esa fuente de Neptuno, única en la capital, bella en su forma, pero que careciendo de un aparato sencillo de purificacion, hace que sus aguas varíen tantos colores como los reflejos del arco iris, como la piel del camaleon, y lleven en sus seno —precisamente desde dentro de la poblacion— todo género de impurezas; ¿qué otra cosa os parece que un padron de ignominia, un espejo dó se refleja el retrato fiel de nuestra nula policia sanitaria? (…)"[132].

Las aguas para consumo se tomaban preferentemente del río Gállego o del Canal Imperial, por ese orden. También se consideraban aceptables las del río Huerva, aunque tomadas a excesiva distancia (en Muel) por lo que se descartaban para el su-

---

[129] De acuerdo con el informe de la Comisión permanente de salubridad de Zaragoza, de 27 de mayo de 1849 (ADPZ. FGP-ByS. Carpeta Sanidad 1849, Correspondencia. Caja 1086) "existen en esta Ciudad los arbellones y sumideros publicos de las calles de Ezmir, Contra el perche, Garro, Pallaruelo, Virgen del Rosario, Platería, la Salud, Agustinos, las Flores, Predicadores, san Miguel, Plaza de La Seo, Puertas, del Sol, San Ildefonso y Sancho y Postigo Sorreal y un escorredero procedente de las casas de la Ribera del Ebro, y de las aguas de la calle de Monserrate; los cuales deben tenerse particular cuidado en que estén bien limpios y nivelados, para que de ese modo puedan tener las aguas libre descenso, evitando así haya estancamiento alguno que pueda ser foco de insalubridad; debiendo ser mirados con mayor esmero los de la Puerta del Sol, Virgen del Rosario y calle de la Salud."

[130] Guía de Zaragoza, 1860. Obra citada, pág. 32.

[131] MADOZ, P. Diccionario … Obra citada, tomo XVI, pág. 569.

[132] REDONDO Y LOSTALÉ, J. Topografía médica de Zaragoza. Unión Médica de Aragón. Año I, n.º 25, 6 de julio de 1856, pág. 197.

ministro habitual de la ciudad, así como las de la fuente de la Balsa (en Pinseque), fuente de la Laguna (en el Escorredero) y fuente del Juncar (en Marlofa), todas ellas también distantes en exceso de la ciudad. Existen análisis de la calidad de las aguas de estos seis abastecimientos, realizados por Ángel Bazán como miembro de la comisión de salubridad pública municipal, concluyendo que las dos primeras, las del Gállego (tomadas en Mamblas) y las del Canal (en Casa Blanca) eran las más recomendables para el abastecimiento de la ciudad, tanto por sus características físicas, límpida, incolora, sin olor ni sabor estraños, disuelve bien el jabon, y cuece bien las legumbres, como por su contenido en gases y sales[133]. Sin embargo, era muy frecuente la toma de agua del Ebro en puntos mucho más cercanos a las viviendas que los descritos como más recomendables.

El transporte del agua a las viviendas la realizaban los aguadores, ya fuese por el tradicional sistema de transporte de seis cántaros (de aproximadamente 8,5 litros cada uno)[134] llevados en borricos, o mediante un carro de cubo tirado por caballería, con capacidad para unas doce cargas, sistema introducido en los últimos años de la década de los cincuenta. Los precios podían variar según la altura de la vivienda a la que se suministraba; en general la carga de un cántaro tenía un coste de 8 maravedís mientras que el cubo valía tres reales[135].

A principios de 1858, un bando municipal incluía la prohibición de arrojar inmundicia en todo el tramo del Ebro correspondiente a la ciudad amurallada, es decir, entre la puerta de Sancho y la puerta del Sol, ordenando también que los aguadores que cogían agua del Ebro lo hiciesen al nivel de los postigos de Sorreal (en la calle Predicadores) y Tripería (junto a la puerta de San Ildefonso) y de las puertas del Ángel y Sol, y llevasen los cubos y cántaros tapados. Se prohibía asimismo la toma de agua para beber del Huerva, lavar en la fuente y acequias de la ciudad y el uso de agua de pozos en las tareas de amasado del pan o de la fabricación de helados[136].

Resulta evidente que una parte de la población no se abastecía de agua por medio de los aguadores, por razones sencillas como la de no poder satisfacer el coste del servicio. Parece lógico suponer que en estos casos, el abastecimiento se realizaría preferentemente en el Ebro, por razones de cercanía a las viviendas y, de acuerdo

---

[133]   *Topografía médica dela ciudad de Zaragoza…* Obra citada.

[134]   Según el bando municipal de Zaragoza de 12 de enero de 1858 los cántaros, de acuerdo con el reglamento sobre la materia, debían tener cabida para 18 libras (la equivalencia de peso de una libra se correspondía con 460 gramos aproximadamente).

[135]   *Guía de Zaragoza*, 1860. Obra citada, pág. 29.

[136]   *Topografía médica de la ciudad de Zaragoza…* Obra citada.

con la información de la Guía de 1860, a nivel de los postigos de Sorreal y Tripería, en el tramo más alto del río a su paso por la ciudad, aunque ello no evitaba posibles contaminaciones ante la presencia de vertederos y escombreras junto a la puerta de Sancho[137].

La importancia que tienen los abastecimientos de agua y sus sistemas de distribución en el desarrollo y propagación de una enfermedad de transmisión hídrica como es el cólera explican el interés por conocer con detalle las características que estos tenían en la Zaragoza de los años de la epidemia de 1854-1856.

2.5. INSTRUCCIÓN PÚBLICA: LOS CENTROS DE ENSEÑANZA

La que puede ser considerada como primera ley general de educación en España fue el *Reglamento General de Instrucción pública* de 1821, correspondiente al trienio liberal, que se atenía al título IX de la Constitución de Cádiz y establecía como bases generales de la enseñanza pública, la necesidad de una instrucción pública, universal, uniforme y gratuita, admitiendo la libertad de enseñanza pero limitada a la universitaria, no así para la primaria y la secundaria. Si bien tuvo un escaso recorrido por la reacción absolutista de 1823, buena parte de su intento de ordenación y racionalización del sistema educativo se incorporaría a la ley fundamental del siglo en materia educativa, la Ley Moyano de 1857[138].

La implantación de un sistema de escolarización de la población infantil de carácter universal solo comenzaría tras la muerte de Fernando VII. Del mismo modo que en otras disciplinas (la higiene pública, por ejemplo, por lo que concierne a esta investigación), solamente se posibilitaría el desarrollo de las corrientes europeas en materia educativa con el regreso de los exiliados después de la ominosa década. En toda Europa, el estado liberal precisaba un nuevo mecanismo educativo para la transmisión de los valores burgueses que contrarrestara el poder pedagógico que en defensa del antiguo régimen había representado la Iglesia católica, y a ello se emplearon los liberales en España trasladando a finales de los años treinta las experiencias europeas de constitución de un cuerpo específico de maestros y maestras mediante la implantación de la escuela Normal para el proceso formativo[139].

---

[137] Allí, junto al Ebro y cerca de la cárcel nacional, se vertían las basuras procedentes del presidio del Portillo, no lejos de otros vertidos procedentes de una industria jabonera.

[138] ÁVILA FERNÁNDEZ, A. La enseñanza primaria a través de los planes y programas escolares en la legislación española durante el siglo XIX. *Cuestiones pedagógicas: Revista de ciencias de la educación*, 1989-1990, n.º 6-7, págs. 215-230.

[139] ESCOLANO BENITO, A. Las escuelas normales, siglo y medio de perspectiva histórica. *Revista de educación*, 1982, n.º 269, págs. 55-76.

El Plan General de Instrucción pública de 1836 (llamado del duque de Rivas) reguló tres niveles de enseñanza, quedando dividida la instrucción primaria en elemental y superior (en esta última se ampliaban las nociones básicas de la enseñanza primaria elemental), y estableciéndose la gratuidad únicamente en el nivel elemental, aunque solamente para niños de familias pobres (que lo fueran a juicio de la municipalidad), siendo la superior de pago: esto dejaba a los hijos de las clases más desfavorecidas en una situación de evidente desigualdad y con escasos recursos para salir del círculo de pobreza. A diferencia del Reglamento de 1821, también posibilitaría la enseñanza privada en los dos primeros niveles educativos (no solo en el universitario como recogía el Reglamento).

Así pues, desde mediados de los años treinta hasta la aprobación en 1857 de la Ley Moyano, que establecería la enseñanza primaria elemental de forma obligatoria entre los 6 y los 9 años de edad, la mayoría de las escuelas adquirieron las características de elementales, siendo asumido su coste por presupuestos municipales, que ofrecerían este servicio de forma gratuita solo a aquellos niños cuyos padres no pudieran pagarlo[140]. Este criterio de gratuidad relativa se incorporaría también a la Ley Moyano[141].

Por lo que respecta a la enseñanza primaria, la provincia de Zaragoza contaba en 1849 con 403 escuelas elementales (338 públicas y 65 privadas) y 21 escuelas superiores, todas ellas públicas. Las diferencias por sexo eran relevantes: en las escuelas elementales públicas solo el 18% eran de niñas mientras que en las privadas, el porcentaje de las de niñas se incrementaba hasta el 66%. En cuanto a las de enseñanza primaria superior, 19 eran de niños y solo 2 de niñas (ambas en la ciudad de Zaragoza). La distribución de las escuelas de enseñanza primaria elemental en la provincia al inicio de la década de los cincuenta se recoge en la tabla 3.

Resulta complejo conocer el nivel real de asistencia al medio escolar y por tanto el porcentaje de acceso a estándares mínimos de instrucción entre la población infantil, limitada en la escuela elemental a lo que se definía en la época como primeras letras[142]. Teniendo en cuenta la situación de subsistencia de una buena

---

[140] ÁVILA FERNÁNDEZ, A. La enseñanza primaria… Obra citada.

[141] Ley de Instrucción Pública de 9 de septiembre de 1857. *"Art. 9.º La primera enseñanza elemental se dará gratuitamente en las escuelas públicas a los niños cuyos padres, tutores ó encargados no puedan pagarla, mediante certificación expedida al efecto por el respectivo Cura párroco y visada por el alcalde del pueblo."*

[142] Básicamente el contenido curricular de la enseñanza primaria elemental se limitaba en el caso de los niños, al aprendizaje para leer y escribir correctamente, reglas elementales de aritmética y, como se recogía en el Reglamento de 1821, *"un catecismo que comprenda brevemente los dogmas de la religión, las máximas de buena moral y los derechos y obligaciones ci-*

parte de esa población, especialmente en ámbito rural y en lo que respecta a la clase jornalera, pueden entenderse las dificultades de acceso a la enseñanza elemental de niños y niñas que complementaban el trabajo de los adultos, al menos en algunos momentos del ciclo agrícola. En el caso de las niñas, la escasa oferta de centros en relación con los de niños explicaría por sí misma su menor presencia en las escuelas.

Tabla 3. Escuelas de enseñanza primaria elemental por partidos judiciales. Provincia de Zaragoza, 1849

Partido judicial	Públicas		Privadas		Total
	Niños	Niñas	Niños	Niñas	
Ateca	36	3	0	1	40
Belchite	18	6	2	0	26
Borja	22	4	1	3	30
Calatayud	28	2	2	7	39
Caspe	10	8	0	2	20
Daroca	42	5	0	0	47
Ejea	17	6	0	0	23
La Almunia	28	6	1	0	35
Pina	15	2	1	4	22
Sos	24	8	1	2	35
Tarazona	15	4	1	2	22
Zaragoza	22	7	13	22	64
Total	277	61	22	43	403

Fuente: adaptado de MADOZ, P. *Diccionario geográfico-estadístico-histórico de España y sus posesiones de ultramar.*

Puede realizarse una estimación aproximada tomando como referencia las cifras de concurrencia al medio escolar proporcionadas por el Diccionario de Madoz y calculando las poblaciones a partir del primer censo que ofrece una distribución por grupos de edad de los habitantes de la provincia. En referencia únicamente a la enseñanza primaria elemental en 1849, en la provincia de Zaragoza asistía un total

---

viles". En el caso de las niñas, estando la oferta de escuelas mucho más limitada y teniendo todavía en el Plan de 1836 un carácter marginal, se reconocía su educación como equivalente a la de los niños, aunque *"con las modificaciones y en la forma conveniente al sexo".*

de 11.728 niños y 3.677 niñas. Estimando que esta población correspondería a las edades de 6 a 9 años (es decir, cuatro cohortes anuales) es preciso conocer al menos una estimación de la composición media de una cohorte en esas edades para el año 1849. El censo de 1857 proporciona la distribución del número de niños y niñas por los grupos de edad de 1 a 7 años y de 8 a 15, por lo que deben sumarse ambos grupos, calcular su número para el año 1849[143] y dividir por 15 para obtener el número medio de cada cohorte anual, tanto en niños como en niñas. De acuerdo con esas estimaciones (3.810 niños y 3.693 niñas por cohorte), la población entre 6 y 9 años en la provincia de Zaragoza, que debía concurrir a la escuela elemental, era de 15.240 niños y 14.772 niñas. Es decir, puede estimarse que casi un 77% de los niños concurrían a la escuela elemental (por tanto, con un absentismo cercano al 23%), mientras que solamente lo hacía alrededor del 25% de las niñas.

Si estas cifras pueden ofrecer un retrato de la sociedad decimonónica con respecto a las diferencias entre sexos, resulta revelador que en el tramo de la enseñanza primaria superior de carácter público, de pago, con un número escaso de alumnos y una oferta también muy diferente para niños y niñas (19 y 2 escuelas respectivamente como ya se dijo), el número total de alumnos fuera de 877 niños y 741 niñas en el año 1849, lo que hablaría claramente de la distinta extracción social del alumnado entre la elemental y la superior, estando esta última compuesta por los hijos de una cierta clase media que comenzaba a entreverse, en especial en el ámbito urbano[144].

Por lo que respecta a la ciudad de Zaragoza, las distintas fuentes coinciden en señalar que no fue hasta el inicio de la década de los cincuenta cuando se abrió la primera escuela gratuita de niños de carácter elemental sostenida por fondos municipales[145], que se ubicó en la calle de la Enseñanza, en el mismo local se abriría en 1854 una escuela para párvulos. La segunda escuela municipal de niños se abrió en 1856 y estaba situada en la calle de San Blas. Una tercera

---

[143] Se ha utilizado para ello la tabla sobre tasas de crecimiento de la serie homogénea anual de la población española. En MALUQUER DE MOTES, J. El crecimiento moderno de la población de España… Obra citada, pág. 154.

[144] SANTAMARÍA CONDE, R. M. La política educativa en la España decimonónica y su trascendencia. *Bordón. Revista de pedagogía*, 2007, vol. 59, n.º 1, págs. 167-176.

[145] Tanto la *Topografía médica de la ciudad de Zaragoza* (escrita en 1859) como la *Guía de Zaragoza* de 1860 señalan que la primera escuela gratuita de niños se abrió en Zaragoza en 1851, mientras otras fuentes indican que fue en 1852 (VÁZQUEZ ASTORGA, M. Enseñanza de primeras letras y escuela del siglo XIX en Zaragoza. En: M.I. ÁLVARO ZAMORA; C. LOMBA SERRANO; J. L. PANO GRACIA. *Estudios de historia del arte. Libro homenaje a Gonzalo Borrás*. Zaragoza: Institución Fernando el Católico, 2013, págs. 639-650).

escuela de niños se abrió en el arrabal en 1859, si bien cambiaría de ubicación en varias ocasiones por diversos motivos[146]. Asimismo, existía una escuela práctica para niños ligada a la escuela Normal de maestros, en el llamado Hospitalico de niños huérfanos, situado en la calle Palomar, junto a la plaza de la Magdalena: a ella acudían entre 120 y 160 niños a las secciones de elemental y superior y unos 60 a la sección de párvulos. El coste de esta escuela dependía del poder adquisitivo de los padres, variando entre los cuatro y los doce reales mensuales[147]. Los Escolapios mantenían una oferta educativa en Zaragoza desde la primera mitad del siglo XVIII, teniendo en la época seis clases destinadas a la instrucción primaria, tanto elemental como superior. Además, en sus aulas y mediante subvención municipal, se mantenía una escuela de adultos entre los meses de noviembre a marzo (época con escasas labores agrícolas) con clases entre las seis y las ocho de la tarde.

En cuanto a escuelas de niñas, su creación fue más tardía y a finales de la década se contaba con dos de estas características, una en la calle de las Armas y otra escuela práctica ligada a la escuela Normal de maestras, que había sido creada en 1856, en la plazuela de Liñán (en el cuartel de La Seo). Ambas escuelas eran gratuitas y pagadas por la municipalidad. También se contaban entre las femeninas las que estaban a cargo de las monjas de la Enseñanza, las de Santa Rosa y las de Altabás (estas últimas con una subvención municipal).

A la oferta de escuelas públicas que se ha descrito (y de las relacionadas con diferentes congregaciones religiosas que también se han visto), debe añadirse un volumen importante de enseñanza privada, especialmente para niñas. En 1860, se destacaban seis escuelas de niños de enseñanza primaria, tanto elemental como superior, y 26 escuelas de niñas, de las que 11 ofrecían enseñanza superior y el resto elemental. Respecto a las escuelas privadas de niños, se estimaba que tenían un alumnado total de alrededor de 500, sin que haya referencias sobre las de niñas[148]. Al carecer de datos sobre concurrencia de alumnos a las escuelas elementales no puede estimarse los porcentajes de asistencia y absentismo en la ciudad de Zarago-

---

[146] VÁZQUEZ ASTORGA, M. Enseñanza de primeras letras… Obra citada, pág. 644.

[147] *Guía de Zaragoza*, 1860… Obra citada, pág. 273.

[148] *Guía de Zaragoza*, 1860… Obra citada, págs. 274-276. Las escuelas de niños se situaban en las calles de San Pedro, Correo viejo, las Vírgenes, las Armas, el Temple y Plaza de San Felipe. Las de niñas en las de Lechuga, Príncipe, Buen pastor, plaza del Refugio, San Blas, plaza de Villasegura, Coso, Correo viejo, Contamina (2), Piedras del Coso, San Andrés, Arco de Cineja, Victoria, Montera, las Armas, San Pablo (2), plaza de Ecce-Homo, plaza de San Antón, Señales, Predicadores, paso de Urriés, plaza de Santa Marta, Albardería y plaza de San Miguel.

za, que tendría una población estimada entre 6 y 9 años para el año 1849 de 1.944 niños y 1.876 niñas[149].

A mediados de 1859 se establecieron en Zaragoza dos escuelas, denominadas dominicales por su funcionamiento en ese día de la semana, cuyo objeto era la instrucción de las sirvientas y niñas de clase pobre y trabajadora, y que estaban ubicadas en el local de la escuela Normal de maestras (plazuela de Liñán) y en la escuela pública de la calle de la Enseñanza:

"(…) En esta grande y verdaderamente piadosa tarea se ocupan las damas de las principales familias de esta capital, que abstrayéndose de otras distracciones de recreo, se consagran con un celo digno del mayor elogio á la enseñanza inmediata de las jóvenes (…)"[150].

Existía, por último, una escuela de carácter público y gratuito, aunque con especiales características debido a su contexto, que era la que proporcionaba instrucción a los hospicianos de la Real Casa de Misericordia y a la que accedían los internos de ambos sexos, si bien de forma separada y con diferentes materias curriculares:

"(…) La educacion varia según el secso, asi es que á los hombres se les obliga á oir misa diariamente y cumplir con toda escrupolosidad los preceptos de la Yglesia: asisten los varones mañana y tarde á la escuela donde se les enseña á leer, escribir y contar; siendo digno de notarse lo bien montada que se encuentra dicha escuela. Cuenta tambien la Casa toda clase de oficios —menos el de herrero— y así es que, al par que instrucción adquieren un modo de vivir conocido con el cual pueden en lo sucesivo proporcionarse una subsistencia honrada.

Las hembras, además de la educacion relijiosa, asisten á la escuela que está á cargo de las hijas de S. Vicente de Paul ó hermanas de la Caridad, las que enseñan á leer, escribir y cuentas; tienen tambien diferentes talleres donde se les hace aprender calceta, coser en toda clase de ropas, y puntos y bordados de todas clases y en todo género (…)"[151].

Por último, debe hacerse referencia a la pobre situación en que se encontraban los estudios de educación superior y que se limitaban a los proporcionados por la Universidad Literaria, que en esas fechas solamente tenía autorizada la matrícula para las facultades de Teología y Derecho; una escuela de Bellas Artes, deficientemente dotada y la escuela de Veterinaria[152]. Esta última, aún careciendo de local propio y situada por esas fechas en la calle de San Juan el viejo (cerca de la actual plaza de San Pedro Nolasco), tenía una cierta proyección. Creada en 1847 y con una modificación de estudios en 1854, habían ingresado en ella desde su creación

---

[149] De acuerdo con el mismo sistema de cálculo descrito para la estimación de la población de esa misma edad en la provincia.

[150] *Guía de Zaragoza*, 1860… Obra citada, págs. 270-280.

[151] *Topografía médica de la ciudad de Zaragoza…* Obra citada.

[152] Íbidem.

hasta 1860 un total de 844 alumnos[153]. Zaragoza ofrecía de esta forma una pobre oferta en cuanto a estudios superiores se refiere, situación que aún se prolongaría hasta la llegada del sexenio revolucionario, cuando se recuperaría la facultad de Medicina y se completaría una oferta formativa que habría de perdurar sin apenas modificaciones durante un siglo[154].

En conclusión, en la provincia de Zaragoza la educación elemental de carácter público durante los años centrales del siglo XIX, sin establecer la gratuidad y universalidad con carácter general, dejaba sin instrucción básica a una parte importante de la población, especialmente en el caso de las mujeres, sobre las que puso especial acento la escuela privada, quedando todavía en el analfabetismo amplios sectores sociales, aún a pesar del objetivo de acabar con el mismo que perseguían las diferentes leyes del estado liberal. El sistema educativo tardaría también bastante tiempo en consolidarse como mecanismo de movilidad social, teniendo en cuenta que la instrucción de segundo y tercer nivel, por su coste, estaba fuera del alcance de las clases populares. Pobreza y bajo nivel de instrucción eran, pues, dos elementos que caracterizaban a una mayoría de la población de la provincia en los años de la epidemia de cólera de 1854-1856.

2.6. ACCESIBILIDAD A LA ASISTENCIA SANITARIA

La asistencia sanitaria en España durante el Antiguo Régimen se había caracterizado por el control gremialista y corporativo en la regulación del ejercicio de las profesiones médicas y las contratas de médicos y cirujanos conformando los partidos médicos en el ámbito rural, término que designaba la agrupación de varios municipios para asegurar la presencia de facultativos en el territorio y la asistencia sanitaria de los vecinos. En Aragón, se utilizaba el término, al parecer de origen italiano, de "conducta" o "conducción" para designar el salario establecido para el pago de médicos, cirujanos, boticarios o albéitares por parte de un municipio o una agrupación de ellos[155].

En ese contexto y con la consolidación del estado liberal, una vez superada la reacción absolutista con la muerte de Fernando VII, se retomó el debate que ya se

---

[153] *Guía de Zaragoza*, 1860… Obra citada, págs. 278-279.

[154] FORCADELL ÁLVAREZ, C. La Universidad liberal: Jerónimo Borao y la Universidad de Zaragoza en el siglo XIX. En: I. PEIRÓ MARTÍN y G. VICENTE Y GUERRERO. *Estudios históricos sobre la Universidad de Zaragoza*. Zaragoza: Institución Fernando el Católico, 2010.

[155] FERNÁNDEZ DOCTOR, A.; ARCARAZO GARCÍA, L. A. Asistencia rural en los siglos XVII y XVIII: los tipos de "conducción" de los profesionales sanitarios en Aragón. *Dynamis,* 2002, n.º 22, págs. 189-208 (pág. 190).

había iniciado al principio de los años veinte, sobre la necesidad de superar la organización asistencial basada en los partidos médicos, conformando las profesiones médicas como profesiones liberales, sin la servidumbre de las contratas, que habían demostrado la excesiva dependencia de los municipios y la falta de autonomía de los profesores[156].

Sin embargo este posicionamiento, que era sostenido fundamentalmente por la élite profesional, se iría moderando progresivamente ante la necesidad de integrar otro de los logros del estado liberal, como era el sistema de beneficencia, que en la práctica establecía un modelo diferenciado en la prestación sanitaria para ricos y pobres: se hacía necesario, por tanto, contemplar un modelo de contratación pública para asegurar la asistencia a la población sin recursos. Además, no eran pocos los profesionales que valoraban las contratas con los Ayuntamientos como un marco de trabajo y salario con cierta estabilidad, aún a sabiendas de sus desventajas, tales como las escasas retribuciones, la excesiva intromisión de las corporaciones municipales o incluso, los incumplimientos de contratos y la falta de pago[157].

Esa dualidad en la visión del ejercicio profesional quedaba reflejada en las diferencias que en este aspecto se producían entre los ámbitos urbano y rural. En la práctica, las contratas de partidos médicos se realizaban en el medio rural, mientras que el ejercicio libre de la profesión se realizaba en las ciudades, donde la asistencia a pobres se llevaba a cabo en recursos hospitalarios, por lo general escasamente dotados y con malas condiciones de conservación y habitabilidad.

La norma reguladora que estableció las condiciones en que se debía desarrollar la prestación de la asistencia sanitaria fue el Real decreto de 5 de abril de 1854, norma concebida y redactada por Méndez Álvaro y avalada por Mateo Seoane[158]. Con la epidemia de cólera circunscrita todavía a Galicia, pero cuya extensión al resto de la península comenzaría escasos meses después, la norma pretendió asegurar la asistencia médica de los pueblos y los menesterosos, reclamando para España una tradición al respecto de la que carecían otros países, tal como señalaba el preámbulo del Real decreto:

"(…) Afortunadamente la asistencia médica de los pobres y de los pueblos pequeños puede llevarse en España á un notable grado de perfeccion, mientras se hacen los primeros ensayos en otros paises, merced á la filantrópica costumbre que desde tiempo inmemorial tienen nuestros

---

[156] VALENZUELA CANDELARIO, J. El espejismo del ejercicio libre. La ordenación de la asistencia médica en la España decimonónica. *Dynamis*, 1994, vol. 14, págs. 269-304.

[157] En el ADPZ se encuentra una voluminosa documentación que, bajo el epígrafe "Débitos a profesores" acumula denuncias y conflictos sobre incumplimientos en los pagos de las contratas a profesores por parte de los Ayuntamientos. Y todo ello, desde 1820 y a lo largo de todas las décadas que abarca la documentación del archivo hasta los años 80 del siglo XIX.

[158] VALENZUELA CANDELARIO, J. El espejismo del ejercicio libre… Obra citada, pág. 289.

pueblos de contratar facultativos, ya sea solo para la asistencia de los menesterosos, ya para socorrer en sus enfermedades á la totalidad del vecindario (…) [159].

En su artículo primero la norma ordenaba que todas las poblaciones del reino tuvieran médicos, cirujanos y farmacéuticos titulares para la asistencia de los pobres, si bien su artículo segundo declaraba que la existencia de estos titulares no se oponía al libre ejercicio de las profesiones médicas en las mismas poblaciones. Los partidos médicos quedaban divididos en dos tipos: los de primera clase, con asistencia únicamente a pobres, y los de segunda clase, con asistencia a todo el vecindario mediante un sistema de contrata. En los de primera clase, el vecindario que no fuera pobre podía establecer con los facultativos un sistema de ajuste o iguala para la asistencia.

Se dejaba a los Ayuntamientos que no alcanzasen los 1.500 vecinos la opción de elegir entre una y otra clase, mientras que aquellos con un vecindario superior, solamente podían ser partidos de primera clase, es decir, que debían asegurar únicamente la asistencia a pobres. En la práctica se ordenaban normativamente los dos tipos de contrata ya existentes en el medio rural durante el siglo XVIII y que había perdurado durante todo el siglo siguiente: las conductas "cerradas" y "abiertas" [160]. Estas últimas, las contratas abiertas, corresponderían a las de primera clase, y las cerradas a las de segunda clase, con asistencia a todo el vecindario mediante contrato con especificación de las condiciones de la prestación.

Uno de los puntos críticos de la regulación de los partidos era la dificultad en la definición de quiénes debían acceder a la prestación gratuita, es decir, quiénes debían tener la consideración de pobres. A efectos de la aplicación del Real decreto la propia norma contemplaba que se considerarían pobres,

> *"(…) aquellos vecinos que no contribuyen directamente con cantidad alguna al Erario ni son incluidos en repartimientos para cubrir los gastos provinciales y municipales, ni reciben del estado, de la provincia, del Ayuntamiento ó de un particular sueldo suficiente para cubrir las mas precisas necesidades de la vida (…)"* [161].

A estos se añadían sus propias familias y los desvalidos que accidentalmente se encontrasen o transitasen por la localidad. Anualmente, tras la aprobación de las

---

[159] Real decreto de 5 de abril mandando que en todas las ciudades, villas y lugares del reino haya médicos, cirujanos y farmacéuticos titulares. Exposición de motivos. *Gaceta de Madrid* n.º 467, de 12 de abril de 1854. El Real decreto se insertó en el BOPZ n.º 59, de 17 de mayo de 1854.

[160] FERNÁNDEZ DOCTOR, A.; ARCARAZO GARCÍA, L. A. Asistencia rural en los siglos XVII y XVIII… Obra citada, pág. 197.

[161] Real decreto de 5 de abril de 1854. Artículo 5.º. *Gaceta de Madrid*, n.º 467, de 12 de abril de 1854.

contribuciones, debía confeccionarse una lista de los pobres del pueblo que se hacía llegar a los facultativos. Con ello, en todos los partidos médicos, fuesen de primera o de segunda clase, quedaba asegurada la asistencia de quienes carecían de todo recurso.

El Real decreto también contemplaba la frecuencia asistencial del médico a los enfermos de su población de referencia, según el tipo de dolencia y su gravedad, limitando asimismo las ausencias del facultativo y condicionándolas a la presencia de otro profesor. Se encargaba además a los médicos otras tareas como la inspección de escuelas y otros establecimientos (macelos, cementerios, venderías de alimentos y bebidas) para valorar su salubridad, la estadística de las defunciones o la notificación de enfermedades epidémicas, debiendo elaborar también una memoria anual con el estado de las enfermedades más frecuentes, causas de insalubridad o presencia de intrusismo. En cuanto a los cirujanos, se les encargaba además de las tareas propias de su actividad, la estadística de natalidad y toda cuestión relacionada con la vacunación antivariólica (vacunar gratuitamente, formar la oportuna estadística, conservar la mayor cantidad de pus vacuno, comprobar la vacunación de los niños escolarizados, etc.).

En general, los contratos especificaban las obligaciones de los facultativos, incluidas las enfermedades que pudieran quedar excluidas. Como ejemplo, pueden observarse algunas condiciones de la contratación del médico de La Muela, del partido judicial de La Almunia, en este caso a partido cerrado y con una dotación anual de 4.000 reales de vellón:

"(…) 2.ª Por dicha dotación á de bisitar todos los vecinos del pueblo y naturales que residan en el, y a los sirvientes asalariados por año considerarlos pertenecientes a la misma familia.

3.ª Que si ocurriese enfermedad de mal venerio ó de mano airada, sera obligacion de bisitarlos pero con la condicion de satisfacer los derechos, por sí ó segun mandamiento del Juez segun el caso.

4.ª Ha de bisitar los enfermos, cuantas veces lo exija la enfermedad segun su estado ó necesidad.

5.ª No podrá hacer noche fuera del pueblo, sin permiso del Señor alcalde, que lo concedera si el estado de los enfermos no ofrece cuidado, y dejando encargado al cirujano. Y si sale por el Termino dejara dicho en casa á que punto para buscarlo si es necesario (…)"[162].

Como se ve, quedaban excluidas en este caso del pago general de la contrata las enfermedades venéreas y todas aquellas lesiones por agresión que pudiesen tener carácter judicial. En ambos casos la exclusión era, al parecer, relativamente frecuente y desde mucho tiempo atrás[163].

---

[162]   ADPZ. FGP-ByS. Contrato del médico de La Muela, 8 de septiembre de 1855. Carpeta con varias contratas. Caja 1113.

[163]   FERNÁNDEZ DOCTOR, A.; ARCARAZO GARCÍA, L. A. Asistencia rural en los siglos XVII y XVIII… Obra citada, pág. 203. Otras exclusiones contempladas en algunos puntos del territorio aragonés eran la sarna o la tiña.

La norma de 1854 significó la asimilación legal del sistema de partidos médicos, aunque trató de disminuir la discrecionalidad municipal en el nombramiento de profesores, mediante la introducción de un detallado baremo para la calificación de los facultativos que solicitaban las vacantes: la Junta provincial de Sanidad debía proponer una terna de entre ellos, de la que el Ayuntamiento elegía al titular. En general, esta regulación fue bien recibida por los profesionales, al menos por lo que se refiere a la opinión del periodismo médico de la época[164].

Con este marco legal para la asistencia sanitaria se desarrolló en España la segunda epidemia de cólera, ya que esta habría finalizado prácticamente cuando se publicó la Ley de Sanidad de 28 de noviembre de 1855, primera ley general del ramo sanitario en España, que modificaría la práctica profesional hacia un sentido más "liberal" en su ejercicio: en ella solo se recogía la obligación de los municipios de establecer la hospitalidad domiciliaria y a crear con el concurso y consentimiento de los vecinos, plazas de médicos, cirujanos y farmacéuticos titulares para la asistencia de familias pobres. Nada se establecía para la asistencia del resto de la población que, en principio, podía quedar en situación similar a la que había venido funcionando, es decir, mediante contratas a partido cerrado para el conjunto del vecindario, o a partido abierto con el pago de las visitas o mediante algún tipo de sistema de igualas. Sin embargo, la demora en la publicación de un reglamento para desarrollar una nueva organización de los partidos médicos, que no se produciría hasta 1864[165], hizo posible la aparición de numerosos conflictos entre la autoridad provincial gubernativa y los municipios sobre la forma más adecuada de prestación de la asistencia sanitaria, tal como se refleja en la documentación consultada sobre la provincia de Zaragoza.

En febrero de 1857 el gobernador civil de Zaragoza, con la justificación de cortar los abusos de los municipios en las contratas de profesores y el desorden

---

En el pliego de condiciones para la contratación de un médico-cirujano en Gotor se dice que no se comprenden en la dotación asignada de siete mil quinientos reales *"las enfermedades sifilítica á no ser pobre el que la sufra á juicio del ayuntamiento, las causadas á mano armada, la asistencia a los partos y la inoculacion de la vacuna cuya asistencia aunque le será obligatoria le será tambien retribuida por el que la presente, satisfaciendole ocho reales de vellon por cada parto, dos por cada persona que se inocule la vacuna, y la asistencia de los heridos de mano airada le será satisfecha de los bienes del causante en virtud del fallo del tribunal que entienda en la causa."* ADPZ. FGP-ByS. Expediente de contratación de facultativo en Gotor. Caja 1117.

[164] VALENZUELA CANDELARIO, J. El espejismo del ejercicio libre... Obra citada, pág. 291.

[165] Real decreto de 9 de noviembre de 1864 mandando llevar a cabo el reglamento sobre organización de los partidos médicos de la península. *Gaceta de Madrid*, n.º 320, de 15 de noviembre de 1864.

que al respecto reinaba en la provincia, estableció unas normas que dificultarían notablemente en muchas localidades la constitución de partidos cerrados para la prestación de la asistencia sanitaria a todo el vecindario, ya que limitaban esta opción únicamente para el caso de que el municipio incorporase la dotación de los facultativos al presupuesto municipal, prohibiendo los tradicionales repartimientos vecinales por clases, fórmula de derrama entre los contribuyentes con criterios de progresividad según el nivel económico de los vecinos que, en muchos casos, efectuaban estos pagos en especie, habitualmente trigo, al final del período de cosecha.

La consecuencia que tuvo esta limitación fue la imposibilidad de efectuar contratas a partido cerrado en muchas localidades, debido a la dificultad de incorporar a su presupuesto los recursos suficientes y con la antelación precisa, pues carecían en muchos casos de fondos de propios o arbitrios para responder del pago de las contratas. Tales fueron los casos de Épila, Magallón o Morós que trataron de soslayar la circular del gobernador intentando que este aprobara un sistema de repartimiento por clases tal como tradicionalmente se había venido haciendo para cerrar los partidos. Pero una parte importante de los municipios optarían por dejar el partido abierto, contratando únicamente la atención a pobres[166].

Sobre los distintos posicionamientos que aparecieron a lo largo del siglo acerca del carácter de las profesiones médicas y su relación con las administraciones para procurar la asistencia sanitaria a la población, especialmente en los núcleos rurales, no es frecuente acceder a las razones aportadas por parte de los propios Ayuntamientos en la perspectiva de procurar la atención más adecuada a las características de una población mayoritariamente con bajos recursos. En la argumentación para que se aprobase el partido cerrado, el Ayuntamiento de Magallón ponía así en cuestión los partidos abiertos en el medio rural:

"(…) Las ideas de partido abierto, asi como la de libertad de comercio en economia politica, son en teoria fascinadoras y seductoras, y ambas á la vez en la práctica son quiméricas e ilusorias, si justas limitaciones no se les adicionan; porque á la manera que los sensatos economistas detestan la segunda como perjudicial á la sociedad, cuando no se halla en igual grado de cultura y prosperidad ó adelanto en la industria, para poder entrar en justa competencia; del mismo modo todo hombre pensador y reflexivo reputará destructora la primera si se plantea en poblaciones como esta villa, donde ni los profesores pueden fijar su domicilio con esperanzas

---

[166] Desde el *BOPZ* de 12 de septiembre de 1857 se sucedió la publicación de listados de municipios que optaban por esa modalidad en la asistencia facultativa. La asignación para la atención a pobres era variable, según la estimación del número de estos. Como ejemplos, Belchite (3.320 habitantes) tenía asignados 800 reales de vellón para el médico, 700 para el cirujano y 1.000 para el farmacéutico; en el caso de Ateca (2.820 habitantes) estas cantidades eran de 1.400, 900 y 1.400 respectivamente; en pueblos de menor tamaño como Villar de los Navarros (900 habitantes) bajaban las asignaciones a 200, 150 y 200 respectivamente.

fundadas de ver compensados sus desvelos, ni tampoco los vecinos contar con la seguridad de tener profesor que en todo evento les preste asistencia. Penetrada esta municipalidad de estas sencillas reflexiones no titubea en calificar los partidos abiertos en poblaciones de esta naturaleza, como contrarios al servicio público y al decoro de las profesiones mismas, y de antieconómicos para la clase jornalera en puntos donde como en la presente villa se les exigen cuotas tan insignificantes para dicho objeto (…)"[167].

La libertad de ejercicio de la profesión y la elección libre de los profesores por los vecinos, reivindicada desde algunos sectores de los facultativos como manera de poner en valor las profesiones sanitarias, se veía desde otro prisma por parte de una municipalidad que pretendía asegurar la asistencia de todos sus habitantes:

"(…) Por el sistema de partidos abiertos insensiblemente, y sin marcada intencion se marcha lentamente a la disolucion de la armonia social, que asi como en la familia, debe reynar en la poblacion; formandose partidos sin intencion siniestra, en el solo hecho de dejarse arrastrar cada uno de las afecciones personales, que profesa á determinado profesor, y que en la dura precision de no poder subsistir mas de uno, cada cual quisiera prevaleciese su favorecido (…)"[168].

La pretensión de constituir un partido cerrado para la contratación de profesores de medicina y cirugía, venía en este caso ligada a un sistema de repartimiento por clases, ya que el municipio carecía de fondos de propios y no podía establecer más arbitrios para aumentar el presupuesto municipal. También en esta cuestión intentaría argumentar la bondad de un sistema tradicionalmente utilizado en el ámbito rural:

"(…) Este sistema á primera vista aparece altamente humanitario; por cuanto alivia la clase menesterosa, sin recargar por ello la propiedad en mas del justo medio, que la equidad y sana razon prescriben. Con este motivo no puede prescindir esta corporacion de patentizar a V.E. las razones, que se la ofrecen para comprobar la conveniencia de partidos cerrados (…)"[169].

Nada conseguirían estos argumentos, pues finalmente Magallón quedaría a partido abierto como un gran número de municipios de la provincia. En el caso de Épila y dado que los profesores se encontraban ya contratados a partido cerrado antes de la publicación de la circular de 25 de febrero del Gobierno Civil, se permitiría su continuidad como tal durante el año en curso. Las dotaciones de los facultativos, dos médicos, dos cirujanos, un boticario, un sangrador y un barbero ascendían a un total de 40.321 reales de vellón[170], que serían pagados mediante

---

[167] ADPZ. FGP-ByS. Expediente sobre la contratación de profesores en Magallón. Oficio del Ayuntamiento al gobernador civil de la provincia. Caja 1117.

[168] Íbidem.

[169] Íbidem.

[170] ADPZ. FGP-ByS. Expediente sobre contratación de profesores en Épila. *Presupuesto formado por el Ayuntamiento de Epila para cubrir las dotaciones de Facultativos en el presente año de 1857.* 15 de marzo de 1857. Caja 1117.

repartimiento vecinal, sistema que dividía la población en clases, de acuerdo con la riqueza de los vecinos y que, en el caso concreto de la Villa de Épila, se establecería en once clases diferentes, asignando a cada una de ellas la cuota a pagar a cada uno de los grupos de facultativos.

Como se ha dicho, la norma reguladora para la asistencia sanitaria vigente durante el período epidémico de 1854 y 1855 fue el Real decreto de 5 de abril de 1854 que, al fijar los 1.500 vecinos como límite a partir del cual los ayuntamientos debían establecerse obligatoriamente como partidos abiertos, en poco modificó la situación de una provincia como Zaragoza, teniendo en cuenta que solamente su capital y la ciudad de Caspe estaban por encima de esa cifra: en el caso de Caspe, 1.923 vecinos con un total de 8.433 habitantes. La ciudad de Zaragoza, con una población estimada en 1855 de 62.721 habitantes superaba claramente el límite, mientras que para la ciudad de Tarazona se ha estimado una población para el mismo año de 8.035 habitantes, desconociendo el número exacto de vecinos[171]. En todos los demás municipios, la norma les permitiría optar a constituirse como partidos de primera o segunda clase, es decir, sin diferencias con la situación existente y siempre asegurando la asistencia gratuita a pobres.

En cualquier caso, la publicación del Real decreto produjo por parte de algunos facultativos que venían asistiendo a la clase pobre mediante contrata, ante la perspectiva de constituirse los pueblos donde ejercían como partidos de primera clase, la reclamación del título de asistencia a pobres a que aludía el artículo 42 de la norma[172]. Por lo que respecta a la ciudad de Zaragoza, esta nueva regulación generaría una evidente preocupación ante la perspectiva de que, obligada a constituirse en partido de primera clase, debiera dotarse de recursos para la asistencia a pobres, de modo que el Ayuntamiento se dirigió al gobernador civil manifestando que los recursos locales existentes para la asistencia a pobres se consideraban suficientes[173].

A tal efecto, en su comunicación, el municipio referiría los siguientes recursos: el Hospital provincial, que acogía especialmente a toda persona de la ciudad y sus

---

[171] En el Diccionario de Madoz se consigna un número de vecinos para Tarazona de 1.350, con 6.413 almas.

[172] El artículo 42 del Real decreto de 5 de abril de 1854 decía: *"Aquellas poblaciones que hayan de constituirse por sí solas partidos de primera clase, y que en la actualidad tengan facultativos para la asistencia de los pobres, se acomodarán en todo á lo dispuesto en los títulos precedentes; pero las plazas de facultativos titulares serán desde luego provistas en los mismos que las están desempeñando. Los gobernadores procederán por tanto á expedirles los títulos correspondientes."*

[173] ADPZ. FGP-ByS. Oficio del Ayuntamiento de Zaragoza, de 23 de junio de 1854. Carpeta Establecimientos Benéficos. Caja 1102.

alrededores carente de recursos, proporcionándole alojamiento, alimento y asistencia médica; el Hospital Militar, sostenido con fondos del Estado, que prestaba asistencia a la clase de tropa; la Casa de Misericordia, donde se acogía, sostenía y proporcionaba educación a más de 800 párvulos pobres de ambos sexos, y que también contaba con profesores de medicina y cirugía; y por último, la Casa de Amparo de mendigos, sostenida con fondos municipales, *"a cuyo asilo recurren los pobres de solemnidad"*.

Entendía por todo ello el Ayuntamiento que en la ciudad de Zaragoza se cumplía ya con las obligaciones contenidas en el Real decreto, toda vez que para el resto de la población, con más recursos económicos o acomodada, los profesores en su ejercicio libre y mediante igualas o pago de los servicios, proporcionaban la asistencia médica y quirúrgica correcta.

> *"(…) la experiencia ha acreditado que todo vecino pobre de la Ciudad y de su territorio, como falto de recursos para alimentarse cuando se hallan enfermos y por consiguiente sin poder ganar el jornal, pasan al Hospital, en donde encuentran medicos, cirujanos, medicinas, alimentos y demas socorros y asistencia (…) Si se trata de la clase acomodada de esta Capital, sabido es que cuasi todas las familias tienen nombrados los facultativos que han de visitarles en sus indisposiciones y enfermedades de gravedad, unos conducidos al efecto por una cantidad alzada al año, y otros á los cuales se les paga sus honorarios por visitas y al tanto que tienen por costumbre (…)"*[174].

El oficio municipal finalizaba señalando la grave situación económica de la corporación, como un argumento más para intentar evitar nuevas inversiones en la asistencia sanitaria a los menesterosos:

> *"(…) En su consecuencia el Ayuntamiento cree no hallarse en el caso que previene el Real Decreto citado, por las razones que deja manifestadas, y por el estado de apuro en que se encuentran los fondos municipales para recargar su presupuesto con nuevas obligaciones, por hallarse ya todos los arbitrios y especies de consumo, sobrecargados hasta el máximum que previene la vigente tarifa aprobada por S.M. (…)"*[175].

Evidentemente, nada se decía en el escrito municipal sobre la situación real de los recursos a los que se refería, en especial en el caso del Hospital de Nuestra Señora de Gracia, que arrastraba desde su traslado al antiguo edificio del Hospital de convalecientes varias décadas atrás, deficiencias estructurales y de funcionamiento. Estas se pondrían claramente de manifiesto en la inspección llevada a cabo con motivo de la amenaza que representaba la propagación del cólera por la península durante 1854, enfermedad que se presentaría finalmente en la ciudad durante los

---

[174] ADPZ. FGP-ByS. Oficio del Ayuntamiento de Zaragoza, de 23 de junio de 1854. Carpeta Establecimientos Benéficos. Caja 1102.

[175] Íbidem.

últimos meses del año. La inspección, realizada por la Junta provincial de Sanidad y cuyo informe se fechó en 14 de septiembre de aquel año, coincidiría al señalar las deficiencias del Hospital con otro informe[176] que por las mismas fechas elaboraron los propios directores facultativos del establecimiento, y a las que se hará referencia en el siguiente apartado.

En definitiva, la población que residía en el ámbito rural de la provincia que, como se ha dicho, constituía la gran mayoría de sus habitantes, podía acceder a la asistencia de los facultativos de medicina, cirugía y farmacia solamente si su municipio estaba en condiciones de establecer algún tipo de contrata que permitiese la presencia de los mismos en la localidad o en otra limítrofe a una distancia razonable. En general, las localidades de menor número de vecinos contaban con cirujano cuando ello era posible, concentrándose los profesores de medicina en núcleos de mayor población o mayor riqueza, mientras que el número de farmacéuticos era todavía menor en la provincia. Se han estimado unas cifras globales de facultativos para el conjunto de la provincia, exceptuando el partido judicial de Zaragoza por el peso demográfico de la capital y por la ausencia de fuentes para la estimación completa de profesores en sus núcleos rurales, de 141 profesores de medicina, 179 cirujanos y 89 farmacéuticos, con unas tasas de 0,56, 0,71 y 0,35 por mil habitantes respectivamente, es decir un médico por cada 1.786 habitantes, un cirujano por cada 1.408 y un boticario por cada 2.857. Su distribución en el territorio, muy dispar según los diferentes partidos judiciales, se encuentra detallada en el capítulo correspondiente a la descripción del brote de 1855[177].

En cuanto a la ciudad de Zaragoza, no se han encontrado referencias sobre los facultativos de las distintas clases que desarrollaban su labor allí en los momentos de la epidemia, debido probablemente al ejercicio libre de la gran mayoría de los mismos. Únicamente podrían exceptuarse los médicos del Hospital provincial y algunos otros establecimientos públicos como el Hospicio o las cárceles y presidios, que tenían algún tipo de contrato que les ligaba a la administración. El número de profesores en la ciudad en el año 1850 era de 41 médicos, 32 cirujanos

---

[176] ADPZ. FGP-ByS. Informe de la Comisión de la Junta provincial de Sanidad, de 14 de septiembre de 1854; Oficio Directores facultativos del Hospital, de 17 de septiembre de 1854. Carpeta Establecimientos Benéficos. Caja 1102.

[177] Las fuentes de información son los diferentes listados nominales que, con distintas fechas de 1855, fueron remitidos por los Subdelegados de medicina y cirugía y de farmacia al Gobierno Civil desde los partidos judiciales y que se encuentran en el ADPZ. Véanse las fechas y número de facultativos en cada uno de los partidos judiciales en las correspondientes descripciones del brote de 1855.

y 19 farmacéuticos[178]. En cifras relativas, y tomando la población estimada para 1855, la capital de la provincia tenía en esa fecha 0,65 médicos por mil habitantes, 0,51 cirujanos y 0,30 farmacéuticos.

2.7. CONDICIONES DE ESTABLECIMIENTOS BENÉFICOS Y OTROS CENTROS PÚBLICOS

La amenaza del cólera durante el verano de 1854 resultaba patente ante el avance de la enfermedad desde el sur y el este hacia la España interior. A primeros de septiembre el gobernador civil de Zaragoza ordenaría mediante una circular[179] a los Ayuntamientos la inspección e informe sobre el estado de los establecimientos públicos de su jurisdicción, con el objeto de que, si fuera necesario, se tomasen las oportunas medidas higiénicas, indispensables siempre, pero mucho más en caso de que se desarrollase la epidemia colérica.

Las respuestas a la circular proporcionan, en el caso de la ciudad de Zaragoza, una información precisa de la situación de estos recursos en los días previos al brote de 1854. Por las mismas fechas, el gobernador ordenó que una comisión de la Junta provincial de Sanidad, compuesta por sus miembros facultativos Manuel Marzo, Vicente Sasera, Germán Segura y Mariano Marco Elvira, realizase una visita de inspección a los establecimientos públicos provinciales existentes en la Capital cuyo informe[180], al que ya se ha hecho referencia a propósito de la situación del Hospital provincial, también permite conocer con detalle las condiciones de los mismos.

2.7.1. Hospital de Nuestra Señora de Gracia

La situación y condiciones del Hospital civil en las fechas previas a la epidemia de cólera de 1854 fueron puestas de manifiesto por los directores facultativos

---

[178] MADOZ, P. *Diccionario…* Obra citada, tomo XVI, págs. 631-632. Los números corresponden al cuadro de contribuciones por gremios que recoge el Diccionario. A las tres profesiones se les aplicaba la tarifa 1.ª, siendo de 5.ª clase para los boticarios, de 6.ª clase para los médicos y de 7.ª para los cirujanos.

[179] Circular 283 de 31 de agosto de 1854. *BOPZ* n.º 106, de 4 de septiembre de 1854. La Circular hacía referencia a establecimientos como *"cárceles, presidios, hospitales, casas de beneficencia, labaderos, fábricas y cualesquiera otros donde las reuniones de muchas personas hiciera necesario tomar desde luego medidas higiénicas (…)"*, así como a la idoneidad de los cementerios de la provincia. La circular recordaba, asimismo, el cumplimiento de las disposiciones contenidas en la circular de 20 de agosto, sobre las medidas de saneamiento, control de los alimentos y visitas domiciliarias para comprobar el estado adecuado de animales en casas, que debían llevar a cabo todos los Ayuntamientos.

[180] ADPZ. FGP-ByS. Informe de la Comisión de la Junta provincial de Sanidad, de 14 de septiembre de 1854. Carpeta Establecimientos Benéficos. Caja 1102.

del Hospital en su escrito de 17 de septiembre[181], donde reiteraron lo que en múltiples ocasiones ya habían manifestado a las diferentes Juntas de Beneficencia en relación con el estado del edificio: su falta de adecuación para la atención a pacientes *"con indisposiciones físicas y morales"* cuyo número habría *"aumentado progresivamente de un modo espantoso (…), por razón de las vicisitudes de los tiempos"*, y así:

> *"(…) no solo no pueden tenerse salas destinadas para el tratamiento esclusivo de enfermedades contajiosas como tifus, viruela, sarna, gangrena hospitalaria, etc. si es que en muchas epocas del año, se han visto obligados á habilitar un desban para hombres, y colocar mugeres en el paso largo é inmediato á la Sala primera destinada para las mismas, por hallarsen ocupados todos los numeros de las enfermerias.*
>
> *Estas causas diferentes, dan margen como han observado los firmantes, á que simples catarrales, se han convertido en pulmonias, y muchas de estas, ó han terminado por la muerte, ó han pasado al estado cronico (…)"*[182].

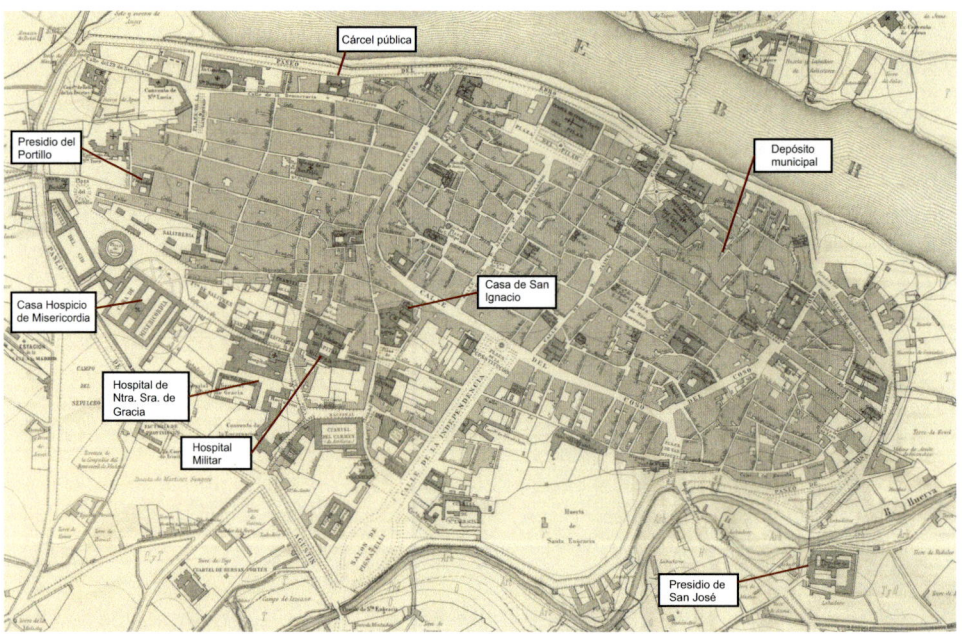

Zaragoza. Establecimientos de Beneficencia y Prisiones en septiembre de 1854.
(Elaboración propia sobre fragmento del mapa de 1869, publicado por el Depósito de la Guerra en 1872).

---

[181]   ADPZ. FGP-ByS. Oficio Directores facultativos del Hospital, de 17 de septiembre de 1854. Carpeta Establecimientos Benéficos. Caja 1102. Los firmantes del oficio son Joaquín Melendo, José Gea, Manuel de la Muela y Roque Bello.

[182]   Íbidem.

Denunciaban asimismo la situación de las salas del piso bajo, definidas como *"lóbregas, humedas y faltas de circulación para el aire"*, siendo este insalubre al provenir del Hospicio de Misericordia *"sobre cargado de miasmas"* y por los pozos negros contiguos y los depósitos de cadáveres de ambos sexos, no resultando infrecuente la propagación de enfermedades contagiosas entre los enfermos ingresados. De igual forma, y en lo referido a las salas de presos, expresaban el habitual hacinamiento de los mismos por su elevado número y las continuas emanaciones de los pozos negros. Todo ello exigía, a su juicio, la continuidad en las obras de las salas altas que facilitase la separación de enfermerías de agudos, crónicos, heridos y niños, además de la habilitación de un espacio diferenciado para enfermedades contagiosas, debido a la amenaza del cólera, ya que en las condiciones en que se encontraba el Hospital en esos momentos, tal separación resultaba imposible.

El informe de la comisión de la Junta provincial de Sanidad abundaba en las carencias del Hospital, achacándolas en gran medida a su construcción como edificio para convalecientes y no para enfermos agudos, y expresando que ninguna de sus salas reunía las condiciones de salubridad exigidas en cuanto a ventilación, al carecer de ventanas bajas. Su descripción no puede ser más reveladora:

"(…) Una de las salas que se considera como principales es la sala del rey; y sin embargo poco hay que reflexionar para juzgarla mas bien un sepulcro que un asilo de caridad. Su ventilación mas esencial tomada por la parte N. viene envuelta con los miasmas que despide el anfiteatro anatómico, y las capillas mortuorias, que se hallan establecidas en su parte derecha, y el pozo negro en su izquierda: la primera de cirugia adolece de los mismos defectos por esta última causa: la señalada con el número 2 de Cirugia, es inservible en todo tiempo para el objeto: la de presos de ambos secsos ofrece poca ventilación ademas de la endeblez de sus paredes, haciendolas malas é insalubres. Los departamentos de dementes, en fin, adolecen de varios defectos difíciles y muy costosos hoy de corregir (…)"[183].

La comisión, en la misma línea que los facultativos del Hospital, propondría medidas de ampliación y ventilación de algunas salas (la del rey, la primera de cirugía, la de presos o el departamento de dementes) así como su saneamiento, evitando la presencia de efluvios procedentes del anfiteatro anatómico o de los pozos negros cercanos. Añadía que, en caso de epidemia y ante la situación crítica del Hospital, se trasladasen los dementes de ambos sexos menos graves *"al edificio llamado el barracon, casa de campo del establecimiento"*. De igual forma, se consideraba necesario habilitar una enfermería de coléricos en los cercanos cuarteles de convalecientes o de caballería, evitando así el posible contagio entre los ingresados. Ambas medidas,

---

[183] ADPZ. FGP-ByS. Informe de la comisión de la Junta provincial de Sanidad, de 14 de septiembre de 1854. Carpeta Establecimientos Benéficos. Caja 1102.

el traslado de dementes y la habilitación del Cuartel de Convalecientes, se llevarían a cabo como se verá, durante el brote epidémico de 1854.

Sin embargo, ninguna de las deficiencias referidas mejorarían durante los años de la epidemia ni en los años inmediatamente posteriores, según otras fuentes consultadas:

> *"(…) quien se tome la molestia de visitar el Hospital de Ntra. Sra. de Gracia de Zaragoza no podrá menos de creerse haber retrocedido al año 1425, en cuya época el rey D. Alfonso V de Aragón fundó el primer hospital en esta ciudad. Tantos y tan grandes son los defectos que un perito observador podrá encontrar en nuestro nosocomio, que difícilmente los podremos enumerar (…)"*[184].

Y no serán menores las deficiencias que se refieren en 1859, tanto en las 12 salas del edificio general (dos de ellas para enfermos distinguidos) con un total de 568 camas (332 de medicina y 246 de cirugía), como en el edificio destinado a los presos, con una capacidad de 158 camas (107 de medicina y 51 de cirugía) aunque en momentos puntuales se habían llegado a ingresar hasta 300 individuos, en una clara situación de hacinamiento. Solamente puede hablarse de mejoras en el caso del hospital de dementes, cuya reforma de los locales destinados a furiosos se habría producido alrededor de 1848:

> *"(…) No concluiremos de hablar de la casa de los enagenados sin antes tributar el debido y merecido homenage al entendido médico D. Eusebio Lera que hace unos ocho años supo convertir unas chozas de cerdos (tal lo parecian las antiguas gabias) en aposentos dignos de ser habitados por el hombre: hoy dia las salas destinadas á los furiosos son unos aposentos limpios, bien ventilados por el N., con los sumideros necesarios y con una acequia que pasando por debajo cuida de la limpieza de los mismos (…)"*[185].

La sección de dementes del Hospital civil parecía gozar de cierto prestigio en cuanto a instalaciones y organización del establecimiento, si bien tanto la enfermería de hombres, completamente inadecuada a su función, como el método de curación, al cargo de cuatro "padres de dementes" en el departamento de hombres y cuatro hermanas de la caridad para el de mujeres, dejaban bastante que desear:

> *"(…) Los metodos de curacion mas generalmente usados son el moral y el físico. El primero en cuanto lo permiten los cortos alcances de las personas que mas directamente estan en contacto con estos desgraciados, y que indudablemente por esta causa no da los brillantes resultados que son de desear. Porque es bien notorio que, para que este sistema de curacion corresponda á los buenos deseos se requiere precisamente que las personas encargadas de*

---

[184] REDONDO Y LOSTALÉ, J. Topografía médica de Zaragoza. *Unión Médica de Aragón.* Año I, n.º 45, 30 de noviembre de 1856, pág. 397.

[185] Íbidem, pág. 398.

llevarlo á cabo posean conocimientos especiales y profundos, del corazon humano y de lo que és la razon (...)"[186].

En cuanto al método físico, que proporcionaba mejores resultados, tenía que ver con el trabajo en distintas actividades (faenas agrícolas, carpintería, hornos de yeso,...). En la estadística sobre el movimiento de pacientes del manicomio en el quinquenio a partir de 1854 (figura 3), destaca el elevado número de defunciones en ese año, relacionado presumiblemente con el brote de cólera[187].

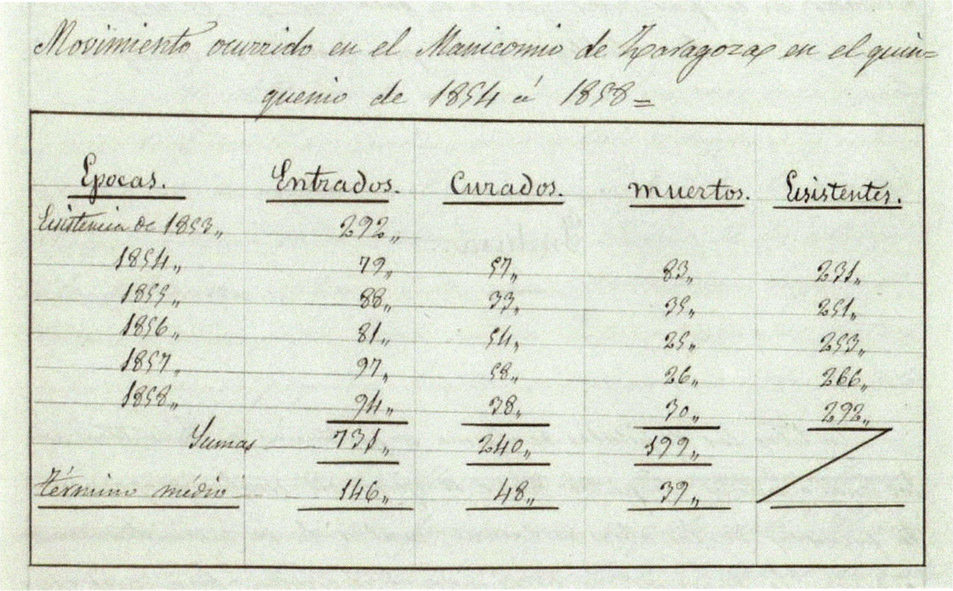

Movimiento ocurrido en el Manicomio de Zaragoza en el quinquenio de 1854 á 1858=

Epocas.	Entrados.	Curados.	muertos.	Existentes.
Existencia de 1853	292			
1854	79	57	83	231
1855	88	33	35	251
1856	81	54	25	253
1857	97	58	26	266
1858	94	38	30	292
Sumas	731	240	199	
Término medio	146	48	39	

Figura 3. Movimiento de pacientes en el manicomio de Zaragoza. 1854-1858.

Lo cierto es que en las fechas que comprenden la aparición y desarrollo de la epidemia en Zaragoza, el Hospital de Nuestra Señora de Gracia era el único recurso sanitario destinado a la atención de los sectores más desfavorecidos, una parte considerable de la población si en ella incluimos a todos aquellos vecinos que, en situación de enfermedad, dejaban de ingresar sus escasos salarios para el sostenimiento de sus familias, quedando en claras condiciones de vulnerabilidad y desatención social. Los propios directores facultativos del hospital habían denunciado, como se ha indicado, el importante incremento del número de enfermos en un edificio que

186 *Topografía médica de la ciudad de Zaragoza...* Obra citada.

187 Íbidem.

no había modificado su estructura, definida en su inicio para la convalecencia y no para hospital de agudos. La estadística sobre el movimiento de pacientes durante el mismo quinquenio se recoge en la figura 4[188].

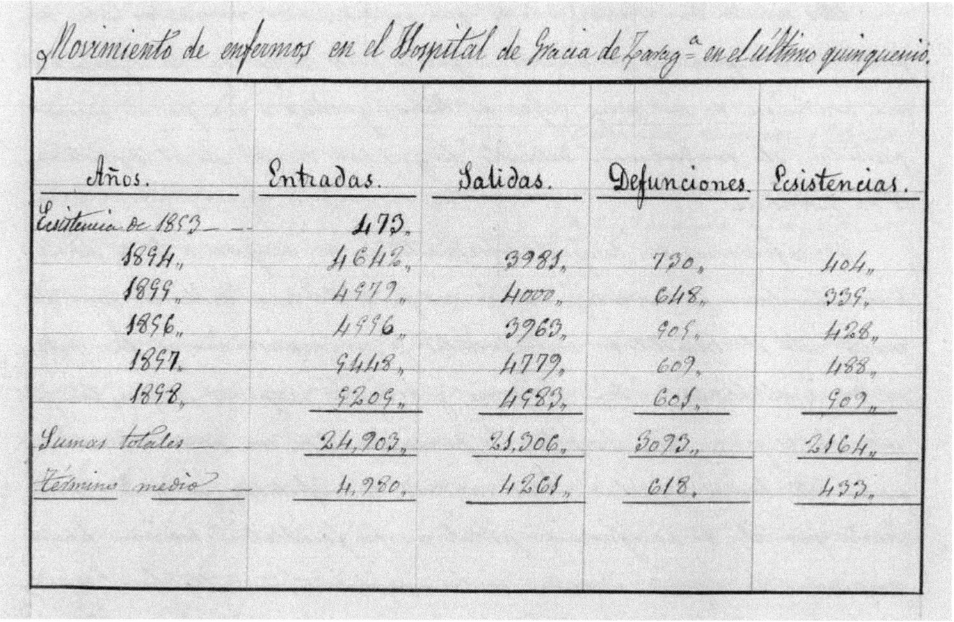

Movimiento de enfermos en el Hospital de Gracia de Zarag.ª en el último quinquenio.

Años.	Entradas.	Salidas.	Defunciones.	Ecsistencias.
Ecsistencia de 1853	473,			
1854,	4642,	3981,	730,	404,
1855,	4577,	4000,	648,	355,
1856,	4556,	3963,	505,	428,
1857,	5448,	4779,	609,	488,
1858,	5209,	4583,	601,	509,
Sumas totales	24,903,	21,306,	3093,	2164,
Término medio	4,980,	4261,	618,	433,

Figura 4. Movimiento de enfermos en el Hospital provincial de Zaragoza. 1854-1858.

En líneas generales, el hospital cumplía con su cometido con más voluntarismo en su personal que adecuados medios materiales en su estructura, si bien la disponibilidad de los recursos terapéuticos de la época era la apropiada. A pesar de contar con terreno espacioso, las enfermerías o salas de hospitalización no eran suficientes ni estaban adaptadas para cumplir su función, y a las escasas condiciones para la ventilación de las salas se añadía en ocasiones la sobreocupación de las mismas. De igual forma, el personal facultativo resultaba insuficiente, con un número excesivamente elevado de pacientes por cada profesor, lo que incrementaba innecesariamente el número de estancias. Sin embargo, a pesar de todas las deficiencias, se entendía que la mortalidad producida en el hospital era baja en relación con el número de ingresos: en el quinquenio señalado, una media de 618 fallecimientos por 4.980 ingresos medios anuales[189].

[188] *Topografía médica de la ciudad de Zaragoza...* Obra citada.

[189] Íbidem.

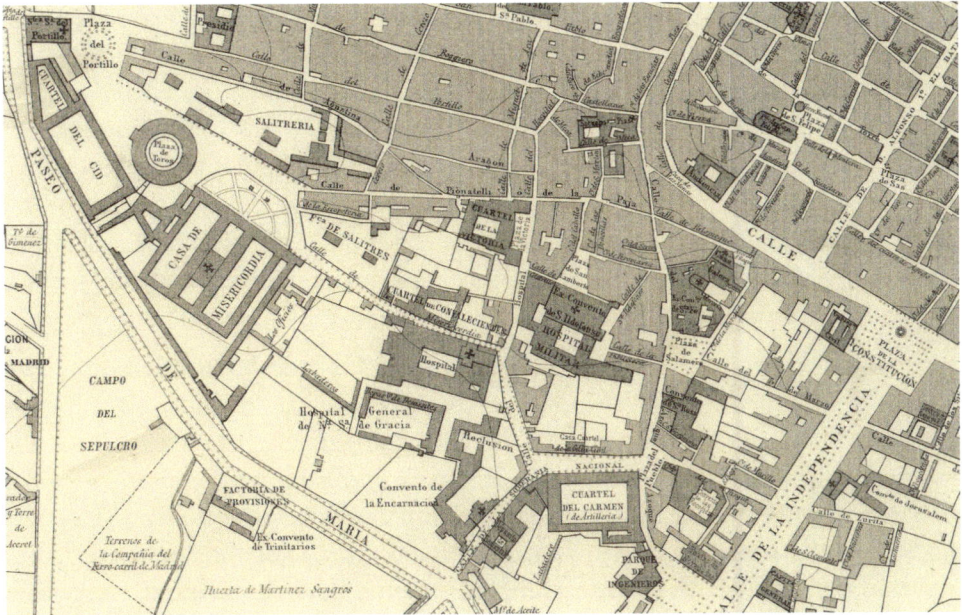

Zaragoza. Zona del Hospital provincial, Hospital Militar y Casa de Misericordia.
(Fragmento del mapa de 1869, publicado por el Depósito de la Guerra en 1872)

2.7.2. Casa Hospicio de Misericordia

De acuerdo con el informe[190] del médico director de la Casa de Misericordia, Eugenio Pellegero, la adecuada ubicación de la misma, bien ventilada y soleada, y su buena construcción para el objeto a que estaba destinada, no evitaban algunos de los problemas compartidos por los establecimientos públicos de beneficencia de la ciudad. Se apuntaban entre ellos los siguientes: la fetidez que producían los comunes (letrinas) de las salas de la casa y habitaciones de los empleados; el apiñamiento y escasa ventilación de las viviendas de empleados; la presencia de ganado de cerda en recintos cerrados y en gran número; el hacinamiento que implicaba, aun con departamentos separados, la coexistencia en el mismo edificio de Hospicio, Inclusa y Casa de Amparo, con una continua comunicación entre sí; y, por último, los problemas higiénicos que suponían la presencia del molino de aceite, fábricas diversas (de paños y de zapatería, según Madoz) o de la propia plaza de toros.

El informe de la Comisión de la Junta provincial de Sanidad sobre las condiciones higiénicas del establecimiento no aportaría nada nuevo a lo ya señalado por su médico director, aunque si subrayaría que el problema más importante era el de la

---

[190] ADPZ. FGP-ByS. Memoria del Médico director de la Casa de Misericordia, 30 de septiembre de 1854. Carpeta Establecimientos Benéficos. Caja 1102.

aglomeración de personas que suponía la presencia de tantos recursos compartiendo el mismo espacio. Hay que recordar que, en aquella época, el edificio de la Misericordia, además de cumplir con su función de Hospicio para el que estaba destinado, albergaba también la Inclusa, dependiente a efectos administrativos del Hospital provincial, y la Casa de Amparo, costeada por la municipalidad. En el caso de la Inclusa, se acogían expósitos que, hasta los dos años, recibían lactancia natural tanto por nodrizas internas como externas a la institución, como ya se ha indicado en el apartado de alimentación. Al cumplir los dos años, si no eran adoptados por alguna familia, pasaban al departamento de desvezos y allí permanecían hasta su paso al hospicio[191].

Tanto en el informe del médico director de la Casa de Misericordia como en el de la Junta provincial de Sanidad se señalaba la necesidad de trasladar la Inclusa y la Casa de Amparo a otros edificios de la ciudad para evitar la masificación a la que se ha hecho referencia. Asimismo se instaba a efectuar con urgencia medidas de saneamiento e higiene, tales como la apertura de ventanas bajas en aquellas salas que fuera preciso para proporcionar una adecuada ventilación; un sistema de alcantarillado o, en su defecto, un mejor mantenimiento de los sistemas de evacuación de aguas residuales, con limpiezas frecuentes de las aguas estancadas procedentes de letrinas, fábricas, molino oleario, etc.; o la reducción del número de cerdos que se criaban en el establecimiento.

2.7.3. Establecimientos penitenciarios

Los establecimientos de reclusión, con un agrupamiento de personas no siempre adecuado a la capacidad de los edificios, representaban un riesgo evidente ante la aparición de enfermedades epidémicas. Las condiciones tanto estructurales como de alimentación y de régimen de vida dentro de las cárceles eran generalmente penosas, y así lo demuestran los informes que sobre las de Zaragoza se elaboraron a lo largo del mes de septiembre de 1854, cuando comenzaron a aparecer los primeros casos sospechosos de cólera en la ciudad, como respuesta a la citada circular del Gobierno Civil por la que se instaba a los ayuntamientos a proceder a la inspección de los establecimientos públicos[192].

Zaragoza contaba en esas fechas con varios establecimientos de este tipo: la cárcel pública o cárcel nacional, situada en la calle Predicadores, en el antiguo palacio

---

[191] *Topografía médica de la ciudad de Zaragoza…* Obra citada. *"El tiempo de permanencia de los niños en este establecimiento es hasta los siete años, cumplidos los cuales, pasan á la Casa de Misericordia á continuar esa ecsistencia mercenaria, mientras sus padres quizá esten nadando en la opulencia y ocupando tal vez los primeros puestos de la Nacion. ¡Tal es la condicion social!"*

[192] Circular 283 de 31 de agosto de 1854. *BOPZ* n.º 106, de 4 de septiembre de 1854.

de los condes de Luna[193]; el depósito municipal, que ocupaba locales del edificio llamado de la Aduana Vieja, en la antigua plaza del Reino[194]; y tres correccionales: el presidio del Portillo, cercano a la plaza del mismo nombre, en el antiguo edificio de San Ignacio, entre las calles de Boggiero y la actual Conde de Aranda; el presidio de San José, antiguo convento de los Carmelitas descalzos, situado extramuros, en la margen derecha del Huerva, a poca distancia de la puerta Quemada y la iglesia de San Miguel; y la Casa de San Ignacio o Galera, correccional de mujeres que, en esa época, se encontraba situado en el antiguo convento de Santo Tomás de Villanueva, junto al Coso y próximo a la Audiencia.

Los informes facultativos, tanto de los médicos contratados para la asistencia a los presos[195], como el propio informe de la comisión de la Junta provincial de Sanidad, señalaban unas condiciones deplorables, salvo en el caso de la cárcel pública, donde coincidían en señalar un estado aceptable desde el punto de vista de la higiene pública.

La reciente adecuación del edificio de la calle Predicadores para su finalidad y las condiciones en la alimentación y el régimen interior proporcionaban, a juicio facultativo, una adecuada salud de los reclusos, y solamente se subrayaban algunos defectos en comunes y sumideros que no eran generalizables a todo el edificio. El número medio de reclusos, en el quinquenio de 1854-58, era de 150 entre hombres y mujeres, llegando en ocasiones hasta los 200[196], cifras muy bajas en comparación con el resto de penitenciarías; y eran pocos también los presos que, desde la cárcel pública, pasaban al Hospital civil[197]. En los informes citados, solamente se

---

[193] El 12 de mayo de 1842 se trasladaron allí a los presos de la antigua cárcel situada junto al Arco de Toledo, próximo a la plaza del Mercado. *Topografía médica de la ciudad de Zaragoza…*Obra citada.

[194] VÁZQUEZ ASTORGA, M. Establecimientos Penitenciarios en Zaragoza en el siglo XIX. *Revista Jerónimo Zurita*, 2012, 87, págs. 313-338 (pág. 325).

[195] ADPZ. FGP-ByS. Oficios del médico de las cárceles públicas y del médico de los presidios. Carpeta Establecimientos Benéficos. Caja 1102.

[196] *Topografía médica de la ciudad de Zaragoza…* Obra citada. Recoge también esta monografía una positiva opinión de la cárcel, reconociendo la labor de su alcaide, en su preocupación por las condiciones higiénicas que, en el caso de eliminación de residuales llega a la sorpresa: *"Otra de las cosas que llaman la atencion del higienista es un escusado que hay en el tercer piso el cual recibe todas las aguas de lluvia que se distribuyen por las demás letrinas y las laban y desinfectan completamente."*

[197] A fecha del informe del médico de la cárcel, Manuel de la Muela, también director facultativo del Hospital, el número de enfermos en el mismo procedente de la cárcel pública *"no es mas que el de seis, y de estos cuatro con indisposiciones esternas ó quirurgicas, y los dos restantes de enfermedades internas".*

proponían pequeñas reformas de algunos elementos (letrinas, mejora de ventilación en alguna sala, ampliación del espacio de mujeres) y se denunciaban algunas prácticas externas a la prisión que afectaban a los reclusos. Este sería el caso del vertedero de basuras y excrementos que diariamente sacaban los presos del Portillo, situado en la ribera del Ebro, junto a la puerta de Sancho, y que afectaba a la cárcel y a los vecinos de la calle Predicadores; y también de los vertidos de las cenizas de la jabonería contigua a la cárcel y los excrementos de ganado de cerda en las murallas de la ribera, prácticas ambas que generaban focos insalubres junto a la prisión, y que extendían sus efectos a esta parte del barrio de San Pablo.

Muy distinta era, sin embargo, la situación de los correccionales, donde el hacinamiento representaba un problema sanitario de difícil solución si se seguían manteniendo sus ubicaciones en edificios tan poco adecuados a su objeto. En el caso del presidio del Portillo, el número de reclusos, hombres y mujeres, alcanzaba los 364 según el informe de la comisión de la Junta provincial de Sanidad, con los consiguientes problemas en las salas de dormitorios (fetidez por las letrinas, hacinamiento, falta de ventilación) o en el pozo negro central, cercano a las mismas y a las cocinas del edificio.

La situación en el de San José no era mejor, pues a pesar de su mayor extensión y mejor localización, fuera de las murallas de la ciudad, contenía a 432 confinados, de los que 294 dormían en la antigua iglesia del exconvento y los 138 restantes en una sala dormitorio: en el caso de la iglesia, las letrinas y la escasa apertura de huecos de ventilación proporcionaban una fetidez insoportable. Las aguas residuales se recogían mediante un canal descubierto hasta un antiguo pozo de nieve, también con su bóveda descubierta, que era vaciado periódicamente a una balsa para su utilización posterior como abono mezcladas con pajizo.

Los dos edificios carecían de enfermería (los presos enfermos eran trasladados a las salas correspondientes del Hospital civil) y, en el caso del presidio de San José, hasta la cocina resultaba inservible. Pueden imaginarse los problemas de salubridad que arrastraban estos recursos y su repercusión entre los penados, a los que se hacía referencia en el informe del servicio sanitario de los correccionales de la siguiente forma:

"(…) Los penados de ambos sexos están por su mitad sin el vestuario de ordenanza, ocasionando su descuidez un desaseo sin igual y la cria de animales parasitos que infestan la otra mitad de individuos, curiosos y bien vestidos (…)"[198].

En cuanto a la llamada Casa de San Ignacio, correccional para mujeres, su ubicación en el degradado edificio de Santo Tomás, sin locales adecuados para dormi-

---

[198] ADPZ. FGP-ByS. Oficio sobre el estado de los presidios, fechado a 16 de septiembre de 1854. Carpeta Establecimientos Beneficencia. Caja 1102.

torio y carente de patios, no ofrecía garantía alguna sobre las necesarias condiciones de salubridad, estando situado además en un lugar céntrico de la ciudad. La capacidad de este establecimiento era de 70 corrigendas, si bien su número en septiembre de 1854 debía ser más elevado.

Coincidían los informes en la necesidad de cerrar el edificio de Santo Tomás por su grave situación estructural, trasladando a las mujeres al edificio del presidio del Portillo, antigua Galera, una vez que este fuera desalojado, habilitando como único presidio el de San José, con una disminución general de la población penitenciaria mediante la formación de cuerdas de presos (unos 200) para el trabajo en canales y carreteras y la aplicación del último indulto, que afectaría a unos 100. En este caso, el presidio de San José, suprimiendo algunos de los talleres en él instalados, podía acoger a los aproximadamente 500 presos que quedarían de los dos presidios existentes.

Aunque no se ha hallado constancia directa de que estas modificaciones y traslados se llevaran a cabo en las fechas previas al desarrollo de la epidemia de cólera en la ciudad, es probable que se hiciese con posterioridad, ya que en la descripción de estos recursos de la topografía médica de Zaragoza así se sugiere. Sin embargo, estas reubicaciones no resultarían suficientes para evitar una grave situación de hacinamiento, que aún se habría agravado con los traslados: hasta 1.400 reclusos contendría el presidio de San José en enero de 1859, 780 de los cuales se hacinarían en el dormitorio ubicado en la iglesia y el resto en una sala con capacidad prevista para 300. En cuanto a la Casa de San Ignacio, previsiblemente en su antigua ubicación de la calle Boggiero, el número de mujeres alcanzaría en esas fechas las 400.

Por último, el depósito municipal para detenciones temporales o penas de arresto menor, de acuerdo con el informe citado de su director facultativo, Manuel de la Muela,

"(…) es insalubre en todo el sentido de la palabra. Dos cuartos bajos, humedos y sin ventilación son los que ocupan los detenidos de ambos sexos (…). Dicho deposito es el mas aproposito para convertirse en un foco de infeccion, y de el podria propagarse al resto de la poblacion (…)"[199].

Es de suponer que se hacía referencia a su localización en el antiguo edifico de la Aduana vieja, detrás del templo de La Seo. El facultativo sugería su cierre una vez que la autoridad municipal señalase un local alternativo, ante su escasa capacidad y las enormes deficiencias higiénicas que presentaba. Otras fuentes[200] ubican el depó-

---

[199] ADPZ. FGP-ByS. Oficios del médico de las cárceles públicas y del médico de los presidios. Carpeta Establecimientos Benéficos. Caja 1102.

[200] *Topografía médica de la ciudad de Zaragoza…* Obra citada.

sito municipal en 1859 en el edificio de la antigua Diputación de Aragón, aunque como se sabe este antiguo palacio junto a la puerta del Ángel había quedado destruido durante el segundo sitio y es probable que se refiriera al mismo edificio de la Aduana vieja[201]. Sea como fuere la descripción de sus condiciones de alojamiento eran similares:

> *"(…) en la planta baja* [hay] *dos cuartos para hombres, faltos de luz, de ventilación y de espacio, en uno de ellos coloca el alcaide los pordioseros por evitar dice 'los contagios de miseria' y en el otro, los que 'son algo mas decentes' no tienen mas ajuar que un jergon para cada individuo. Hay tambien en esta planta baja dos cuartos para distinguidos, propios mas bien para guardar muebles viejos. En todo este cuerpo de edificio se podrán acomodar hasta doce individuos y calculan para sesenta; en algunas ocasiones han colocado cuarenta. En el piso principal (…) se hallan las detenidas, escusado es decir que el local es pésimo y que no habiendo espacio mas que para ocho ó diez mujeres, calculan capacidad de treinta, y han colocado hasta mayor número (…)"*[202].

Durante 1858 fueron detenidos en el depósito municipal, en la penosas condiciones descritas, un total de 1.880 personas, con un total de 8.488 estancias, es decir con una media de 4,5 días por persona. El depósito municipal continuaría teniendo problemas de adecuación a su función en su siguiente localización, tras su traslado en 1863 al antiguo colegio de los padres Mercedarios o de San Pedro Nolasco[203].

Esta era la situación de los más importantes establecimientos de beneficencia y correccionales de la ciudad de Zaragoza en relación con sus condiciones sanitarias. La inminente amenaza de la epidemia de cólera hizo que se pusieran de manifiesto las peligrosas deficiencias que arrastraban y los riesgos que podían suponer para la ciudad. El cólera, también en este caso, representó una oportunidad para hacer visibles las carencias que en materia de salubridad tenían buena parte de los recursos asistenciales de la sociedad zaragozana de mediados de siglo.

Especialmente relevante para el objeto de esta investigación era la situación del Hospital de Gracia, llamado a jugar un importante papel, como se verá en adelante, durante los meses de desarrollo de la epidemia de cólera. La ocupación del que fuera Hospital de convalecientes en 1809, para ubicar allí el Hospital civil tras la destrucción del primitivo edificio durante la guerra, supuso en opinión de sus di-

---

[201] En la *Guía de Zaragoza* de 1860 se hace referencia al alojamiento de militares transeúntes y de partidas sueltas en el edificio de la Aduana vieja, mientras que en la *Topografía médica* se dice que este edificio era ubicación compartida para el depósito municipal y para el alojamiento de estos militares.

[202] *Topografía médica de la ciudad de Zaragoza…* Obra citada.

[203] VÁZQUEZ ASTORGA, M. Establecimientos Penitenciarios… Obra citada, pág 325.

rectores facultativos, asumir una estructura que no se correspondía con el objeto de un hospital de agudos: casi medio siglo después, estas carencias se revelarían como insostenibles ante la amenaza epidémica, pero asimismo resultarían inadecuadas para prestar la asistencia médica a los pobres en cualquier situación. El enfoque higienista se ponía de relieve en difíciles circunstancias y, puesto de manifiesto por los profesores de medicina, procuraría influir sobre las autoridades políticas con desiguales resultados.

Por último, debe reseñarse que la circular de 31 de agosto de 1854 del Gobierno Civil indicando la inspección de los establecimientos públicos, se dirigió a todos los Ayuntamientos de la provincia, por lo que no solo se recibieron informes del estado de los recursos en la capital sino que otros núcleos rurales también responderían a la indicación de la autoridad provincial, aunque básicamente se informaba sobre la situación del cementerio o la cárcel locales, así como de los reducidos recursos hospitalarios en aquellos lugares que contaban con alguno de ellos, habilitados de acuerdo con el Reglamento de 1852 de desarrollo de la Ley de Beneficencia.

Puede servir de ejemplo sobre la situación de estos recursos en el ámbito rural de la provincia, el oficio remitido por el Ayuntamiento constitucional de Cosuenda[204] refiriéndose a la inspección llevada a cabo por miembros de la Junta local de Sanidad y la comisión permanente de salubridad del pueblo, que abarcó a la cárcel local, el macelo, depósito de aguas, hospital, cementerio y escuela pública[205].

Como en una buena parte de los núcleos de la provincia, tanto el macelo como el cementerio estaban situados dentro de la población, contraviniendo en el caso de este último la normativa de referencia. Para ambos casos se sugería en el informe la necesidad de su traslado fuera del núcleo habitado, aunque por lo que se refiere al matadero, se recomendaba por el momento un mayor uso del agua en sus faenas para disminuir los malos olores. En el caso del cementerio, ya se habría señalado un lugar extramuros y elaborado un plan de financiación para su construcción[206].

---

[204] Localidad del partido judicial de Daroca, tenía en 1855 un total de 260 vecinos y 1.300 habitantes.

[205] ADPZ. FGP-ByS. Oficio del Ayuntamiento de Cosuenda al gobernador civil, de 11 de octubre de 1854. Carpeta 1854. Caja 1106. La comisión estaba formada por el facultativo de medicina, Mariano Ybero, el de cirugía, José Valero y los dos vocales del Ayuntamiento, Toribio Pascual y Cosme García.

[206] Ejemplo claro de las dificultades presupuestarias de los municipios, únicamente cuando, como es el caso, existían fondos propios se podía hacer frente a la financiación de obras que, como en el caso de los cementerios, eran obligadas por la legislación vigente: *"La mayor dificultad Excelentísimo Sr. consiste en proporcionar medios para su construccion. Este Ayuntamiento no encuentra otros que la venta del papel del estado que tienen los propios y consiste en*

En cuanto a la cárcel, era frecuente en localidades de tamaño similar la referencia a la insalubridad del local a propósito, como ocurre en este caso:

> *"(…)* [la cárcel pública] *es totalmente insalubre y por lo tanto cuando ocurre no se pone en ella á ningun preso y aunque sea por corto tiempo (porque se trasladan á la cabeza de partido) se coloca en un granero que hay encima de la cárcel, bien ventilado, procedente de la Union de labradores, por consiguiente no se hace preciso esta clase de edificio (…)"*[207].

La única propuesta relacionada con la balsa donde se represaban las aguas sobrantes de la fuente y el pequeño riachuelo y de donde se abastecía la población para el riego fue la de no permitir su vaciado completo y el contacto de los lodos con el sol y el aire *"para por este medio evitar la exhalación de efluvios que en tal caso se desprenderían"*. Nada habría que señalar respecto a los *"establecimientos de enseñanza pública"*, que reunían las condiciones de salubridad adecuadas, y en cuanto al hospital, reunía las características habituales de estos recursos en los núcleos rurales de la provincia que contaban con ellos:

> *"(…) se inspeccionó un pequeño Hospital destinado para los enfermos transeuntes, aunque tambien se admite en él á cualquiera indigente del pueblo, porque es raro el que pide su entrada en él, y aunque no tiene recursos este establecimiento, sin embargo tiene dos camas corrientes y va á ponerse otra por ser susceptible de tres, y aunque no tiene fondos como se tiene dicho, la caridad pública proporciona medios para su manutención, que asi esta como las medicinas necesarias no le faltan (…)"*[208].

De esta forma se manifestaba la localidad de Cosuenda, en fechas en las que el cólera estaba avanzando desde Cataluña causando brotes desiguales en diferentes núcleos de la provincia. La generalización de la epidemia al año siguiente, con una mortalidad importante en varios partidos judiciales, mostraría la debilidad de la respuesta sanitaria ante la enfermedad.

---

dos suscripciones transferibles del 3 p% diferido, importantes 58.000 reales de vellon; que contando su venta al 18 p% podría sacarse 10.440 reales de vellon, cantidad mas que suficiente, contando que los vecinos aprontarán por roderia los materiales necesarios".

[207] ADPZ. FGP-ByS. Oficio del Ayuntamiento de Cosuenda al gobernador civil, de 11 de octubre de 1854. Carpeta 1854. Caja 1106.

[208] ADPZ. FGP-ByS. Oficio del Ayuntamiento de Cosuenda al gobernador civil, de 11 de octubre de 1854. Carpeta 1854. Caja 1106.

3. LA EPIDEMIA DE CÓLERA DE 1854-1856 EN LA PROVINCIA DE ZARAGOZA

"La peste, negada y escondida, seguía haciendo estragos en las callejuelas angostas, mientras el prematuro calor del verano, que calentaba las aguas de los canales, favorecía extraordinariamente su propagación."

Thomas Mann, *La muerte en Venecia*.

La segunda pandemia de cólera morbo asiático se inició en España a finales del año 1853. De acuerdo con el relato de González de Sámano[209], todavía imprescindible para acercarnos a la realidad de las dos primeras epidemias de cólera en España, puede fecharse en 19 de noviembre de 1853 el inicio de la segunda, que se prolongaría hasta 1856. En ese día se dieron los primeros casos en Redondela, provincia de Pontevedra, entre personas que mantenían contacto con el vapor Isabel la Católica, fondeado en el Lazareto de San Simón, que traía a bordo a tres enfermos de cólera. El desarrollo de la epidemia en aquella provincia fue lento, quedando confinada en la misma durante varios meses: hasta el 6 de enero de 1854 no se declaró oficialmente y se mantuvo en sus límites provinciales hasta finales de mayo, tras un invierno inusualmente templado.

A partir de entonces, el cólera fue extendiéndose progresivamente hacia otros puntos de Galicia, pasando enseguida a otras regiones: desde La Coruña llegó por vía marítima hasta Cádiz, ciudad en la que pudo estar presente en el mes de julio según González de Sámano, aunque oficialmente la epidemia no sería declarada hasta los primeros días de septiembre.

Simultáneamente a su llegada a Andalucía, el cólera se presentó en Barcelona en el mismo mes de julio, llevado también por barcos desde Marsella u otros puertos de ciudades afectadas en el sur de Francia:

---

[209] GONZÁLEZ DE SÁMANO, M. *Memoria Histórica del Cólera-Morbo Asiático en España*. Tomos I y II. Madrid, 1858.

"(…) A la sazon sabíase que en Marsella había el cólera-morbo asiático, por cuya razon se tomaban en el puerto de esta ciudad [Barcelona]*, por disposicion de sus autoridades, medidas higiénicas preventivas con los buques y personas procedentes de aquel punto; del 20 al 24 del citado mes* [julio] *oyóse en esta la fatídica voz del cólera con motivo de haberse observado un caso bien marcado en una casa del barrio 4.º del distrito 4.º que hubo de ser fatal á cuatro individuos de la misma familia; otro caso se observó en el hospital civil casi á la misma fecha el cual tambien fue desgraciado, no tardando en declararse otros en distintos puntos del citado distrito y Barceloneta (…)"*[210].

Comenzó así en Barcelona una epidemia que alcanzó su mayor intensidad en los días finales de agosto, de acuerdo con lo referido por el propio Subdelegado de sanidad del distrito 4.º de la ciudad[211], y que resultaría de gran importancia en la aparición del cólera en la provincia de Zaragoza poco tiempo después: desde el foco de Barcelona, la epidemia se extendió hacia el sur por todo el litoral mediterráneo, pero avanzó también hacia el oeste, siguiendo el trazado de la carretera de Aragón.

Por su parte, desde Cádiz, la enfermedad progresaría rápidamente hacia Sevilla y de allí, tanto hacia Extremadura como hacia el centro de la península por la carretera de Córdoba. En este desplazamiento jugaron un papel notable las tropas que participaban en los enfrentamientos surgidos de la Vicalvarada, episodio de finales de junio que dio inicio días después al bienio progresista. No queda claro si la transmisión de la enfermedad debe atribuirse a las unidades pertenecientes al ejército de O'Donnell que se retiró hacia el sur o más probablemente a aquellas tropas que, saliendo de Sevilla, se dirigieron hacia el norte a sofocar la sublevación.

Sea como fuere, y siguiendo a González de Sámano en su relato, sobre el 15 de agosto el cólera se presentó en Córdoba, desde donde siguió progresando hacia el norte por Jaén y Despeñaperros. En poco menos de un mes se detectaron los primeros casos en Madrid: el 10 de septiembre dos enfermos que se hallaban en una misma sala del Hospital general manifestaron síntomas claros de la enfermedad, sin que pueda concluirse desde donde llegó el cólera a la capital, ya que pudo ser traído por las tropas desde Andalucía o bien pudo avanzar desde Valencia siguiendo la carretera de Cuenca.

3.1. INICIO DE LA EPIDEMIA

La preocupación por el avance de la epidemia en la vecina Cataluña y en todo el Levante, debió estar presente en la provincia de Zaragoza, y especialmente en

---

[210] BADUELL Y PRATS, F. *Apuntes sobre el cólera-morbo asiático hechos durante la epidemia sufrida en Barcelona en 1854*. Barcelona: Imprenta de Pons y Cía., 1855, pág. 3.

[211] Íbidem.

su capital, durante el verano[212] y así se refleja en la Memoria elaborada por los dos Subdelegados de medicina de los distritos de la ciudad:

> *"(…) Cuando en agosto ultimo se presentó el colera en Barcelona, se creyó con sobrado motivo, que nuestra Provincia seria muy pronto invadida; ya por las intimas relaciones que nos unen con el Principado, ya porque la estacion era la mas favorable para el desarrollo de una epidemia cualquiera; y porque desde dicha Ciudad, se le veia ganar terreno hacia nosotros, si bien dejando salvas muchas poblaciones, saltando, digamoslo asi, para cebarse en otras; tal sucedió en el transito que separa hasta Lerida la carretera de Aragon (…)"*[213].

El día 9 de septiembre, la Comisión Permanente de la Junta provincial de Sanidad se hizo eco del escrito del gobernador civil de Huesca que comunicaba dos muertes sospechosas en la provincia; la primera, la de Ignacio Carreras, un vecino de Torrente de Cinca sucedida el día 4, tras tres días de síntomas intestinales poco concluyentes, pero cuya cercanía a la provincia de Lérida, ya invadida, hacía sospechar su posible etiología colérica; y la segunda, la de Agustina Lope, de alrededor de 60 años de edad, que falleció en Almudévar el día 6 *"acometida de un cólico espasmódico con todos los síntomas de cólera fulminante y sucumbido á las ocho horas despues de notada su indisposicion"*. Poco después, en la sesión de 13 de septiembre, se tomó en consideración un nuevo oficio del gobernador oscense en el que se comunicaba el fallecimiento en Almudévar de una niña de siete años en la madrugada del día 9, con evidentes síntomas coléricos, que el facultativo atribuye *"al roce intimo que tuvo la difunta con personas recien llegadas del mercado de Lérida"*[214].

El 17 de septiembre se tuvo constancia por la citada Comisión Permanente de los primeros casos de cólera en la provincia de Zaragoza: tres individuos de Mequinenza, cuyo fallecimiento fue comunicado en esa fecha por la Junta de Sanidad del partido de Caspe. Ante la noticia, la Junta provincial ordenaría al Subdelegado del partido que se personara en Mequinenza para la valoración y mejor conocimiento de la situación[215]. De acuerdo con el expediente remitido al Gobierno

---

[212] El Ayuntamiento de Bujaraloz, del partido de Pina y en la "Carretera General de Barcelona", solicitaría al Gobierno Civil, con fecha 2 de septiembre, que no se permitiera el contacto de los viajeros procedentes de Cataluña con la población, quedando estos en las posadas y ventas que estaban extramuros, si bien facilitando a quienes habitaban en ellas los auxilios que precisasen. ADPZ. FGP-ByS. Carpeta Correspondencia. Caja 1101.

[213] ADPZ. FGP-ByS. *Memoria sobre la epidemia de cólera morbo asiático que se padeció en esta Ciudad en el mes de noviembre de 1854*. Caja 1104. La memoria de la invasión de Zaragoza está fechada en 3 de abril de 1855.

[214] ADPZ FGP-ByS. Carpeta de notas de Sesiones Comisión Permanente. Septiembre. Caja 1102.

[215] Íbidem.

Civil por el profesor de Medicina de esa villa, Jose María Bosch, que recogería en un informe[216] Vicente Sasera, médico de la Comisión Permanente, los tres enfermos, dos mujeres y un hombre sin relación entre sí, fallecieron tras escasas horas de evolución de sus síntomas coléricos entre los días 10 y 13 de septiembre, comenzando en Mequinenza un brote que en el plazo de un mes produciría 512 invadidos y 68 muertes.

Estos primeros casos en la provincia, en una villa fronteriza con la de Lérida, señalaban el avance de la enfermedad desde la vecina Cataluña. También desde Cataluña, el cólera se extendería hacia el sur por las provincias costeras de Levante, como se ha dicho anteriormente: durante la sesión de la Comisión Permanente del 20 de septiembre se dio cuenta de los partes recibidos desde otras provincias según los cuales el cólera-morbo estaba presente en esa fecha en Valencia, Castellón, Alicante, Tarragona, Lérida y Barcelona. Teruel y Huesca, sin embargo, no comunicaban ninguna novedad al respecto[217].

Mientras, en la ciudad de Zaragoza continuaba la normalidad, solamente salpicada a lo largo del mes de septiembre por algunos casos poco concluyentes que no serían del conocimiento de la población:

(…) durante los calores caniculares, se veian menos enfermos que en años anteriores por la misma estacion y ni aun se padecieron coleras esporádicos algo frecuentes en tiempo de verano. (…) La salud publica siguió inalterable hasta el 12 de septiembre que el profesor Don Lamberto Guadan, dio parte de haberse presentado un caso de colera esporadico con muchas posibilidades de sospechoso[218]. Desde esta epoca hasta el ocho ó diez de octubre se sucedieron alguno que otro de la misma naturaleza siendo pocos los que fallecieron. Se presentaron tambien en la misma época algunos colicos biliosos que participaban de cierto carácter colerico (…)"[219].

---

[216] ADPZ. FGP-ByS. Carpeta cólera en Mequinenza. Caja 1105.

[217] ADPZ. FGP-ByS. Carpeta de notas de Sesiones Comisión Permanente. Septiembre. Caja 1102

[218] Es muy probable que este fuera el primer caso descrito de cólera en la ciudad de Zaragoza en 1854. El enfermo, Anselmo Navarro, habitante de la calle Nueva de San Ildefonso, falleció a las dos de la tarde del mismo 12 de septiembre. El médico, Guadan, fue llamado de urgencia por el gobernador civil, junto con los dos Subdelegados de medicina de la capital y el vocal de la Junta provincial de Sanidad, Vicente Sasera. El gobernador instó a Guadan a redactar el informe sobre el caso solo para conocimiento de la Comisión Permanente de la Junta provincial. Así, para evitar la alarma entre la población, el profesor Guadan manifestó que el diagnóstico era de un cólico nervioso, *"mas aunque con reserva indica* [al gobernador civil] *haber sido la enfermedad de Navarro un colera morbo".* ADPZ. FGP-ByS, Expediente sobre casos de cólera en Zaragoza. Caja 1104.

[219] ADPZ. FGP-ByS. *Memoria sobre la epidemia de cólera morbo asiático que se padeció en esta Ciudad en el mes de noviembre de 1854.* Caja 1104.

González de Sámano, en su amplio estudio sobre el cólera morbo impreso poco tiempo después de la segunda invasión en España, supuso el inicio de la epidemia en la provincia de Zaragoza en el pueblo de La Muela el 1 de octubre[220]. Pero como se ha referido, según los datos proporcionados por el médico de la Villa de Mequinenza habría sido una vecina de la misma, Teresa González, la primera en iniciar los síntomas de la enfermedad, y ello en la madrugada del 10 de septiembre, falleciendo en el mismo día. Respecto a estos tres primeros casos, dice el informe de Sasera:

> "(…) El primero se refiere á la enfermedad que sufrió Teresa Gonzalez, soltera, y tuvo principio en la madrugada del 10 de Setre. ultimo, por una abundante diarrea, habiendo sido seguida esta del desarrollo de todos los sintomas del cólera, los que agravados produjeron en el mismo dia la muerte de la enferma.
>
> El segundo es el de Tomas Buron, de 20 años de edad, tambien soltero, que se hallaba en el monte haciendo carbon á la distancia de tres horas de Mequinenza. El dia 12 fue invadido de vomito y diarrea, los que se aumentaron apareciendo otros sintomas nuevos. Continuó en el mismo punto careciendo de todo ausilio, y trasladado a su casa el dia 14, entre doce y una del este dia sucumbio durante el mismo.
>
> Magdalena Sabate después de estar sufriendo mucho tiempo hacía ataques de histerismo se quejó la noche del dia 12 de opresión en la garganta la que fue seguida de diarrea calambres y otros sintomas habiendo fallecido el dia 13 (…)"[221].

A excepción del brote de Mequinenza, en la provincia de Zaragoza no se describieron oficialmente más casos hasta el día 29, en el que se valoró un caso sospechoso en la capital que finalmente fue catalogado como un "*cólico vilioso*" sin relación alguna con el cólera[222]. El día 30, los directores facultativos del Hospital provincial Ntra. Sra. de Gracia dieron parte de "*no haberse presentado otras indisposiciones que las comunes y propias de la estación*", valorando el caso sospechoso de María Petra Arroyo, enferma procedente de la posada de Sta. Ana, sita en la calle Mayor, como "*un cólico simple y remitente de la ingestión de frutas en no pequeña cantidad*"[223].

---

[220] Sámano, en su monografía (Tomo I, pág. 307), apunta que la epidemia en Zaragoza pudo iniciarse en Caspe y Mequinenza, aunque a mediados de octubre: "*en medio de tanta oscuridad se presenta alguna ráfaga de luz para creer, que Caspe y Mequinenza en la provincia de Zaragoza, fueron los primeros pueblos invadidos en todo Aragon a mediados de octubre*". Sin embargo en el listado incluido en su segundo tomo, pág. 491 (Madrid 1860), sostiene que la epidemia en Zaragoza se inicia en La Muela el día 1 de octubre.

[221] ADPZ. FGP-ByS. Carpeta cólera en Mequinenza. Caja 1105.

[222] ADPZ. FGP-ByS. Carpeta de notas de Sesiones Comisión Permanente. Septiembre. Caja 1102.

[223] Circular 316. *BOPZ*, n.º 118, 2 de octubre de 1854.

La presencia de casos de cólera en Madrid y la posibilidad de que la epidemia pudiera también llegar desde el sur, se reflejaba en la prensa zaragozana por aquellas fechas. El diario *La Libertad* publicó el 6 de octubre[224] el informe de una comisión encargada por el Gobierno para visitar y valorar los enfermos del hospital ubicado en el convento de San Jerónimo de Madrid. En dicho informe la comisión, formada al efecto por los médicos Mateo Seoane, Mariano Lorente, Ramón Frau y Pedro Felipe Monlau, concluía que tanto los nueve enfermos ingresados como una mujer fallecida esa mañana, presentaban claros síntomas y signos de cólera morbo. El periódico recogía además, la evolución de estos casos y los nuevos ingresos por la enfermedad en el mencionado hospital durante los días siguientes, que confirmaban plenamente la presencia del cólera en Madrid.

El nuevo Gobierno, nacido tras los acontecimientos políticos de julio, parecía comprometido con una actitud de transparencia respecto al desarrollo de la epidemia, de manera que fue facilitando información sobre la evolución del cólera y los partes de los facultativos, información que recogían los periódicos de la época. Al menos, eso sucedió durante el brote de 1854 por lo que se refiere a los dos periódicos de Zaragoza consultados[225]. La información sobre la epidemia en ellos es constante, aunque de forma parcial y solamente hasta que la epidemia se extendió por toda la ciudad. Durante el brote de 1855, por el contrario, no habría apenas referencias al mismo en ninguno de los dos periódicos. Probablemente, el miedo ante el incremento de las muertes debidas a la epidemia y la necesidad de elevar el estado anímico de una población que enfrentaba el cólera sin demasiadas referencias (su primera y única aparición se había producido veinte años atrás con resultados devastadores) influyeron en la disminución de la información suministrada por las autoridades.

3.1.1. El brote de La Muela. 1 de octubre de 1854

Con fecha 4 de octubre, el alcalde de La Muela comunicó la aparición del primer caso sospechoso el día 1 del mismo mes en *"una joven de 20 años, de esta vecindad, pobre y de vida desarreglada"* al que siguió el de su madre, con síntomas similares, y

---

[224] *La Libertad* n.º 279, 6 de octubre de 1854, págs. 1-2. El informe de la Comisión es de fecha 29 de septiembre.

[225] En 1854 existían dos diarios en Zaragoza: *El Zaragozano* y *El Avisador*. Uno y otro cambiarían de nombre tras el pronunciamiento del 17 de julio de ese año y el inicio del bienio progresista, pasando a llamarse *La Libertad* y *El Esparterista*, respectivamente. Surgieron también otros dos diarios progresistas en ese momento, *El Demócrata Aragonés* y *El 17 de julio*, mientras que los conservadores fundaron *El Instructor*, órgano oficial del Rectorado del Distrito Universitario, con una periodicidad menor, aunque no ha sido posible la consulta de estos tres últimos.

el de una niña de seis años el día 3, que fallecería a la una de la madrugada del día siguiente[226]. En la memoria remitida al Gobierno Civil por el Ayuntamiento de La Muela se recoge el posible origen de estos primeros casos:

> *"(…) En la primera casa que se presentó de forma fulminante y fueron atacadas tres personas, había habido el día anterior unos alojados procedentes de Lerida, que según de publico se dijo, se habian dejado en la venta de Santa Lucia en el mismo camino, un compañero muerto de el colera (…)"*[227].

Durante la sesión de la Comisión Permanente de la Junta provincial de Sanidad del día 12 de octubre se hizo evidente la necesidad de acudir en ayuda del pueblo de La Muela ya que su médico, Félix Ramón, había caído enfermo y las visitas domiciliarias a los enfermos eran llevadas a cabo por el cirujano. La cercanía del municipio a la capital y su situación en la ruta hacia Madrid impulsaron a la Junta a enviar allí al profesor de medicina Celestino Loscos, que había ofrecido sus servicios previamente. De igual forma, se ofreció Vicente Sasera, como vocal de la Permanente. En una extensa comunicación del día siguiente, 13 de octubre, la Junta local de Sanidad y Beneficencia de La Muela apuntaba ya hacia alguna de las causas de la aparición del cólera en la población, poniendo especial énfasis en tres circunstancias. En primer lugar,

> *"(…) que influencia ha podido tener el transito de tropas continuo y licenciados procedente de Cataluña estando en un roce continuo entre ellos y los habitantes de este Pueblo (…)"*

En segundo lugar, estableciendo una relación con el posible uso de aguas contaminadas, debido a:

> *"(…) la escasez de aguas y habiendo bebido la mayor parte de los habitantes de este Pueblo de la recojida en una valsa mal condicionada (…)"*

Y por último valorando una posible causa en relación con las condiciones atmosféricas presentes durante el comienzo del brote:

> *"(…) el poco abrigo que han usado los habitantes de este pueblo en el cambio repentino de temperatura que desde el dia 10 de este mes se ha esperimentado como efecto de aire llamado cierzo sumamente frio que reina, al mismo tiempo suprimiendo las funciones de la piel, se aumentaba la accion de las gastro-intestinales por el uso de frutas y alimentos de mala digestion y aguas insalubres (…)"*[228].

A estas evidencias añadían el hecho de que el mayor impacto de la epidemia se diera entre la población más pobre y en peores condiciones y la necesidad de intervenir sobre los tres aspectos citados.

---

[226] ADPZ. FGP-ByS. Expediente cólera en La Muela. Caja 1104.

[227] ADPZ. FGP-ByS. Expediente cólera en La Muela. Caja 1104. El informe del Ayuntamiento de La Muela es de 8 de abril de 1855.

[228] Íbidem.

En sus propuestas de acción la Junta local establecía que, ante la situación de escasez de agua en el vecindario, era necesario habilitar nuevos corredores para el tránsito de tropas por las dos riberas limítrofes del Huerva y del Jalón[229], disponiendo en La Muela un cuartel para cien hombres incomunicado con el pueblo para quienes, especialmente los licenciados del Ejército, continuaran utilizando la carretera de Madrid. Asimismo, indicaban al Ayuntamiento la necesidad de asegurar agua en buen estado a la población pobre. Por último, en el informe se daba cuenta de la iniciativa del Ayuntamiento de facilitar ropas y alimentos saludables a quienes los necesitasen, tanto en sus casas como en el hospital que se había habilitado al efecto, así como la inspección continua de alimentos y bebidas que se expendían a la población.

El informe de la Junta local contempló además la necesidad de cubrir la atención domiciliaria, en especial para detectar posibles casos entre la población en condiciones de habitabilidad más precarias, mediante visitas de los propios miembros de la Junta ante la falta del médico por enfermedad; se estableció el uso del hipoclorito de sosa o los vapores de azufre para el tratamiento de la ropa de los coléricos y se organizó la recogida, depósito y tratamiento de los fallecidos. Al cierre de las escuelas, se añadió incluso la organización de dos misas a distintas horas para evitar reuniones numerosas de vecinos.

El alcance de la epidemia en La Muela durante el mes de octubre de 1854, de acuerdo con la reseña enviada por el Ayuntamiento al Gobierno de la provincia al año siguiente, fue limitado, con 19 invadidos de los que fallecieron 14 (tres hombres, nueve mujeres y dos párvulos). Parece obligado pensar, por la elevada letalidad que traducen estas cifras (el 73,68%), que no se consignaron como invadidos los cuadros leves o moderados que debieron producirse. Por lo demás, y en cuanto al perfil de los afectados en el brote, se dejó claro que:

"(…) los invadidos y las victimas, lo fueron los mas intemperantes en el regimen alimenticio, ó las personas deterioradas por la edad ó achaques interesados (…)"[230].

---

[229] Las autoridades militares se harían eco inmediato de la recomendación, y así, con fecha 15 de octubre, el capitán general de Aragón, Ignacio Gurrea, comunicó al gobernador Cardero que, tomando en consideración la propuesta de la Junta provincial de Sanidad sobre el tránsito de tropas, había ordenado que las partidas sueltas y licenciados de la guarnición local que, saliendo de Zaragoza, se dirigieran a la carretera de Madrid, evitasen el paso por La Muela. Y asimismo lo hiciesen quienes llegasen de Calatayud en dirección opuesta. En cuanto a los licenciados provenientes de Castilla o de Cataluña, sugería que los alcaldes de los pueblos circunvecinos les informasen sobre estas limitaciones, ya que no solían presentarse a refrendar sus pasaportes en las plazas de Calatayud o Zaragoza. ADPZ. FGP-ByS. Carpeta epidemia de cólera en Zaragoza. Caja 1105.

[230] ADPZ. FGP-ByS. Expediente cólera en La Muela. Caja 1104.

La Comisión Permanente de la Junta provincial, en su sesión de 15 de octubre[231], recomendó el establecimiento de medidas higiénicas en La Muela, asegurando también los depósitos de sanguijuelas, hielo y medicamentos para el tratamiento de los invadidos.

3.1.2. Los primeros casos de cólera en la ciudad de Zaragoza

Finalizado el mes de septiembre con las escasas referencias descritas sobre casos sospechosos en la capital, fue la presencia del cólera en La Muela la que incrementó la preocupación en la ciudad. Dicha población se encuentra a 4 leguas de Zaragoza (alrededor de 22 kilómetros), y la aparición de nuevas sospechas (una enferma en la calle Alcober, 183, fallecida el 7 de octubre; otra más, alojada en la posada de la Alfondiga que había salido de Caspe el día de 4 de octubre) junto con la situación de La Muela llevaron a la Junta provincial de Sanidad, en sesión del 8 de octubre, a proponer el establecimiento de los servicios de hospitalidad domiciliaria en toda la provincia, así como la apertura en la ciudad de Zaragoza de enfermerías especiales de la municipalidad, en el hospital civil y en los presidios[232].

La proximidad de la fiesta local del 12 de octubre, cuando Zaragoza iba a recibir un número importante de visitantes llegados de numerosos puntos de la provincia, sería el principal motivo de alarma de autoridades y facultativos en esas fechas:

"(…) Desde entonces [entre el 8 y 10 de octubre] *la opinión generalmente admitida entre los profesores, fue el que la constitución medica reinante era colerica pero faltaban algunas condiciones especiales que pusieran en juego su influencia para el desarrollo del epidemico* [sic]: *siendo tambien la opinión, que si dicha influencia no desaparecia con las medidas de higiene publica que acababan de tomarse, estallaria la epidemia en las próximas fiestas de Nuestra Señora del Pilar, por el considerable numero de gentes que por entonces afluye á Zaragoza (…)"[233].*

A pesar de ello, los periódicos trasladarían a la población, de acuerdo con lo remitido por las autoridades locales, unas noticias llenas de confianza y así, *La Libertad* publicaba el mismo día del Pilar lo siguiente:

"ROSARIO GENERAL. Cuando otros pueblos tienen que lamentar desgracias sin cuento, cuando el terrible azote del cólera esparce el luto entre las familias, Zaragoza al abrigo de la Sagrada Columna de Maria, se ve felizmente preservada de tantos males como afligen al género humano. Con este motivo en justo agradecimiento á tan singulares beneficios, y con el fin de implorar su divino ausilio para que en lo sucesivo se digne librarnos de tales calamidades,

---

[231] ADPZ. FGP-ByS Carpeta de notas de Sesiones Comisión Permanente. Octubre. Caja 1102.

[232] ADPZ. FGP-ByS Carpeta de notas de Sesiones Comisión Permanente. Octubre. Caja 1102.

[233] ADPZ. FGP-ByS. *Memoria sobre la epidemia de cólera morbo asiático que se padeció en esta Ciudad en el mes de noviembre de 1854.* Caja 1104.

HOY, 12 de octubre a las seis y media de la tarde saldrá de su santo metropolitano templo un solemnísimo rosario general con seis golpes de música, llevando la misma carrera que la procesión (…) "[234].

Esta afluencia de personas desde todos los puntos de la provincia y su regreso a sus pueblos de origen, contribuyó sin duda tanto al desarrollo de la epidemia en la ciudad como a su extensión al resto de la provincia. Entre el 15 y el 21 de octubre, se fueron produciendo notificaciones continuas de casos sospechosos de cólera en la capital[235]: un enfermo procedente de Bayona en la posada de Huesca, situada en la ribera del Ebro; otro en la calle Castellana, uno más en la del arco del Deán y otro en la plaza del Pilar, pero también en la posada de Torrecilla de Valmadrid o, mucho más alejados, como en Mallén. Las autoridades locales confirmarían las sospechas sobre la naturaleza de todos los casos que aparecieron tras las fiestas:

"(…) pasados cuatro ó seis dias de aquella festividad, aparecieron diariamente, mas o menos numero de casos, que reconocidos de orden de V.S. por los que sucriven y un vocal de la Junta provincial de Sanidad, se declararon ser de colera–morbo asiatico con todos sus caracteres (…) "[236].

Efectivamente, la Comisión Permanente estableció que dos de sus miembros, Valero Causada y Vicente Sasera, visitasen por esas fechas los casos de los distritos de El Pilar y de San Pablo respectivamente, en unión de los Subdelegados de los mismos, Vicente Bruno y Dámaso Sancho, de manera que prevaleciera un criterio común en la valoración y diagnóstico de los enfermos. Junto a ese acuerdo, la Comisión estableció las disposiciones siguientes:

"1.ª Que se oficie al alcalde para que dentro de veinte y cuatro horas queden por lo menos una enfermeria pública completamente habilitada, sin perjuicio de plantear, sin levantar mano, la hospitalidad domiciliaria, casas de socorro y demás que se acordó en la sesión última de la Junta provincial de Sanidad reuniendo en el acto la Junta municipal de Sanidad.

2.ª Convendría por dichas razones se reuna la Junta provincial de Sanidad, para que enterada esta del estado actual de la población, acuerde lo que estime conveniente, y si llegan a presentarse mas casos determine lo que debe hacerse con respecto a la declaracion de la epidemia.

Hechos presentes al Sr. gobernador los estremos anteriores se sirvió resolver cumplimentar el 1.º y suspender el 2.º hasta que las circunstancias lo reclamen"[237].

La prudencia o el temor a que el miedo se instalase entre la población, dilataron por parte de la autoridad superior de la provincia la decisión de declarar la

---

[234] *La Libertad*, 12 de octubre de 1854, pág. 2.

[235] ADPZ. FGP-ByS. Carpeta de notas de Sesiones Comisión Permanente. Octubre. Caja 1102.

[236] ADPZ. FGP-ByS. *Memoria sobre la epidemia de cólera morbo asiático que se padeció en esta Ciudad en el mes de noviembre de 1854*. Caja 1104.

[237] ADPZ. FGP-ByS. Carpeta de notas de Sesiones Comisión Permanente. Octubre. Caja 1102.

situación epidémica en que se encontraba ya la ciudad de Zaragoza. El día 21 de octubre, Joaquín Melendo, uno de los directores facultativos del Hospital Nuestra Señora de Gracia, comunicaba un caso alarmante en la persona de una viuda de 70 años, domiciliada en la *"3.ª havitacion de la casa n.º 82 de la plaza del pilar"*, con la descripción de los antecedentes de ingesta del día anterior y del cuadro clínico, concluyendo que:

(…) En vista de este cuadro sintomatologico y de la esperiencia que tengo por los muchos colericos que tube bajo mi direccion en el primer hospital que se instalo en 1834 en esta capital tengo el sentimiento de poder afirmar que Joaquina Claveria se halla padeciendo un colera-morbo Asiatico pestilencial o epidemico (…)"[238].

Asistida la enferma médica y espiritualmente, el facultativo se puso a disposición del gobernador civil para lo que este ordenara, aunque comunicándole la oposición de los familiares de la paciente a cualquier traslado[239]. No habría tiempo a contestación alguna ya que horas después, en un segundo escrito al gobernador, Melendo notificaba su fallecimiento a las cinco y media de la tarde del mismo día 21. La resistencia al reconocimiento oficial de la situación epidémica en la ciudad, hizo que el propio médico tomase la iniciativa de ocultar la verdadera naturaleza de la enfermedad en los siguientes términos:

"(…) Para evitar en lo posible la natural alarma que producen las enfermedades que en pocas horas arrebatan victimas, he calificado en el parte ó certificado que se libra p.ª la defuncion, de colico nervioso activo (…)"[240].

En los días siguientes se produjo un goteo continuo de casos de cólera en la ciudad de Zaragoza, tanto en domicilios como en el Hospital de N.ª Sra. de Gracia[241]. En el caso del Hospital, con fecha 20 de octubre, sus facultativos (Manuel de la Muela, Joaquín Melendo, José Gea, Liborio de los Huertos y Vicente Ciruelo) firmaron un oficio comunicando que continuaban las enfermedades ya expresadas en partes anteriores, aumentando solamente las viruelas naturales; si bien comunicaron el caso de una mujer, María Oncis, con domicilio en la calle de la Puerta Quemada, aquejada por una indisposición y visitada en domicilio por D. Pablo Lozano que la diagnosticó de *"cólico violento"*. Los

---

[238] ADPZ. FGP-ByS. Expediente sobre casos de cólera en Zaragoza. Caja 1104.

[239] El artículo 54 de la Real orden de 30 de marzo de 1849, sobre preparación ante el cólera, establecía que *"la remision de los enfermos á los hospitales se hará siempre por disposicion del alcalde ó su delegado, previo el dictámen de los profesores, y tomando en consideracion los medios ó recursos del enfermo, la clase de habitacion que ocupe, su voluntad ó la de su familia y el carácter y grado del mal que padezca (…)"*.

[240] ADPZ. FGP-ByS. Expediente sobre casos de cólera en Zaragoza. Caja 1104.

[241] ADPZ. FGP-ByS. Carpeta de notas de Sesiones Comisión Permanente. Octubre. Caja 1102.

facultativos opinaban que su grave situación se debía a la predisposición de la enferma:

> "(…) por el estado de miseria en que se encuentra, el haber comido tomate crudo, ubas en grande cantidad y judias secas de mala calidad estando criando, han sido causas suficientes para producir el referido colico (…)"[242].

Sin embargo, una semana después, en oficio de 27 de octubre, Melendo, De la Muela y Gea comunicarían que la referida enferma, junto con cuatro afectados más a los que calificaban como *"acometidos de la indisposición reynante"* continuaban ingresados, y que tres habían fallecido la noche anterior en *"las Enfermerías"* habilitadas en el Hospital, habiendo *"sucumbido con todos los síntomas caracteristicos del colera morbo asiático"*[243]. Estas serían las primeras muertes por cólera en el Hospital civil de acuedo con la documentación revisada.

Por otra parte, se sucedieron también las notificaciones sobre diferentes localidades afectadas en la provincia: Novillas, junto a Navarra y varios pueblos del partido judicial de Caspe, como Escatrón, Chiprana y Sástago[244]. En algunos casos, como en Muel con fecha 29 de octubre, una persona que había partido de Zaragoza ya enferma, fue notificada como invadida de *"cólera morbo asiático verdadero"*, falleciendo a su llegada al pueblo[245].

3.1.3. Respuesta institucional ante los primeros casos

A pesar de las tareas de preparación frente a la epidemia llevadas a cabo en los años previos desde las instituciones, y que se reflejan en un gran número de reales órdenes, normas y reglamentos[246]; a pesar del importante volumen de información recabada por las autoridades locales sobre la situación de los centros de beneficen-

---

[242] ADPZ. FGP-ByS. Carpeta Estados Sanitarios 1854. Caja 1173.

[243] ADPZ. FGP-ByS. Carpeta Estados Sanitarios 1854. Caja 1173.

[244] Desde el día 22 de octubre y hasta final de mes el número de casos de cólera creció de forma notable: aparecieron casos en las calles Las Armas, Castellana, Aguadores, barrio Casto, San Pablo, plaza de la Seo… También en el Hospital de Gracia, cuyos facultativos creyeron urgente habilitar enfermerías especiales fuera del mismo para evitar la propagación que ya había comenzado a manifestarse entre los enfermos del establecimiento. ADPZ. FGP-ByS. Sesiones Comisión Permanente. Octubre. Caja 1102.

[245] ADPZ. FGP-ByS. Caja 1104

[246] Hay que recordar que la norma básica dirigida a contener o minorar los efectos del cólera es la Real orden de 30 de marzo de 1849, a la que acompañaron un importante número de normas sobre aspectos concretos (cordones sanitarios, notificación de la enfermedad, deberes de los facultativos, reglas de higiene en las poblaciones, exequias fúnebres, etc.) a los que se ha hecho referencia en el apartado de legislación.

cia[247] o de las *prevenciones* dictadas a los Ayuntamientos en materia de salubridad[248] con objeto de limitar el impacto de esta segunda pandemia de cólera, la presencia de la enfermedad en la provincia puso de manifiesto las debilidades de la incipiente organización sanitaria, el desconocimiento de los mecanismos de transmisión de enfermedad y la escasez de medios terapéuticos eficaces para hacerle frente, aun a pesar del ingente número de medicamentos utilizados.

En la provincia de Zaragoza, la respuesta institucional ante la aparición de los primeros casos se concretó en dos ámbitos: por un lado en la adopción de medidas prevención, tanto de salubridad pública como de información a la población, facilitándole los consejos más adecuados para prevenirse frente a la enfermedad y, por otro lado, en la organización de la asistencia a los enfermos de cólera, especialmente a los más desfavorecidos, de acuerdo con la Real orden de 30 de marzo de 1849 y con el marco general de organización sanitaria que estableció el Real decreto de 17 de marzo de 1847.

3.1.3.1. *Información a la población*

Los edictos y bandos, habitualmente publicados desde los ayuntamientos, fueron el principal instrumento utilizado por las autoridades para facilitar a la población información sobre la epidemia de cólera y para establecer reglas y recomendaciones que trataban de preservar la salud pública, generalmente centradas en medidas básicas de higiene pública y privada[249].

Otro de los medios utilizados para este fin fueron las Instrucciones populares, publicaciones breves que contenían consejos de profilaxis individual frente al cólera

---

[247]   Circular 283 de 31 de agosto de 1854. *BOPZ* n.º 106, de 4 de septiembre de 1854.

[248]   Circular 264 de 20 de agosto de 1854. *BOPZ* n.º 100, de 21 de agosto de 1854.

[249]   La publicación de bandos sobre el cólera será constante a lo largo de los años previos a la invasión colérica, incluyendo básicamente medidas de salubridad (limpieza de calles, casas, sumideros, estercoleros; desecación de charcas; limitación de animales en domicilios, etc.). Ya en fecha tan temprana como 10 de mayo de 1849, con motivo de la epidemia de cólera en París, el alcalde corregidor de Zaragoza, Ildefonso Morales de los Ríos, dicta un bando sobre medidas de higiene pública, único modo de prevenir la enfermedad: *"Si conveniente es en tiempos normales el fijar reglas que marquen la línea de conducta que deben observar todos los vecinos en el interesante ramo de policia asi urbana como rural, es tanto mas apremiante, cuando una enfermedad epidémica, conocida por desgracia en nuestro suelo, aflije á la capital del vecino reino de Francia. De aqui que nunca la autoridad local contrae un deber mas sagrado que hoy de hacer que se respeten las medidas de buen gobierno en que está interesada la salud pública único preservativo de la enfermedad (…)".* ADPZ. FGP-ByS. Memorandum de Zaragoza. Carpeta Sanidad 1849, Correspondencia. Caja 1086.

o recomendaciones a llevar a cabo ante casos leves o antes de la visita médica en el caso de enfermar. Este tipo de publicaciones ya se había utilizado durante la primera epidemia de cólera en España. En el caso de Zaragoza, su Junta provincial de Sanidad, elaboró unas *Instrucciones preventivas y curativas del cólera morbo asiático* (con fecha 25 de septiembre de 1854 según el manuscrito), ordenando su impresión y distribución entre instituciones, entidades colegiadas, autoridades eclesiales, Subdelegados de sanidad, milicia, etc.[250]. Se imprimieron 2.000 ejemplares[251], cuya mayor parte se destinaron a la Comisión Superior de Instrucción Pública para su distribución a cada uno de los maestros y maestras[252] existentes en la provincia. El día 21 de octubre, el periódico *La Libertad* insertaba la comunicación del gobernador Cayetano Cardero sobre la impresión de las Instrucciones diciendo que *"con el fin de que se generalice su lectura y sobre todo para que su adquisicion este al alcance de todas las fortunas, se espenderá desde este dia al módico precio de medio real cada egemplar en la depositaria de este gobierno y en las redacciones de los periodicos de la capital destinandose su producto á objetos de sanidad y beneficencia"*[253].

Las *"Instrucciones"*[254], firmadas por los miembros de la Comisión Permanente de la Junta[255], se editaron como un folleto tamaño de media cuartilla, con 20 páginas. Comenzaban por minimizar el alcance de la gravedad de la epidemia, que *"no se presenta por fortuna en España con los mortíferos caractéres que el de 1834. Galicia, la primera provincia invadida de la Península, ofrece una prueba irrefragable de esta verdad"*, atribuyendo esta diferencia a las mejoras introducidas durante 20 años en las infraestructuras de las poblaciones, en la labor de las Juntas de Sanidad y Beneficencia sobre los focos de insalubridad y en la mejor prestación de los socorros,

---

[250] ADPZ. FGP-ByS. Carpeta de notas de Sesiones Comisión Permanente. Octubre. Caja 1102. La impresión se ordenó con fecha 8 de octubre y consta en el legajo una lista de distribución.

[251] Según consta en la factura, de 3 de febrero de 1855, la edición tuvo un coste de 570 reales de vellón. ADPZ. FGP-ByS. Caja 1106.

[252] En el mapa de Zaragoza (provincia) de 1853 elaborado por Francisco Coello de Portugal y Quesada con notas estadísticas e históricas escritas por Pascual Madoz constan para la provincia un total de 322 maestros y 52 maestras. Fondos Cartográficos del Instituto Geográfico Nacional de España.

[253] *La Libertad*, n.º 294. 21 octubre de 1854.

[254] *Instrucciones preventivas y curativas del cólera morbo asiático* publicadas por la Junta provincial de Sanidad de Zaragoza. Zaragoza: Imprenta Nacional de M. Ventura, 1854. El manuscrito de estas Instrucciones se encuentra en el ADPZ, Caja 1104.

[255] Estos son, en aquel momento, el gobernador civil, Cayetano Cardero, como presidente y los vocales Valero Causada, Vicente Sasera, Manuel Marzo, Germán Segura y Mariano Marco Elvira.

si bien el propio desarrollo de la epidemia en la provincia pondría en duda muy pronto esta benevolente reflexión.

El folleto ponía especial acento en las medidas individuales de prevención, basadas en el aseo personal, el régimen de comida evitando los excesos, y en la buena disposición de casas y habitaciones (limpieza, ventilación, temperatura,…). Asimismo, establecía algunas normas para el lavado de ropas y utensilios o el tratamiento de *"sumideros y comunes"* (mediante quema de azufre, uso del hipoclorito de cal clorurado o vapores de vinagre puro) y promovía un régimen de vida sobrio y sin exceso de trabajo corporal, paseos por el campo y descanso suficiente. Ante los primeros síntomas, que se definían como *"colerina"* (malestar, laxitud, diarrea, etc.) recomendaba la dieta absoluta o pequeña cantidad de alimentos, el reposo en cama y favorecer la sudoración:

> *"(…) El enfermo se meterá en cama y procurará favorecer la transpiracion tomando cada hora una taza de infusion caliente de té, camomila, melisa ó menta, las que se alternarán con otras de cocimiento de arroz, adiccionandole al tiempo de la ebullicion una cucharada de las de café, de polvos de asta de ciervo y otra mayor de jarabe de goma arábiga al tiempo de tomarse.*
>
> *Auxiliarán poderosamente al éxito de la medicacion las lavativas en cantidad de dos jícaras de este último cocimiento con un poco de almidon y cinco gotas de láudano, las que se reiterarán cada vez que el enfermo deponga (…)".*

Finalizaba el folleto con la descripción de los síntomas de gravedad del cólera-morbo, con algunas recomendaciones (utilización de calor, fricciones, uso de hielo frente al vómito,…) en tanto llegara el médico, y un consejo para evitar remedios a base de medicamentos "llamados secretos y específicos", tales como el carbonato de sosa, por ineficaz o, con más motivo, el sulfato de estricnina, por su peligrosidad. Estos y otros remedios se encontraban con frecuencia en la prensa diaria[256] y aun en comunicaciones institucionales, donde se daba pábulo a supuestos preparados de composición secreta[257]. Tampoco faltaron bienintencionados entre las profesiones sanitarias que ofrecían sus experiencias en el tratamiento de la enfermedad[258] y, por supuesto,

---

[256] *La Libertad*, n.º 282, 9 de octubre de 1854, pág. 1-2 sobre *"el espíritu de alcanfor"*; n.º 299, 26 de octubre de 1854, pág.1 sobre un preparado con *"magnesia pura"*. *El Esparterista*, n.º 66, 16 de octubre de 1854, pág. 1-2 sobre *"beber fuertes cantidades de agua caliente".*

[257] Es el caso de un oficio del gobernador de Valencia al de Zaragoza comunicando que un vecino de Zaragoza le ha ofrecido un remedio frente a la enfermedad: *"poseyendo el secreto de una composición para atacar el colera, en el momento que uno sea invadido, ofrezco a la disposicion de V.S. una botella de dicha composicion con el modo de usarlo (…)".* ADPZ. FGP-ByS. Carpeta correspondencia. Caja 1101.

[258] Un farmacéutico de Valencia, Rafael Esteller, asegura que durante el primer y segundo período de la enfermedad salva, mediante la utilización adecuada de la magnesia, al noventa por ciento de los afectados: *"en esta misma Capital* [Valencia] *despues de administrada la*

también la prensa médica recogió, con la natural cautela, las novedades terapéuticas frente a la enfermedad que, en ocasiones, serían reproducidas en la prensa diaria[259].

Es difícil valorar el alcance de todas estas recomendaciones en su efecto sobre el curso de la epidemia. Especialmente porque puede presumirse como elevado el número de analfabetos entre la población, y mucho más entre las capas más desfavorecidas, allí donde la epidemia produjo sus mayores efectos. Por similares razones tampoco la prensa diaria pudo cumplir con ese papel de información entre dichos sectores de población.

Por otra parte, a pesar del desconocimiento sobre el origen y patogenia de la enfermedad, resultaban válidas algunas de las recomendaciones para los cuadros leves, basadas en el conocimiento empírico de las últimas décadas de expansión del cólera por el continente europeo, aunque parece evidente que tales consejos en estos soportes escritos no influyeron de manera importante en el curso y desarrollo de la epidemia. En este sentido, pudo resultar más determinante el hecho de garantizar una adecuada asistencia médica que permitiese proporcionar consejos individuales de forma oral, algo que desgraciadamente no se produjo de forma generalizada en toda la provincia a pesar de la explícita voluntad de las autoridades:

> "(…) *las visitas domiciliarias cuya utilidad ha sido tan ventajosamente reconocida en Yngla-terra y que nuestro gobierno ha mandado plantear en los barrios de las clases menesterosas da-rán los resultados que son de apetecer, si el pueblo conociendo el valor que tiene su propia con-servación aprovecha los consejos de los médicos encargados oficialmente de ejecutarlas (…)*"[260].

Con todo, parece evidente que las recomendaciones sobre alimentación o régimen de vida, así como las referidas a asegurar condiciones higiénicas adecuadas en

---

magnesia con la dosis del aceite bolatil, habiendo promovido la magnesia la segunda diarrea que ya no es colerica, han tratado algunos de detenerla por medio de labativas laudanizadas con almidon, con orchata de vellotas y el agua pasada con goma y les ha sobrevenido en este caso el bomito y pasmo. Esta diarrea, en vez de detenerla debe ayudarse por medio de seis onzas de la pocion angelica, y sacando al colerico toda la causa de una vez, quedará el enfermo bueno en el acto y guardará dieta rigurosa los tres primeros días(…)". ADPZ. Caja 1105.

[259] En el n.º 296, de *La Libertad*, de 23 de octubre de 1854, se transcribe el artículo que firma Méndez Álvaro en *El Siglo médico*, en el que repasa estas novedades terapéuticas como el carbonato de sosa neutro "preconizado en Barcelona"; el aceite, a cuyo uso "se muestran muy inclinados los sevillanos" y al que otorga Méndez Álvaro su mayor confianza *"mientras no se descubra alguno cuyas ventajas superiores reconozca"*; el Método de Beauregard, a base de pociones de éter sulfúrico, láudano, quina y otros componentes según la fase de la enfermedad; la misma estricnina, pura o con otro componentes, aun declarando las controversias que su uso suscitaba entre los médicos; o el cloroformo en mezcla con jarabe de éter, tintura de opio, aceite de canela y alcohol.

[260] *Instrucciones preventivas y curativas del cólera morbo asiático…* Obra citada.

domicilios y tratamiento de residuos no tuvieron efecto alguno en gran parte de la población, urbana y rural, que vivía en clara situación de pobreza. A esta reflexión pueden conducir algunos párrafos de las Instrucciones:

"(…) Los escesos en los trabajos corporales y de imaginación no ofrecen menos riesgo que los de los alimentos y bebidas. Cada uno debe entregarse á sus ocupaciones habituales sin que de ello le resulte un escesivo cansancio (…).

Conviene el paseo por el campo, durante la presencia del sol y en horas adecuadas á la temperatura dominante.

El descanso por la noche no será interrumpido por trabajos de ningun genero (…)"[261].

Y tampoco faltará en estas recomendaciones la referencia a una actitud vital positiva y a una vida "ordenada" como factores "morales" que se promovían como elementos protectores ante la presencia de la enfermedad:

"(…) La tranquilidad de ánimo y la poca aprehension a contraer el cólera es uno de los mejores preservativos de esta enfermedad; al contrario, el miedo favorece estraordinariamente su presentacion.

Las personas tímidas y susceptibles deben procurar hacerse superiores al espectáculo triste que á la vista presenta el cuadro de una epidemia.

La incalificable temeridad, compañera inseparable de los desórdenes, conduce generalmente a la muerte. (…)

El cólera castiga rigurosamente en todos los paises á las personas que abusan de los vinos y licores. Muy pocos salvan la vida de los que tienen la costumbre de embriagarse y viven entregados á todo género de esceso (…)"[262].

Consideraciones morales y consejos basados en una vida personal y social ordenada que, como puede presumirse, resultaron ineficaces para prevenir la enfermedad y controlar la epidemia.

3.1.3.2. *Organización de los recursos asistenciales*

De acuerdo con lo referido, la ciudad de Zaragoza se encontraba en una situación comprometida durante los últimos días del mes de octubre de 1854, con un goteo constante de casos, tanto en el Hospital civil como en los domicilios atendidos por los facultativos de la capital. Ante ello, la Alcaldía y el propio Gobierno Civil, pusieron especial énfasis en la atención a *"las clases menesterosas"* intentando establecer una adecuada organización de la asistencia. Esta se basó, fundamentalmente, en los socorros de las juntas parroquiales de beneficencia y en el auxilio de los facultativos para proporcionar una hospitalidad domiciliaria que, en el caso de

---

[261] *Instrucciones preventivas y curativas del cólera morbo asiático…* Obra citada.

[262] Íbidem.

los más desfavorecidos, resultó especialmente difícil. Para ello, el Ayuntamiento dispuso lo siguiente:

"1.º Que si llegase á presentarse con sintomas sospechosos algun individuo pobre, en vez de ser conducido al hospital, reclame por si ó por medio del facultativo que le asista los ausilios de la Junta de Beneficencia de su respectiva parroquia, dirigiéndose a su presidente á los cuales deberá darse parte por los facultativos, de cuantos casos pudieran presentarse en familias pobres.

2.º Con el fin de facilitar estos socorros y que los partes de los facultativos produzcan pronto los beneficios á que se dirigen, se hace saber al público que los vicepresidentes de las juntas parroquiales lo son los respectivos curas párrocos y los presidentes de

San Pablo. D. Celestino Ortiz, calle de la Cedacería.-D. José Ostalé, calle de la Dama.-D. Manuel Francés, calle de Predicadores.

Pilar. D. Antonio San Miguel, calle del Pilar.

La Seo. D. Matías Galve, plaza de los Infantes.

Santa Cruz. D. Manuel Magallon, calle de Contamina.

San Miguel. D. José Marraco, plaza de la Constitucion.

Magdalena. D. Fabian Maynar, calle de D. Juan de Aragon.

Santiago. D. Santiago Canti, calle del Coso.

Altabás. D. Bartolomé Calvete, calle del Portillo.

San Pedro. D. Juan Francisco Villarroya.

San Lorenzo. D. José Lagunas, Mercado.

San Andrés. D. Francisco Sagristan, plaza de Santo Dominguito.

Sepulcro. D. José Palomar, plaza de San Cayetano.

San Felipe. D. Justo Alicante, calle de las Danzas.

Santa Engracia. D. Casiano Arrizabalaga, plaza de las Estrévedes.

San Gil. D. Mariano Almanara, calle del Correo Viejo"[263].

Posteriormente, con fecha 7 de noviembre, y de acuerdo con la Real orden[264] sobre el papel de las Juntas de Sanidad en la preparación frente al cólera, la Alcaldía de Zaragoza dividió la ciudad en diez distritos, adaptados a la estructura de Beneficencia basada en las parroquias, mediante el agrupamiento de algunas de las que se mencionan en el listado anterior, asignándose además un médico y un boticario de referencia por cada uno de los distritos[265].

---

[263] *La Libertad*, n.º 297, 24 de octubre de 1854, pág. 3.

[264] Real orden de 18 de enero de 1849, que en su artículo 18 dice: *"Los alcaldes, de acuerdo con la Juntas de Sanidad, dividirán las poblaciones que tengan mas de 10.000 almas, en barrios, parroquias ó distritos, guardando en lo posible la division adoptada por las Juntas de Beneficencia (…)".*

[265] *La Libertad*, n.º 312, 8 de noviembre de 1854, pág. 3.

Fueron así los facultativos quienes, a través de los partes correspondientes tras las visitas domiciliarias, facilitaron la prestación de socorros a todos aquellos enfermos que, careciendo de los mínimos medios de subsistencia y en situación de absoluto desamparo, precisaban de la beneficencia proporcionada por las mencionadas juntas parroquiales.

Puede estimarse el alcance de estas ayudas, a través de la copia del escrito a la Alcaldía que el presidente del tercer distrito de San Pablo, D. Manuel Francés, dirigió al gobernador civil junto con el listado nominal y el domicilio de los *"pobres de solemnidad"* a los que se había socorrido: un total de 46 personas, mayoritariamente de las calles Predicadores, San Pablo y Las Armas, de las que fallecieron 19, percibieron un total de 294 socorros de 4 reales[266] cada uno, entre el 25 de octubre y el 23 de noviembre, fecha esta última en la que el brote comenzó a declinar en el distrito. En total pues, se distribuyeron 1.176 reales de vellón con un rango de 1 a 18 socorros (es decir, entre 4 y 72 reales) para socorrer a los 46 epidemiados. El presidente de esta Junta parroquial comunicaba que

> *"(…) conociendo por una parte las muchisimas y graves atenciones de que se halla rodeada la municipalidad que V.S. tan dignamente preside, y la escasez de los medios con que cuenta para cubrirlas y deseando por otra asociarme al numero de las personas que se han apresurado á contribuir al socorro de los menesterosos de esta Capital, cedo en veneficio de los mismos ó de los fondos municipales la cantidad referida, esperando que el Exmo. Ayuntamiento se dignara aceptar este donativo (…)"*[267].

El escrito recogía también el elogio hacia la labor de los profesores de medicina que asistieron a los enfermos (Mariano Calvo, Fernando Ascaso, Joaquín Vicente, Fernando López y Manuel Hernández, este último renunciando a la percepción de sus honorarios) y la de los farmacéuticos que proporcionaron los medicamentos (Joaquín Alvira, Manuel Pardo y Bartolini y Pablo Rodrigo y Bernal, también este último sin recibir dinero alguno por sus preparados). Asimismo decía que,

> *"(…) con igual desprendimiento á procedido D. Vicente Burguete propietario del Café llamado del Valenciano que renuncia el precio del sorvete y nieve que ha suministrado para los enfermos; no pudiendo tampoco omitir que estos han sido asistidos con el mayor esmero por los SS. Eclesiasticos que les han administrado los ausilios espirituales, haviendo sin escepcion alguna, llenado todos ellos sus deveres tan cumplidamente como podia esperarse de una clase tan respetable"*[268].

La falta de recursos institucionales, muy especialmente en los ayuntamientos, fue una constante en muchos de los escritos recibidos en el Gobierno Civil, quedando en los sentimientos caritativos de la población la respuesta ante las situacio-

---

[266] El salario diario de peones o jornaleros era de alrededor de 5 reales de vellón.

[267] ADPZ. FGP-ByS. Caja 1104.

[268] Íbidem.

nes más desesperadas. En el caso del suministro de hielo y sorbetes de arroz, si la Comisión Permanente de la Junta provincial de Sanidad había instado con fecha de 30 de octubre a asegurar su contrata para el tratamiento de los coléricos[269], la Alcaldía de Zaragoza comunicó con fecha 1 de noviembre que, convocados los dueños de pozos de nieve y cafés de la ciudad,

> *"(…) D.ª Rafaela Casanova y D. Joaquín Mairal se han obligado a espender al público á cualquier hora que sea necesaria la nieve que se les pida, y D. Vicente Burguete, dueño del Café llamado del Valenciano, sito en la calle de la Lechuga, no solo se ha comprometido a igual obligacion mientras tenga nieve en el pozo, si es á tener constantemente sorbete de arroz sin retribucion alguna por parte de la municipalidad (…)"[270].*

El mismo Joaquín Mairal, en escrito al gobernador civil en el que reiteraba su ofrecimiento de forma desprendida al suministro de nieve y sorbete de arroz, reconocía hacerlo *"ora por los principios humanitarios que me inculcaron en mi dichosa infancia ora tambien por haberme hecho presente nuestra celosa autoridad municipal la falta de recursos en que se encontraba para atender á las graves y perentorias obligaciones que continuamente gravitan sobre la misma. (…)"[271].* Y en el mismo sentido, la mencionada Rafaela Casanova, dueña del café llamado de Gimeno, ofreció a la Alcaldía *"que suministrará gratis á toda hora del día y de la noche, la nieve y sorbete de arroz que los enfermos pobres de toda la ciudad pudiesen necesitar para alivio de sus dolencias, siempre que tal pedido vaya acompañado de la correspondiente receta de facultativo en la que conste la referida calidad de pobreza"[272].*

A lo largo del desarrollo del brote de 1854 y, por su mayor intensidad, en el del año siguiente, se produjeron numerosas muestras de respuestas individuales. Estas no solo fueron de médicos y cirujanos sino también del conjunto de una sociedad civil escasamente organizada, ante el reto de una epidemia generalizada, intentando suplir la endeble organización sanitaria y la habitual falta de recursos de los municipios, entidades que además de apelar a la caridad de los ciudadanos intentaron, dada la situación de agotamiento de los fondos públicos, el ingreso extraordinario de impuestos municipales. Fue el caso de la Alcaldía de Zaragoza que *"acude á sus convecinos con la competente autorización de la Excma. Diputacion provincial para que pongan inmediatamente en la depositaria de la municipalidad un trimestre de las respectivas contribuciones tanto de inmueble como de subsidio que les ha correspondido en el presente año 1854"*, con un revelador argumento:

---

[269] ADPZ. FGP-ByS. Carpeta de notas de Sesiones Comisión Permanente. Octubre. Caja 1102.

[270] ADPZ. FGP-ByS. Carpeta correspondencia. Caja 1101.

[271] Íbidem.

[272] *La Libertad*, n.º 312, 8 de noviembre de 1854, pág. 3.

"La municipalidad al imponer este nuevo sacrificio a sus conciudadanos, espera tendrán presente que sobre el azote que la enfermedad reinante descarga sobre las clases menesterosas, se halla abocada y apremiada por un invierno calamitoso y que es necesario prepararse para proporcionarles trabajo, el ayuntamiento no duda que todos los zaragozanos se apresurarán á depositar las referidas cantidades bien penetrados de su justicia, coadyubando asi por su parte á conservar el dictado de filantrópicos de que siempre se han vanagloriado con prevencion á las personas que arrebatadas de un impulso de caridad han depositado alguna suma de que si gustan les será reintegrada ó abonada á cuenta de aquella con que deben contribuir"[273].

El último día del mes de octubre, en la sesión de la Comisión Permanente, se reflejaba la urgente necesidad de habilitar como hospital de coléricos los locales del Cuartel de Convalecientes situado junto al Hospital de N.ª Sra. de Gracia, dada la situación límite de este último, donde el constante ingreso de enfermos de cólera amenazaba con la propagación de la enfermedad entre los demás ingresados[274]. La decisión de habilitar un cuartel para el cuidado de los enfermos de cólera se venía barajando desde tiempo atrás[275]: con fecha de 13 de septiembre, la Junta de Sanidad de Zaragoza solicitó al gobernador la utilización como enfermerías especiales de dos salas del Cuartel de Caballería[276], cercano también al Hospital civil, junto a la plaza de toros de la Misericordia. La decisión final de habilitar el Cuartel de Convalecientes precisaba el desalojo de la tropa existente en el mismo y su adecuación como establecimiento hospitalario. En el cuartel se ubicaban tres batallones con un total de unos 500 hombres, decidiéndose, de acuerdo con las autoridades militares, que uno de los batallones se reubicase en la Aljafería y los dos restantes pasaran a los locales propiedad de la Administración del Canal Imperial, en la zona de Torrero.

La demora en la adecuación de los locales de Torrero para el realojamiento de la tropa se prolongó hasta el 1 de noviembre, fecha de desalojo del cuartel y puesta a disposición del mismo al gobernador civil, quien nombró el día anterior como director del nuevo hospital, a uno de los directores facultativos del Hospital de Gracia, Joaquín Melendo. La dotación del mismo incluyó a dos médicos de entradas y, por cada sala, dos enfermeros, dos criados asistentes y dos criadas, además de un alcaide y la suficiente tropa para el caso de ingreso de presos, todo ello de acuerdo con la estimación del director de Establecimientos de Beneficencia de la provincia, D. José María Huici[277]. El establecimiento pasó a denominarse Hospital de coléricos Nuestra Señora del Pilar y estuvo en funcionamiento durante todo el

---

[273] *La Libertad*, n.º 312, 8 de noviembre de 1854, pág. 4.

[274] ADPZ. FGP-ByS. Carpeta de notas de Sesiones Comisión Permanente. Octubre. Caja 1102.

[275] ADPZ. Expediente de cesión Cuartel de Convalecientes. Carpeta Hospitales. Caja 1102.

[276] ADPZ. FGP-ByS. Atado sin identificar. Caja 1102.

[277] ADPZ. FGP-ByS. Carpeta Hospitales. Caja 1102.

mes de noviembre, hasta la finalización del brote de 1854 en la ciudad. Oficialmente, fue con fecha de 13 de noviembre cuando se aprobó la Real orden que facilitó el desalojo de la tropa y la ocupación de los edificios del Canal[278].

La puesta en marcha del Hospital del Pilar permitió aliviar la presión asistencial del Hospital de Gracia ya que, entre los días 2 y 5 de noviembre[279], se trasladarían todos sus enfermos de cólera al nuevo establecimiento; si bien pronto se haría necesario reforzar su dotación con apoyos de facultativos externos. Así se acordó en la sesión de la Comisión Permanente de la Junta provincial de Sanidad de 7 de noviembre, en la que D. Valero Causada, vocal de la misma, expuso la necesidad de establecer turnos con médicos que, voluntariamente, habían expresado su ofrecimiento a prestar asistencia en el mismo: por sorteo, se destinaron 22 médicos voluntarios de la ciudad para ayudar en la asistencia hospitalaria entre el 8 y 29 de dicho mes[280]. Estos ofrecimientos fueron acogidos con satisfacción por el gobernador civil, quien subrayó en un comunicado la filantropía de los facultativos, dispuestos también a atender a los pacientes de un posible hospital a ubicar en el Seminario si hubiera sido preciso, y agradeció asimismo a los médicos velantes del Hospital de Gracia, Vicente Ciruelo y Liborio de los Huertos, su celo y la atención a los coléricos en este hospital[281].

En cuanto a la atención a los enfermos pertenecientes a la tropa acuartelada en Zaragoza, esta se llevó a cabo en el Hospital Militar que, desde 1816, finalizado el período de guerra y desmovilizada una buena parte del ejército, se había ubicado en el convento de San Ildefonso (junto a la actual iglesia de Santiago el Mayor): primero mediante el pago de alquiler de una parte del edificio a los monjes y, tras la desamortización de 1820, pasando a depender de Bienes Nacionales en 1835 y al ramo de la Guerra en 1847. A partir de entonces adquirió un carácter de permanencia como Hospital Militar, y continuó hasta bien entrado el siglo XX en dicha ubicación[282].

En lo referido a la atención a militares presentes en otras localidades, el Gobierno Militar de la provincia solicitó al gobernador civil, con fecha 18 de marzo de 1854, que se asegurase la asistencia en caso de desarrollo de la epidemia a todo el personal de tropa existente en las guarniciones fijas de la provincia (con excepción de la capital), que se

---

[278] ADPZ. FGP-ByS. Carpeta correspondencia. Caja 1101.

[279] ADPZ. FGP-ByS. Carpeta con partes diarios del Hospital Nuestra Señora de Gracia. Caja 1112.

[280] ADPZ. FGP-ByS. Cuaderno borradores de actas. Caja 1103.

[281] *La Libertad*, n.º 315, 9 de noviembre de 1854, pág. 3.

[282] ARCARAZO GARCÍA, L.A.; LORÉN TRASOBARES, M.P. La Asistencia Sanitaria Militar en Zaragoza desde el siglo XVIII: los hospitales militares. *Sanidad Militar*, 2008; 64 (3), págs. 134-153.

situaban en las localidades de Calatayud, Mequinenza, Ejea y Sos. Dicha asistencia se debería prestar, según el oficio, por los Ayuntamientos de las localidades descritas[283].

Por lo que respecta al manejo y traslado de los fallecidos por la epidemia, el gobernador civil decidió la habilitación de dos depósitos de cadáveres, a ubicar en los antiguos conventos del Carmen y San Agustín. Con el acuerdo de la Junta provincial de Sanidad, el gobernador remitió una comunicación al arzobispo de Zaragoza, con fecha 8 de noviembre, esperando de este último que,

"(…) se servirá dar sus ordenes á los SS. Curas Parrocos á fin de que desde esta fecha no admitan los cadáveres en sus respectivas Yglesias y dispongan sean conducidos á los mencionados depositos, pues esta determinacion tiene ademas el obgeto de cortar el panico que naturalmente produce en las personas tímidas el aspecto de los feretros, mucho mas en la actualidad que el numero de defunciones por razon del colera es algo mas considerable que en epoca normal (…)"[284].

Este episodio generó algunas fricciones con el Arzobispado, teniendo en cuenta que en el ámbito eclesiástico no se había aceptado de buen grado la Real orden[285] por la que se prohibían las exequias de cuerpo presente en las iglesias por motivos de salud pública. El arzobispo dejaría clara su incomodidad al gobernador en su respuesta ya que,

"(…) los cadáveres de los cristianos estan bautizados; frecuentemente confirmados y han recibido otros Santos Sacramentos de la Yglesia (…) Piadosamente persuadidos que exhalan su ultimo aliento, obtenida la celestial misericordia se les aspergea con el agua bendita y se les inciensa en los solemnes sufragios de la Yglesia (…) ¿Me disimulara V.E. que le pregunte y no puedo menos de preguntarselo estan asi dispuestos los depositos designados en los exconventos del Carmen y S^n. Agustin? ¿Aunque lo hubieran sido en algún tiempo han sido profanados despues de la esclaustracion de las Comunidades? ¿y si han sido profanados quien los ha purificado despues y con que Autoridad? ¿y sin constarme á mi esto puedo prestar mi aquiescencia al oficio de V.E. de hoy ó mas bien debo resistirlo como un deber indeclinable? (…)"[286].

La carta del arzobispo mostraría al final su disposición a ocuparse personalmente (a pesar de sus 80 años de edad) de pasar por ambos depósitos para adecuarlos en todos los extremos expuestos anteriormente. Con fecha 16 de noviembre, el

---

[283] ADPZ. FGP-ByS. Carpeta Sanidad 1854, Correspondencia. Caja 1101. En el expediente se recoge la contestación positiva del Ayuntamiento de Calatayud.

[284] ADPZ. FGP-ByS. Carpeta 1854, Cementerios. Caja 1105.

[285] Real orden de 20 de septiembre de 1849. Esta norma desestima la propuesta del obispo de Mallorca de que vuelvan a realizarse exequias de cuerpo presente en las iglesias, reiterando la prohibición que ya había realizado medio siglo antes, mediante decreto, Carlos IV en 1801. Se reitera así lo contemplado en el artículo 35 de la R.O. de 30 de marzo de 1849 en el que se dice que *"No podrán las Autoridades: Primero. Consentir la exposición de los cadáveres en las iglesias y campos santos. (…)"*.

[286] ADPZ. FGP-ByS. Carpeta 1854, Cementerios. Caja 1105.

ministro de Gobernación, Francisco Santa Cruz, enviaría al gobernador Cardero la Real orden[287] por la que se aprobaba su decisión sobre los depósitos de cadáveres.

De esta manera, la ciudad de Zaragoza hizo frente al inicio del desarrollo de la epidemia con más voluntarismo que organización institucional, ante la incertidumbre del posible curso de la enfermedad y el impacto que pudiera tener sobre la población.

Respecto al resto de la provincia, las medidas legislativas de los últimos años habían tratado de asegurar una adecuada asistencia sanitaria en las localidades de pequeño o mediano tamaño, que comprendiera especialmente la atención a las clases menesterosas. La Real orden de preparación frente al cólera de 30 de marzo de 1849 estableció como elementos centrales en cuanto a organización de los recursos, la hospitalidad domiciliaria, las casas de socorro, la adecuación de salas de coléricos en los hospitales comunes y las enfermerías de cólera[288]. Sin embargo, sería el Real decreto sobre la asistencia a los pueblos y los menesterosos de 1854[289] el que definiría el marco asistencial durante la segunda epidemia de cólera en España especialmente en los pueblos pequeños, estableciendo formalmente la existencia de médicos, cirujanos y farmacéuticos titulares para asegurar la asistencia de los pobres[290].

Por último, las autoridades provinciales establecieron el sistema de notificación de la enfermedad epidémica según el acuerdo de la Comisión Permanente de la Junta provincial de Sanidad que, en su sesión de 28 de octubre, instaba al gobernador a disponer de los impresos *para la formación de la estadística* y distribuirlos

---

[287] *"Enterada la Reina (q. D. g.) de la comunicación que ha dirigido V. S. a este Ministerio con fecha 14 del actual, ha tenido á bien aprobar las medidas higienicas adoptadas por V. S. relativas al establecimiento de depositos de cadaveres durante la epidemia que aflige á esa capital, no menos que la atencion y urbanidad que ha empleado V. S. en las contestaciones promovidas sobre este mismo asunto con el M. R. arzobispo de esa Diócesis. De Real órden lo digo á V. S. para su conocimiento. (…)".* ADPZ. FGP-ByS. Carpeta 1854, Cementerios. Caja 1105.

[288] Según la R.O. la hospitalidad domiciliaria comprendía *"los auxilios de los facultativos, alimentos, medicinas, ropas etc., dadas á los enfermos pobres y los socorros de cualquiera clase que hayan de distribuirse entre los sanos que se hallaren en la misma situación.".*

[289] Real decreto de 5 de abril mandando que en todas las ciudades, villas y lugares del reino haya médicos, cirujanos y farmacéuticos titulares. *Gaceta de Madrid* n.º 467, de 12 de abril de 1854.

[290] Se consideraban pobres a efectos del Real decreto: *"Primero. Aquellos vecinos que no contribuyen directamente con cantidad alguna al Erario ni son incluidos en los repartimientos para cubrir gastos provinciales y municipales, ni reciben del estado, de la provincia, del Ayuntamiento ó de un particular sueldo suficiente para cubrir las mas precisas necesidades de la vida. Segundo. Todas las personas que componen las familias de dichos vecinos y los desvalidas que accidentalmente se hallaren en el pueblo ó transitaren por él.".*

en el mismo día a los facultativos de la provincia a través de los Subdelegados de medicina de los partidos judiciales[291]. Los modelos de notificación recogían los casos existentes, los atacados en el día y los muertos por la enfermedad, e implicaban tanto a los facultativos, como a los directores o administradores de hospitales, inspectores de casas de socorro y hospitalidad domiciliaria e incluso a los curas párrocos, con un modelo de notificación diferenciado para cada uno de ellos.

En la documentación consultada en el ADPZ los partes pertenecen de forma mayoritaria a los remitidos por los facultativos y alcaldes de los pueblos de la provincia y, en menor medida, al Hospital de Nuestra Sra. de Gracia.

3.2. EL BROTE EPIDÉMICO DE 1854 EN LA CIUDAD DE ZARAGOZA

En los últimos días de octubre el Hospital de Gracia se encontraba en una grave situación, que afectaba a su normal funcionamiento: el parte de 1 de noviembre reflejaba que, en las salas que destinadas a la *"enfermedad reynante"*, se encontraban 26 pacientes coléricos (3 hombres, 8 mujeres y 15 niños), ingresando ese mismo día 8 enfermos más (1 hombre, 5 mujeres y 2 niños), siendo dos de ellas pacientes que se encontraban en el hospital por otra causa y habían sido contagiadas en el propio establecimiento. Tres de los enfermos murieron ese mismo día. Puede entenderse así que se considerase urgente el traslado de los enfermos de cólera al edificio del Cuartel de Convalecientes, habilitado como Hospital de Nuestra Señora del Pilar, para evitar el desastre de una extensión de la enfermedad entre los ingresados.

En la misma fecha, los Subdelegados de medicina y cirugía de los dos distritos judiciales de la ciudad, San Pablo y El Pilar (Dámaso Sancho y Vicente Bruno, respectivamente)[292], notificaban haber atendido 9 y 6 nuevos casos respectivamente, certificando la muerte ese día de 11 personas (4 hombres, 6 mujeres y una niña) de entre los nuevos casos o de enfermos anteriores. En total pues, el

[291] ADPZ. FGP-ByS. Carpeta de notas de Sesiones Comisión Permanente. Octubre. Caja 1102.

[292] El partido judicial de Zaragoza estaba dividido en dos distritos judiciales, organización a la que se adaptó la estructura sanitaria de las Subdelegaciones de Sanidad. El distrito del Pilar comprendía prácticamente el espacio de la ciudad romana, desde la puerta de San Ildelfonso, junto al Ebro, hacia la plaza del Mercado, el Coso, la plaza de la Magdalena y la puerta del Sol, de nuevo en el Ebro. Incluía además, el arrabal de Altabás, el barrio de San Juan de Mozarrifar y los pueblos de la margen izquierda del Ebro cercanos a la capital (Alfajarín, Alfocea, Cerdán, Juslibol, Las Casas de La Paul, Leciñena, Pastriz, Peñaflor, Perdiguera, Puebla de Alfindén, San Mateo, Villamayor, Villanueva de Gállego y Zuera). El distrito de San Pablo comprendía el resto de la ciudad, con las Tenerías, Torrero, Casablanca y los pueblos de la margen derecha (Cadrete, El Burgo, La Joyosa, Las Casetas, María, Marlofa, Monzalbarba, Cuarte, Sobradiel, Torrecilla de Valmadrid, Torres de Berrellén y Utebo). MADOZ, P. *Diccionario...* Obra citada, tomo XVI, pág. 552.

primer día del mes de noviembre se produjeron en Zaragoza 23 nuevos casos y 11 fallecimientos, comenzando el ascenso de un brote que se prolongaría por espacio de todo el mes[293].

A pesar de toda esta evidencia sobre el crecimiento de la epidemia, las autoridades provinciales trataron de minimizar el impacto de la enfermedad: si el día 3 de noviembre los directores facultativos del hospital civil comunicaban 16 nuevos enfermos coléricos, y los Subdelegados, en la atención domiciliaria notificaban 44 invadidos y 19 muertos, el gobernador declararía en esas circunstancias que,

"(…) La enfermedad invade sin intension notable observándose principal y generalmente su influjo en las personas desarregladas por alimentos ó método de vida: por esta razon no puede ofrecer motivo alguno de alarma el estado sanitario de la poblacion, á los que observen un buen régimen higiénico tan necesario como esencial en todo tiempo. Zaragoza 4 de noviembre de 1854. El gobernador, Cayetano Cardero"[294].

El perfil más frecuente entre los casos del brote de 1854 fue el de la población más desfavorecida y muy especialmente el de los jornaleros del campo, importantes en número en Zaragoza y que habitaban tanto en los alrededores de la ciudad como en los barrios más insalubres de la misma. La coincidencia con la época de vendimia también tuvo reflejo en la descripción de los afectados. Las personas, hombres y mujeres, ocupadas en esas labores,

"(…) con mal alimento y peor regimen, desabrigados, y que ocupaban habitaciones insanas tan abundantes por desgracia en esta Ciudad, fueron los principalmente acometidos y era muy frecuente ver á muchos enfermar en el campo á donde iban á trabajar con la diarrea premonitoria. (…)"[295].

La situación de pobreza y las condiciones de habitabilidad precarias serían las características más destacadas de los enfermos en el brote del otoño de 1854, si bien dejando constancia de que existieron otros factores *"predisponentes"* que facilitaban el desarrollo de la enfermedad, tales como un temperamento o *"susceptibilidad nerviosa"*, o una situación previa debilitada o enfermiza. Evidentemente esto último era mucho más frecuente entre los sectores más desfavorecidos.

En cuanto al número de casos y fallecimientos, se han consultado los partes diarios de los dos distritos facilitados por las Subdelegaciones entre el 2 y el 30 de noviembre[296].

---

[293] ADPZ. FGP-ByS. Estadillos de cólera en Zaragoza, 1 de noviembre. Caja 1104.

[294] *La Libertad*, n.º 309, 5 de noviembre de 1854, pág. 4.

[295] ADPZ. FGP-ByS. *Memoria sobre la epidemia de cólera morbo asiático que se padeció en esta Ciudad en el mes de noviembre de 1854.* Caja 1104.

[296] ADPZ. FGP-ByS. Carpeta Sanidad 1854. Partes diarios Subdelegaciones San Pablo y El Pilar. Caja 1112.

En ellos se detallan los enfermos existentes en el día y los nuevos invadidos, así como las muertes, tanto de los nuevos casos como de los ya existentes. La suma total de ambos distritos, de acuerdo con esos partes, es de 792 invadidos y 227 muertos en el mencionado período. La Memoria de los Subdelegados, sin embargo, proporciona un número mayor, tanto de enfermos como de muertes (figura 5).

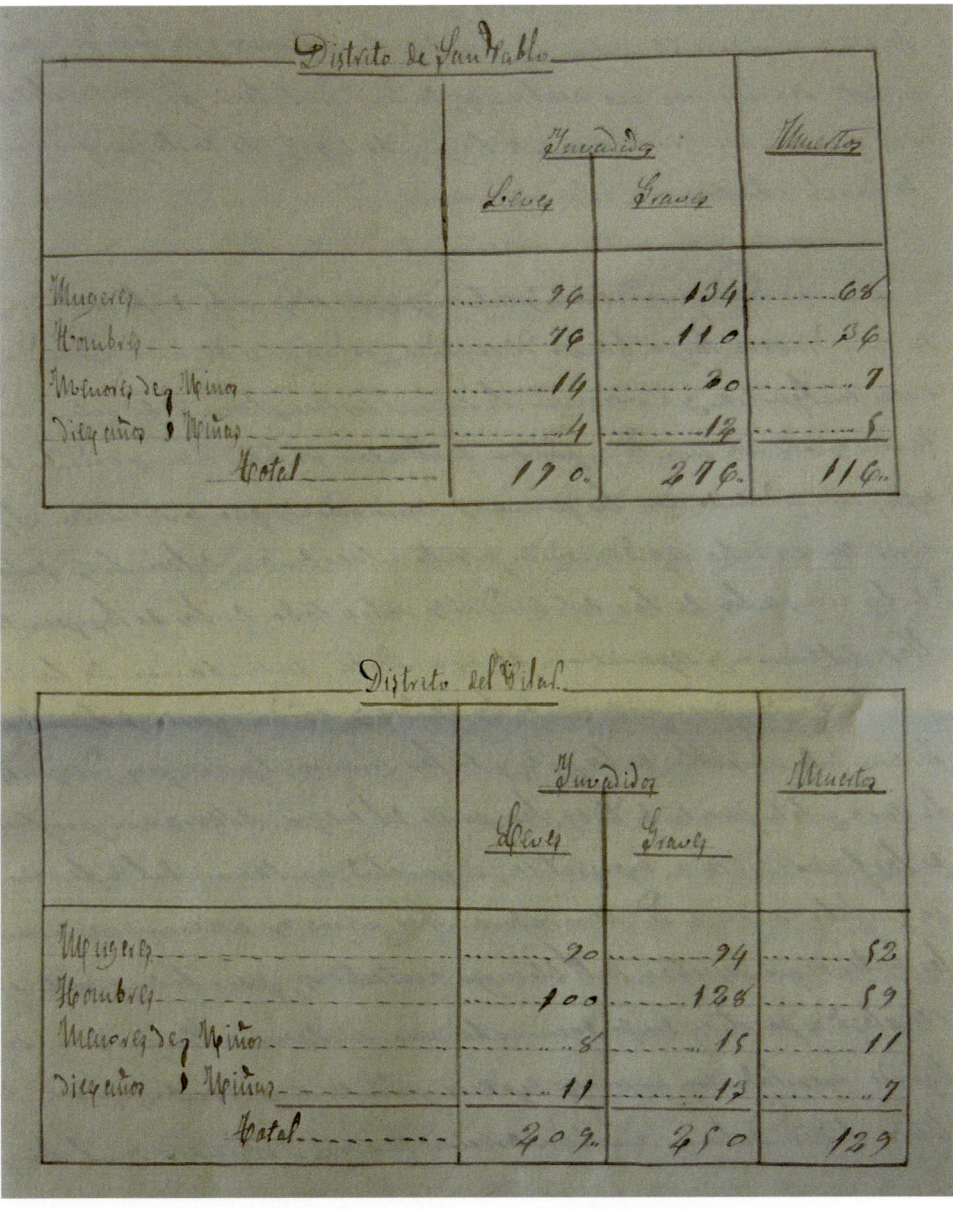

Figura 5. Invadidos y muertos por cólera en 1854 en los distritos de San Pablo y El Pilar.

Como puede observarse, el número de invadidos entre ambos distritos fue de 414 hombres y otras tantas mujeres, a los que se añadieron 57 niños y 40 niñas menores de 10 años. En total, los casos de cólera atendidos en domicilio en la ciudad fueron 925, de los que 399 fueron catalogados como leves y 526 como graves. Fallecieron un total de 245, de los cuales 95 fueron hombres (22,9% de letalidad), 120 mujeres (28,9% de letalidad) y 30 niños y niñas (30,9% de letalidad).

Para completar los datos de morbimortalidad que se produjo en la ciudad de Zaragoza durante el brote de 1854, deben añadirse los datos disponibles sobre los pacientes atendidos en los dos hospitales anteriormente referidos, el Hospital de coléricos de Nuestra Señora del Pilar y el Hospital Militar. Respecto a los ingresados en el Hospital de Gracia, de los que se ha incluido alguna noticia en páginas anteriores, no se dispone de una referencia sistematizada, excepción hecha de los datos de los primeros días de noviembre, previo al traslado de los pacientes con cólera al Hospital del Pilar (y que se contabilizan en el mismo), así como otros casos aislados que aparecen de manera esporádica en la documentación consultada, por lo que no se incluyen en las estadísticas.

Considerando solamente los datos manuscritos que proporcionan los estadillos[297] sobre movimiento de enfermos en los dos hospitales, se comprueba que el primer día consignado en el Hospital del Pilar es el 2 de noviembre, recogiendo que los enfermos existentes (trasladados, por tanto, desde el Hospital de Gracia) son 29, ingresando en ese día 11 pacientes más. El ritmo de ingresos durante la primera quincena de noviembre se acerca a los 11 casos diarios (10,78), con un rango entre 4 y 15 nuevos ingresos por día, comenzando a decrecer a partir del día 16 y, notablemente, a partir del 21 del mismo mes, coincidiendo con los datos suministrados por los Subdelegados de distrito en sus partes diarios.

Corregidos algunos errores numéricos en el estadillo de movimiento de pacientes del hospital, el total de enfermos de cólera tratados en el Hospital del Pilar durante el brote de 1854 fue de 199, de los que fallecieron 109, con una tasa de letalidad general del 54,7%. En cuanto a su distribución por sexos y edad, hubo 63 hombres ingresados de los que fallecieron 40 (letalidad del 63,49%); 104 mujeres, con 60 fallecidas (57,69% de letalidad) y 32 niños de ambos sexos, de los que fallecieron 9 (letalidad del 28,1%). Sendos oficios[298] del director del Hospital, Joaquín Melendo, y del director de los Establecimientos de beneficencia de la provincia, Jose María Huici, al gobernador civil, comunicaron con fecha de 1 de diciembre

---

[297] ADPZ. FGP-ByS. Estadillos de hospitales. Carpeta Sanidad 1854, Hospitales. Caja 1102.
[298] ADPZ. FGP-ByS. Carpeta Sanidad 1854, Hospitales. Caja 1102.

el alta de la última enferma que quedaba en el hospital, dando por finalizada la epidemia en el mismo. Melendo acabaría diciendo que,

> *"(…) puesto de acuerdo con el Sr. director de los Establecimientos de Beneficencia de esta capital, he dispuesto queden ocho camas corrientes en la sala de mugeres llamada de Sⁿ. Joaquín y seis en la de hombres que lo ha sido la de Sⁿ. José con todos los utiles necesarios de prevencion por si desgraciadamente volvieran a entrar de nuevo enfermos colericos (…)"*[299].

Por lo que respecta al Hospital Militar[300], los ingresos siguieron una pauta similar a la del Hospital del Pilar, con una mayor incidencia durante la primera quincena (una media diaria de 5,86 casos, con un rango entre 0 y 10) para ir disminuyendo en la segunda quincena, especialmente desde el día 23, a partir de cuya fecha no apareció ningún nuevo caso. El estadillo finaliza el día 3 de diciembre, quedando ingresados 6 pacientes. En total, ingresaron 118 enfermos de cólera, presumiblemente provenientes del personal de tropa acuartelada en la ciudad, falleciendo 25 de ellos. La letalidad del 21,18%, sensiblemente inferior a la del Hospital del Pilar, pudo deberse a la mejor situación previa de los pacientes, en razón de su edad y su condición de pertenencia al Ejército. Sin embargo, se han encontrado pocas referencias sobre el perfil de los ingresados, únicamente un oficio[301] en el que las autoridades militares solicitaban la atención de médicos civiles al personal de tropa en el supuesto de que faltasen médicos castrenses.

De acuerdo con las fuentes descritas anteriormente, el brote de cólera de 1854 en la ciudad de Zaragoza, que se desarrolló con especial intensidad en los primeros 20 días de noviembre, supuso un total de 1.242 invadidos y 379 muertos, con la distribución que se muestra en las tablas 4 y 5.

Tabla 4. Número de enfermos de cólera. Zaragoza Ciudad. Noviembre 1854

	Hospitalidad Domiciliaria	Hospital del Pilar	Hospital Militar	Total
Hombres	414	63	118	595
Mujeres	414	104		518
Niños	97	32		129
Total	925	199	118	1.242

---

[299] Íbidem.

[300] ADPZ. FGP-ByS, Estadillos de hospitales. Carpeta Sanidad 1854, Hospitales. Caja 1102.

[301] ADPZ. FGP-ByS. Carpeta Sanidad 1854, Hospitales. Caja 1102.

Tabla 5. Muertos por cólera. Zaragoza Ciudad. Noviembre 1854

	Hospitalidad Domiciliaria	Hospital del Pilar	Hospital Militar	Total
Hombres	95	40	25	160
Mujeres	120	60		180
Niños	30	9		39
Total	245	109	25	379

Estas cifras, agrupadas en tan corto período de tiempo (prácticamente veinte días del mes de noviembre), pueden dar una idea aproximada del impacto en una población que en esos momentos se acercaba a los 63.000 habitantes[302].

Sin embargo, es muy probable que estos datos de morbimortalidad, a partir de las fuentes referidas, no se ajusten por completo a la realidad. La documentación manuscrita consultada sobre el movimiento de las inhumaciones en Zaragoza durante los meses de octubre y noviembre de 1854[303], puede mejorar la aproximación a la mortalidad del brote. En el mes de octubre, en el que ya se produjeron algunos fallecimientos por cólera como se dijo anteriormente, sin que pueda precisarse su número, se realizaron 270 enterramientos. Pues bien, en el mes de noviembre, las inhumaciones fueron 730, es decir, 460 más que en el anterior. También resulta revelador conocer la distribución por parroquias de los cadáveres durante este último mes, teniendo en cuenta que fueron 198 los provenientes del Hospital civil (en el que se incluye el Hospital del Pilar), siguiéndole en número los 174 fallecimientos de la parroquia de San Pablo, quizás el barrio con mayor número de jornaleros y con mayores deficiencias de habitabilidad[304].

Tabla 6. Defunciones Cuarto Trimestre. Zaragoza Ciudad. 1852-1856

	Defunciones Cuarto Trimestre
Año 1852	749
Año 1853	535
Año 1855	755
Año 1856	630
Año 1854	1.177

---

[302] Estimación propia.

[303] ADPZ. FGP-ByS. Carpeta 1854, Cementerios. Caja 1105.

[304] Es probablemente uno de los barrios con mayor número de invadidos, y al que se refieren los Subdelegados, en su Memoria descriptiva, como insalubre.

Metodológicamente, debemos ser cautelosos a la hora de extraer demasiadas conclusiones referidas a la sobremortalidad en la comparación únicamente de dos meses consecutivos, por los posibles sesgos difíciles de identificar y controlar. Mayor solidez puede obtenerse mediante la comparación de la serie de defunciones por trimestres en el quinquenio de 1852-56, de acuerdo con los datos del estadillo[305] consultado. Comparando las defunciones ocurridas en la ciudad de Zaragoza durante el cuarto trimestre de 1854 con la media de las ocurridas en iguales trimestres de los años 1852, 1853, 1855 y 1856 se obtienen los siguientes resultados:

La media de las defunciones durante el cuarto trimestre de los cuatro años que se han utilizado como referencia fue de 667. Por tanto, el exceso de muertes sobre dicha media durante el cuarto trimestre de 1854, cuando se produjeron la mayor parte de los casos y defunciones por cólera de ese año, fue de 510. La cifra real de muertes debidas al cólera en Zaragoza durante este brote debió estar, pues, en el intervalo entre las 379 que se consignaron en los manuscritos consultados y las 510 estimadas, de acuerdo con las defunciones declaradas en los años descritos.

El brote en la ciudad de Zaragoza se desarrolló presumiblemente mediante múltiples focos de infección entre la población más desfavorecida y no desde un foco común que hubiera producido sus efectos entre poblaciones más heterogéneas. A modo de resumen, los Subdelegados de medicina y cirugía de la ciudad subrayaron los puntos más destacables del brote de noviembre de 1854:

"(…) Por cuanto llevamos dicho se echará de ver:

1.º. Que no puede decirse como se propagó el colera en estos distritos. Los primeros casos ocurrieron en personas procedentes de puntos epidemiados: despues aunque lo fueron en las de la Ciudad, debieron tener roce con los que llegaban de otros puntos donde se hallaba el colera, porque sabido es de cuan diversos llegaron á Zaragoza para la festividad del Pilar.

2.º. No podemos decir tampoco el modo como se estendió á los pueblos porque fueron pocos los acometidos y corto el numero de enfermos en ellos. Hubo algunos casos en Peñaflor, Zuera, Sobradiel y Torres de Berrellen.

3.º. Que el elemento catarral y los escesos del regimen con la falta de higiene publica contribuyeron á su propagacion y desarrollo.

4.º. Que la clase pobre ha sido la que mas sufrió.

5.º. Que se desarrolló con preferencia en los barrios insalubres.

6.º. Que las mugeres lo padecieron mas que los hombres, pero la mortandad fue casi igual en uno que en otro secso.

7.º. Que la muerte ocurrió, en la mayor parte durante el periodo algido.

8.º. Que la mitad casi de los enfermos lo fueron de la colerina.

---

[305]   ADPZ. FGP-ByS. Carpeta de Estadísticas. Caja 1181.

9.º. Que no se conoce todavia la verdadera terapeutica del colera.

10.º. Que es preciso en todos tiempos y mas en los de epidemia, medidas higienicas de rigor; y hacer que se cumplan todas la Leyes, Reglamentos y Reales Ordenes en punto á sanidad (…)"[306].

Las curvas epidémicas que pueden construirse de acuerdo con los partes de notificación diarios incluyen la información sobre 382 invadidos en el distrito de El Pilar y 410 en el de San Pablo.

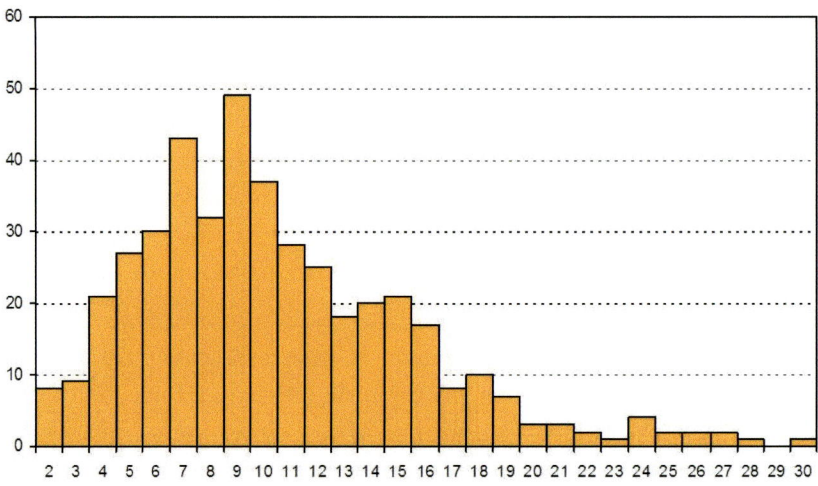

Gráfica 1. Casos de cólera en el distrito de El Pilar. Zaragoza, noviembre 1854.

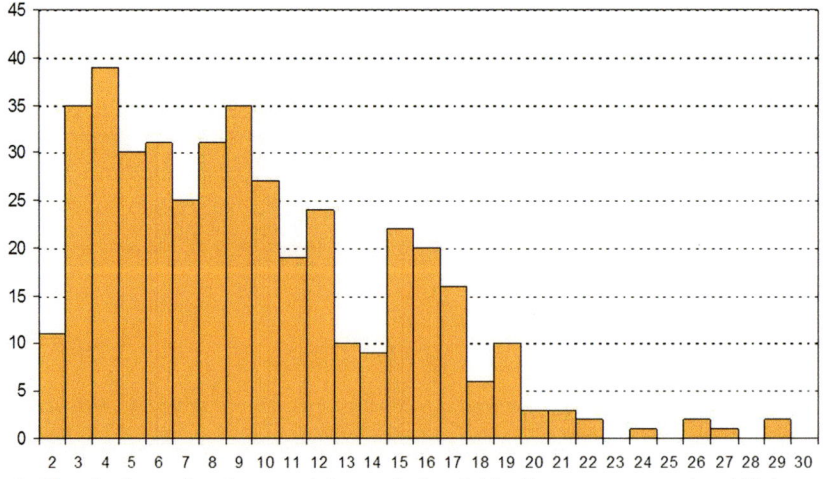

Gráfica 2. Casos de cólera en el distrito de San Pablo. Zaragoza, noviembre 1854.

---

[306] ADPZ. FGP-ByS. *Memoria sobre la epidemia de cólera morbo asiático que se padeció en esta Ciudad en el mes de noviembre de 1854.* Caja 1104.

De acuerdo con el escrito enviado por el gobernador Cardero al arzobispo de Zaragoza[307], el día 1 de diciembre se reunieron las Juntas provincial y municipal de Sanidad junto con los Presidentes de las Juntas parroquiales para acordar la declaración de Zaragoza como ciudad libre de cólera, acordando asimismo la celebración, siempre que el Ayuntamiento de la ciudad no tuviera inconveniente, de un solemne *tedeum* en el día de la Purísima Concepción (8 de diciembre). El arzobispo, en su escrito de respuesta, se congratulaba de la noticia anunciando su posible asistencia:

"(…) Concurriré si mis achaques ú ocupaciones me lo permitieren á dar gracias á Dios por su misericordia siempre que me conste ó pueda saber en que Santo Templo y á que hora se celebra el hacimiento de gracias al Señor por sus bondades (…)"[308].

Las relaciones entre el Arzobispado y el Gobierno Civil no pasaban entonces, al parecer, por sus mejores momentos, ni siquiera con motivo de la celebración del fin de la Epidemia.

Es más que probable que siguieran apareciendo casos, a pesar de haberse declarado oficialmente la desaparición de la epidemia, al menos durante el mes de diciembre. En un oficio de fecha 30 de diciembre el director de Establecimientos benéficos, José María Huici, comunicó al gobernador civil que se había procedido a trasladar a un número indeterminado de niños de la Inclusa, desde la torre de Gállego, donde habían sido llevados junto con 17 dementes del Hospital civil para sustraerlos de los riesgos de la epidemia, ya que se había declarado en aquel lugar un brote de cólera entre los acogidos. El brote habría producido, al menos, el fallecimiento de uno de los dementes: estos y los niños fueron trasladados de vuelta al Hospital de Nuestra Señora de Gracia con fecha 29 de diciembre[309].

3.3. EL BROTE EPIDÉMICO DE 1854 EN EL RESTO DE LA PROVINCIA

La información obtenida en el ADPZ sobre el desarrollo de la epidemia de 1854 en el resto de la provincia de Zaragoza resulta bastante desigual, sin que pueda concluirse que la falta o la escasez de noticias en determinados partidos judiciales deba significar necesariamente que no hubo cólera en los mismos. En cualquier caso esta primera expansión de la enfermedad coincidiendo con la llegada de los meses fríos, tuvo una incidencia sensiblemente inferior a la que se produciría durante los meses calurosos del año siguiente, en circunstancias más favorables para su propagación.

---

[307] ADPZ. FGP-ByS. Carpeta Sanidad 1854, Subdelegaciones. Caja 1101.

[308] Íbidem.

[309] ADPZ. FGP-ByS. Carpeta Sanidad 1854, Correspondencia. Caja 1101.

3.3.1. Partido judicial de Caspe

Como ha quedado dicho, el cólera se presentó en la provincia de Zaragoza por el Este, desde Cataluña, afectando en primer lugar a la Villa de Mequinenza, partido judicial de Caspe, donde aparecieron los primeros casos, de evolución fulminante, a partir del 10 de septiembre[310]. El informe que Vicente Sasera realizó, a propósito de estos primeros casos[311], finalizaba recabando información de la Alcaldía de la villa y del Subdelegado del partido sobre diferentes aspectos del brote: la relación de los invadidos con zonas epidemiadas cercanas de Lérida, la proporción de presencia de síntomas como la diarrea o el grado de afectación entre los vecinos que ya sufrieran el cólera en 1834; extremos todos ellos sobre los que no se encuentran referencias en la documentación del brote analizada. A partir de los datos recogidos por el médico de Mequinenza, Jose María Bosch, puede construirse la curva epidémica del brote con un total, como ya quedó dicho, de 512 invadidos, de los que fallecieron 68, y una duración de algo más de un mes (hasta el 14 de octubre).

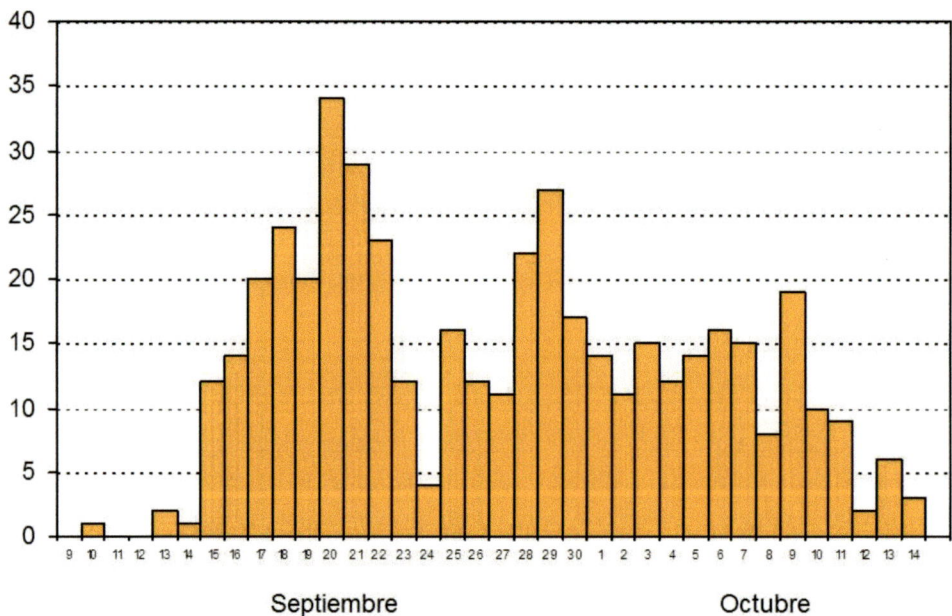

Gráfica 3. Casos de cólera en Mequinenza. Septiembre-octubre 1854.

---

[310] ADPZ. FGP-ByS. Carpeta cólera en Mequinenza. Caja 1105.

[311] Íbidem.

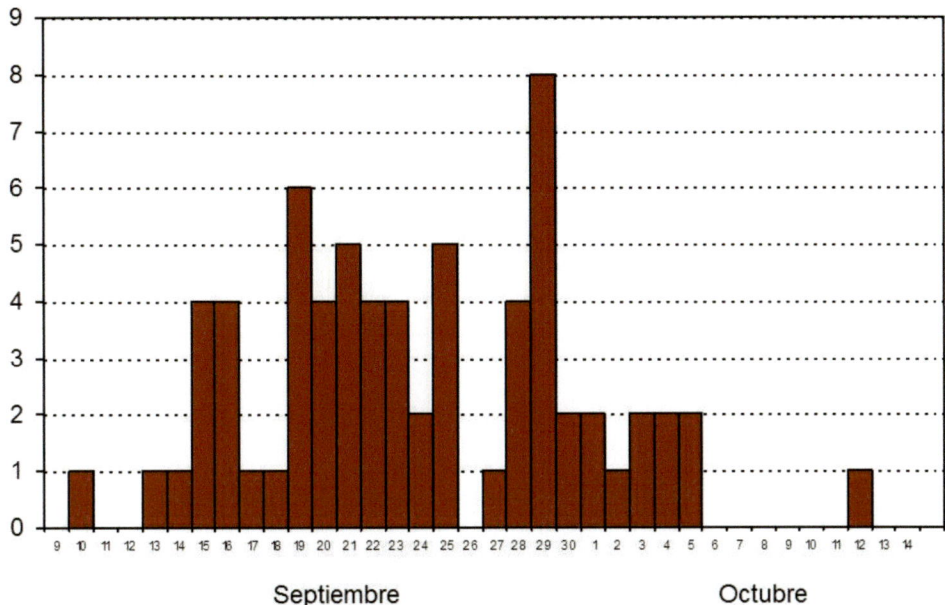

Gráfica 4. Defunciones por cólera en Mequinenza. Septiembre-octubre 1854.

Teniendo en cuenta la población estimada para Mequinenza en 1855, de 2.720 habitantes[312], la tasa de ataque en la villa fue del 18,82%, realmente elevada, y ello aun con la cautela con que debemos tomar los datos sobre personas invadidas, sin saber si se contabilizaron o no los casos más leves. En cualquier caso, la letalidad alcanzó el 13,28%, falleciendo el 2,5% de sus habitantes en el plazo de un mes.

A partir del brote de Mequinenza, y con posibles nuevas vías de penetración desde otros puntos de Cataluña, la epidemia se extendió hacia otros núcleos del partido. En la propia Villa de Caspe, el primer caso pudo darse el 1 de octubre en la persona de un varón de 36 años de oficio tejero proveniente de Fabara, donde en esas fechas no había constancia de que existiese la enfermedad[313]. Durante los primeros días de dicho mes fueron apareciendo nuevos casos y también las primeras muertes (dos niños de entre 3 y 6 años). Sin dejar constancia de la distribución temporal de los casos, el relato del Subdelegado de medicina y cirugía del partido, Sebastián Velilla, proporciona información sobre el curso de la enfermedad en la villa:

> *"(…) En los primeros días de su aparición en esta población, se manifestó con bastante intensidad, atacando a muchos la diarrea prodrómica ó colerina, y á bastantes el cólera confirmado,*

---

[312]   Estimación propia.

[313]   ADPZ. FGP-ByS. Carpeta sobre el cólera en Caspe. Caja 1105.

en particular los dias 10, 11 y 12 de dicho mes [octubre], *dias en los que sobre hacer un calor escesivo, soplo un viento de medio dia bastante fuerte, el dia 13 cambio el tiempo en vientos del norte violentos y baja de temperatura, y como si hubieran arrastrado consigo los miasmas colericos, disminuyeron por mitad los acometidos. Así continuó hasta el dia 20 en que de nuevo reinaron los vientos dichos, bajando el termometro a seis grados sobre cero. El 24 sobrevino la calma y con ella el mayor numero de invadidos, hasta el 4 de Nobre. En el que, renovandose la atmosfera con la salutífera influencia del viento norte, cesó en tales terminos el azote, que apenas se nos presentaban acometidos (…)* [314].

Respecto al perfil de los afectados y las zonas de la villa en la que se produjeron los casos, se destaca en el informe un mayor impacto entre los más pobres, además de un elevado número de mujeres entre los enfermos. Se constata asimismo que ninguno de los afectados había sufrido el cólera en el año 1834, y que algunos de los que entonces padecieron sus síntomas presentaron en esta ocasión un cuadro de diarrea con benignidad.

"(…) No se ha ensañado con preferencia en este ó el otro distrito, en todos los ambitos de la Poblacion se ha esparramado: ha atacado con preferencia á la clase pobre y de mediana posición, sin que haya dejado de acordarse de alguna de las acomodadas. El bello sexo ha sido el predilecto (…)" [315].

Efectivamente, las mujeres representaron una parte importante de los casos y muertes por cólera, de acuerdo con los datos consignados por el Subdelegado (tabla 7).

Tabla 7. Casos y defunciones por cólera. Caspe. Octubre-noviembre 1854

	Atacados	Muertos
Hombres	84	13
Mujeres	224	32
Niños	36	13
Total	344	58

Teniendo en cuenta la población de Caspe (8.433, en 1855), el impacto fue mucho menor al que se produjo en el brote de Mequinenza, afectando únicamente

---

[314] ADPZ. FGP-ByS. *Memoria sobre el cólera en la Villa de Caspe.* Carpeta sobre el cólera en Caspe. Caja 1105. La referencia constante en las descripciones de la epidemia en las distintas localidades a las condiciones atmosféricas reinantes durante la misma, responden a la petición reiterada que se hacía al respecto por las autoridades provinciales. Véase el apartado de Respuesta a la epidemia.

[315] ADPZ. FGP-ByS. *Memoria sobre el cólera en la Villa de Caspe.* Carpeta sobre el cólera en Caspe. Caja 1105.

al 4% de la población y falleciendo el 0,68% de la misma, aunque la letalidad fue mayor, con un 16,86% de los afectados. Respecto al origen de la epidemia, el Subdelegado apuntaba al posible contacto de uno de los primeros casos con arrieros procedentes de Tortosa, Cherta y otros puntos epidemiados de Cataluña, así como la presencia, desde el 29 de septiembre,

> "(…) de 50 ó 60 licenciados del Ejército procedentes de Tortosa y otros puntos infectados de Cataluña; los que estubieron vivaqueando en compañía de muchos paisanos de la poblacion en las paredes de la misma y en su parte alta, reuniendose cinco ó seis con sus familias (…)"[316].

Una vez más, los movimientos de tropas pudieron estar detrás de la propagación de la epidemia:

> "(…) Casualidad sin duda debio ser, pero desde aquella fecha [29 de septiembre] las diarreas se multiplicaron, á continuacion los casos sospechosos, y el 6 [de octubre] la declaracion del colera morvo (…)"[317].

No faltaron tampoco en Caspe fricciones entre autoridades civiles y eclesiásticas a propósito de la utilización de edificios religiosos para depósito de cadáveres. Así se desprende del oficio del arzobispo de Zaragoza remitido al gobernador civil[318], en el que aquel defendía la postura del prior curado de Caspe de que el depósito se habilitase en la iglesia de San Agustín, y no en una de las capillas de la iglesia Parroquial como sostenían las autoridades locales. Por su parte el Subdelegado, en comunicación dirigida al gobernador civil el 25 de noviembre[319] resaltó el papel desarrollado por el Ayuntamiento y, en especial, su alcalde y presidente de la Junta local de Sanidad, por sus acciones de preparación frente a la epidemia (incluida las labores de reparación del Santo Hospital)[320] y por su actividad durante el desarrollo de la misma, facilitando la nieve prescrita por los facultativos o los socorros a las familias más desfavorecidas, consiguiendo que

> "(…) una epidemia, tan mortífera en otras partes, haya adquirido en esta populosa villa tan pequeñas proporciones, y se mostrase tan benigna, porque en el año 34 sucumbieron mas de 400, y en este no han sido tantos los atacados (…)"[321].

---

[316] Íbidem.

[317] ADPZ. FGP-ByS. Carpeta sobre el cólera en Caspe. Caja 1105.

[318] Íbidem.

[319] ADPZ. FGP-ByS. Caja 1104.

[320] Con fecha 5 de septiembre, el gobernador Cardero remitió a la Diputación provincial la petición de la Junta de Sanidad de Caspe para efectuar obras en el Hospital situado en el exconvento de Santo Domingo, de manera que se habilitasen espacios separados para prestar la atención a coléricos en caso de epidemia. ADPZ. FGP-ByS. Carpeta Sanidad 1854, Correspondencia. Caja 1101.

[321] ADPZ. FGP-ByS. Caja 1104.

El 26 de noviembre se celebró un solemne *tedeum* en Caspe por el fin de la epidemia.

Otras poblaciones del partido judicial de Caspe afectadas por la epidemia en 1854 fueron Sástago, Chiprana, Escatrón, Fayón, y Cinco Olivas, con algunos rumores sobre su presencia en el caso de Nonaspe. En Sástago, de acuerdo con el escrito del médico local Julián Díaz[322], los primeros casos aparecieron el 18 de octubre, prolongándose la epidemia hasta el 29 de noviembre. Durante este período, la incidencia diaria fue bastante constante, con un máximo de 6 casos diarios hasta alcanzar un total de 130 (106 adultos y 24 párvulos), de los que fallecieron 27 (15 adultos y 12 párvulos); la letalidad global fue del 20,76%, alcanzando el 50% entre los párvulos. Siguiendo el escrito citado, hubo una mayor afectación entre las mujeres y fue necesario *"socorrer la indigencia y preparar un hospital para los desvalidos".*

En el caso de Chiprana, según el expediente instruido por el Ayuntamiento[323], el médico Ramón Millán comunicó la aparición de 6 casos el 24 de octubre, a los que siguieron 5 más al día siguiente con las características del cólera morbo. El facultativo los relacionaba con el frecuente contacto con la vecina Villa de Caspe, donde el cólera estaba en expansión. El brote duró hasta el día 16 de noviembre, fecha en la que se declaró el fin de la epidemia, y fueron 68 los invadidos (28 hombres, 31 mujeres y 9 menores de 10 años de ambos sexos), falleciendo únicamente 5 (con una baja letalidad, del 7,35%). Consta asimismo en el expediente la organización de visitas domiciliarias realizadas por miembros de la Junta local de Sanidad, de donde se habrían sacado a algunas familias por la insalubridad de sus casas y vaciado de animales otras más, acordando la propia Junta

> *"(...) que se surta al vecindario de todos los recursos de medicina para todas las clases, y ultimamente se encargue la Corporacion de pagar cuantos gastos fueran precisos para la asistencia de enfermos pobres y de establecimiento de Beneficencia (...) "*[324].

Respecto a Escatrón, de acuerdo con el expediente formado a propósito de la valoración de la epidemia[325], el profesor de medicina de la localidad Pedro Ramos, constató el inicio de la misma el 16 de octubre y su duración hasta el 24 de noviembre. El médico sostenía que, no habiendo tenido los primeros casos aparecidos en la localidad antecedentes de viajes a lugares con la epidemia ni roce alguno con personas sospechosas, no podía atribuirse la enfermedad a un posible contagio, por lo que se inclinaba por las causas atmosféricas. A ello añadía que ninguna de las

---

[322]   ADPZ. FGP-ByS. Caja 1105.

[323]   ADPZ. FGP-ByS. Expediente sobre el cólera en Chiprana. Caja 1104.

[324]   Íbidem.

[325]   ADPZ. FGP-ByS. Expediente sobre el cólera en Escatrón. Caja 1104.

personas que tuvieron contacto con los fallecidos, sufrió la enfermedad. El total de invadidos fue de 88, habiendo fallecido 9 adultos y 10 menores de 12 años, con una tasa de letalidad del 21,59%.

Por su parte, el alcalde de Fayón reconoció, en oficio de 9 de abril de 1855[326], que únicamente se produjeron dos casos de cólera, en la fecha de 6 de octubre de 1854, atribuyendo a la labor del cirujano de la localidad que no progresase más la enfermedad; y no solamente por la calidad de su atención a los dos enfermos sino por su actitud con la población, destacando

"(…) la actibidad y celo que desplegó el Cirujano de segunda clase titular de este Pueblo D. Carlos Vallespi (…) animando al becindario en especial en aquellas personas mas pusilánimes y aprensibas."

Por lo que se refiere al pueblo de Cinco Olivas, en la certificación[327] de sus profesores de medicina y cirugía se dice que

"(…) no se han presentado otras enfermedades durante la invasión del Colera morbo asiático en este pais que las puramente estacionales, pues aunque es cierto que en algunos pueblos circunvecinos se obserbaron algunos casos, la divina Providencia quiso preserbar a este de tan terrible azote. (…)"

Se acompañaba la certificación con un estadillo de las enfermedades presentes en ese momento (*"Gastro enteritis, Yntermitentes y empachos gástricos"*), de las que hubo 10 casos y 3 fallecidos.

En la Tabla 8 se incluyen los datos recogidos sobre enfermos y muertos por cólera en las poblaciones del partido judicial de Caspe durante el brote de 1854.

Tabla 8. Casos de cólera y defunciones. Partido judicial de Caspe. 1854

	Casos	Muertos
Mequinenza	512	68
Caspe	344	58
Sástago	130	27
Chiprana	68	5
Escatrón	88	19
Fayón	2	–
Total	1.144	177

[326] ADPZ. FGP-ByS. Expediente sobre el cólera en Fayón. Caja 1104.
[327] ADPZ. FGP-ByS. Cinco Olivas. Caja 1104.

3.3.2. Partido judicial de Pina

A pesar de que las poblaciones del partido se agrupaban, mayoritariamente, a ambos lados del Ebro y en las cercanías de la Carretera Real de Barcelona a Zaragoza, ruta que pudo contribuir de forma notable a la propagación del cólera desde el este, no hubo durante 1854 gran número de casos de la enfermedad en ninguna de dichas poblaciones. Constan en el ADPZ noticias de algunos viajeros que, enfermos, recalaban y hasta eran enterrados en las ventas que jalonaban la Carretera Real,

"(...) Con fecha 24 de septiembre ultimo se recibió un oficio del Comandante de Guardia Cibil del puesto de la Venta de Sta. Lucia, sita en la Carrtera Real de Barcelona a Zaragoza y termino de esta villa, en que manifiesta que á las nuebe de aquella noche poco mas ó menos acababa de fallecer en dicha Venta un licenciado que venia de Barcelona para su casa que según consta del oficio referido, devió fallecer del colera-morbo, sin poderle prestar la asistencia facultativa.

Nada de particular ocurrió en las Ventas y Caseríos de esta Jurisdicción hasta el día 31 de octubre ultimo que en la Venta llamada de la Monzona sita esta en dicha Carretera Real, ocurrió que al pasar la Diligencia de Zaragoza para Barcelona quedó en dicha Venta una Señora atacada de dicha epidemia que falleció á los dos días de su invasión, sin embargo de haverle prestado con el mayor esmero, cuantos auxilios facultativos tubo necesidad (...)"[328].

Desde el 13 de octubre, en el que aparecieron los primeros casos en la Villa de Pina y, con mayor intensidad, desde la última semana de dicho mes en la que, según relato del Subdelegado del partido, Constancio Clemente, se comunicaron casos en diferentes pueblos del mismo, tales como Alborge, Velilla, Farlete, Fuentes y Osera, el cólera morbo se extendió por todo el término del partido judicial, careciendo de datos completos sobre el alcance de la epidemia en dicho territorio:

"(...) y aun cuando en casi todos los [pueblos] del partido se sabe, que dicha enfermedad epidemica ha reinado con mas o menos intensidad, no consta sin embargo oficialmente; por cuya razon omito forzosamente de dar á V.S. el estado general de imbadidos de todo el partido haciendolo precisamente de aquellos pueblos que han cumplido con lo prevenido en las disposiciones sanitarias (...)"[329].

Atendiendo únicamente a la información proporcionada por la Memoria del Subdelegado, fechada en febrero de 1855, y en la que resume los datos de morbilidad y mortalidad a los que tuvo acceso por la comunicación de los profesores de las diferentes poblaciones, la distribución de casos y defunciones se reflejan en la figura 6, y corresponden a las localidades de Pina, Alborge, Velilal, Osera y Fuentes.

---

[328] ADPZ. FGP-ByS. Memoria del cólera en la Villa de Pina. Carpeta Sanidad 1855, Subdelegaciones. Caja 1106.

[329] ADPZ. FGP-ByS. Memoria del cólera en el partido de Pina. Carpeta Sanidad 1855, Subdelegaciones. Caja 1106.

Se detectan algunos errores aritméticos en la figura, como la suma de fallecidos en la Villa de Pina (19, y no 25 como aparece) que se contrastaron con las cifras de la Memoria de la villa referida anteriormente, o como en la suma total de invadidos de los 5 pueblos consignados que alcanza los 194 (y no 174, como puede observarse en la figura 6).

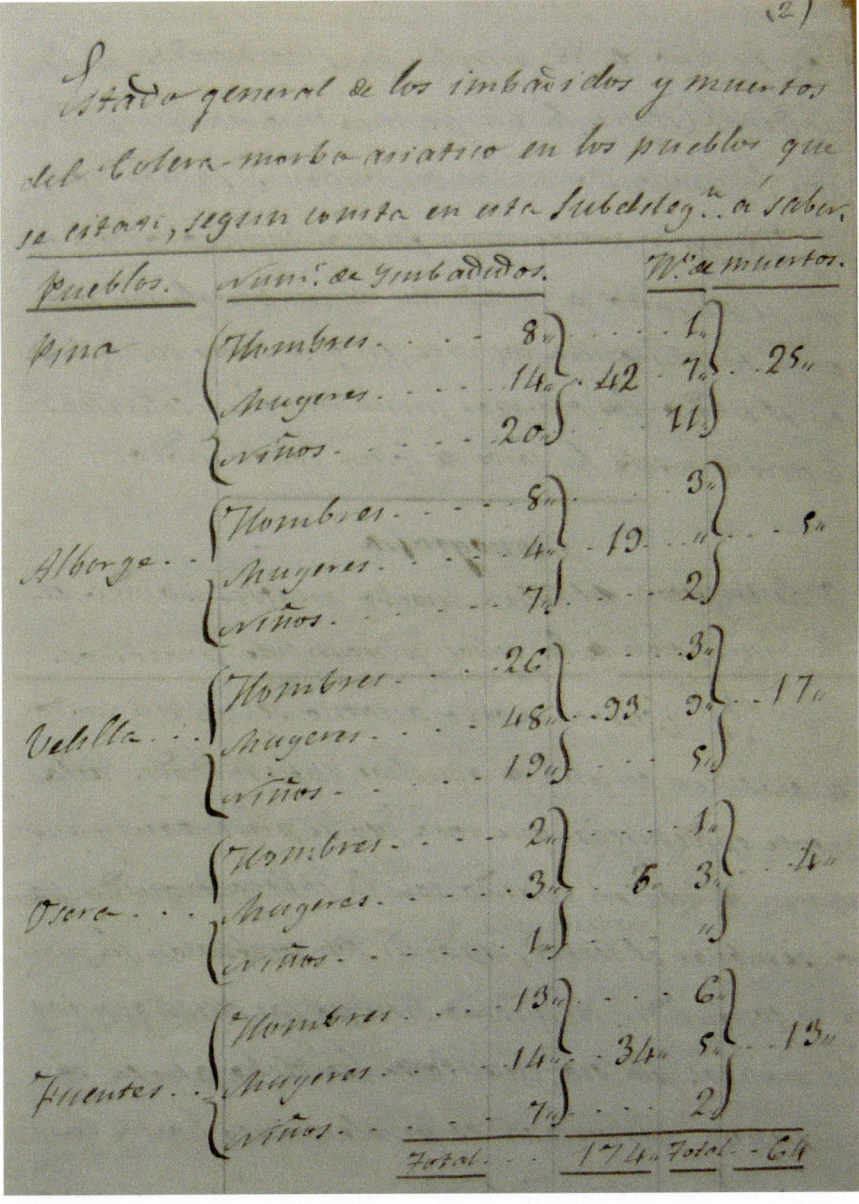

Figura 6. Casos de cólera y defunciones en el partido judicial de Pina. 1854

De Farlete, se dice en la Memoria que no presentó formalmente ninguna información sobre la invasión y, respecto a Gelsa, el Subdelegado apunta que,

"(…) dio parte de su invasión, y á pesar de ser uno de los pueblos mas castigados de la epidemia (según la voz publica) no ha cumplido con lo prevenido en las disposiciones sanitarias (…)"[330].

A pesar de esta opinión, según los oficios del alcalde de Gelsa al Gobierno Civil[331], solamente se habría producido un caso grave, notificado con fecha 22 de noviembre, junto con algunas colerinas en niños y mujeres. En la comunicación de 10 de diciembre se notificaba el fin de la epidemia, con el canto de un solemne *tedeum* de acción de gracias en esa misma fecha.

Respecto a Farlete, con fecha 10 de noviembre, el profesor de cirugía del pueblo Pedro Villagrasa, comunicaba al Ayuntamiento[332] haber diagnosticado el cólera en una mujer que había manifestado los síntomas unas horas después de su llegada al pueblo desde Zaragoza. La Junta de Sanidad local estimó conveniente la confirmación del diagnóstico por un profesor de medicina, y a tal efecto se desplazó al pueblo Antonio Roncalés que junto al cirujano pudo confirmar la enfermedad. Se sucedieron dos nuevos casos en criados de la mencionada enferma y dos más hasta el 20 de noviembre. En total, pues, 5 casos, de los que ninguno falleció. En el expediente de la Alcaldía constitucional de Farlete, se hace constar que,

"(…) La Junta de Sanidad después de haber adoptado medidas eficaces, creó hospital donde fue trasportado uno de los enfermos por carecer de recursos y se depositaran los cadáveres caso de haberlos en una hermita fuera de la población, y se enterraran por la noche y sin tocar las campanas (…)"[333].

De esta manera, sin conocer los datos de otros núcleos importantes en población del partido como Bujaraloz, Mediana, La Almolda o Quinto, la suma total de invadidos alcanzó los 200 y las muertes fueron 58; cifras escasas en relación a la población estimada para el partido judicial en 1855, de 19.261 habitantes (habría enfermado el 1% de la población y fallecido el 0,3% de la misma), y que hace pensar en una importante subdeclaración. La letalidad, del 29,14%, estaría cercana a las cifras de otros partidos. Hay también escasas referencias respecto a la duración del brote: en la Villa de Pina, el primer caso apareció el 13 de octubre y la epidemia

---

[330] ADPZ. FGP-ByS. Memoria del cólera en el partido de Pina. Carpeta Sanidad 1855, Subdelegaciones. Caja 1106.

[331] ADPZ. FGP-ByS. Carpeta Gelsa. Caja 1105.

[332] ADPZ. FGP-ByS. Expediente Farlete. Carpeta Sanidad 1855, Cólera: pueblos de la C a la Y. Caja 1109.

[333] Íbidem.

se prolongó hasta el 1 de diciembre. En Osera, entre el 20 de octubre y el 11 de noviembre, con 7 casos, de los que 5 fallecieron, según el expediente formado al efecto por el Ayuntamiento con fecha 20 de noviembre[334].

Como puede verse en el cuadro resumen de la figura 6, el pueblo con mayor número de afectados fue Velilla de Ebro (93 invadidos y 17 muertos), donde la epidemia se desarrolló entre el 24 de octubre y el 29 de diciembre, si bien no se contabilizaron los casos leves o colerinas:

"(…) El numero de diarreas premonitorias ó colericas que hubo fue crecido, pero se pudo evitar en muchisimos el que la enfermedad pasase mas adelante, por medio de la magnesia, dieta, sangria en los que tenian el pulso algo desarrollado y frecuente, y tazas templadas de una infusión de flor de sauco y camomila con unas gotas de aguardiente como sudorifica: con lo que se conseguían fácilmente abundantísimos sudores que obrando como neutralizantes de la causa colerica, vencian al patologico enemigo en su invasión brusca y destructora (…)"[335].

El propio Subdelegado de medicina y cirugía del partido reconocía en la Memoria las limitaciones de los datos presentados y, una vez más, las debilidades en la información sobre morbilidad por la disparidad de criterios de las fuentes notificantes:

"(…) Tampoco existe una formal comparación entre el numero de imbadidos de un pueblo con otro, cuya circunstancia consiste, en que unos consignan en el estado las diarreas premonitorias ó colerinas y otros tan solo los casos de cólera confirmado (…)"[336].

Respecto a la valoración que refleja la Memoria sobre el perfil de los afectados, una vez más se pone el acento en una mayor predisposición entre los niños y mujeres con un estado previo deteriorado, especialmente cuando el Subdelegado analiza las muertes en su propia Villa de Pina, concluyendo que,

"(…) recayeron mas principalmente en el sexo femenino y en mugeres debiles y achacosas, y el unico hombre que falleció aun cuando joven y bien constituido, observaba no hostante un regimen higienico sumamente deprabado: de los imbadidos, lo fueron principalmente los debiles y achacosos, y los de vida desarreglada bajo todos conceptos: lo fueron igualmente algunos dominados de pasiones de animo deprimentes y los medrosos: ninguna persona sana, robusta y bien arreglada, ni los que por caridad y celo se prestaron al servicio y asistencia de los colericos observaron la mas pequeña novedad (…)"[337].

---

[334] ADPZ. FGP-ByS. Expediente cólera en Osera. Caja 1105.

[335] ADPZ. FGP-ByS. Expediente cólera en Velilla de Ebro. Caja 1105.

[336] ADPZ. FGP-ByS. Memoria del cólera en el partido de Pina. Carpeta Sanidad 1855, Subdelegaciones. Caja 1106.

[337] Íbidem.

3.3.3. Partido judicial de Ejea

El brote de 1854 en el partido judicial de Ejea se circunscribió a dos localidades al sur de su territorio, en la ribera del Ebro y distantes entre sí poco más de una legua: Tauste y Remolinos, quedando libres del cólera ese año el resto de núcleos. Así lo recogió el Subdelegado de medicina, Genaro Casas, tanto en su Memoria de 10 de febrero de 1855[338], como en su monografía sobre la enfermedad[339]. Los días 21 y 22 de octubre aparecieron los primeros casos en ambas localidades, cuando en la ciudad de Zaragoza estaba comenzando la fase ascendente del brote. Los rumores sobre la situación en Zaragoza llevarían al Subdelegado de Ejea a solicitar al gobernador civil, con fecha 23 de octubre[340], que se comisionara al médico de Luna, Ángel Gómez de Carrascón, para desplazarse a Zaragoza y poder conocer los medios y plan curativo que en la ciudad se estaban utilizando para enfrentar la enfermedad. Así se aprobó por el gobernador civil, con el acuerdo de la Junta provincial de Sanidad, teniendo la oportunidad el mencionado profesor de observar estos extremos en la práctica de sus colegas, tanto en el Hospital provincial como en diversos domicilios[341]. En la misma fecha, el Subdelegado se trasladó a Tauste para verificar junto al médico de la localidad José Deán, la naturaleza de los primeros casos sospechosos, ratificando el diagnóstico que este último había adelantado en su comunicación al Subdelegado.

Genaro Casas (Yebra, Guadalajara 1817-Zaragoza, 1886), que posteriormente a su ejercicio en Ejea sería catedrático de Patología médica en la Facultad de Medicina de Zaragoza y decano de la misma, fue uno de los médicos que en Aragón mejor describió el cólera, en el contexto de la epidemia de 1854-56 y a la luz de los conocimientos que sobre la enfermedad se tenían en aquellos momentos. En la referida Memoria sobre el brote de 1854, relataba que en la propia Villa de Ejea, durante los meses de julio y agosto, se produjeron numerosos casos de trastornos intestinales, especialmente entre los braceros que se ocupaban en esas fechas de las labores de siega y trilla, y que atribuiría a lo elevado de las temperaturas y la *suculenta alimentación* de estas personas en el desarrollo de dichas faenas. De acuerdo con las teorías de la época sobre constituciones médicas sostuvo que

---

[338] ADPZ. FGP-ByS. Memoria del cólera en el partido. Carpeta sobre el cólera en Ejea. Caja 1105.

[339] CASAS, G. *Tratado teórico-práctico del Cólera Morbo Asiático.* Zaragoza: Unión Médica de Aragón, 1856.

[340] ADPZ. FGP-ByS. Carpeta sobre el cólera en Ejea. Caja 1105.

[341] ADPZ. FGP-ByS. Memoria del cólera en el partido. Carpeta sobre el cólera en Ejea. Caja 1105.

"(…) todas las enfermedades se resentian de ese <u>quid sui generis</u> de influjo deletereo inherente en la mayoria de los padecimientos cuando existe pronunciada una constitucion medica, influjo muy marcado con particularidad en las afecciones del tramo intestinal (…)"[342].

Aunque diferenciaría claramente estos brotes (que cuantifica en hasta sesenta casos en algunos días en la Villa de Ejea), de los primeros casos de cólera que observó en Tauste:

"(…) No asi en la Villa de Tauste y Pueblo de Remolinos, que en ellas ha reinado a mi juicio aunque de manera benigna en todos sus periodos, el colera verdaderamente dicho (…)"[343].

Genaro Casas, señalando como se ha dicho la importancia del influjo de la constitución médica dominante, concedería solo un papel desencadenante de la epidemia en Tauste a las

"(…) no interrumpidas relaciones de este pueblo con la Capital y resto de la península, por dedicarse muchos de sus habitantes al trasporte de granos (…)"[344].

Todo ello porque resultaban evidentes estas relaciones en la aparición del primer caso: una mujer procedente de Novillas, donde la epidemia se había iniciado el 12 de octubre. Y por lo que respecta al perfil de los afectados se pondría de relieve, una vez más, la precariedad de las condiciones sociales y económicas entre los afectados, que los situaban en unos niveles de miseria cuya consecuencia más inmediata sería la enfermedad:

"(…) Pocos fueron los de la clase acomodada que sufrieron, limitandose en la mayoria de ellos el mal á pequeñas é insignificantes diarreas que cedieron con la dieta horchatas de arroz á medio yelo, y quietud hasta promover un ligero sudor que conservado por dos ó tres horas hacia desaparecer la desazon preludiante [de] la verdadera enfermedad.

Los jornaleros y gente proletaria patentizaron lo que los hechos y la experiencia enseña á saber: que alli donde no existe limpieza, sobriedad, abrigo y buen regimen, se ceban no solo el colera si es que la mayor parte de las enfermedades epidemicas.

Los varrios escentricos, han presentado mayor numero de atacados, y esto se halla según mi juicio en perfecta armonia no con las condiciones del aire que caso de hallarse viciado debiera estarlo mas en el centro de la poblacion, sí es que con la indole y clase de sus moradores pertenecientes á la menesterosa (…)"[345].

En definitiva que, a juicio del Subdelegado, fueron las condiciones sociales las que definieron el grado de afectación de la epidemia, a la que adjudicó unas características de benignidad por lo escaso de su presencia en los pueblos del partido y por la reducida mortalidad que produjo, tanto en Tauste como en Remolinos. En

---

[342] Íbidem.

[343] Íbidem.

[344] Íbidem.

[345] Íbidem.

el caso de esta última localidad, puso de relieve que las defunciones se produjeron en personas muy ancianas y enfermizas, ya que:

> *"(…) de los tres fallecidos dos eran sectuagenarios, y el tercero con una diatesis sifilitica inveterada (…)"*[346].

Tampoco en el caso de Remolinos quedarían claras las causas para el desarrollo del cólera, si bien el profesor Casas valoraría, como factores relevantes, la afluencia de gran número de personas a la localidad y la distribución de los casos entre los desfavorecidos:

> *"(…) Remolinos es punto á donde acude mucha gente por razon de su salina, circunstancia que agregada a la proximidad del Ebro explica lo abonado del terreno para la aparicion de una epidemia.*
>
> *(…)Se ha observado igualmente que los varrios excéntricos han sufrido mas y esto es muy natural por que sobre ser mas humedos, es donde hay mas pobres (…)"*[347].

La Junta local de Sanidad de Tauste estableció un Hospital de coléricos que pudiera acoger a las clases menesterosas y trató de proporcionar un médico más de apoyo al titular, José Deán, aunque este:

> *"(…) á trueque de no alarmar la poblacion por conocer lo necesario que es en estos casos la tranquilidad de espiritu, prefirio aun sufriendo un intenso catarro, sacrificar su bien estar en obsequio de el bien publico (…)"*[348].

En el caso de Remolinos, con el acuerdo de las autoridades provinciales, se instaló provisionalmente un botiquín durante el tiempo de la epidemia, por carecer esta localidad de oficina de farmacia.

Respecto a las cifras de invadidos y muertos en Tauste[349], donde el brote de 1854 se desarrolló entre el 21 de octubre y el 29 de noviembre, hubo un total de 141 casos, con una especial afectación entre las mujeres (17 hombres, 100 mujeres y 24 párvulos), de los que fallecieron 13 (3 hombres, 6 mujeres y 4 párvulos), con una letalidad baja, cercana a uno de cada diez enfermos (9,27%). En resumen, únicamente enfermó un 4,17% de su población y murió el 0,42% de la misma.

En cuanto a Remolinos[350], las cifras fueron mucho más bajas, desarrollándose el brote entre el 22 de octubre y el 4 de diciembre, con un total de 20 invadidos, de los que fallecieron 4, y agrupándose las muertes en los primeros días, sin ningún fallecimiento desde el día 8 de noviembre.

---

[346] Íbidem.

[347] Íbidem.

[348] Íbidem.

[349] ADPZ. FGP-ByS. Expediente del cólera en Tauste. Caja 1105.

[350] ADPZ. FGP-ByS. Memoria del cólera en el partido. Carpeta sobre el cólera en Ejea. Caja 1105.

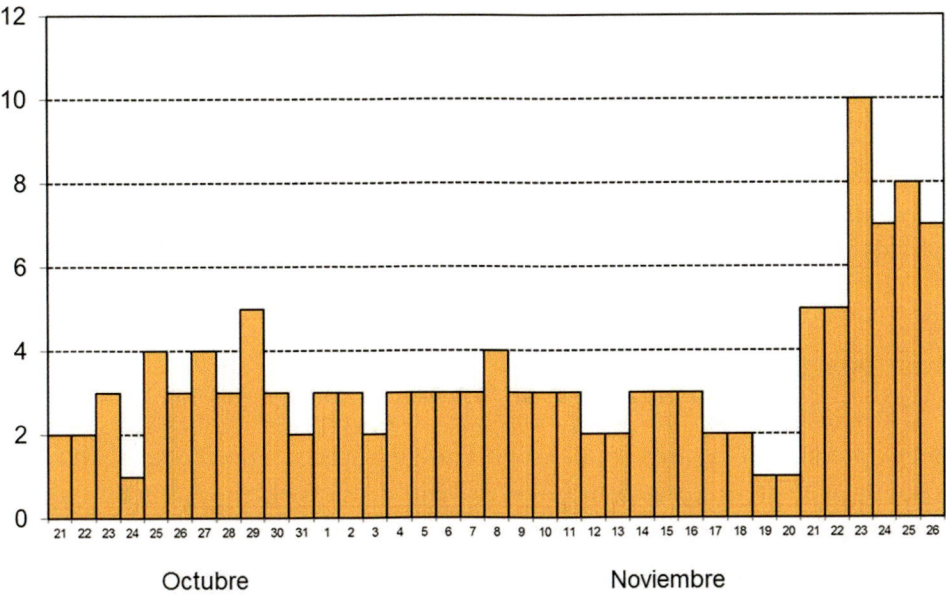

Gráfica 5. Casos de cólera en Tauste. Octubre-noviembre 1854

Finalizaba su Memoria Genaro Casas con las siete *"deducciones"* sobre el cólera, desde la experiencia del brote en su distrito, que se resumen a continuación:

– **Primera**: manifiesta que cuando se desarrolla epidémicamente el cólera morbo, son muy frecuentes *"las afecciones gastro-intestinales de indole nerbiosa"*, siendo conveniente saber diferenciar ambas entidades nosológicas. Con ello es probable que estuviera describiendo los casos leves, y aun subclínicos, los más frecuentes en las epidemias coléricas.

– **Segunda**: concede una gran importancia a las medidas de higiene pública que deben ser amparadas por las autoridades, para que no queden solo en consejos de los profesores locales, lo que pone de relieve las dificultades con que se encontraban de los médicos rurales, incluidos los Subdelegados, para hacer cumplir las normas de esta naturaleza.

– **Tercera**: reconoce la inutilidad de los cordones sanitarios u otras formas de incomunicación de los pueblos afectados por la epidemia, desde su certeza de estar ante una enfermedad miasmática, cuyo vehículo más probable era el aire atmosférico.

– **Cuarta**: aboga por evitar, en el tratamiento del cólera, los específicos milagrosos que solo aportaban ilusorias esperanzas en los enfermos.

– **Quinta**: establece que deben utilizarse los medicamentos de forma individualizada, atendiendo a las características de cada paciente, según su temperamento o su idiosincrasia.

– **Sexta**: reconoce que, aún desconociéndose la causa de la enfermedad y no pudiendo por ello utilizarse remedios específicos, resultaba de vital importancia la actuación temprana para evitar el progreso de la enfermedad, si bien asumiendo la impotencia del arte de curar ante los casos de cólera fulminante.

– **Séptima**: concluye que, en lo referente a su distrito, el cólera se desarrolló de una manera benigna, subrayando el buen trabajo llevado a cabo por los profesores.

3.3.4. Partido judicial de Borja

La epidemia en el partido de Borja adquirió durante 1854 un perfil similar al que se produjo en las zonas ya descritas, con un impacto reducido tanto en el número de pueblos afectados como en el número de casos en estos últimos, a excepción quizás de Mallén donde el brote alcanzó una cierta intensidad.

Según el relato[351] del Subdelegado de medicina y cirugía del partido, Hermenegildo López, transcurrió el verano de 1854 en ese distrito con el temor de la extensión del cólera desde el Este, de acuerdo con las noticias que provenían de Cataluña y otras zonas epidemiadas. Sin embargo, no aparecieron los primeros casos hasta el 12 de octubre en Novillas, pueblo junto a la margen izquierda del Ebro en el límite con Navarra, y dos días después en Mallén, en su margen derecha aunque alejado alrededor de una legua del río. La epidemia se extendió a Gallur, a partir del 17 de octubre y, mucho más tarde, el 23 de noviembre llegaría a Boquiñeni, cuarto y último de los pueblos afectados en el partido.

Los casos y fallecimientos comunicados por el Subdelegado se resumen en la figura 7, y corresponden a los municipios citados, cuatro de los 25 que componían el partido.

El cólera estuvo presente entre el 12 de octubre y el 20 de diciembre, prolongándose así durante más de dos meses, aunque ese período dilatado se debió a su aparición tardía en Boquiñeni, muy cerca de la capital (del 23 de noviembre al 20 de diciembre). El total de casos en el partido ascendió a 254 (74 hombres, 119 mujeres y 61 niños), falleciendo 59 de ellos (16 hombres, 25 mujeres y 18 niños), con una letalidad global del 23,22%. Mallén fue el municipio donde la epidemia produjo un mayor impacto: con 2.400 habitantes, se notificaron 203 invadidos (un 8,45% de su población) y 40 muertes (el 1,66% de sus habitantes), todo ello en poco más de un mes, del 14 de octubre al 17 de noviembre.

---

[351] ADPZ. FGP-ByS. Carpeta sobre el cólera en Borja. Caja 1108.

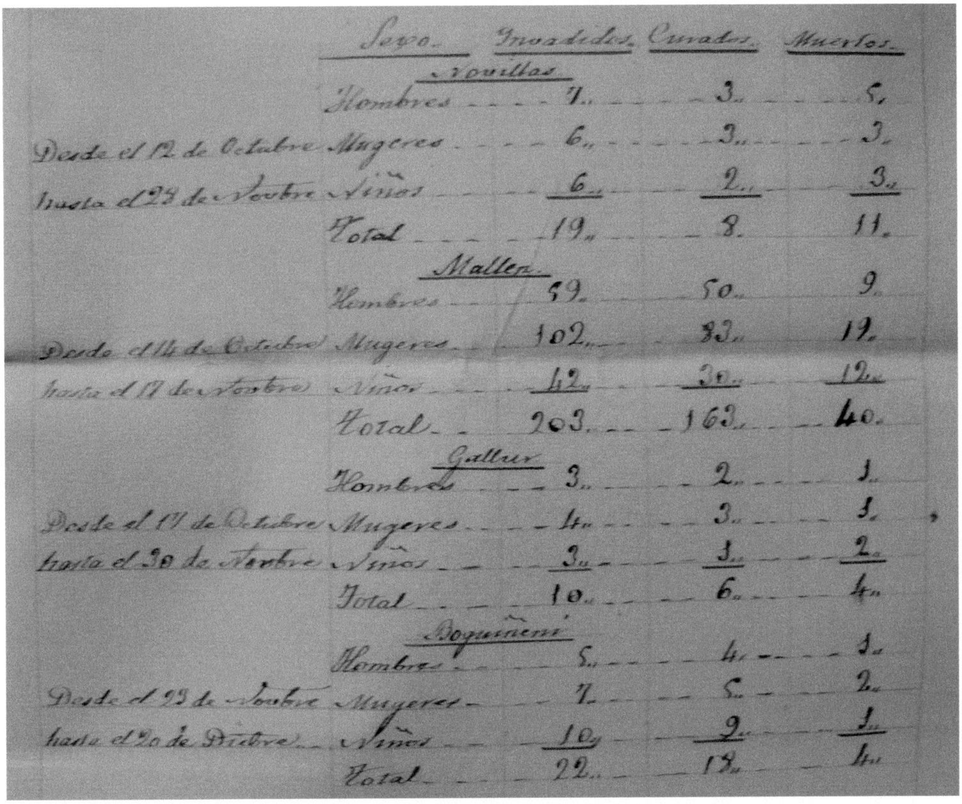

	Sexo	Invadidos	Curados	Muertos
	Novillas			
	Hombres	7	3	5
Desde el 12 de Octubre	Mugeres	6	3	3
hasta el 23 de Noviembre	Niños	6	2	3
	Total	19	8	11
	Mallen			
	Hombres	59	50	9
Desde el 14 de Octubre	Mugeres	102	83	19
hasta el 17 de Noviembre	Niños	42	30	12
	Total	203	163	40
	Gallur			
	Hombres	3	2	1
Desde el 17 de Octubre	Mugeres	4	3	1
hasta el 30 de Noviembre	Niños	3	1	2
	Total	10	6	4
	Boquiñeni			
	Hombres	5	4	1
Desde el 23 de Noviembre	Mugeres	7	5	2
hasta el 20 de Diciembre	Niños	10	9	1
	Total	22	18	4

Figura 7. Casos de cólera y fallecidos en el partido judicial de Borja. 1854.

3.3.5. Partido judicial de La Almunia

Fue en el partido judicial de La Almunia donde el brote de 1854 alcanzó una mayor extensión territorial, afectando a 17 de sus 29 municipios, si bien en muchos de ellos con un número reducido de casos. El cólera se desarrolló, fundamentalmente, siguiendo el curso del Jalón y algunas poblaciones ribereñas del Ebro como Alagón o Pedrola, pero también en otros puntos alejados de los ríos como La Muela. El Subdelegado de medicina y cirugía del partido, Mariano Estua, elaboró una detallada Memoria de la invasión[352] en el territorio de su demarcación, proponiendo algunas curiosas teorías acerca de las causas y factores predisponentes o desencadenantes de la enfermedad.

Se describió ya el brote de La Muela, que había puesto en alerta a la Junta provincial de Sanidad por su cercanía a la capital. El Subdelegado daría al relato de este brote un cierto matiz literario, matiz que estaría presente en toda la Memoria:

352 ADPZ. FGP-ByS. Memoria partido La Almunia. Carpeta Establecimientos Beneficencia. Caja 1102.

"(…) Era el mes de octubre de 1854 y el tiempo bonancible: marcaba el termometro de Reamur el 8.º en las madrugadas y noches, y el 22.º al medio dia: oscilaba el barometro entre 26 pulgadas 4 lineas, y las 26 p. y 6 l.: soplaban vientos suaves del NO: ningun indicio de la asoladora plaga aparecia, cuando con fecha 1.º del mes el pueblo de La Muela anunció á esta Subdelegacion la manifestacion del Colera=morbo en su recinto. Anubarrado el cielo en el dia 4, rezumbó la tempestad tan violenta que encontrandose embravecidos y opuestos vientos, bramó el huracan que talo los arbolados, cuatro mugeres, una niña y un hombre fueron invadidos hasta el dia 11, dia en que la enfermedad eligió mas victimas para llegar a su apogeo: seis caieron, cinco de ellos dejaron de ecsistir en el dia inmediato. Dos mujeres y un hombre el dia 13, tres adultos el 14, y uno el 15 completaron el cuadro debastador de aquel pueblo: finó la invasion: las ecsistencias de los dias anteriores acreditaron la presencia del Colera hasta el dia 23. Se declaró libre el Pueblo de la enfermedad (…)"[353].

Tras el brote en La Muela se consignaron dos casos importados, uno en Longares y otro en Muel, de dos mujeres procedentes de Zaragoza, que fallecerían a las pocas horas de su llegada a los pueblos, en el primer caso el día 26 de octubre y en el segundo, el día 29. El médico titular de Muel describía así la rápida evolución del caso tras su llegada a la localidad:

"(…) habiendo sido llamado a las 5 y cuarto de la mañana del día de hoy para visitar á una enferma hija de Silvestre Pintanel soltera de unos 22 años de edad que ayer tarde llego de Zaragoza donde residia en compañía de un hermano (…); asi es que vistos por un lado los síntomas (…) y por otro la relacion de la paciente que me ha dicho hacia 8 ó 10 dias padecia la citada diarrea en la Ciudad mencionada aunque no tan intensa, no he dudado en clasificarla la enfermedad de un colera morvo Asiatico verdadero. Todos cuantos recursos se han puesto en practica en el momento que me he personado á la cabecera de la enferma han sido infructuosos, pues á las dos de esta misma tarde ha dejado de existir (…) 29 de octubre de 1854. Licenciado Pedro Saenz Beltran"[354].

Por las mismas fechas de finales de octubre aparecería el cólera en Alcalá de Ebro y no se constatarían más casos hasta la segunda quincena de noviembre, en la que la enfermedad se extendió hacia otros pueblos de partido con diferentes características:

"(…) En los doce primeros dias que sucedieron al 16 de noviembre la temperatura bajó al grado de congelación y en algunas madrugadas a tres grados mas bajo: el tiempo estubo robusto, la constitución higrometrica varió, los vientos reinaron del N. y NNO. La enfermedad se posesionó de La Almunia, Pedrola, Ricla, Calatorao, Rueda, Alagon y Pinseque, aunque diferente en violencia. En los doce dias se contaron en La Almunia once muertos de cuarenta y cinco invadidos; en Pedrola los amagados fueron veinte y cuatro, solo dos las defunciones: en

---

[353] ADPZ. FGP-ByS. Memoria partido La Almunia. Carpeta Establecimientos Beneficencia. Caja 1102.

[354] ADPZ. FGP-ByS. Caja 1104.

Ricla tres colericos que todos perecieron; en Alagon de cuatro sanaron tres; en Pinseque uno que quedó en existencias (…) [355].

La epidemia siguió su curso con mayor intensidad en el comienzo del nuevo mes, sin que la temporal disminución en los últimos días de noviembre confirmara su deseado descenso:

"(…) el diciembre corrió el velo a la ilusion; su primer septenario demostró la amarga realidad. En el transcurso de esos dias el termometro llegó a señalar 4 bajo cero, las brumas alternaban con los hielos, un viento norte muy sutil ocupaba su voz, la enfermedad llegó á su mayor extensión en numero y cualidad, y hasta el 10 lamentó La Almunia veinte y ocho muertos de noventa y cinco invadidos; Ricla siete de diez y siete; Calatorao seis de diez; Lumpiaque cinco de veinte; Pinseque uno de cuatro; Urrea de dos, uno; los mismos guarismos figuran en Barboles (…)" [356].

A partir de entonces, el brote fue disminuyendo de intensidad y los nuevos casos se fueron espaciando hasta su desaparición en todo el distrito:

"(…) La benignidad y la poca frecuencia de casos que siguió á este periodo terrible, pudiera deducirse ya de la estadistica que de sus enfermos presentaron los pueblos de Plasencia, Bardallur y Grisen.(…) Llegó por fin el solsticio hivernal. El distrito tributó gracias al Eterno por la completa desaparición del temible viagero (…)" [357].

El número total de casos de cólera en el partido consignados en la Memoria del Subdelegado es de 318, de los que fallecieron 113, con una letalidad global del 35,53%, aportando la Villa de La Almunia casi la mitad de casos y fallecimientos. Nuevamente debe señalarse la cautela con que deben ser tomados los datos, ya que de consignarse los casos leves o las denominadas colerinas hubiesen incrementado de forma notable el número total. Así lo reflejó el profesor Estua en la Memoria:

"(…) Aunque en los estados que presento solo resultan 318 invadidos se hace indispensable advertir que la mayoria de los SS. profesores no han dado mas inclusión que á los que padecieron el Colera con todos sus caracteres omitiendo los casos llamados de colerina por considerarlos de poca significación (…)" [358].

La distribución por pueblos de los casos y defunciones fue muy irregular en el ámbito del partido, con pueblos como Longares o Muel con un solo caso cada uno o lugares con escasas invasiones y ningún fallecimiento, como Bardallur o Grisén. Siempre de acuerdo con los datos del Subdelegado, Ricla, Calatorao, Pedrola y

[355] ADPZ. FGP-ByS. Memoria partido La Almunia. Carpeta Establecimientos Beneficencia. Caja 1102.

[356] Íbidem.

[357] Íbidem.

[358] Íbidem.

Lumpiaque oscilaron entre los 20 y 28 casos, y en La Almunia se contabilizaron 156 invadidos y 53 muertos. Los datos totales se recogen en la figura 8, un fragmento de la Memoria citada.

Respecto al perfil de los afectados, una vez más se destaca la mayor presencia del cólera entre los pobres, entre la clase proletaria. La descripción que realizó Mariano Estua sobre las condiciones de vida de una gran parte de los habitantes en el medio rural de mitad del siglo XIX, es suficientemente reveladora, y explica esa predisposición a muchas enfermedades entre aquellos que carecían de todo recurso. Así se refería a los habitantes de La Almunia y también de Ricla:

"(…) Constituien los quatro sestos de su vecindario proletarios y colonos dedicados con pocas escepciones al cultivo de hortalizas que aportan á los pueblos de secano; sus alimentos son legumbres secas y raíces farináceas condimentadas con sustancias piperinas, su bebida consiste en vinos de ínfima calidad escasos del principio alcohólico; se afanan desde la mas tierna edad y casi sin descanso en las penosas tareas agrícolas: acinados en hinvierno, habitan miserables casas de tierra, y en estío y otoño se albergan en barracas que con cesped y espadaña construien en los campos que cultivan; su patrimonio es el deseaseo y desabrigo que en vez de endurecerlos los constituie caquecticos y carcomidos por fiebres intermitentes.

La Villa de Ricla fundada en el ultimo bajo del ramal de una cordillera cuio pie baña el Jalon participa de identica ecsistencia que la anterior en general, y digo en general porque la posicion de un numero no pequeño de familias todavia es mas precaria: viven en cuevas abiertas a pico, sin mas luz ni ventilacion que la que reciven por la abertura que sirve de puerta al antro donde el racional y el bruto comparten el abrigo (…)"[359].

Los datos sobre morbilidad y mortalidad son dispares según las fuentes utilizadas. Sirva como ejemplo Ricla: si según la Memoria del Subdelegado se produjeron allí 28 casos y 13 defunciones, de acuerdo con el expediente[360] elaborado por el Ayuntamiento fueron 103 los invadidos (19 en el hospital habilitado y 84 en domicilios) y 25 los fallecidos; es decir, 75 casos y 12 muertes más que en la estadística remitida desde la Subdelegación.

Es preciso resaltar la actitud del médico de Ricla, que supo prever las consecuencias que podría tener el desarrollo de la epidemia en la villa y que, ante la situación precaria de buena parte de su vecindario, impulsó la habilitación de un hospital provisional que diese cobijo a quienes carecían de todo recurso. Con fecha 24 de agosto, Juan Bautista Lapuente remitió a la Junta local de Sanidad un apasionado

---

[359] Íbidem.

[360] ADPZ. FGP-ByS. Expediente cólera en Ricla. Carpeta Correspondencia. Caja 1119. El expediente está fechado a 31 de diciembre y por su contenido sabemos que, como sucedió en La Muela a principios de octubre, el médico titular de Ricla, Juan Bautista Lapuente, cayó enfermo de cólera el 9 de diciembre, desplazándose a la villa para la atención de los coléricos, el Subdelegado Estua.

escrito, en el contexto de los recientes hechos revolucionarios que abrieron el bienio liberal:

> *"Cuando la España acaba de sufrir los efectos de una revolucion por reconquistar los derechos de los Pueblos; cuando todas las miras de nuestro sabio gobierno se dirigen á procurar el bien estar de todas las clases; en un tiempo en que la sociedad entera esta haciendo los mayores sacrificios para enjugar las lagrimas de todos, porque á todos reconoce como hermanos, faltaria el que suscribe á uno de los principales deberes que le impone el reglamento actual de sanidad, sino patentizase á V. la grande y urgente necesidad que hay en este pueblo de que se estienda una mirada benefica con predileccion á la clase mas numerosa que constituye su vecindario. Sin necesidad de entrar en detalles rentisticos, sabido es que el pueblo de Ricla abriga en su suelo doscientos vecinos mas de los que puede sostener sin contar con el gran numero de pordioseros que diariamente estan deparando su ausilio; que la mitad de la riqueza que produce su escasa huerta pertenece á terratenientes y la otra mitad es propiedad de un reducidisimo numero de vecinos: y si á estos datos se agrega que es desconocida la industria, facilmente podra comprehenderse que tratar de reparar en Ricla las causas que con preferencia pueden desarrollar una epidemia y acrecentarla si desgraciadamente se presenta, es lo mismo que prebenirse para combatir la miseria venidera y hacer frente á la que en el dia nos aflige, por si un momento ú otro se hace insoportable (…)"*[361].

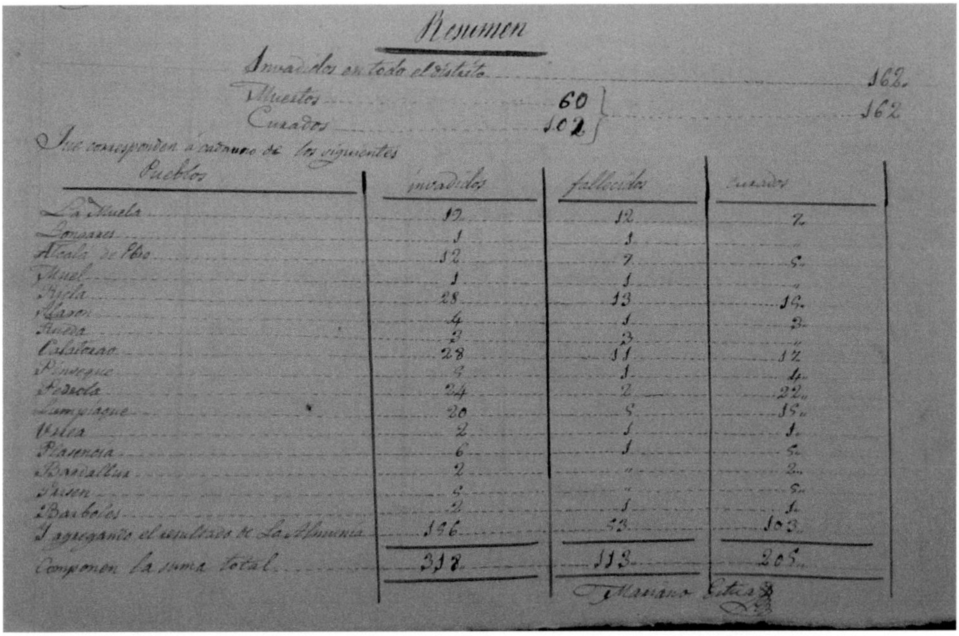

Resumen

Invadidos en todo el distrito .... 162.
Muertos .... 60 }
Curados .... 102 } 162

Que corresponden á cada uno de los siguientes

Pueblos	invadidos	fallecidos	curados
La Muela	12	12	7
Lonares	1	1	"
Alcala de Ebro	12	7	5
Muel	1	1	"
Ricla	28	13	15
Alaron	4	1	3
Rueda	3	3	"
Calatorao	28	11	17
Pinseque	5	1	4
Pedrola	24	2	22
Lumpiaque	20	5	15
Urrea	2	1	1
Plasencia	6	1	5
Bardallur	2	"	2
Pason	5	"	5
Barboles	2	1	1
Y agregando el resultado de La Almunia	156	53	103
Componen la suma total	318	113	205

Mariano Estés

Figura 8. Casos de cólera y fallecidos en el partido judicial de La Almunia. 1854.

---

361 ADPZ. FGP-ByS. Carpeta Sanidad 1854, Correspondencia. Expediente sobre mejoras en la salubridad de Ricla. Caja 1101.

La descripción sobre las penosas condiciones de vida de buena parte de la población de Ricla impulsaron al médico de la localidad a promover la creación de un hospital provisional para el caso de epidemia, así como dotar de manera suficiente el hospital ya existente, mediante rentas para sufragar

"(…) los gastos que ocasionen ocho ó diez enfermos diarios, si no se quiere tener el desconsuelo de verlos perecer como hasta el presente sin un mal lecho donde morir, ni un mal caldo donde poder afianzar su vida (…)"[362].

Reunidas bajo la presidencia del alcalde constitucional, las Juntas locales de Sanidad y Beneficencia de Ricla adoptaron dos acuerdos que se elevarían al Ayuntamiento: por un lado, disminuir la pobreza…expulsando a todos aquellos que en los últimos años han fijado su residencia en la villa:

"(…) Considerando que sin embargo de la mucha pobreza que aflije á este pueblo podría disminuirse en parte separando de entre sus vecinos todos aquellos que por una mala interpretada tolerancia se les ha permitido fijar su residencia de algunos años á esta parte en esta villa con perjuicio y gravamen de todas las clases, se les de pasaporte para los pueblos de su naturaleza siempre que no se les conozca un modo de vivir con que poder asegurarse un medio de sustancia (…)"[363].

Por otro lado, destinar 50 cahices de trigo del pósito generado en la villa para prevenirse frente a malas cosechas, para crear el hospital provisional y poner en cultivo el Soto de la villa para con lo obtenido dotar de fondos al Hospital existente.

Además de estos extremos sobre la preparación de la Villa de Ricla frente a la posibilidad de una epidemia, el Ayuntamiento propuso otras medidas más comunes, tales como la retirada del macelo del centro de la población, la extracción de estiércoles de las casas, la prohibición de arrojar aguas sucias a la calle, la práctica de visitas domiciliarias, el traslado del cementerio o la apertura de un número suficiente de fuentes a orillas del Jalón por la mala calidad de las aguas que por él discurrían.

El Ayuntamiento de Ricla, con fecha 28 de febrero de 1855, propuso como recompensa de los servicios prestados en la villa durante la epidemia, la concesión de la Cruz de Isabel la Católica al médico Juan Bautista Lapuente y al vecino Mariano García, y la Cruz de epidemias al farmacéutico, Mariano Grau, y a los miembros de la Junta de Sanidad, Luis Aramburo y Manuel Vela[364].

Respecto a Calatorao, de acuerdo con el expediente de su Ayuntamiento[365], la epidemia se dilató entre el 19 de noviembre y el 30 de diciembre, fecha esta

---

[362] Íbidem.

[363] ADPZ. FGP-ByS. Carpeta Sanidad 1854, Correspondencia. Expediente sobre mejoras en la salubridad de Ricla. Caja 1101.

[364] ADPZ. FGP-ByS. Expediente cólera en Ricla. Carpeta Correspondencia. Caja 1119.

[365] ADPZ. FGP-ByS. Expediente cólera en Calatorao. Caja 1105. El expediente es de fecha 10 de abril de 1855.

última en la que inició síntomas una mujer, que fallecería al día siguiente. En total fueron 28 los casos que se consignaron (7 hombres, 12 mujeres y 9 menores de 10 años) y 13 los fallecidos (3 hombres, 6 mujeres y 4 menores), si bien debe señalarse que el número de casos leves o colerinas debió ser importante. En cualquier caso no queda duda sobre el perfil de los afectados por lo expresado en el expediente:

"(…) tambien es de observar, que de los invadidos en esta poblacion, solo tres mugeres gozaban de buenas condiciones y posicion en su casa, pues los demas invadidos lo han sido en las familias pobres con malas localidades, y de suyo descuidados en su alimentacion y vestir; siendo de advertir que en tres casas donde la Junta de Sanidad tubo que inspeccionar y redoblar sus cuidados, fueron invadidas cinco personas (…)"[366].

Por lo que hace referencia al brote de la Villa de La Almunia que, como se ha dicho, fue el de mayores proporciones en todo el partido, cursó de manera irregular, aunque parecen reconocerse en el gráfico 6 dos ondas sucesivas durante el mes escaso de duración, entre el 18 de noviembre y el 15 de diciembre. Tuvo un especial impacto en los párvulos, que sumaron la mitad de los 156 invadidos notificados (34 hombres, 44 mujeres y 78 párvulos), y el 47,16% de los 53 fallecidos (13 hombres, 15 mujeres y 25 párvulos). La tasa general de letalidad fue del 33,97%, enfermó el 6% de los habitantes de la villa y falleció el 2%.

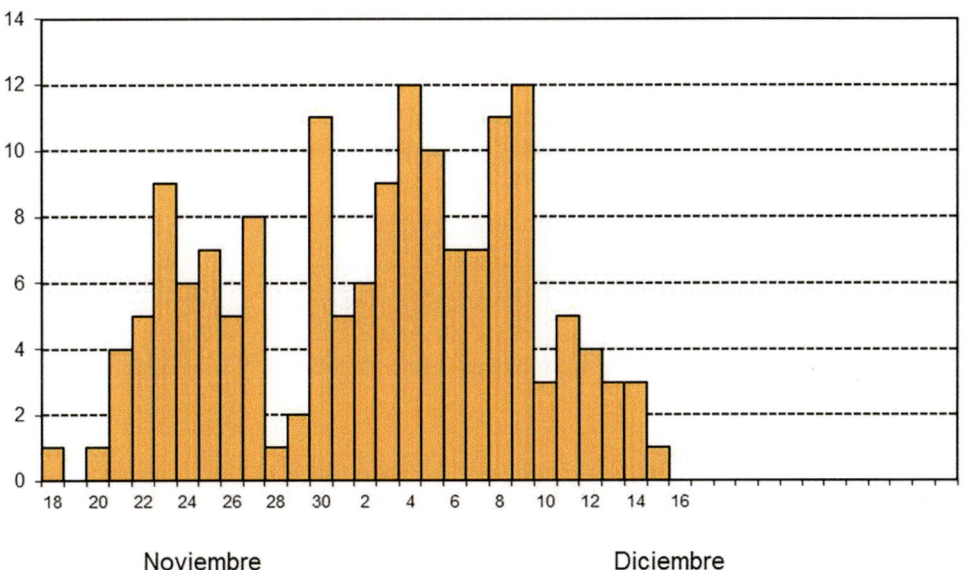

Gráfica 6. Casos de cólera en La Almunia. Noviembre-diciembre 1854.

---

[366] Íbidem.

Por último, es reseñable la queja del Subdelegado por lo que consideró *"un ultraje inferido por la animosidad y el espiritu de vandería"* hacia su persona por parte del alcalde de La Almunia. Se refería al reconocimiento que este hizo de los servicios prestados durante la epidemia por el otro profesor de medicina y cirugía de la villa, Miguel Pina, en el oficio dirigido al gobernador civil[367], obviando así el trabajo del Subdelegado. Este, en la Memoria del brote, manifestó su contrariedad ante la desigualdad del trato, que atribuiría a razones políticas:

"(…) dos Médicos compartimos los afanes y trabajos; el vecindario quedó altamente satisfecho de nuestros servicios; pero la Autoridad municipal recomendó los del uno que en circunstancias dadas le presta sus sufragios, relegando al olvido la asidua asistencia del otro que le es contrario en el voto. En su dia haré la justificacion de los hechos; no es esta la ocasión oportuna de pedir la reparacion del agravio (…)"[368].

3.3.6. Partido judicial de Calatayud

No parece que el brote de 1854 tuviese una gran incidencia en el partido de Calatayud, aunque los escasos datos proporcionados por el Subdelegado de medicina y cirugía no ayudan a establecer el alcance real de la epidemia. Existe, eso si, suficiente evidencia de la voluntaria ocultación de los casos por parte de autoridades locales y facultativos, todo ello con el objetivo de evitar o disminuir el temor entre una población expectante ante las noticias del cólera en pueblos vecinos. De acuerdo con el relato del Subdelegado, José Farrer y Oliver[369], la primera notificación de varios casos de cólera y un fallecimiento en el ámbito de este partido judicial, fue dada por el médico de Maluenda el 7 de noviembre. Allí se trasladaría el mismo Subdelegado al día siguiente, comisionado por el Ayuntamiento de Calatayud, para confirmar el diagnóstico y trazar el plan terapéutico en compañía del médico local. En otras fuentes pueden encontrarse los resultados de la visita:

"(…) había cuatro enfermos, dos de enfermedades comunes cronicas, otro que padecía un colico nervioso, y el cuarto que aunque podía considerarse de carácter sospechoso no había nada que extrañar atendiendo a su ancianidad y á que en el día anterior había fallecido su esposa, á cuya perdida podía tambien atribuirse su deplorable estado (…)"[370].

---

[367] ADPZ. FGP-ByS. Carpeta sobre el cólera en La Almunia. Caja 1105. El oficio es de fecha 26 de diciembre de 1854.

[368] ADPZ. FGP-ByS. Memoria partido La Almunia. Carpeta Establecimientos Beneficencia. Caja 1102.

[369] ADPZ. FGP-ByS. Carpeta sobre el cólera en Calatayud. Caja 1105. La Memoria es de fecha 23 de febrero de 1855.

[370] ADPZ. FGP-ByS. Oficio del alcalde de Calatayud, de 1 de julio de 1855. Carpeta Sanidad 1855, Subdelegaciones. Caja 1106.

Sea como fuere, nada se sabe sobre el desarrollo posterior que pudo seguir la epidemia en la localidad, pero si que el cólera se extendió por varios pueblos en los días sucesivos, el 11 de noviembre en el propio Calatayud, el 13 en Olvés y Morata de Jiloca, el 18 en Sestrica y Munébrega, en Sabiñán el 20, en Mesones el 27, en Belmonte el 30 y en Morés, el 10 de diciembre. Según el Subdelegado, de las 38 poblaciones del partido, fueron invadidas diez (en seis de ellas con un solo caso en cada una).

El cólera se presentó al menos en dos localidades más: en Arándiga, donde se produciría un conflicto entre autoridades civiles y eclesiásticas ante la huida del cura párroco de este pueblo en los días de la epidemia, y en Velilla de Jiloca. Desde la Alcaldía constitucional de Arándiga se comunicaron con fecha 13 de diciembre, 5 casos y un fallecido desde el 24 de noviembre, a los que habría que añadir un número indeterminado de "colerinas" que en el expediente se cifran en seis, según certificó su médico local, Juan Trasobares[371]. En Velilla de Jiloca, los casos se presentaron en los diez primeros días de diciembre, afectando a 4 personas: 2 mujeres jóvenes y un niño de 7 años, que sobrevivieron, y un joven, que fallecería a las 18 horas del inicio de síntomas, de acuerdo con la certificación que suscribieron el cirujano de la localidad y el médico de Maluenda[372], quienes atribuyeron el origen de estos casos a la comunicación frecuente entre Velilla y Maluenda, donde como se ha dicho, se dieron los primeros casos de cólera en el partido.

De la comunicación de la Alcaldía de Calatayud al Gobierno Civil[373] pueden obtenerse los datos del brote en esta ciudad (figura 9).

Un número realmente escaso de enfermos, 75 en total, con solamente 15 fallecidos, entre los días 11 de noviembre y 22 de diciembre. El propio Ayuntamiento reconocería, en el mencionado escrito, que la Junta local de Sanidad recomendó no declarar oficialmente invadida la población *por evitar las funestas consecuencias que ocasiona el terror pánico que infunde semejante azote".* Por estas consideraciones, la Junta de Sanidad,

> *"(…) se abstubo de dar orden alguna á los profesores de la ciencia de curar para que transmitiesen parte diario á la autoridad local, si bien esta se hallaba diariamente de acuerdo con los mismos para indagar y saber el desarrollo de la enfermedad (…)"*[374].

---

[371] ADPZ. FGP-ByS. Arándiga. Caja 1104.

[372] ADPZ. FGP-ByS. Velilla de Jiloca. Caja 1104.

[373] ADPZ. FGP-ByS. Oficio Ayuntamiento. Carpeta sobre el cólera en Calatayud. Caja 1105.

[374] Íbidem.

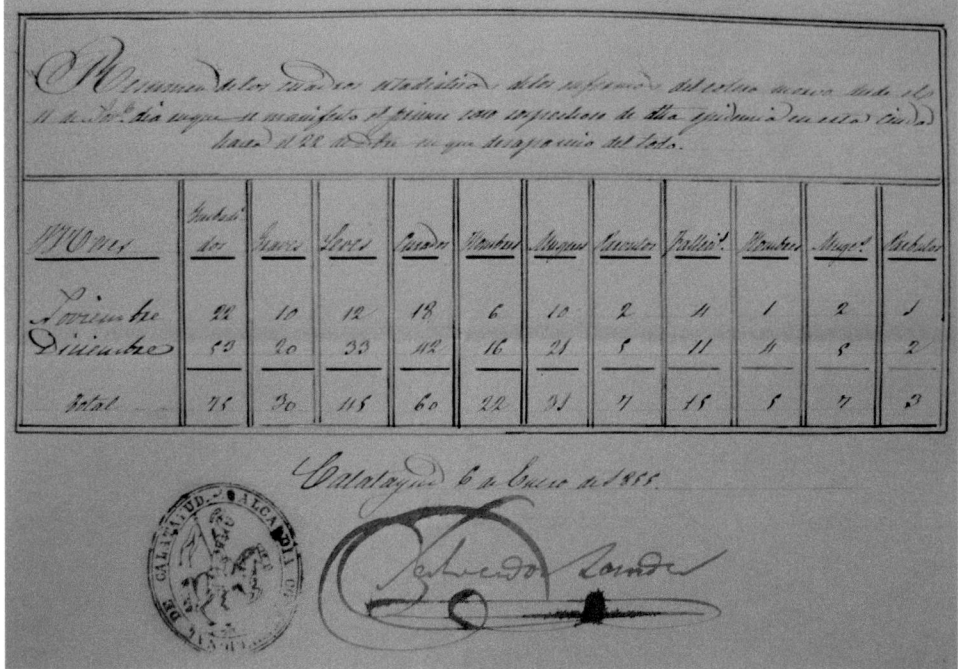

Figura 9. Casos de cólera y fallecidos en la ciudad de Calatayud. 1854.

El Subdelegado reforzaría en su Memoria esta opinión con peregrinos argumentos sobre su eficacia en el control de la epidemia:

"(...) Se oculto el cólera mientras se pudo, pues si los primeros casos se hubieran manifestado á el pueblo, el temor hubiera sido una concausa para su desarrollo mayor: cuando ya no se pudo negar se dijo que atacaba á los pobres, á la gente desarreglada en el régimen alimenticio, en los licores ó en sus costumbres; y como se suspendieron los toques de campanas que indicaban defunciones y su procsimidad, este vecindario solo tenia una noticia inecsacta de las ocurrencias diarias: todo esto debio contribuir á disminuir el numero de los acometidos de la epidemia (...)"[375].

El Ayuntamiento atribuyó, en gran medida, a esta postura de ocultación el corto alcance del brote, aludiendo también a las medidas de salubridad pública en calles y artículos de consumo impulsadas por la corporación. Sin embargo, más bien parece que la epidemia quedó limitada a zonas concretas de la población, donde pudieron existir situaciones de contagio en condiciones precarias de habitabilidad. El Subdelegado, en su Memoria, elaboró su propia hipótesis:

"(...) Los varrios humildes y poco ventilados han sido mas dominados de la epidemia: tal se notó en el de las tenerias. En la parte de la ciudad correspondiente al S. y, la que está á el E. se

---

[375] ADPZ. FGP-ByS. Carpeta sobre el cólera en Calatayud. Caja 1105.

han visto mas casos que en la del N. y la que mira á el O. como igualmente en el centro. Los lados de la poblacion al S. y E. son los mas humedos. (…) Todos los habitantes vejetaban bajo una misma atmósfera, pero se ha observado que los que han sido púlcros en sus habitaciones é higiene personal, parcos en sus alimentos y reglados en su modo de vivir no han sido participes de la calamidad epidémica (…)"[376].

Es decir, que una vez más se identificaba el cólera como una enfermedad con una mayor predilección por los más desfavorecidos y ello, por sus usos y costumbres, por su vivir "desarreglado", atribuyendo así a su propia responsabilidad individual la génesis de la enfermedad, y haciendo compatible estos argumentos con su defensa de la teoría miasmática y la influencia de las condiciones atmosféricas en la epidemia.

El escaso número de enfermos que se produjeron en la ciudad de Calatayud hizo innecesarios los recursos que se habían habilitado para su tratamiento, como los dos hospitales y una casa de asilo con dotación de medicamentos, ropas y *"demas necesario para convatir la enfermedad"*[377], dispuestos especialmente para la atención de pacientes sin recursos o en situaciones de habitabilidad precarias; si bien se constata en el relato del Subdelegado que estuvo en funcionamiento el hospital municipal. Tampoco fue necesaria, según el propio Ayuntamiento, la distribución de socorros domiciliarios entre los afectados con pocos recursos.

En resumen, no hay datos sobre el número total de casos de cólera en el partido, así como de los fallecidos por la enfermedad, conociéndose únicamente las estadísticas de la ciudad de Calatayud, Morata de Jiloca[378] (7 invadidos, 4 muertes), Munébrega[379] (18 invadidos, 8 muertes), Olvés (únicamente una mujer, que falleció) y, parcialmente, de Arándiga. En cuanto a Calatayud existen pequeñas discrepancias entre los datos enviados por el Ayuntamiento, con fecha 6 de enero de 1855 (75 invadidos, 15 muertes) y los consignados en la Memoria del Subdelegado, fechada mes y medio después (83 casos y 17 fallecidos). Como sucedería en el conjunto de la provincia, la incidencia del brote de 1854 en el partido de Calatayud fue pequeña en relación con la que se produciría en el brote del año siguiente.

3.3.7. Partido judicial de Daroca

Tampoco en este caso resulta fácil conocer el alcance de la epidemia ni el número de pueblos invadidos. En el ADPZ hay referencias directas del Subdelegado

---

[376] ADPZ. FGP-ByS. Carpeta sobre el cólera en Calatayud. Caja 1105.

[377] ADPZ. FGP-ByS. Oficio Ayuntamiento. Carpeta sobre el cólera en Calatayud. Caja 1105.

[378] ADPZ. FGP-ByS. Expediente Morata de Jiloca. Caja 1104.

[379] ADPZ. FGP-ByS. Expediente Munébrega. Caja 1105.

de medicina y cirugía, Gregorio Gimeno, en la Memoria enviada al gobernador civil[380], únicamente con algunos datos sobre la ciudad de Daroca, y escasos y dispersos oficios de algún Ayuntamiento o profesor de medicina del partido. Sin embargo, pueden establecerse algunas singularidades locales siguiendo el relato del Subdelegado.

En la segunda quincena de septiembre de 1854 se produjeron algunos episodios sospechosos, no catalogados como cólera morbo, en dos pueblos cercanos entre sí, Vistabella y Encinacorba. Respecto a este último, el Subdelegado trasladó al gobernador, con fecha 30 de septiembre[381], la comunicación del profesor de medicina local, haciendo referencia a un brote familiar con cinco casos de *"afecciones gastro-enteritis adinamica"*, que afectaron a un varón de 48 años, su hijo de 23, la esposa de este, de igual edad y dos mujeres más, de 35 y 27 años de edad, y temiendo por la vida de tres de ellos. Es probable que se tratara de un brote tifoideo, por la cercanía con Vistabella, donde el médico local comunicó al gobernador el 17 de septiembre,

> *"(…) la existencia de una epidemia en el pueblo de Vistabella con caracter Tifoideo, que data el tiempo de 8 meses habiendo sido invadidas trescientas personas de 530 almas que se conpone el vecindario, el n.º de defunciones que á causado la enfermedad asido el de cinco personas, y cuatro de enfermedades comunes en el tiempo de la epidemia. El n.º de enfermos diarios desde su invasion asido de 25 á 30, habiendo disminuido en la actualidad al n.º doce á catorce (…)"*[382].

La demora en la comunicación de tan extenso brote hizo que el gobernador acusase de negligencia al Subdelegado y le amenazase con la Ley, aduciendo este, en su defensa, no haber sido informado de la enfermedad a pesar de tantos meses de evolución, y quejándose de la reconvención del gobernador por ello, a pesar de haber *"sufrido la peluca con paciencia por ser un buen serbidór de la Patria"*[383]. Es probable, por las fechas tempranas y el largo período de desarrollo del brote, que no se trataran de casos de cólera, aunque semejante epidemia resulta reveladora del estado sanitario en que debía encontrarse el pueblo, algo que, por lo demás, no parecía infrecuente en el medio rural de mediados del siglo XIX.

Las primeras noticias que sobre el cólera se produjeron en el partido judicial, provinieron de la Alcaldía constitucional de Daroca que, con fecha 23 de noviembre, comunicaría lo siguiente:

---

[380] ADPZ. FGP-ByS. Expediente y Memoria del cólera de 1854 en Daroca. Caja 1109.

[381] ADPZ. FGP-ByS. Carpeta Sanidad 1854, Subdelegaciones. Caja 1101.

[382] ADPZ. FGP-ByS. Caja 1104.

[383] ADPZ. FGP-ByS. Carpeta Sanidad 1854, Subdelegaciones. Caja 1101.

"(…) Hace algunos días se habian presentado algunos sintomas del colera morbo. Los profesores hán permanecido á la espectativa hasta que casos mas marcados hán confirmado la ecsistencia de la epidemia y en el dia de hoy ecsisten seis cadaveres acometidos antes de ayer. (…) La enfermedad viene recorriendo háce tiempo las margenes del rio jiloca desde Monreal del campo y en direccion á Calatayud (…)"[384].

Efectivamente, en la Memoria del brote se subraya la idea de que la epidemia se fue extendiendo siguiendo el curso descendente del Jiloca, contra lo que habitualmente se sostenía en la época, y en años posteriores, sobre su propagación siguiendo el curso ascendente de los ríos[385]:

"(…) Se ha dicho anteriormente, que el modo de propagación obserbado, ha sido en orden ascendente desde el már á el origen de los rios, habiendose obserbado lo contrario en la ribera de Daroca siendo imbadido el primer pueblo de ella Monreál del campo, distante media hora del origen del rio Giloca, (…) se presentó la epidemia en dicho pueblo con demasiada intensidad, y descendiendo por los pueblos de la Ribera, el dia diez de noviembre, se insinuó en Daroca en el barrio dicho Sⁿ. Martín de la parra, localidad en verdád poco ventilada por sér lo mas bajo de la población, con edificios humedos de mala construcción (…)"[386].

Pasaron pues cerca de dos semanas hasta la comunicación de la epidemia al gobernador civil por parte del Ayuntamiento. En ese período, los médicos trataron de asegurarse del carácter del mal a partir del primer enfermo, un anciano de 85 años que moriría en 24 horas tras el inicio de síntomas. Fueron apareciendo nuevos casos, si bien en corto número, hasta el 19 de noviembre, fecha a partir de la cual, el número de enfermos diarios ascendió significativamente hasta el día 26,

"(…) desde cuyo dia hasta el ocho de diciembre fue desapareciendo la enfermedád, y el dia doce del mismo quedó la poblacion libre del terrible azote (…)"[387].

Aunque el impacto de la epidemia fue limitado, el temor entre los pueblos vecinos ante el avance de la epidemia se constata en el oficio remitido por el Ayuntamiento de Daroca al gobernador civil con fecha 27 de noviembre, denunciando algunas medidas sobre la llegada de suministros a la ciudad:

---

[384] ADPZ. FGP-ByS. Expediente y Memoria del cólera de 1854 en Daroca. Caja 1109.

[385] Hauser, más de 30 años después, describiendo la epidemia de cólera de 1885, hará referencia todavía a esta propagación en sentido ascendente: "(…) *el 16* [de junio] *se presenta* [el cólera] *en Urrea de Jalón, extendiéndose en los siguientes á Calatorao, Epila, Almunia y Ricla, todos situados en ambas orillas del Jalón, llegando á infestar en este mes sólo, hasta 17 pueblos diseminados en la cuenca de dicho río; además, con la tendencia de subir las riberas el huésped asiático sorprendió al mismo tiempo otros pueblos sobre el afluente principal de aquel, que es el Jiloca* (…)" HAUSER, PH. *Estudios epidemiológicos relativos á la Etiología y Profilaxis del cólera.* Madrid, 1887, Tomo primero, pág. 266.

[386] ADPZ. FGP-ByS. Expediente y Memoria del cólera de 1854 en Daroca. Caja 1109.

[387] Íbidem.

"(…) ha sido tal la alarma que ha cundido en los pueblos inmediatos, que se carece de artículos necesarios, especialmente de leña en la presente estacion (…)"[388].

Sería el caso de Orcajo y otros municipios limítrofes que habitualmente suministraban la leña a la villa, pero también de las lavanderas de Balconchán, a las que se dijo que no fueran a Daroca a recoger la ropa y, según el escrito citado, *"se asegura que el Parroco lo indicó asi al pie del altar"*.

Contabilizó en total Gregorio Gimeno, 90 invadidos *"de todas clases, edád, y sexo"*, de los que fallecieron 16 *"personas de mayór edád"*, añadiendo que,

"(…) Los de menór edad desde la de dos á ocho años han sido atacados con mas violencia, bien sea por no haberse pribado de alimentos nocivos, ó por el poco abrigo y menos aseo de sus vestidos, porque se obserbó precisamente en la clase pobre, habiendo sucumbido hasta el numero de veinte; si bien es cierto, que la mayór parte de ellos se negabán á tomár los medicamentos (…)"[389].

En total, por tanto, 90 enfermos y 36 fallecidos, con una tasa de letalidad elevada (40%), mayor afectación entre la población pobre y tasa de ataque por debajo del 5% (2,8%), características compartidas por la mayor parte de los núcleos más poblados de la provincia, como se ha ido refiriendo. Respecto a la expansión a lo largo de la ribera del Jiloca hasta Calatayud, puede confirmarse la presencia de casos de cólera en Fuentes de Jiloca, de acuerdo con el expediente formado al respecto[390]. El primer caso se habría producido el día 20 de noviembre en una mujer que, procedente de la cercana Villafeliche (donde también habrían aparecido casos de cólera), ejercía la venta ambulante de paños. En los siguientes días se producirían cuatro casos más, de los que dos fallecieron. Parece clara, pues, la propagación a lo largo del curso del Jiloca, dada la coincidencia en el tiempo de la epidemia en Daroca y Calatayud, con fechas de inicio de la misma casi simultáneas. Más difícil resulta precisar la extensión hacia otras poblaciones del partido, de donde apenas se tienen noticias[391].

En la ciudad de Daroca, los pacientes fueron atendidos domiciliariamente por el Subdelegado y dos médicos mas (Bernardino Esquin y José Esteban), contratados por el Ayuntamiento, según Gregorio Gimeno, *"teniendo presente mi edád, la mala localidád de esta población, y lo riguroso de la estación"*.

---

[388] ADPZ. FGP-ByS. Oficio Alcaldía de Daroca. Caja 1104.

[389] ADPZ. FGP-ByS. Expediente y Memoria del cólera de 1854 en Daroca. Caja 1109.

[390] ADPZ. FGP-ByS. Expediente cólera en Fuentes de Jiloca. Caja 1104.

[391] Se ha podido conocer la presencia de un caso de cólera en Mainar, en un transeúnte gitano que había llegado, con su familia, provenientes de Tarazona, por Magallón, La Almunia y Encinacorba, el día 24 de noviembre. ADPZ. FGP-ByS. Comunicación del Subdelegado de Daroca. Caja 1104.

3.3.8. Resto de partidos judiciales

Sin referencias en el ADPZ sobre la presencia del cólera durante 1854 en los partidos judiciales de Sos y Tarazona, es probable que ambos no resultaran afectados en esta primera onda epidémica. En el caso de Sos, su posición geográfica al norte del partido de Ejea de los Caballeros, donde solamente se dieron casos en su zona sur, junto a la ribera del Ebro, y la ausencia de cólera en Navarra hasta 1855, provincia también limítrofe con Sos, son argumentos suficientes para concluir que pudo librarse de la epidemia del otoño de 1854. Lo mismo pudo suceder con Tarazona, dado que en el partido limítrofe de Borja únicamente se afectaron también pueblos de la ribera del Ebro. Como en el caso de Sos, esta opinión se reforzaría con la referencia de González de Sámano sobre la provincia de Soria, limítrofe con el partido de Tarazona, donde el cólera sólo estuvo presente a partir del 15 de junio de 1855[392].

Por lo que respecta al partido judicial de Belchite, los datos localizados han sido escasos, aunque puede tener una explicación razonable en el hecho de que el Subdelegado de medicina del partido, Fermín Bella, presentara su dimisión con fecha de 22 de octubre de 1854 debido a su cesantía como profesor de medicina de la Villa de Belchite, pasando a ejercer en pueblos de la provincia de Teruel que en ese momento estaban afectados por la epidemia[393]. El mismo expediente de dimisión recoge una nota de la Comisión Permanente de la Junta provincial de Sanidad que, con fecha 8 de enero de 1855, se dirigió al Subdelegado de Farmacia del partido solicitándole el listado de profesores de Medicina del mismo para proceder a la provisión de la plaza cesante, por lo que todo el posible período epidémico transcurrió sin la figura del Subdelegado y, por tanto, sin la información más o menos precisa sobre la presencia y evolución del cólera en el partido.

Con todo, existen algunas referencias de casos de cólera en las localidades de Fuendetodos, Puebla de Albortón y Jaulín. En el primero de ellos, un arriero procedente de Híjar (*"país invadido"*) de regreso a su casa en Almonacid de la Sierra recaló en una de las posadas del pueblo con síntomas sospechosos; diagnosticado como cólera morbo por el cirujano local y el propio Fermín Bella, fallecería el 6 de noviembre. A pesar de las precauciones tomadas, de acuerdo con el expediente de la Alcaldía de Fuendetodos[394], fallecerían cinco adultos más (tres mujeres y dos

---

[392] GONZÁLEZ DE SÁMANO, M… Obra citada. Tomo II, pág. 490.

[393] ADPZ. FGP-ByS. Expediente de dimisión del Subdelegado de Belchite. Carpeta Subdelegaciones. Caja 1101.

[394] ADPZ. FGP-ByS. Expediente del cólera en Fuendetodos, fechado en 20 de abril de 1855. Caja 1104.

hombres) hasta el día 23 de noviembre, que se señala como la fecha en que cesó el brote, sin que haya más datos de posibles afectados que sobrevivieran. Estos hechos movieron a la Junta local de Sanidad a:

> *"(…) disponer medidas preventivas, como, es Hospital, Cementerio nuevo que se acaba de construir fuera de la poblacion, limpia de balsas y aguas estancadas, y limpieza y aseo en las calles y casas de la poblacion, y mucha vigilancia sobre los articulos de primera necesidad (…)"*[395].

Por otra parte, el alcalde de Belchite comunicó al gobernador civil, con fecha 12 de noviembre, la presencia de un caso grave de cólera en la Puebla de Albortón, que había sido atendido por el "Exsubdelegado" (como precisa el escrito) Fermín Bella[396]. En Jaulín, fueron dos mujeres de la misma casa las que fallecieron, con claros síntomas de cólera morbo, en los días 7 y 12 del mismo mes, según el informe del *"profesor de Medicina operatoria"*, Joaquín Boneo, residente en la localidad[397].

Por último, y en lo que respecta al partido judicial de Ateca, solamente puede hacerse referencia a un confuso expediente relacionado con un brote sospechoso en Villarroya de la Sierra, lugar que en 1855 sufriría un importante brote de cólera. El día 22 de septiembre, el profesor de medicina de la localidad comunicó al gobernador civil la presencia de una enfermedad sospechosa en los siguientes términos:

> *"(…) desde mediados del pasado agosto desaparecieron de esta poblacion todas las enfermedades propias que por su posicion topografica, y demas circunstancias han dominado siempre, habiendose sustituido en su lugar unos colicos que si bien en los primeros dias no infundian sospechas, al paso que la temperatura admosferica ha cambiado se han propagado de tal manera que ya son doce los casos presentados con todos los sintomas mas alarmantes, cuales son algidez general, calambres, afonia casi completa, vomitos y diarrea insoportable, desaparicion del pulso, depresion del semblante, ojos hundidos, y color bastante oscuro de toda la piel, semejante a la cianosis (…)"*[398].

El médico comunicaba que habían fallecido tres personas a las pocas horas del inicio de síntomas, proporcionando al resto el plan curativo que empleó durante la epidemia de cólera de 1834, y continuaba diciendo que en la semana del escrito, se sumaron ocho casos más, uno de ellos agonizante, achacando el brote, así como la gran mortandad que hubo en la villa en 1834, a la falta de limpieza de casas y calles, y proponiendo al gobernador que obligase al Ayuntamiento a cumplir con las reglas de la higiene pública que habían prescrito los profesores.

---

[395] Íbidem.

[396] ADPZ. FGP-ByS. Oficio de la Alcaldía de Belchite. Caja 1104.

[397] ADPZ. FGP-ByS. Certificado del médico de Jaulín. Caja 1104. Fechado a 30 de abril de 1855.

[398] ADPZ. FGP-ByS. Expediente Villarroya de la Sierra. Caja 1104.

Esta notificación produjo la alarma de la Junta provincial de Sanidad y provocó una airada reacción del gobernador Cardero que, según las notas del expediente, se dirigió al alcalde, al médico local y al Subdelegado. Al primero instándole a reunir a la Junta de Sanidad y atajar las causas de insalubridad con la construcción inmediata del cementerio fuera de la población, *"sin descuidar la asistencia de los pobres"*. Al médico local le apercibió por su falta de diligencia en la notificación de la epidemia, y al Subdelegado de medicina del partido, tratándolo de negligente por las mismas razones, le instó mediante comunicación de fecha 25 de septiembre, a desplazarse a Villarroya para conocer las causas, características y alcance del brote.

El Subdelegado Fernando de la Muela, respondió al gobernador con fecha 28 del mismo mes, sorprendido porque no había recibido noticia alguna sobre la situación en Villarroya de la Sierra, a pesar de conocer a su vecindario y distar dos leguas de la cabecera del partido, Ateca. Con fecha 4 de octubre escribió nuevamente al gobernador, después de su paso por Villarroya para obtener información, concluyendo que los casos notificados no eran sino cólicos estacionales, tratados como tales y atribuidos al consumo de frutas, en ocasiones en mal estado, en especial entre personas que habían estado trabajando en el Canal de Isabel II, donde algunos ya habían padecido fiebres intermitentes *"y por consecuencia de ellas se hallaban bastante extenuados"*. Contabilizó alrededor de 20 casos, con tres fallecimientos, y aprovechó para comunicar al gobernador que:

> *"(…) los demas pueblos de este distrito gozan de la mas completa salud, tan solo puedo manifestar a V.E. que en el Pueblo de Ariza según sus profesores me informan, es algo frecuente la Tos ferina (…)"*[399].

De acuerdo con la información recogida por el Subdelegado no resulta probable la etiología colérica del brote, teniendo en cuenta además las fechas relativamente tempranas (no debe olvidarse que en la cercana Calatayud los primeros caso se producen en noviembre) y la ausencia de cólera en las provincias limítrofes de Soria y Guadalajara durante 1854.

3.4. EL BROTE EPIDÉMICO DE 1855

La epidemia de 1854 en la provincia de Zaragoza declinó, como se ha visto, con la llegada del invierno. Sin embargo, la incidencia relativamente baja de esta primera onda epidémica permite suponer que quedó en la provincia una gran bolsa de población susceptible. Con la elevación de las temperaturas y un mayor movimiento de población durante la primavera y el verano, se produciría una segunda onda epidémica a lo largo de 1855, de mucha mayor entidad que la primera. Pre-

---

[399] ADPZ. FGP-ByS. Expediente Villarroya de la Sierra. Caja 1104.

sumiblemente pudieron seguir apareciendo casos a lo largo de los meses invernales, si bien debieron ser escasos y sin producir brotes de importancia hasta el mes de marzo[400]. Con todo, la Real orden de 22 de febrero de 1855 comenzaba con una impresión excesivamente optimista sobre la situación de la enfermedad en España:

> *"Habiendo desaparecido por completo del territorio español el cruel azote del cólera-morbo asiático, hay fundados motivos para esperar que la divina Providencia nos reservará de una nueva reproduccion de tan desoladora epidemia, como en el año de mil ochocientos treinta y cuatro aconteció (…)"*[401].

Sin embargo, el objeto de la Real orden era transmitir a las autoridades provinciales la necesidad de que las Juntas provinciales y municipales de Sanidad siguieran impulsando la continuidad de las medidas de higiene como mejor medio de preservar la salud pública, teniendo en cuenta los riesgos que podía entrañar la llegada del verano. Instaba asimismo a una notificación quincenal sobre las enfermedades presentes en los pueblos de la provincia, así como la notificación inmediata de cualquier enfermedad epidémica.

Debió ser escaso el cumplimiento de estos deberes de notificación, ya que exigió una nueva Real orden con fecha 3 de mayo[402] en la que, reconociendo ya la aparición de casos de cólera en varias provincias, recordaba la obligación de los gobernadores civiles del envío de partes quincenales, si bien focalizaba en los incumplimientos de los alcaldes la falta de información al respecto[403].

3.4.1. El brote de Aguarón, primeros casos en la provincia durante 1855

El Subdelegado de medicina de Daroca transmitió al gobernador civil con fecha 5 de marzo que el médico de Aguarón le había notificado la aparición de varios casos

---

[400] La Comisión permanente de la Junta provincial de Sanidad estableció, ya finalizado el brote, la fecha del 1 de febrero de 1855 como el inicio del mismo en la provincia en ese año. Sin embargo no se ha hallado referencia documental de casos hasta primeros de marzo en el brote de Aguarón.

[401] Real orden de 22 de febrero de 1855. *Gaceta de Madrid* n.º 783 de 23 de febrero. La comunicación al gobernador civil de Zaragoza se halla en el ADPZ. FGP-ByS. Carpeta Sanidad 1855, Reales órdenes. Caja 1113.

[402] No hallada en la *Gaceta de Madrid*. La comunicación impresa al gobernador civil de Zaragoza se encuentra en el ADPZ. FGP-ByS. Carpeta Sanidad 1855, Subdelegaciones. Caja 1106.

[403] Efectivamente debieron ser escasos los partes de notificación. Solamente hemos hallado en el ADPZ uno, correspondiente a la localidad de Gotor, en el partido de Calatayud, con la comunicación de 16 casos (9 de la primera quincena de abril y 7 restantes de la anterior quincena, todos ellos de carácter leve) catalogados como *"calenturas gastricas catarrales"*. ADPZ. Caja 1109.

de cólera en la localidad[404]. En efecto, de acuerdo con el expediente instruido por el Ayuntamiento para averiguar las causas de la invasión[405], el médico titular de asistencia domiciliaria del pueblo Santiago Arratia fue llamado a visitar el día 2 de marzo a Isabel Lasierra de Mendieta, que falleció al día siguiente con todos los síntomas de cólera morbo. En la indagación, el expediente se retrotraía al caso de un vecino de la localidad que manifestó síntomas de cólera el 3 de diciembre de 1854, diagnosticado por el médico anterior de Aguarón (el actual llevaba poco más de dos meses en el pueblo) y que había fallecido a las pocas horas. El paciente había vuelto de Daroca, a donde había acudido con motivo de la feria de San Andrés (30 de noviembre) que convocaba a gentes de los pueblos cercanos, estando la villa en plena epidemia de cólera.

El médico local de Aguarón entendía, con estos antecedentes, que desde diciembre de 1854 el cólera había estado presente de forma *"latente"* en el pueblo hasta el 2 de marzo en que se manifestó de forma ostensible:

> *"(…) lo hacen creér algunos de los síntomas que se obserbaron en las enfermedades comunes y de estacion que se presentaron durante los meses de enero y febrero, y por alguna que otra colerina (diarrea prodromica) de que se quejaban algunos sugetos sin llegar á reclamar no obstante los ausilios facultativos y que cedía en su primer periodo naturalmente (…)"*[406].

En los días siguientes se produjo un aumento de los casos, de manera que en la primera semana se contabilizaron 46 enfermos, falleciendo 9 de ellos. Esta situación desató la alarma de la autoridad provincial que comisionaría a Vicente Sasera, miembro de la Comisión permanente de la Junta provincial de Sanidad, para su traslado al pueblo en compañía de otro médico, Braulio Bayona, con objeto de estudiar y proponer medidas que atajaran el brote. Los comisionados llegaron a Aguarón el 10 de marzo, procediendo a visitar a los enfermos para confirmar el diagnóstico.

Aunque para esa fecha el número de casos comenzaba a disminuir, el amplio informe de Sasera[407] corroboraría el diagnóstico de cólera morbo. El informe describió detalladamente la situación topográfica y climatológica de la localidad, la alimentación de sus vecinos y los antecedentes de los últimos meses, considerando probable la aparición de casos aislados de cólera ya en julio de 1854 (lo que no parece posible según lo descrito para la epidemia de 1854 en el partido), subrayando la importancia de los casos aparecidos en diciembre (que elevó a dos personas) y sumándose a la opinión del médico local sobre la continuidad larvada de la enfermedad hasta los primeros días de marzo, en los que la epidemia se hizo evidente:

---

[404]   ADPZ. FGP-ByS. Oficio del Subdelegado de Daroca. Carpeta Aguarón. Caja 1108.

[405]   ADPZ. FGP-ByS. Expediente sobre el cólera en Aguarón. Carpeta Aguarón. Caja 1108.

[406]   Íbidem.

[407]   ADPZ. FGP-ByS. Informe de Vicente Sasera. Carpeta Aguarón. Caja 1108.

"(…) dos personas de las principales del pueblo regresaron de Daroca (punto epidemiado) el 2 de Dibre, esperimentaron un gran disgusto, contrayeron el cólera morbo con todos sus caracteres y á las pocas horas fallecieron. Á estas siguieron otras y muy luego se modificó la epidemia, volviendo á tomar su anterior marcha, dejandose sentir sin embargo la existencia de la constitucion colérica aun en las enfermedades ordinarias, pues con facilidad se complicaban estas con vomitos y diarreas, en una estacion en que no son frecuentes estos sintomas (…)"[408]

Sasera encontraría como factores predisponentes para el desarrollo de los casos lo que denomina *"afecciones morales"*:

"(…) En un estremo convienen todas las personas examinadas al efecto y es, que desde el principio, los disgustos han sido la piedra de toque para la manifestacion individual de la epidemia. (…) La otra causa ha jugado en mayor escala en razon de la poca armonia que reina entre sus vecinos por cuestiones de pueblo y de partido (…)"[409]

Sin embargo, en líneas generales Sasera reconoció que Aguarón disfrutaba de unas notables condiciones de salubridad: situado en terreno seco, en una pequeña colina, bien ventilado por los vientos y soleado, su población gozaba de buena alimentación, como el carnero, pan, vino bueno y abundante, aguas saludables y pocas frutas y verduras (carencia que Sasera entendía como elemento favorable para evitar el cólera), y tenía una importante y bien distribuida fuente de riqueza en los viñedos:

"(…) La riqueza se halla muy dividida, se compone todo el pueblo de medianias. No existen seis vecinos que enteramente carezcan de propiedad (…)"[410]

Esta descripción sobre la situación económica de la localidad no se corresponde con algunos datos proporcionados por el propio Ayuntamiento dos años después, donde se reconoce un número de braceros o jornaleros de 60 y hasta la presencia de una cifra aproximada de ocho mendigos[411]. En cualquier caso Sasera, ante la situación tan favorable que se le describía, teniendo en cuenta que el pueblo se libró de la epidemia de 1834 y que no existía memoria de haber sufrido epidemia alguna, trató de buscar algún foco de insalubridad para explicar el desarrollo del brote, valorando la reflexión que le produjo el estudio del de La Muela unos meses atrás:

"(…) Es muy verosimil, que á no haber mediado el frecuente tránsito de licenciados, procedente de Cataluña, provincia epidemiada, la escasez y mala cualidad de aguas, y por fin

---

[408] Íbidem.

[409] ADPZ. FGP-ByS. Informe de Vicente Sasera. Carpeta Aguarón. Caja 1108.

[410] Íbidem.

[411] ADPZ. FGP-ByS. Encuesta sobre recursos sanitarios y de beneficencia en Aguarón, en respuesta a la circular 129 del BOPZ n.º 29 de 8 de marzo de 1857. Carpeta Sanidad 1857, Correspondencia sobre medidas sanitarias. Caja 1119.

la miseria, el pueblo de La Muela debió haberse librado de la epidemia de cólera el octubre ultimo; lo mismo que lo hizo veinte años antes (…) [412].

Sin darse ninguna de esas condiciones en Aguarón, el comisionado halló la explicación a la presencia de la enfermedad en las condiciones del pequeño y antiguo cementerio situado en la parte posterior de la iglesia, en lo más céntrico del pueblo y en el que desde hacía tiempo no se producían inhumaciones, ya que se utilizaba el construido años atrás fuera de poblado. Argumentó Sasera que el 9 de julio de 1854 se rebajó el terreno ocupado por el antiguo cementerio, trasladando los escombros al nuevo y quedando la nueva superficie mal preparada y con funestas consecuencias:

"(…) miasmas putridos debieron exalarse continuamente, y en especial despues de las copiosas y pausadas lluvias de febrero. Saturado de agua completamente el terreno y llegando esta á mayor profundidad que tenia de costumbre, claro está, que se convinaría con las particulas animales que tanto abundaban en aquel, y verificada la rapida evaporacion con motivo del alza que esperimentó la temperatura atmosferica en los primeros dias de marzo, debieron tener lugar en mayor proporcion las exalaciones putridas, viciando el aire esterior (…)" [413].

Si la mayor incidencia del brote se produjo durante esos días, los casos no comenzaron a disminuir hasta que soplaron los vientos frescos del norte que, a juicio de Sasera, habrían dispersado el viciado aire miasmático. Para fundamentar sus conclusiones incluyó en el informe una amplia referencia a hechos históricos, recogidos por la literatura médica de la época, que relacionaban las exhumaciones o los trabajos en antiguos enterramientos con la aparición de súbitas epidemias de mayor o menor mortalidad[414]. Poniendo en valor la nutrida legislación española sobre enterramientos, dejaba clara la posición de los salubristas al respecto:

"(…) Las emanaciones cadavericas procedentes de exhumaciones generales figuran con justicia como causa de muchas epidemias; y la esperiencia confirma cada dia mas, que estas han llegado á desaparecer casi enteramente de los pueblos cultos, desde que los adelantos de la civilizacion reflejando sobre la naturaleza del hombre y todo cuanto le rodea han contribuido á perfeccionar la higiene publica y privada, en especial en lo que concierne á cementerios (…)" [415].

El informe sugería actuar sobre el cementerio viejo circundando su solar con un muro bajo, dispersando una disolución concentrada de hipoclorito de cal sobre el solar, y cubriendo con mortero, pavimento de ladrillo y tierra mezclada con cal hasta la altura

---

[412]   ADPZ. FGP-ByS. Informe de Vicente Sasera. Carpeta Aguarón. Caja 1108.

[413]   Íbidem.

[414]   En el informe se describen más de una docena referencias, centradas en su mayoría en el siglo XVIII, que corresponden a autores reconocidos, desde Ramazzini hasta Mateo Orfila, y a brotes conocidos como el de la Villa de Pasajes de 1781 o los de la iglesia de San Eustaquio de 1749 y el ocurrido tras la exhumación de cadáveres del cementerio de los Inocentes, en París.

[415]   ADPZ. FGP-ByS. Informe de Vicente Sasera. Carpeta Aguarón. Caja 1108.

del muro, de acuerdo con la opinión de otro miembro de la Comisión permanente, Manuel Marzo. Hecho esto se realizarían, dos veces por semana durante un tiempo prolongado, aspersiones con soluciones de hipoclorito sobre la superficie resultante.

A estas medidas de salubridad sobre el antiguo cementerio, Sasera añadió algunas más de las habituales en caso de epidemia que, asumidas por el Ayuntamiento y Junta local de Sanidad, se pondrían en marcha de forma inmediata[416]: reanimar el espíritu público abatido en esos días, realizar visitas domiciliarias por parte de los miembros de la Junta, asegurar asistencia y habitación a los pobres, controlar la calidad de los alimentos en venta, desinfectar ropas y habitaciones de coléricos con hipoclorito y fumigaciones de azufre, habilitar la ermita de S. Gregorio como depósito de cadáveres antes del enterramiento a suficiente profundidad utilizando cal y, finalmente, evitar dos costumbres arraigadas entre los vecinos como eran la aglomeración de personas en casa de los enfermos y el abuso de vinos y alcoholes.

El brote se dio por finalizado el 21 de marzo[417], al curar el último enfermo el día anterior y no haber aparecido casos nuevos desde el día 12. En total, se notificaron 54 casos de cólera de los que fallecieron 14, en una población de 1.400 habitantes. A pesar de que se observarían las medidas propuestas en el informe de Sasera, la población sufriría a principios de agosto y por espacio de dos meses un nuevo brote, esta vez con una muy elevada incidencia y mortalidad.

3.4.2. Los primeros casos de cólera en el Hospital civil

Con fecha 26 de abril, los cinco directores facultativos y dos médicos velantes del Hospital civil comunicaron al gobernador civil[418] el fallecimiento de una enferma de 28 años ingresada el día anterior y procedente de Monzalbarba, localidad situada a legua y media de la capital. Tanto el cuadro clínico como la evolución fulminante (la muerte se produjo a las 12 horas del inicio de síntomas) no dejaron lugar a dudas a los facultativos sobre el diagnóstico de cólera morbo. En el mismo oficio se comunicaron dos casos más con síntomas sospechosos: dos mujeres, una embarazada y la otra de 60 años de edad ambas procedentes del partido judicial de Tarazona. La primera estaba ingresada en el hospital desde el día 21 de abril por una enfermedad de *"carácter específico"*, comenzando con síntomas coléricos el día 25; la segunda ingresó el mismo día 26 de abril con un proceso diarreico intenso.

---

[416] ADPZ. FGP-ByS. Oficio de 11 de marzo. Carpeta Aguarón. Caja 1108.

[417] ADPZ. FGP-ByS. Oficio de 21 de marzo. Carpeta Aguarón. Caja 1108.

[418] ADPZ. FGP-ByS. Carpeta Hospital Abril. Caja 1112. Los médicos firmantes fueron: Manuel de la Muela, Joaquín Melendo, José Gea, Vicente Ciruelo, Nicolás Arrese, Roque Bello y Liborio de los Huertos.

Los médicos, por criterios higiénicos y para una mejor asistencia, habilitarían una sala separada para estas pacientes.

Joaquín Melendo, uno de los médicos firmantes del oficio anteriormente referido, elevó una petición al gobernador civil con la misma fecha de 26 de abril, ofreciéndose para asumir la dirección de los posibles hospitales o recursos que pudieran habilitarse para la asistencia a enfermos de cólera (como así sucedió en la epidemia de 1834 y el brote de 1854), reconociendo por esas fechas la nueva presencia de la enfermedad:

> *"(…) Existen hoy dia nuevos casos de colera morbo en este hosp. prov. tal vez sean la avanzada de una nueva epidemia, mas mortifera por la influencia de la estacion reinante y por esta razon misma, de nuevo deseo salir a disputar a este agente deletereo las victimas que pretenda arrebatar (…)"*[419].

Los casos ingresados en el Hospital civil, a finales del mes de abril, fueron en efecto la avanzada de la epidemia que pronosticara Melendo (oficialmente la epidemia en el partido de Tarazona comenzó el 1 de junio como se verá más adelante). Con fecha 3 de mayo otro oficio del Hospital comunicaba la mejoría de las dos pacientes, pero también el ingreso de un nuevo caso, en esta ocasión la de un hombre procedente de Flix (*Flich* en el oficio), en la provincia de Tarragona, que se encontraba en uno de los barcos en la ribera del Ebro[420]:

> *"(…) a su entrada presentó sintomas bastante alarmantes y á pesar de los ausilios del arte que se le han propinado continua de mucha gravedad (…)"*[421].

Durante la primavera fue creciendo el número de localidades en las que el cólera aparecía por primera vez o reaparecía tras el brote de 1854. Así, entre los meses de abril y mayo, se detectó en pueblos ribereños de la margen derecha del Ebro: Gallur, a partir del 21 de abril; en mayo, Boquiñeni, desde el día 1; Las Casetas, desde el 5 y El Burgo, a partir del 7. Para el mes de junio, la epidemia se desarrollaría ya en todos los partidos judiciales de la provincia y, con intensidad variable, el cólera estaría presente en el territorio hasta el mes de diciembre de 1855 con unas cifras de invadidos y muertos que superarían a los datos catastróficos de la primera epidemia de 1834.

El curso de la epidemia de 1855 en la provincia de Zaragoza presentó grandes diferencias territoriales en cuanto a incidencia y mortalidad según los distintos partidos judiciales y, aún dentro de cada uno de ellos, el impacto fue muy desigual entre las

---

[419] ADPZ. FGP-ByS. Carpeta contestaciones médicos de la capital. Caja 1107.

[420] El Ebro "sirve (…) como medio de transporte, y con frecuencia vemos sus aguas surcadas por multitud de laudes que llevan nuestros frutos, nuestros trigos, nuestros vinos á otras regiones cuyo consumo es superior á las producciones de su suelo". En *Topografía médica de Zaragoza en relacion con la salud pública*. La *Unión Médica de Aragón* n.º 15, 27 de abril de 1856, pág. 114.

[421] ADPZ. FGP-ByS. Carpeta Sanidad 1855, Hospitales. Caja 1107.

distintas localidades. Resulta difícil reconocer los factores que pudieron contribuir a tanta diversidad, aunque el perfil de las curvas epidémicas, cuando estas pueden confeccionarse con los datos disponibles, puede orientar sobre diferentes modelos de transmisión. Sin embargo, debe señalarse un elemento constante en aquellos brotes con una mortalidad muy elevada: la fragilidad de la asistencia sanitaria, bien por la carencia de profesores, en especial en los pequeños núcleos, o bien por la indicación de planes terapéuticos inadecuados, hecho este más difícil de identificar, pero que resultará sugestivo a la hora de intentar explicar algunos de los brotes más importantes.

Como ya se dijo al analizar la primera onda epidémica de 1854, la cautela debe estar presente en todo el análisis de los datos accesibles, siendo probablemente la tasa de mortalidad el parámetro más consistente. Las estadísticas remitidas por los ayuntamientos en forma de partes diarios son las fuentes primarias más fiables, aunque no siempre están disponibles y debe completarse la información con datos agregados procedentes en unos casos de estadillos comprensivos del conjunto de las localidades o, en otros, de comunicaciones posteriores y tardías de los propios ayuntamientos. Para la elaboración de las tablas por partidos judiciales y municipios se ha utilizado principalmente el estadillo manuscrito con información parcial por municipios de la provincia[422], completándose con datos de las respuestas de los municipios al interrogatorio de 1857[423] y con datos de los partes diarios remitidos por los Ayuntamientos durante el curso de la epidemia[424]. En cuanto a las cifras de población, se han utilizado prioritariamente las comunicadas por los propios municipios cuando han estado accesibles; en caso contrario se han estimado de acuerdo con lo descrito en la introducción. La información que puede considerarse como oficial (y que proviene del informe final de la epidemia de la Comisión permanente de la Junta provincial de Sanidad) sobre números de invadidos y muertos en la provincia durante 1855, a la que puede accederse a través de diversas fuentes[425] no recoge, como se verá, la totalidad de los casos y fallecimientos que proporcionan las otras fuentes citadas ni proporciona unas cifras

---

[422] ADPZ. FGP-ByS. Estadillo con estadística por municipios de la provincia ordenados alfabéticamente. Caja 1112.

[423] De acuerdo con la circular 204 en la que se define el modelo de notificación. Boletín Oficial de la Provincia de Zaragoza n.º 68 de 28 de abril de 1857. La información se encuentra en el ADPZ agrupada por partidos judiciales. Caja 1118.

[424] Los partes diarios se encuentran en diferentes cajas del ADPZ, agrupados en ocasiones en carpetas por orden alfabético de las localidades, aunque no abarca a todas ellas y el nivel de exhaustividad de la información que proporcionan es muy dispar de unos a otros municipios.

[425] En el ADPZ se encuentra un borrador manuscrito de la Memoria con cifras globales de la invasión. También en el n.º 26 de la revista de la Unión Medica de Aragón, de fecha 13 de julio de 1856, puede accederse a los datos globales por partidos judiciales, donde se cita como fuente a la citada Memoria de la Comisión permanente.

fiables sobre población, aunque tiene un gran valor para el análisis de la distribución de los casos por sexo y edad (referida esta solo a la distinción entre adultos y niños).

Por todo lo anterior, resulta adecuada la descripción de la epidemia siguiendo la división de la provincia por partidos judiciales, y no solamente mostrando los datos por los distintos municipios sino también intentando reflejar el impacto de la enfermedad en la sociedad rural y urbana de la época mediante la descripción y análisis de los brotes de mayor interés, bien por su magnitud o bien por la calidad de la información existente sobre los mismos.

3.4.3. Partido judicial de Ateca

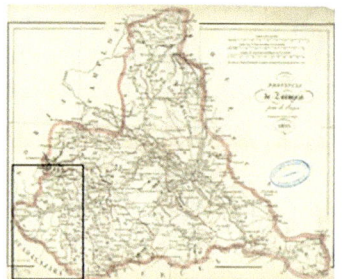

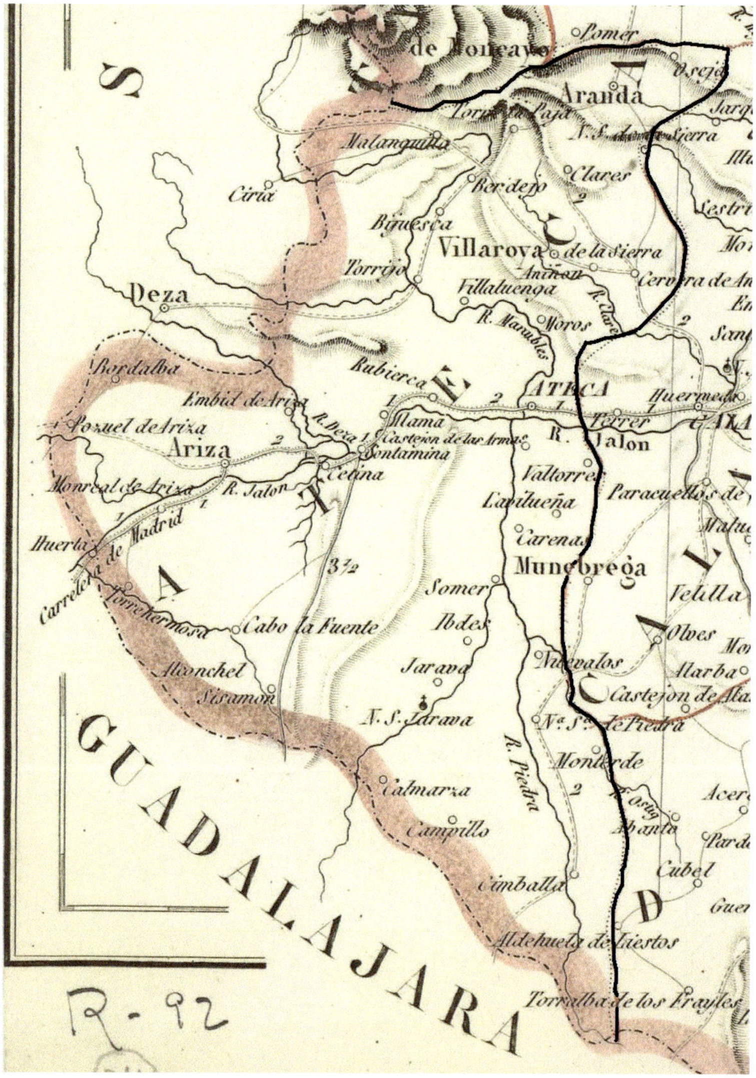

Adaptado del Mapa de la Provincia de Zaragoza de R. Alabern y E. Mabon. 1853.
Fondos cartográficos del Instituto Geográfico Nacional.

El partido judicial de Ateca fue el territorio de la provincia de Zaragoza más afectado por el cólera en la epidemia de 1855, tanto en cifras absolutas como relativas. Puede hablarse de una situación de catástrofe con importantes implicaciones demográficas: de sus 39 municipios, 34 resultaron afectados por la enfermedad y únicamente 5 quedaron libres de la epidemia (Cimballa, Clarés, Malanquilla, Oseja y Torrelapaja; todos excepto el primero situados en la sierra del norte del partido). Sobre una población total de 27.467 habitantes, enfermaron 8.224 (prácticamente un 30% de la población), falleciendo 1.996, es decir, el 7,27% de los habitantes. En 14 municipios, incluido el de Ateca, cabecera y núcleo más poblado del partido, la mortalidad de la epidemia superó el 9%, llegando a alcanzar en algunos lugares de la ribera del río Mesa (Calmarza, Jaraba, Ibdes) tasas de ataque superiores al 70% de su población y cifras de mortalidad superiores al 17%.

Tabla 9. Partido de Ateca. Clasificación de municipios según mortalidad

Superior al 9%	Ariza, Ateca, Calmarza, Campillo, Carenas, Castejón de las Armas, Contamina, Ibdes, Jaraba, Monreal de Ariza, Sisamón, Torrehermosa, Villalengua, Villarroya de la Sierra.
Entre el 5-9%	Alconchel, Alhama, Aranda, Bijuesca, Cetina, Embid de Ariza, Monterde, Morós, Torrijo.
Menor del 5%	Aniñón, Berdejo, Bordalba, Bubierca, Cabolafuente, Cervera de la Cañada, Godojos, La Vilueña, Nuévalos y M.ª de Piedra, Pozuel de Ariza, Valtorres.

Los primeros casos en el partido se produjeron en Ariza con fecha 18 de junio y en el cercano Monreal de Ariza cuatro días después, ambas localidades junto al curso del río Jalón y limítrofes con la provincia de Soria, donde la epidemia se inició el 15 de junio[426]. Se extendió con rapidez por los pueblos de la carretera de Madrid, en el trayecto coincidente con la ribera del Jalón, y localidades cercanas a la misma, de manera que en los primeros días de julio la epidemia estaba presente en una buena parte de los núcleos del partido, especialmente en los de mayor población. El cólera estuvo presente a lo largo de todo el verano y parte del otoño, manteniéndose en algunas localidades hasta finales de octubre, si bien fueron en los meses de julio y agosto cuando se produjeron la gran mayoría de los casos.

Dotación de facultativos

Durante las fechas de la epidemia el número de médicos en el distrito de Ateca puede considerarse como escaso: únicamente había en 12 de los 39 municipios,

---

[426] GONZÁLEZ DE SÁMANO, M... Obra citada, tomo II, pág. 490.

cubriéndose la asistencia facultativa mayoritariamente por cirujanos de distintas clases en buena parte del resto de municipios, según la capacidad económica de los Ayuntamientos, quienes se hacían cargo de las contratas.

Tabla 10. Partido de Ateca. Distribución de Facultativos[427]

Municipios con médico y cirujano	Ateca*, Carenas, Ibdes, Morós, Torrijo, Villalengua, Villarroya de la Sierra.
Municipios con médico	Aniñón, Bijuesca, Cervera, Cetina, Sisamón.
Municipios con cirujano	Alconchel, Alhama, Aranda, Ariza**, Berdejo, Bordalba, Bubierca, Castejón de las Armas, Contamina, Embid de Ariza, Godojos, Jaraba, Malanquilla, Monreal de Ariza, Monterde, Nuévalos,Torrehermosa.
Municipios sin datos sobre facultativos	Cabolafuente, Calmarza, Campillo, Cimballa, Clarés, La Vilueña, Oseja, Pozuel de Ariza, Torrelapaja, Valtorres.
Profesores de Farmacia	Alhama, Aniñón, Aranda, Ariza, Ateca, Ibdes, Morós, Torrijo, Villalengua, Villarroya de la Sierra.

*   Dos médicos.
** Con fecha 6 de julio el Subdelegado comunica la llegada de un profesor de Medicina.

La presencia del cólera puso en graves dificultades a los facultativos en aquellas localidades con mayor tasa de ataque y elevada mortalidad, desbordando la capacidad de los mismos. Muchos de ellos cayeron enfermos en el curso de la epidemia: los dos médicos (uno de ellos, Subdelegado del partido) y el cirujano de Ateca, el médico y el cirujano de Morós, el médico y el cirujano de Ibdes, o los cirujanos de Bubierca y Nuévalos. Alguno falleció a causa del cólera, como es el caso del cirujano de Monreal de Ariza. Todo ello supuso, en ocasiones, la urgente petición al gobernador civil de médicos que supliesen las bajas, como sucedió en el caso de Ateca, Morós o Ibdes, o el desplazamiento de médicos de localidades cercanas para orientar la labor de los cirujanos, como en el caso del de Cetina a los pueblos de Ariza y Monreal. Resulta revelador el relato del Subdelegado, pocos días antes de caer enfermo, a propósito de la petición de ayuda médica desde Ariza:

"(…) La asistencia para los enfermos colericos de Ariza por los profesores de los pueblos inmediatos no tiene lugar por cuanto en el radio de unas 8 leguas poco mas ó menos que compren-

---

[427] ADPZ. FGP-ByS. Listado de facultativos de Ateca. Caja 1114. En el listado de médicos y cirujanos se incluye la información facilitada por el Subdelegado interino del partido, Juan Luis de Erro, con fecha 22 de diciembre de 1855, aunque no parece exhaustivo. El cuadro se ha complementado con información de otros legajos referidos a municipios concretos, cuyos profesores no estaban incluidos en el listado del Subdelegado. El listado de profesores de farmacia está fechado el 11 de diciembre de 1855 y firmado por el alcalde de Ateca.

den los pueblos de Ariza, Alhama, Bubierca, Monreal, Cetina, Contamina, Torrehermosa y Embid de Ariza no hay mas que un solo profesor de medicina que lo es Mariano Bayo que reside en Cetina y tiene a su cargo Alhama y Contamina y tambien asiste voluntariamente á los enfermos de Ariza y Monreal con un celo que le distingue. Los demas profesores de medicina dista el mas cercano 6 horas del punto de su residencia al de Ariza (…)"[428].

En los brotes de gran impacto se produjo la implicación de algunos vecinos en la organización de la prestación de cuidados en sus respectivas localidades (es el caso de Ibdes, en la persona del comandante de la Milicia Nacional, o de la propia Ateca, por parte del Administrador de Rentas de la villa, con anterior ejercicio como médico).

Aunque no resulta sencillo conocer el grado de capacitación de los cirujanos en el manejo de la enfermedad, existen datos para asegurar que debió ser muy dispar en los distintos municipios. Hubo situaciones que ya habían sido denunciadas al gobernador civil ante la amenaza de la epidemia del año anterior:

"En vano son las providencias del gobierno para que los pueblos se provean de facultativos para los pobres pues en algunos de este partido de Ateca estan si quiera aun con un mal cirujano, pagando salarios como si lo huviera contentandose con un triste barbero que á las veces, no solamente visita de cirugia, sino que á las veces lo hace de medicina, de modo que se hallan sin ningun socorro caso que llegue a introducirse la enfermedad reinante (…)"[429].

El propio cirujano de Jaraba, con una tasa de ataque del 75% y una tasa de mortalidad del 18,5% (la más elevada del partido) reconocía sus limitaciones ante una situación desbordada por la enfermedad y la ausencia del médico, afectado también por la epidemia (probablemente se refiere al médico del cercano Ibdes):

"(…) El que suscribe M.Y.S. no puede menos de hacer presente a V.S. el abandono en que se encuentra esta población, sin medico (pues según se me ha informado hace seis dias se halla enfermo) sin cirujano, que aunque yo me hallo encargado de esta profesion no cuento con la correspondiente autorización; contando con pocos recursos científicos, y solo con alguna practica en el espacio de seis años pude aprobaharme [sic] en los Hospitales de esa Capital (…)"[430].

Junto a ello, hay constancia de la eficaz labor de los cirujanos en la atención de los pacientes coléricos, como en el caso de Nuévalos, donde el facultativo expresa en su Memoria de la epidemia[431] el plan curativo utilizado, que no difiere básicamente de las propuestas terapéuticas utilizadas frente al cólera en la época, y que se resolvió con

---

[428] ADPZ. FGP-ByS. Oficio del Subdelegado de Ateca de 3 de julio de 1855. Caja 1112.

[429] ADPZ. FGP-ByS. Carta desde Monreal de Ariza de 20 de octubre de 1854. Carpeta Sanidad 1854, Correspondencia. Caja 1101.

[430] ADPZ. FGP-ByS. Oficio de Joaquín Moré, cirujano de Jaraba, de 30 de julio de 1855. Caja 1112.

[431] ADPZ. FGP-ByS. Memoria de la epidemia de 1855 en Nuévalos. Atado Letra N. Caja 1110.

una tasa de letalidad sobre los casos graves de alrededor del 45% (o sólo del 20% si se refiere al total de casos). De igual forma es de subrayar la labor asistencial del cirujano de Ibdes, a pesar de la pérdida en la epidemia de su mujer y su hija[432].

Respecto a los recursos asistenciales hospitalarios destinados a la acogida de la población pobre, puede comprobarse la habilitación de hospitales (con las características descritas sobre este tipo de recursos en buena parte del medio rural) en las localidades de Alhama, Ariza, Ateca, Bordalba, Calmarza, Carenas, Castejón de las Armas, Ibdes, Morós, Nuévalos y Villalengua, de acuerdo con la información proporcionada por sus correspondientes Ayuntamientos.

Los brotes de Ibdes y Villarroya de la Sierra

Como ya se ha dicho, la epidemia de cólera de 1855 en el partido judicial de Ateca tuvo una elevada incidencia con gran impacto en la mortalidad, destacando numerosas localidades donde la enfermedad produjo verdaderas situaciones de catástrofe. Entre ellas se encuentran las de Ibdes y Villarroya de la Sierra, que se describen aquí por sus especificidades y por las referencias encontradas sobre su desarrollo.

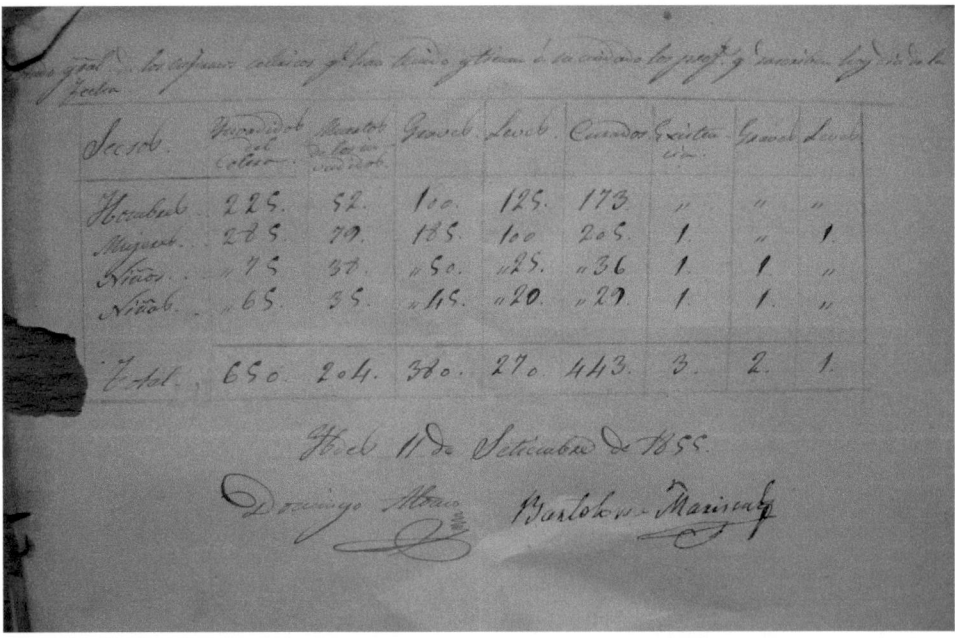

Figura 10. Estadillo de casos de cólera y defunciones. Ibdes, 11 septiembre de 1855.

---

[432] ADPZ. FGP-ByS. Instancia de Bartolomé Mariscal de fecha 13 de septiembre de 1857. Carpeta Sanidad 1857. Expedientes Cruces y otras recompensas. Caja 1121.

En el caso de Ibdes, localidad de 1.200 habitantes junto al río Mesa, el brote comenzó el 26 de junio y se caracterizó por tres períodos claramente definidos: el primero, entre los días 26 de junio y 21 de julio, con un número elevado de casos (alrededor de 200) aunque con características de levedad, ya que apenas fallecieron 8 personas; un segundo período que comenzó el 26 de julio, día en que se produjeron 9 casos y 5 defunciones, y que en el plazo de dos semanas, hasta el día 8 de agosto, acumularía más de 600 casos y dos centenares de defunciones; y un tercero, desde este último día hasta el 11 de septiembre en el que la epidemia declinó claramente y cuyo parte de notificación (figura 10) resumía lo ocurrido en la localidad desde el comienzo del brote, si bien las cifras de invadidos que refleja están por debajo de los casos reales[433].

La dificultad en la recogida de la información resulta evidente durante el segundo período de la epidemia, ya que los dos profesores de la localidad, médico y cirujano, se encontraban desbordados ante la magnitud del brote. Así lo expresaba el médico, Domingo Alonso:

"(…) no me ha sido posible llevar cuenta de cuantos han sido invadidos del colera, por motivo de haberse desarrollado tan intensamente y mortifero que no hé tenido tiempo, y este escaso, mas que para visitar de dia y de noche á los enfermos sin descanso alguno, á escepion de dia y medio que tube que ponerme en cama por una decadencia y aniquilamiento de fuerzas que me hicieron perder el equilibrio de mi físico (…)"[434].

De la dimensión del segundo período de la epidemia puede dar idea la cifra de 22 defunciones en un solo día o de que en un mismo día fuera invadido todo un barrio de la población[435].

El Ayuntamiento, con fecha 31 de julio, remitió una petición de auxilio al gobernador civil ante la gravedad de la situación, comunicando la enfermedad de médico y cirujano, la muerte de uno de los eclesiásticos y la sensación de terror de un vecindario que carecía de medios de subsistencia,

"(…) a causa del orroroso apedreo que sufrió llebandose cuasi todas las cosechas. De suerte que si la divina Providencia no se apiada de nosotros y lebanta el brazo de la Justicia, esta Poblacion va a quedar desierta (…)"[436].

---

[433] ADPZ. FGP-ByS. Partes de notificación de Ibdes, 21 de julio, 8 de agosto y 11 de septiembre de 1855. Carpeta Sanidad 1855, Cólera: pueblos de la C a la Y. Caja 1109.

[434] ADPZ. FGP-ByS. Parte de notificación de Ibdes, 8 de agosto de 1855. Carpeta Sanidad 1855, Cólera: pueblos de la C a la Y. Caja 1109.

[435] ADPZ. FGP-ByS. Estadillo de notificación de mayo de 1857. Carpeta partido de Ateca. Caja 1118.

[436] ADPZ. FGP-ByS. Oficio del Ayuntamiento de Ibdes, de 31 de julio de 1855. Carpeta Ybdes. Caja 1107.

A falta de respuesta desde la autoridad provincial, el 3 de agosto se reiteró la petición de ayuda mediante telegrafía por parte del alcalde de Calatayud:

"Por despacho telegrafico de ayer reclame de V.I. uno ó dos profesores de medicina para el pueblo de Ybdes. Hoy son todavía mas apremiantes las necesidades. El terrible azote del cólera está haciendo horrorosos estragos. Sirvase V.I. decirme si se podrá facilitar algún facultativo á aquellos seres desgraciados (…)"[437].

Con la misma fecha de 3 de agosto, el comandante del Batallón 48 de la Milicia nacional de la provincia, Lorenzo Sánchez, se dirigiría al gobernador civil mediante carta reflejando el desolador panorama de la población en esos días pero también denunciando el comportamiento de algunos eclesiásticos, de los profesores de medicina y farmacia o de los regidores municipales, a los que acusaba de haber huido de la población[438].

La respuesta del gobernador, el mismo 3 de agosto, dejó claros los graves problemas asistenciales que se estaban produciendo en el medio rural y la falta de recursos sanitarios ante la extensión de la epidemia por toda la provincia:

"(…) solo de esta Capital pasan de veinte los medicos que han salido ya para pueblos de esta provincia y de las de Huesca y Navarra. Asi, pues, solo quedan en esta ciudad los puramente indispensables para atender á las necesidades de la poblacion que tambien se halla atacada del cólera morbo (…)"[439].

En realidad se había designado ya un médico en esa fecha, José Pérez Vals, de acuerdo con los los turnos establecidos entre los facultativos de Zaragoza para el desplazamiento a los pueblos, pero este había reclamado una consulta ante el Gobierno sobre su negativa a prestar el servicio dada su condición de homeópata[440]. Finalmente, quien se desplazó a Ibdes el 4 de agosto fue Vicente Bruno, Subdelegado de medicina del distrito de El Pilar, asistiendo a los enfermos en los últimos días del período más álgido del brote. De igual forma comprobaría los extremos de la denuncia del comandante de Milicia nacional en el oficio citado por encargo del gobernador, como el estado calamitoso de las cosechas tras la tormenta del 11 de junio y la falta de brazos para recoger lo poco que no se había perdido. En cuanto a la posible desatención del médico, hacía constar sus días de enfermedad que le imposibilitaron en

---

[437] ADPZ. FGP-ByS. Carpeta Ybdes. Caja 1107.

[438] ADPZ. FGP-ByS. Oficio del comandante de la Milicia nacional, 3 de agosto de 1855. Carpeta Ybdes. Caja 1107.

[439] ADPZ. FGP-ByS. Borrador de fecha 3 de agosto de 1855. Carpeta Ybdes. Caja 1107.

[440] ADPZ. FGP-ByS. Oficio del Ayuntamiento de Ibdes, de 31 de julio de 1855. Carpeta Ybdes. Caja 1107. En los márgenes del oficio constan los diferentes criterios al respecto de la Comisión Permanente y la Comisión Facultativa de la Junta provincial de Sanidad, sobre la oportunidad de obligar al médico homeópata a la prestación del servicio.

su tarea, y respecto al resto de cuestiones, encontró razones plausibles para la breve ausencia del alcalde y la falta de eclesiásticos en los entierros. No dejó tampoco de alabar el trabajo y la dedicación del comandante de la Milicia, que abarcó todas las exigencias de la intensa epidemia: contribución en los socorros, habilitación de un nuevo cementerio cuando no cupieron más cadáveres en el anterior, visitas domiciliarias junto al médico, aliento y consuelo a los invadidos y cuanto fue preciso en la organización del municipio en circunstancias tan penosas[441].

Pocas fechas después los oficiales y sargentos de la compañía de la Milicia nacional de Ibdes, perteneciente al Batallón 48 de la provincia de Zaragoza, del que era comandante Lorenzo Sánchez, remitirían al gobernador un prolijo relato sobre la gran labor de aquel durante la epidemia[442].

El brote de Ibdes resumió las carencias y dificultades sociales y sanitarias del ámbito rural de mediados de siglo, que la epidemia de cólera de 1855 puso de manifiesto, pero también las distintas actitudes de la población o de sus vecinos más significados ante los retos de una enfermedad temida y escasamente conocida.

Con fecha 15 de agosto de 1855 el Gobierno, mediante Real orden, concedió a Ibdes una subvención de 6.000 reales del fondo destinado a calamidades públicas, aunque una nueva Real orden de 31 de agosto demostraría que nada se había recibido todavía en la localidad[443]. Según comunicación del Ayuntamiento de Ibdes el brote habría producido unos gastos directos de 8.800 reales[444]. El brote concluyó con 936 casos (un 78% de tasa de ataque) y 206 defunciones (62 hombres, 90 mujeres y 54 niños), con una tasa de mortalidad del 17,17% y un 22% de tasa de letalidad.

Respecto a Villarroya de la Sierra, localidad de 1.500 habitantes situada al norte del partido y cerca de su cabecera, Ateca, sus primeros casos aparecieron también como en Ibdes el 26 de junio, y como en esta última la epidemia mantuvo un curso generalmente leve hasta las primeras defunciones de mediados de julio. El inicio del mes de agosto trajo un incremento notable de casos así como un elevado número de defunciones, de forma que el 3 de agosto un oficio de la Alcaldía solicitaba al gobernador el envío de un facultativo en los siguientes términos:

---

441   ADPZ. FGP-ByS. Oficio del comandante de la Milicia nacional, 3 de agosto de 1855. Carpeta Ybdes. Caja 1107. El informe de Vicente Bruno es de fecha 13 de agosto y consta en los márgenes de este oficio.

442   ADPZ. FGP-ByS. Oficio de 23 de agosto de 1855, Ybdes. Caja 1112.

443   ADPZ. FGP-ByS. Reales órdenes de 15 y 31 de agosto de 1855. Carpeta Sanidad 1855, Cólera: pueblos de la C a la Y. Caja 1109.

444   ADPZ. FGP-ByS. Estadillo de notificación de mayo de 1857. Carpeta partido de Ateca. Caja 1118.

"Este Pueblo se encuentra tan agobiado desde la tarde del dia de ayer de resultas de los muchos que han sido imbadidos del colera, que cuasi se apodera de todos el mas sensible desconsuelo, no quedando otro al Ayuntamiento y Junta de Sanidad (…) que V.E. se sirba disponer de mandarnos un medico Omeopata [sic] que acaso cambiando de metodo consiga rescatar alguno de los imbadidos (…)"[445].

Resulta difícil comprender la petición de un médico de esas características salvo que la experiencia con los profesores contratados (un médico y un cirujano) hubiese resultado sumamente ineficaz por lo que se refiere al tratamiento de la enfermedad. Sea cual fuere el motivo, el gobernador, oída la Comisión Permanente, designó a José Perez Vals (quien se había resistido a ir a Ibdes por las mismas fechas) y a Benedicto Paricio, que se había negado a participar, por su condición de homeópata, en los turnos de guardia del Hospital civil aunque ofreciéndose a trasladarse a pueblos de la provincia si fuese necesario, ambos con una dieta de 160 reales diarios a costa del municipio[446].

Al mismo tiempo, con fecha 6 de agosto, el gobernador nombraría Subdelegado interino (para cubrir la ausencia del anterior, Fernando de la Muela, enfermo de cólera como se dijo) a Juan Luis Erro[447], médico de Morós, para comisionarlo de inmediato a Villarroya y comprobar la situación de la epidemia en la localidad. El informe de Erro, de 11 de agosto, no puede ser más esclarecedor, reconociendo la gravedad de la situación y manifestando la imposibilidad de acordar cualquier plan curativo con los homeópatas llegados de Zaragoza:

"(…) los profesores encargados de la asistencia eran Homeópatas, con quienes escuso manifestar a V.S. no pude entenderme en punto al hecho mas capital que es el tratamiento, por cuyo motivo crei que el visitar los enfermos en su union no podia dar de si ningun resultado beneficioso, por que aquí no tenia lugar la correccion de metodo, habiendo de por medio un sistema medico especial tolerado por el Gobierno de S.M., exigido por el pueblo, y concedido por V.S. (…)"[448].

Sin embargo, por lo que notificaba a continuación el Subdelegado, no parece que el método homeopático hubiese conseguido aliviar la situación de la localidad:

"(…) No me es posible ocultar a V.S. que si mal avenidos estaban los de Villarroya con la Alopatia, estan mucho peor con la Homeopatia, pues hasta los mismos facultativos no han tenido inconveniente manifestarme que apenas cuentan un enfermo que quiera prestarse docilmente a

---

[445] ADPZ. FGP-ByS. Oficio Ayuntamiento de Villarroya de la Sierra, 3 de agosto de 1855. Atado letras U-V. Caja 1111.

[446] ADPZ. FGP-ByS. Oficio anteriormente citado y nota del Gobierno Civil de 5 de agosto de 1855. Atado letras U-V. Caja 1111.

[447] ADPZ. FGP-ByS. Notas de la sesión de 6 de agosto de la Comisión Permanente. Carpeta Sanidad 1855, Juntas de Sanidad. Caja 1107.

[448] ADPZ. FGP-ByS. Oficio de Juan Luis Erro, de 11 de agosto. Caja 1112.

sus prescripciones y que en vista de esto fueron la noche del 9 a despedirse de su comision y que tan solo a ruegos del alcalde habian accedido continuar dos dias mas en su desempeño aunque con notable disgusto. Según datos que he adquirido la Homeopatia no ha estado en Villarroya enteramente reñida con la Alopatia cediendo aquella algo de su habitual exclusivismo (…) "[449].

Poco duró pues la experiencia homeopática durante el brote de cólera en la población: dos profesores durante ocho días y 2.560 reales gastados en sus dietas por el Ayuntamiento[450]. Sobre la gravedad de la situación le bastó a Erro con unos breves apuntes:

"(…) puede decirse [que] en nuebe dias han ocurrido las 152 defunciones; si a esto se agrega los 74 enfermos graves y los 84 leves (…) y las nuebas defunciones é invasiones que probablemente ocurriran, podra calcular V.S. cual sera la situación de este desgraciado pueblo, asegurandole no hay persona por buen temple de corazon que tenga que no este aterrada en medio de tanta calamidad: nadie trabaja, las mieses y las labores agricolas completamente abandonadas, en todo el transito del termino donde pasé no pude ver mas que pajaros, todos en la población como si estubieran esperando el turno de su desbastación [sic] *(…)* "[451].

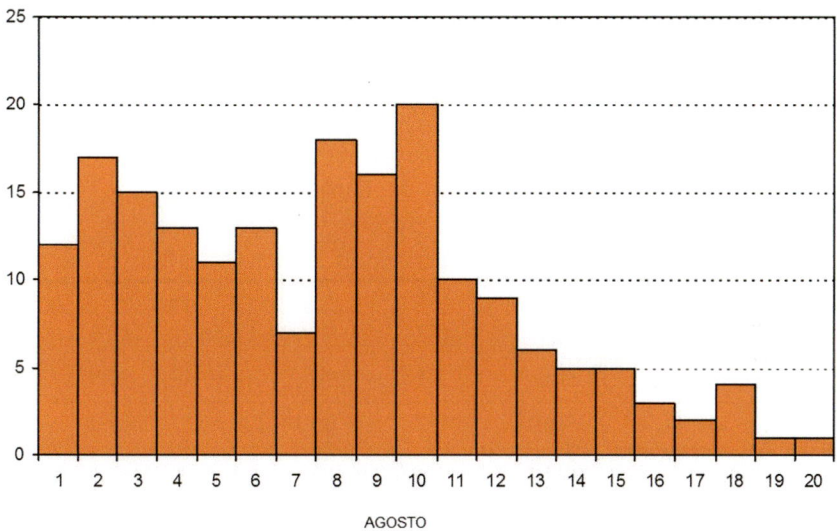

Gráfica 7. Defunciones por cólera en Villarroya de la Sierra. Agosto 1855.

El número de muertes diarias de los diez primeros días de agosto, a los que se refería Erro y que se recogen en la gráfica 7, resulta suficientemente demostrativo de la gravedad de la epidemia sufrida en una población de 1.500 habitantes.

---

449 Íbidem.

450 ADPZ. FGP-ByS. Detalle de gastos generados durante la epidemia en Villarroya. Certificación de 9 de septiembre de 1855. Atado letras U-V. Caja 1111.

451 ADPZ. FGP-ByS. Oficio de Juan Luis Erro, de 11 de agosto. Caja 1112.

Se deja también constancia en el informe de que la mayoría de la población era jornalera ("proletaria" en palabras del Subdelegado) lo que hizo necesario recurrir a la caridad de los más acomodados, poniendo de manifiesto cuál pudo ser un factor presisponente esencial en el desarrollo del brote:

"(…) una de las causas y acaso la principal por que en mi concepto hace tantos estragos en Villarroya, es por las malas condiciones de su caserío en cuyas habitaciones frias en extremo y humedas al mismo tiempo permanecen sus habitantes (…)"[452].

En definitiva, pobreza y condiciones insalubres de habitabilidad, una constante en las descripciones sobre la epidemia de cólera tanto en el ámbito rural como en el urbano de la provincia. El brote de Villarroya de la Sierra finalizaría con 800 invadidos y 206 fallecidos (65 hombres, 99 mujeres, 28 niños y 12 niñas). La tasa de ataque fue de 53,33%, la de mortalidad del 13,73% y la letalidad se situó en el 25,75%. Pocos días después de finalizada la epidemia el Ayuntamiento de la localidad remitiría un listado comprensivo de los gastos directos de la misma, que alcanzaron un total de 16.154 reales[453].

Tabla 11. Partido de Ateca. Datos del brote de 1855 por municipios

Localidad	Habitantes	Invadidos	Muertos	Tasa de Ataque	Tasa de Mortalidad	Tasa de Letalidad
Alconchel	420	72	26	17,14	6,19	36,11
Alhama	600	42	33	7,00	5,50	78,57
Aniñon	2.201	283	91	12,86	4,13	32,16
Aranda	1.600	211	108	13,19	6,75	51,18
Ariza	800	173	85	21,63	10,63	49,13
Ateca	2.880	2.104	274	73,06	9,51	13,02
Berdejo	300	18	4	6,00	1,33	22,22
Bijuesca	925	138	48	14,92	5,19	34,78
Bordalba	504	109	21	21,63	4,17	19,27
Bubierca	1.604	169	34	10,54	2,12	20,12
Cabolafuente	218	22	7	10,09	3,21	31,82
Calmarza	350	250	62	71,43	17,71	24,80

---

[452] Íbidem.

[453] ADPZ. FGP-ByS. Detalle de gastos generados durante la epidemia en Villarroya. Certificación de 9 de septiembre de 1855. Atado letras U-V. Caja 1111.

Localidad	Habitantes	Invadidos	Muertos	Tasa de Ataque	Tasa de Mortalidad	Tasa de Letalidad
Campillo	215	132	28	61,40	13,02	21,21
Carenas	700	400	72	57,14	10,29	18,00
Castejón de las Armas	750	243	79	32,40	10,53	32,51
Cervera de la Cañada	630	57	9	9,05	1,43	15,79
Cetina	880	84	44	9,55	5,00	52,38
Cimballa	423	No hubo casos				
Clarés	360	No hubo casos				
Contamina	108	40	14	37,04	12,96	35,00
Embid de Ariza	370	44	23	11,89	6,22	52,27
Godojos	300	16	6	5,33	2,00	37,50
Ibdes	1.200	936	206	78,00	17,17	22,01
Jaraba	400	300	74	75,00	18,50	24,67
La Vilueña	227	2	1	0,88	0,44	50,00
Malanquilla	464	No hubo casos				
Monreal de Ariza	294	182	31	61,90	10,54	17,03
Monterde	348	47	19	13,51	5,46	40,43
Morós	1.200	434	85	36,17	7,08	19,59
Nuévalos y M.ª Piedra	800	73	33	9,13	4,13	45,21
Oseja	289	No hubo casos				
Pozuel de Ariza	220	60	3	27,27	1,36	5,00
Sisamón	330	126	36	38,18	10,91	28,57
Torrehermosa	231	45	40	19,48	17,32	88,89
Torrelapaja	255	No hubo casos				
Torrijo	1.600	464	98	29,00	6,13	21,12
Valtorres	166	3	3	1,81	1,81	100,00
Villalengua	805	145	93	18,01	11,55	64,14
Villarroya de la Sierra	1.500	800	206	53,33	13,73	25,75
Total	27.467	8.224	1.996	29,94	7,27	24,27

La población es la declarada por los Ayuntamientos excepto la señalada en cursiva, de estimación propia. Las tasas se expresan en porcentaje.

3.4.4. Partido judicial de Belchite

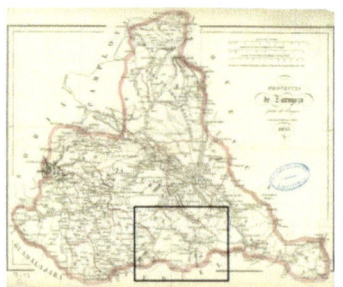

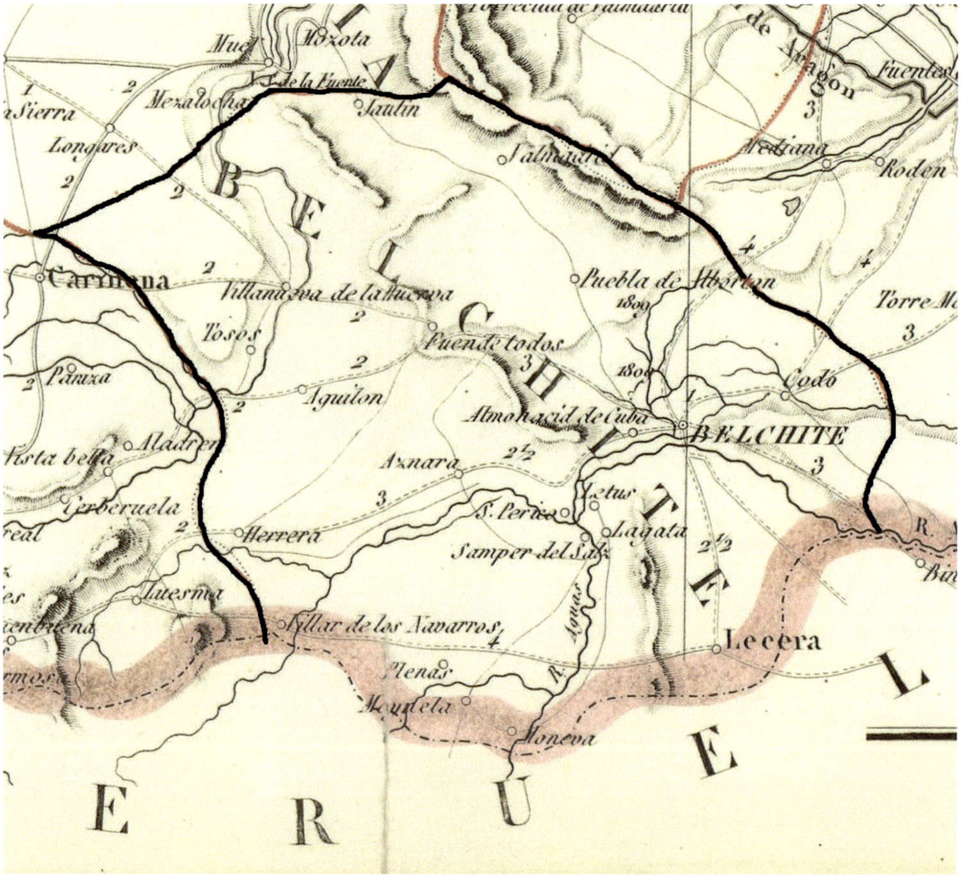

Adaptado del Mapa de la Provincia de Zaragoza de R. Alabern y E. Mabon. 1853. Fondos cartográficos del Instituto Geográfico Nacional.

En el partido de Belchite la epidemia de cólera alcanzó en 1855 a la totalidad de sus 21 municipios, si bien con distinta intensidad, llegando a una cifra global de mortalidad muy elevada: de los 19.052 habitantes del distrito fallecieron 1.295 entre los meses de junio y septiembre (es decir, el 6,8% de la población), y resultaron invadidos 4.200, algo más del 22% de sus habitantes. Las tasas de mortalidad más altas se produjeron en localidades de tamaño medio (entre 700 y mil habitantes), como Codo, Villanueva de la Huerva, Villar de los Navarros o Aguilón, con cifras por encima del 10% (en el caso de Aguilón falleció el 25% de sus 750 habitantes).

Los primeros casos del partido se produjeron en la primera quincena de junio, en las localidades de Azuara, Letux y la propia Villa de Belchite[454], donde ante la aparición de los primeros enfermos se establecerían las habituales medidas de prevención: limpieza de vías públicas, visitas domiciliarias, colecta para socorros a pobres o establecimiento de depósito de cadáveres en una iglesia fuera de poblado. La epidemia se prolongó hasta mediados del mes de septiembre.

Tabla 12. Partido de Belchite. Clasificación de municipios según mortalidad

Superior al 9%	Aguilón, Codo, Villanueva de la Huerva, Villar de los Navarros.
Entre el 5-9%	Almonacid de la Cuba, Azuara, Fuendetodos, Herrera, Moneva, Samper del Salz, Tosos.
Menor del 5%	Almochuel, Belchite, Jaulín, Lagata, Lécera, Letux, Moyuela, Plenas, Puebla de Albortón, Valmadrid.

La letalidad global en todo el partido alcanzó el 30,83% de los invadidos, con cifras dispares entre los distintos municipios que responden probablemente a los desiguales criterios de notificación y, en algunos casos como Moneva (superior al 90%), a la falta de personal sanitario.

Dotación de facultativos

Las referencias al número de facultativos en el territorio del partido son variadas a lo largo del año 1855[455], quizás por los distintos cambios que se produjeron en la Subdelegación de medicina[456]: vacante desde octubre de 1854 como quedó reflejado en la descripción del brote de 1854, se cubriría el 31 de enero del año siguiente, quedando de nuevo vacante desde octubre del mismo año.

---

[454] ADPZ. FGP-ByS. Oficio del Ayuntamiento constitucional de Belchite de 17 de junio de 1855. Carpeta Letra B. Caja 1108.

[455] Se han utilizado 3 listados de profesores medicina y cirugía: Uno de febrero de 1855 (ADPZ. Carpeta Sanidad 1855. Reales órdenes. Caja 1113), otro más sin fecha, previsiblemente de la época epidémica (ADPZ. Carpeta Letra B. Caja 1108) y un último de fecha 20 de noviembre de 1855 (ADPZ. Caja 1106). El listado de profesores de farmacia es de 14 de enero de 1855 (ADPZ. Carpeta Sanidad 1855. Reales órdenes. Caja 1113).

[456] ADPZ. FGP-ByS. Expediente sobre solicitud y nombramiento de Subdelegado de sanidad de Belchite. Caja 1106.

En cualquier caso, sobre un territorio relativamente pequeño, con una baja densidad de población (13 habitantes por Km²)[457] y sin relieves montañosos importantes, el número de facultativos parecía suficiente, al menos en comparación con otros territorios de la provincia.

Tabla 13. Partido de Belchite. Distribución de Facultativos

Municipios con médico y cirujano	Aguilón, Azuara, Belchite*, Codo, Herrera, Lécera, Letux**, Moyuela***, Puebla de Albortón, Villar de los Navarros****
Municipios con médico	Fuendetodos*****, Tosos, Villanueva de la Huerva*****.
Municipios con cirujano	Almonacid de la Cuba, Jaulín, Valmadrid.
Municipios sin facultativos	Almochuel, Moneva.
Profesores de farmacia	Belchite (dos), Herrera, Lécera, Letux, Moyuela, Puebla de Albortón.

*	2 médicos, 1 médico-cirujano y 2 cirujanos.
**	Incorpora a los pueblos de Lagata y Samper de Salz.
***	Incorpora a Plenas.
****	1 médico y 2 cirujanos.
*****	Médico-cirujano.

La labor de los facultativos durante la epidemia se saldó con el fallecimiento del médico titular de Herrera, Vicente Madrazo[458], o con la enfermedad de otros como el médico de Aguilón, Fermín Bella, anterior Subdelegado de medicina en el año 1854, el cirujano de la misma localidad o el médico de Azuara. La generalización de la epidemia en todo el distrito hizo imposible la ayuda de los facultativos de pueblos cercanos en aquellos casos en los que la enfermedad afectó a los profesores de estas localidades, de manera que fueron los cirujanos, como en el caso de Herrera[459] o en el de Azuara[460], quienes asumieron la tarea asistencial de los epidemiados. En el caso de Aguilón, el gobernador civil envió a un cirujano ministrante[461] ante la

---

[457] Mapa de densidad de población de España por partidos judiciales según censo de 1860. Francisco Coello y J. Reinoso. 1861. Instituto Geográfico Nacional.

[458] ADPZ. FGP-ByS. Copia del certificado de defunción del médico de Herrera de 12 de enero de 1856. Carpeta Sanidad 1856, Facultativos. Caja 1114. El fallecimiento se produjo el día 14 de agosto de 1855.

[459] ADPZ. FGP-ByS. Oficio del Subdelegado de Belchite de 13 de agosto de 1855. Caja 1106.

[460] ADPZ. FGP-ByS. Oficio del alcalde de Azuara de 26 de septiembre de 1855. Caja 1108.

[461] ADPZ. FGP-ByS. Carpeta Letra A. Caja 1108. Así se refleja en el margen del oficio de petición de ayuda al Gobierno Civil del alcalde de Aguilón, con unos honorarios de 40 reales de vellón diarios que debían ser asumidos por el Ayuntamiento.

situación extrema en que se encontraba el pueblo, sin que se llegara a concretar el envío de un médico ante la mejoría del titular.

Por lo que respecta a la habilitación de recursos residenciales para el auxilio de las clases menesterosas, al menos consta la instalación de hospitales en Aguilón, Almonacid de la Cuba, Azuara, Belchite, Lécera, Villanueva de la Huerva y Villar de los Navarros[462].

La epidemia en Aguilón

Uno de los brotes con mayor tasa de mortalidad de la provincia se produjo en Aguilón, una pequeña localidad del partido de Belchite que contaba con 750 habitantes. Como en otros pueblos en los que el cólera golpearía con intensidad, la falta de partes de notificación por el exceso de trabajo de los facultativos no permite conocer con detalle diario el desarrollo de la epidemia. Sin embargo, de los oficios remitidos al gobernador por regidores municipales y profesores y por el relato del Ayuntamiento en solicitud de ayuda al Gobierno de la nación, puede precisarse el alcance de lo sucedido.

Los primeros casos se produjeron el 29 de junio, aunque no fue hasta el 18 de julio cuando la situación se agravó tanto en número de invadidos como en fallecimientos[463]. Las primeras noticias al respecto son del 23 de julio, cuando el Ayuntamiento reconoció más de 200 enfermos y una elevada mortandad:

"(…) Las defunciones en los tres dias ultimos pasan de sesenta, pues hoy se han reunido treinta y seis cadaveres insepultos, hasta que se han abierto las zanjas y se les ha enterrado. Se nombran, por suerte, doce vecinos para sacar los cadaveres y no se encuentra quien haga este triste pero necesario servicio por menos de cuarenta reales vón [vellón] *(…)"[464].*

En el oficio municipal se comunicaba asimismo el temor de que enfermasen quienes llevaban la carga de la asistencia, los profesores de medicina y cirugía, los eclesiásticos y el propio profesor de instrucción primaria, que desarrollaría una notable labor de auxilio y acompañamiento de los invadidos, añadiendo que la mayor parte de los regidores municipales había enfermado y solicitando ayuda facultativa al gobernador. Dos días después, tanto el alcalde como el médico de la localidad reiterarían la petición de auxilio, notificando el agotamiento del propio médico y la enfermedad del cirujano[465].

---

[462] De acuerdo con los estadillos de respuesta a la circular inserta en el Boletín Oficial de la Provincia de Zaragoza n.º 68 de 28 de abril de 1857. ADPZ. Caja 1118.

[463] ADPZ. FGP-ByS. Oficio del Ayuntamiento de Aguilón a S.M. la Reina, 3 de agosto de 1855. Caja 1108.

[464] ADPZ. FGP-ByS Oficio del Ayuntamiento de Aguilón, de 23 de julio de 1855. Caja 1108.

[465] ADPZ. FGP-ByS. Oficios del Ayuntamiento y el médico titular de Aguilón, de 25 de julio de 1855. Caja 1108.

En respuesta a la petición se envió un cirujano ministrante o sangrador desde Zaragoza y con fecha 30 de julio el Ayuntamiento comunicaba lo siguiente:

"No habiendose presentado en esta villa el profesor de medicina D. Eusebio Perez según V.E. tenia dispuesto, han tenido que abandonar la cama los profesores de esta para visitar los numerosos enfermos que todavia existen á pesar que se presentan pocos casos nuevos, pero van falleciendo algunos de los anteriormente invadidos (…)"[466].

Declinaba pues el brote a finales del mes de julio, si bien se prolongarían todavía las muertes hasta septiembre. Con fecha 3 de agosto el Ayuntamiento se dirigió a la Reina solicitando una ayuda de 6.000 reales, que había pedido prestados para hacer frente a los gastos generados y ante la escasez que se avecinaba por la falta de recolección de las cosechas, sumándose así el desabastecimiento alimentario al impacto directo de la enfermedad en la población[467].

Pueden deducirse los efectos de todo tipo que produjo entre los habitantes de una localidad de tan pequeñas proporciones el agrupamiento en tan escasos días (poco más de una quincena) de tal número de fallecimientos. En un estadillo de 6 de agosto[468] firmado por el médico titular (figura 11) se reflejan las cifras desagregadas por sexo y edad.

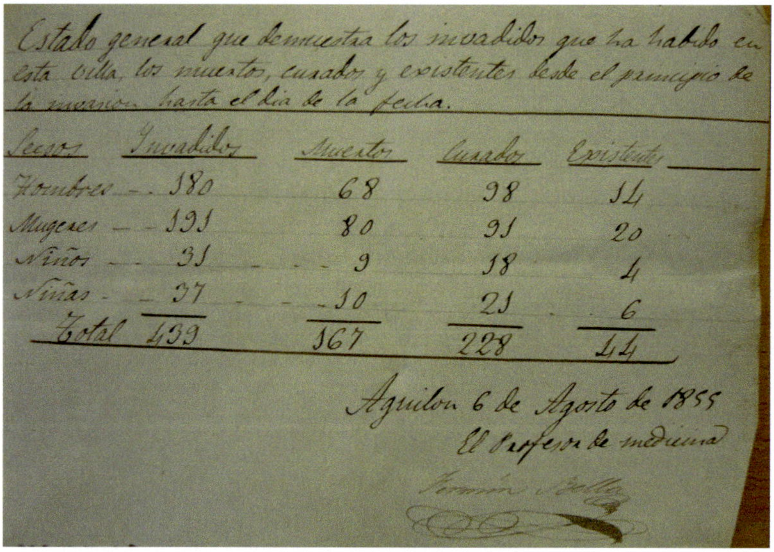

Figura 11. Parte de notificación de 6 de agosto de 1855. Aguilón.

466 ADPZ. FGP-ByS. Oficio del Ayuntamiento de Aguilón, de 30 de julio de 1855. Caja 1108.
467 ADPZ. FGP-ByS. Oficio del Ayuntamiento de Aguilón a S.M. la Reina, 3 de agosto de 1855. Caja 1108.
468 ADPZ. FGP-ByS. Estadillo de la epidemia en Aguilón, de 6 de agosto de 1855. Caja 1108.

El brote pondría de manifiesto las consecuencias sociales y sanitarias de la epidemia de cólera de 1855 en núcleos de escasa población en el ámbito rural y las respuestas exclusivamente locales a la misma: los ayuntamientos debían enfrentar, con sus propios y a menudo escasos medios, un problema sanitario que desbordaba toda previsión y capacidad. Algunos vecinos asumían además, como en este caso el maestro de primaria o el párroco, las labores de auxilio y ayuda de todo tipo a los afectados y sus familias, quedando la tarea asistencial en manos de los profesores titulares con las dificultades que se han descrito. Finalmente serían 188 las defunciones[469], con las mayores tasas de mortalidad (25,07%) y de ataque (58,13%) de todo el partido. La tasa de letalidad se situó en el 43,12%.

Tabla 14. Partido de Belchite. Datos del brote de 1855 por municipios

Localidad	Habitantes	Invadidos	Muertos	Tasa de Ataque	Tasa de Mortalidad	Tasa de Letalidad
Aguilón	750	436	188	58,13	25,07	43,12
Almochuel	120	4	2	3,33	1,67	50,00
Almonacid de la Cuba	731	108	53	14,77	7,25	49,07
Azuara	1.788	404	161	22,60	9,00	39,85
Belchite	3.320	282	146	8,49	4,40	51,77
Codo	1.121	600	120	53,52	10,70	20,00
Fuendetodos	400	50	30	12,50	7,50	60,00
Herrera	1.400	240	124	17,14	8,86	51,67
Jaulín	460	11	7	2,39	1,52	63,64
Lagata	480	131	21	27,29	4,38	16,03
Lécera	1.897	750	68	39,54	3,58	9,07
Letux	1.157	288	41	24,89	3,54	14,24
Moneva	492	28	26	5,69	5,28	92,86
Moyuela	900	81	36	9,00	4,00	44,44
Plenas	470	74	10	15,74	2,13	13,51
Puebla de Albortón	739	2	2	0,27	0,27	100,00
Samper del Salz	352	135	31	38,35	8,81	22,96

---

[469] ADPZ. FGP-ByS. Estadillo general de la provincia por localidades. Caja 1112.

Localidad	Habitantes	Invadidos	Muertos	Tasa de Ataque	Tasa de Mortalidad	Tasa de Letalidad
Tosos	648	123	56	18,98	8,64	45,53
Valmadrid	*227*	4	2	1,76	0,88	50,00
Villanueva de la Huerva	700	170	79	24,29	11,29	46,47
Villar de los Navarros	900	279	92	31,00	10,22	32,97
Totales	19.052	4.200	1.295	22,04	6,80	30,83

La población es la declarada por los Ayuntamientos excepto la señalada en cursiva, de estimación propia. Las tasas se expresan en porcentaje.

3.4.5. Partido judicial de Borja

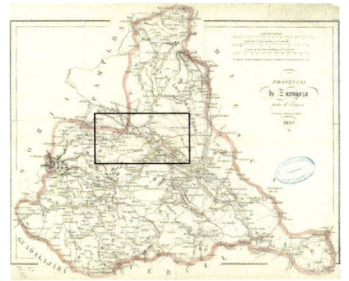

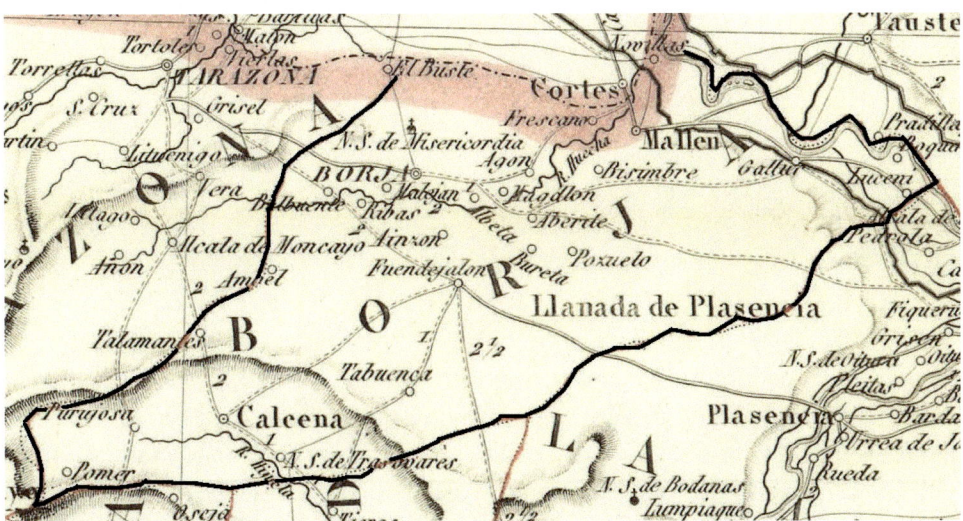

Adaptado del Mapa de la Provincia de Zaragoza de R. Alabern y E. Mabon. 1853. Fondos cartográficos del Instituto Geográfico Nacional.

De los 25 municipios que componían el partido judicial de Borja, únicamente 2 quedaron libres de la epidemia de cólera en 1855 (Pomer y Talamantes), ambos de pequeño tamaño en número de habitantes (poco más de 300 cada uno) y situados en la sierra del Moncayo. Puede considerarse también libre de cólera la pequeña localidad de Alberite, que presentó un único caso (fallecido) en la persona de un vecino de Gallur[470]. Las mayores tasas de mortalidad, por encima del 9%, se produjeron también en pueblos de pequeño tamaño como Agón (210 habitantes), Ainzón (788), Bisimbre (316) o Bureta (340), en la cuenca del río Huecha, donde la epidemia alcanzó en cifras absolutas el mayor impacto poblacional.

Con excepción de localidades como Gallur o Boquiñeni, en las que los primeros casos de cólera aparecieron de forma temprana, en los meses de abril y mayo, la epi-

---

[470] ADPZ. FGP-ByS. Carpeta del partido judicial de Borja, municipio de Alberite. Caja 1118.

demia se desarrolló en el distrito con el inicio del verano y prácticamente finalizó en todos los pueblos a lo largo del mes de agosto. Sobre una población del partido de 24.222 habitantes, el número de invadidos fue de 5.185 (una tasa de ataque del 21,41%), mientras que los fallecidos fueron 1.127, alcanzándose una tasa de mortalidad en todo el distrito del 4,65%.

Tabla 15. Partido de Borja. Clasificación de municipios según mortalidad

Superior al 9%	Agón, Ainzón, Bisimbre, Bureta.
Entre el 5-9%	Ambel, Borja, Calcena, Magallón, Pozuelo, Purujosa.
Menor del 5%	Alberite, Albeta, Boquiñeni, Bulbuente, Frescano, Fuendejalon, Gallur, Luceni, Maleján, Mallén, Novillas, Tabuenca, Trasobares.

Los brotes más importantes en cifras absolutas fueron los de Borja y Magallón, en el primero con 1.674 enfermos y en el segundo con 1.010 (en este con la tasa de ataque más elevada del partido, un 43,91%). La letalidad en el distrito se situó en el 21,74%.

Dotación de facultativos

Según el listado de profesores del partido comunicado por el Subdelegado con fecha 30 de julio[471], es decir, en pleno desarrollo de la epidemia, en seis municipios no había facultativos contratados, tres situados en la cuenca del Huecha (Agón, Alberite y Bisimbre) y tres con un mayor aislamiento en la sierra del Moncayo (Pomer, Purujosa y Talamantes). Hubo algunas contrataciones suplementarias de médicos ante el grave impacto del cólera en los municipios de Borja[472], Magallón[473] (el médico contratado cayó enfermo) y Bureta, donde se envió a unos de los médicos del Hospital de Gracia de Zaragoza, Liborio de los Huertos[474]. En el caso de Ainzón, con una tasa de ataque del 38% y una tasa de mortalidad superior al 10%, enfermaron tanto el médico como el cirujano, falleciendo el primero el 20 de julio, en los primeros días de la epidemia. Desde la Alcaldía de Borja se autorizó a prestar asistencia a aquella localidad mediante visitas nocturnas a los epidemiados de un médico y un cirujano de la cabecera de partido en días alternativos[475], y ello a pesar de la situación límite en

---

[471] ADPZ. FGP-ByS. Listado de profesores de Medicina y Cirugía del partido de Borja. Carpeta Sanidad 1855, Subdelegaciones. Caja 1106.

[472] Íbidem.

[473] ADPZ. FGP-ByS. Oficio de 25 de julio del Ayuntamiento de Magallón. Caja 1112.

[474] ADPZ. FGP-ByS. Oficio de Bureta de 7 de agosto. Carpeta Letra B. Caja 1108.

[475] ADPZ. FGP-ByS. Oficio de la Alcaldía de Borja de 25 de julio. Caja 1108.

la que se encontraba Borja en esas fechas (gráfica 8), ya que en una semana, entre el 13 y el 20 de julio, se habían producido 1.088 casos y 153 muertes.

Tabla 16. Partido de Borja. Distribución de Facultativos[476]

Municipios con médico y cirujano	Ainzón, Boquiñeni, Borja*, Calcena, Frescano**, Gallur, Magallón***, Mallén, Tabuenca.
Municipios con médico	Bulbuente, Luceni****, Novillas****, Pozuelo.
Municipios con cirujano	Ambel, Bureta, Fuendejalón, Trasobares.
Municipios sin facultativos	Agón, Alberite, Bisimbre, Pomer, Purujosa, Talamantes.
Profesores de farmacia	Ainzón, Ambel, Borja (2), Calcena[1], Fuendejalón, Mallén, Magallón.

*   1 médico, 1 médico-cirujano y 2 cirujanos. Se incluía la atención de Albeta y Maleján.
**   1 médico y 2 cirujanos.
***   2 médicos y 1 cirujano.
**** 1 médico-cirujano.
[1] El Subdelegado de Farmacia notifica que falta el profesor de Calcena y que hay uno en Gallur desde hace 15 días.

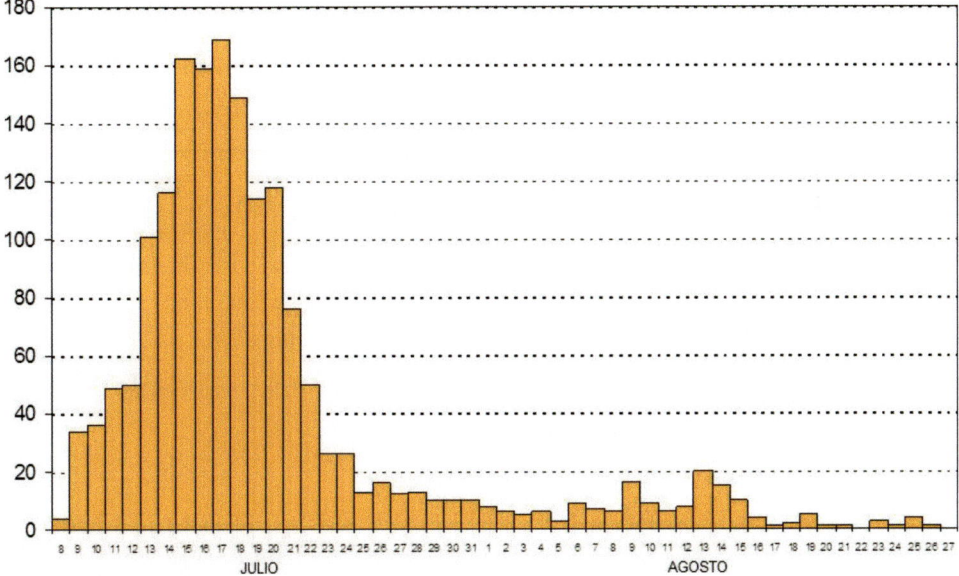

Gráfica 8. Casos de cólera en Borja. Julio-agosto 1855.

---

[476] ADPZ. FGP-ByS. Listado de profesores de Medicina y Cirugía del partido de Borja, 30 de julio de 1855. Carpeta Sanidad 1855, Subdelegaciones. Caja 1106. El listado de profesores de farmacia es de 31 de octubre de 1855 (ADPZ. Caja 1104).

Las localidades del distrito en las que se habilitaron recursos hospitalarios para la atención a población desfavorecida o ya existían antes de la epidemia fueron Ambel, Calcena, Gallur, Magallón, Mallén, Pozuelo y Trasobares[477]. A ellos hay que añadir la ciudad de Borja, cabeza de partido, en la que existía al menos un hospital[478].

La epidemia en Magallón

Desde el 28 de junio, fecha oficial de inicio de la epidemia, y por espacio de al menos 70 días se produjo en Magallón el brote con mayor tasa de ataque del partido, ya que enfermó el 43,91% de sus habitantes. La villa, situada en la ribera del Huecha, tenía 2.300 almas y no resultó afectada en el año 1854, cuando el cólera en el partido judicial de Borja había tenido una extensión limitada.

De acuerdo con el oficio municipal de 10 de julio[479], el comienzo del brote fue lento e insidioso, con pocos casos y sin mucha gravedad. Aunque no se comunicó nada oficialmente, los primeros casos sospechosos, según los facultativos, pudieron aparecer el 30 de mayo:

> "(…) *calculandolo ahora por el desarrollo imponente y rápido que ha tenido desde el día 6 del corriente* [julio], *que presentandose mas de cien enfermos aparecen de 16 á 20 casos nuevos diarios, sucumbiendo algunos de ellos á pocas horas de su invasion* (…)"[480].

En concreto, el día 10 de julio se produjeron 20 casos nuevos y 6 defunciones, moviendo al Ayuntamiento y Juntas de Beneficencia y Sanidad a establecer medidas inmediatas como el aumento de camas y ropas para el hospital, los socorros domiciliarios para pobres o *un servicio público de hombres y guardia permanente para auxilio y acompañamiento de los vecinos de día y de noche*. El pánico se apoderó de la población hasta el punto de que los jornaleros dejaron las faenas agrícolas, temerosos de enfermar durante las mismas como ya había sucedido en algunos casos.

Pocos días después, el 16 de julio, la situación seguiría empeorando, con un número cada vez mayor de invasiones:

---

[477] De acuerdo con los estadillos de respuesta a la circular inserta en el Boletín Oficial de la Provincia de Zaragoza n.º 68 de 28 de abril de 1857. ADPZ. Caja 1118.

[478] ADPZ. FGP-ByS. Informe sobre constitución de hospitales de distrito. Carpeta Junta Provincial de Beneficencia, 1859. Caja 1125. En la referencia al hospital de Borja se hace constar su carácter de "particular", entendiendo que se regía por algún tipo de patronato distinto al de los recursos públicos (municipales o provinciales).

[479] ADPZ. FGP-ByS. Oficio del Ayuntamiento de Magallón, de 10 de julio de 1855. Atado letra M. Caja 1110.

[480] Íbidem.

"(…) Si en aquel dia [10 de julio] *se presentó alarmante, despues ha sido aterradora por el aumento de enfermos, pues me digeron los Médicos serian 300: número escesivo á esta poblacion y mas por los casos fulminantes, siendolo casi todos los que han muerto de esta clase (…)"*[481].

Fueron los días de mayor intensidad de la epidemia, sucediéndose las comunicaciones municipales en similares términos, y aunque entre el 25 de julio y el 8 de agosto pareció decrecer el número diario de invadidos, las muertes fulminantes siguieron generando en la población una sensación desoladora[482]. La asistencia facultativa estuvo al cargo de dos profesores de medicina, Isidro Valero, director también del hospital local y que recibiría por su tarea la Cruz de Caballero de Isabel la Católica con fecha 15 de enero de 1856[483], y Francisco Longás, que enfermaría de cólera en el mes de julio. También se sumaría a la asistencia domiciliaria el cirujano Narciso Hernández, quien ya había sido reconocido con la Cruz de epidemias. Tras la enfermedad del médico citado, el Ayuntamiento se puso en contacto con un médico de Zaragoza, Francisco Gallego, que comunicaría su disposición a pasar a la villa según el oficio de 25 de julio[484].

La epidemia finalizó con un total de 1.010 invadidos y 137 muertos, es decir, con una tasa de letalidad ciertamente reducida del 13,56% y una tasa de mortalidad global de 5,96%. En la memoria descriptiva de la actividad del hospital[485] su director, Isidro Valero, comunicó que fueron 16 los enfermos que ingresaron en el mismo, habiendo fallecido 13. Esta letalidad, superior al 80%, la atribuiría a factores "morales" dado el perfil de los asilados, los más desfavorecidos de la población y personas transeúntes de otras localidades, y sus sentimientos de temor ante la enfermedad fuera de sus domicilios.

Los gastos certificados para hacer frente a la epidemia se cuantificaron en un total de 8.326 reales, por distintos conceptos: 4.790 para el pago del tercer facultativo, medicamentos y otras terapias (sanguijuelas, dos máquinas de San Germán,

---

481 ADPZ. FGP-ByS. Oficio del Ayuntamiento de Magallón, de 16 de julio de 1855. Atado letra M. Caja 1110.

482 ADPZ. FGP-ByS. Oficio del Ayuntamiento de Magallón, de 25 de julio de 1855. Caja 1112. Oficio del Ayuntamiento de Magallón, de 8 de agosto de 1855. Atado letra M. Caja 1110.

483 ADPZ. FGP-ByS. Comunicación al gobernador de Zaragoza de la Real orden de 15 de enero de 1856. Carpeta Sanidad 1856, Expedientes sobre concesión de cruces. Caja 1115.

484 ADPZ. FGP-ByS. Oficio del Ayuntamiento de Magallón, de 25 de julio de 1855. Caja 1112. Francisco Gallego, con fecha 18 de julio, había respondido negativamente a la propuesta del gobernador de incorporarse al turno de guardias del Hospital civil de Zaragoza, debido a su numerosa clientela y avanzada edad (70 años).

485 ADPZ. FGP-ByS. Memoria del hospital de Magallón, de 22 de diciembre de 1855. Caja 1170.

etc.), 1.832 para socorros domiciliarios, enterradores, cuidadoras y personal de guardia, y 1.704 para socorros prestados en domicilio por los profesores, ayuda a los mismos (una caballería, peón de acompañamiento…) y medicamentos para pobres.

El acta del Ayuntamiento y las Juntas de Beneficencia y Sanidad en la que se refería el fin de la epidemia fue acordada en fecha 10 de octubre, recogiendo en ella la labor de algunos de los vecinos más significados durante el brote, en especial los profesores de medicina y cirugía citados y el presbítero Ramón Lapuente, que fallecería de cólera tras una intensa dedicación al auxilio de los invadidos[486].

La epidemia en Magallón, con una elevada tasa de ataque como se ha dicho, presentó algunas características reseñables. En primer lugar, una cierta organización de la labor de soporte y ayuda a las víctimas (vecinos de guardia día y noche, cuidadoras a domicilio en casos precisos, apoyo auxiliar a los facultativos, recurso hospitalario suficiente, distribución de socorros a pobres,…), todo ello tutelado desde el Ayuntamiento y Juntas de Beneficencia y Sanidad. En segundo lugar, una previsión adecuada de facultativos en fechas anteriores al desarrollo de la epidemia[487], de forma que pudieron distribuirse los enfermos, incluido el cirujano de 3.ª clase que también se incorporó a la asistencia médica a los afectados[488]. Por último, y a pesar de que dos terceras partes de la población eran jornaleros que vivían en condiciones precarias de habitabilidad[489], se produjo una baja letalidad que, aun con las cautelas respecto a los criterios de notificación de casos, pudo deberse a la adecuada organización asistencial y de beneficencia.

---

[486] ADPZ. FGP-ByS. Acta de fin de la epidemia, Magallón. Caja 1106.

[487] El segundo médico, Francisco Longás, fue previsiblemente contratado para reforzar la labor de los facultativos titulares durante la epidemia. No aparece ya en el listado de 31 de octubre de 1855, aunque si vuelve a estar en el de 15 de abril de 1856 (ADPZ. Caja 1104).

[488] ADPZ. FGP-ByS. Oficio del Ayuntamiento de Magallón, de 25 de julio de 1855. Caja 1112. Cada uno de los profesores firmaba sus propios partes de notificación sobre los pacientes que había visitado.

[489] ADPZ. FGP-ByS. Informe sobre salubridad pública de Magallón, de 8 de noviembre de 1849. Carpeta Sanidad 1849, Juntas. Caja 1085.

Tabla 17. Partido de Borja. Datos del brote de 1855 por municipios

Localidad	Habitantes	Invadidos	Muertos	Tasa de Ataque	Tasa de Mortalidad	Tasa de Letalidad
Agón y Gañarul	210	29	21	13,81	10,00	72,41
Ainzón y Huechaseca	788	300	85	38,07	10,79	28,33
Alberite	269	1	1	0,37	0,37	100,00
Albeta	315	38	8	12,06	2,54	21,05
Ambel	589	68	31	11,54	5,26	45,59
Bisimbre	316	52	29	16,46	9,18	55,77
Boquiñeni	456	44	15	9,65	3,29	34,09
Borja	5.329	1.674	318	31,41	5,97	19,00
Bulbuente	805	78	38	9,69	4,72	48,72
Bureta	340	147	39	43,24	11,47	26,53
Calcena	1.223	320	70	26,17	5,72	21,88
Frescano	800	174	36	21,75	4,50	20,69
Fuendejalón	800	117	22	14,63	2,75	18,80
Gallur	1.800	64	19	3,56	1,06	29,69
Luceni	456	110	12	24,12	2,63	10,91
Magallón	2.300	1.010	137	43,91	5,96	13,56
Maleján	536	46	16	8,58	2,99	34,78
Mallen	2.400	331	66	13,79	2,75	19,94
Novillas	735	6	4	0,82	0,54	66,67
Pomer	311	No hubo casos				
Pozuelo	623	178	43	28,57	6,90	24,16
Purujosa	440	99	31	22,50	7,05	31,31
Tabuenca	1.165	169	56	14,51	4,81	33,14
Talamantes	316	No hubo casos				
Trasobares	900	130	30	14,44	3,33	23,08
Totales	**24.222**	**5.185**	**1.127**	**21,41**	**4,65**	**21,74**

La población es la declarada por los Ayuntamientos excepto la señalada en cursiva, de estimación propia. Las tasas se expresan en porcentaje.

3.4.6. Partido judicial de Calatayud

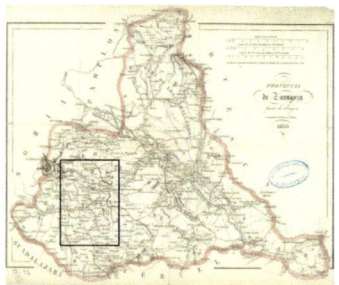

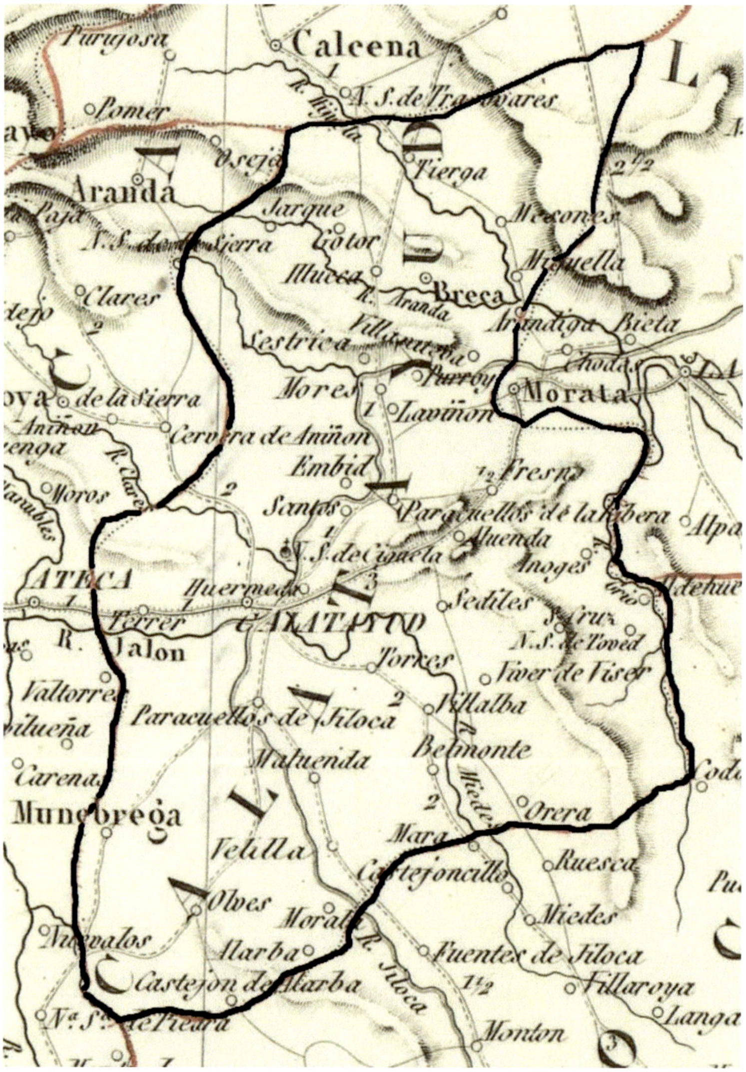

Adaptado del Mapa de la Provincia de Zaragoza de R. Alabern y E. Mabon. 1853.
Fondos cartográficos del Instituto Geográfico Nacional.

La onda epidémica de 1855 se extendió prácticamente por todo el territorio del partido judicial de Calatayud: de sus 34 municipios solamente dos, Inogés, de 326 habitantes, y Tobed, de 895, resultaron libres de la enfermedad. La tasa de mortalidad global del distrito fue de 5,36%, con una gran variabilidad entre las distintas localidades. En cuatro de ellas se elevó por encima del 9%: en tres pequeños pueblos con población inferior a 300 habitantes (Castejón de Alarba, Sediles y Viver de la Sierra) y en Brea, con algo más de mil.

El inicio de la epidemia se produjo mayoritariamente entre los días finales de junio y la primera quincena de julio, con una duración que, salvo escasas excepciones, no pasó del mes de septiembre. Calatayud era el partido judicial más poblado tras el de Zaragoza, con una densidad de población igual a la de este (44 habitantes por km²)[490], y el impacto de la epidemia, tanto en tasa de ataque como de mortalidad, puede considerarse como medio en el conjunto de partidos judiciales de la provincia.

Tabla 18. Partido de Calatayud. Clasificación de municipios según mortalidad

Superior al 9%	Brea, Castejón de Alarba, Sediles, Viver de la Sierra.
Entre el 5-9%	Belmonte, Calatayud, El Frasno y Aluenda, Gotor, Illueca, Jarque, Mesones, Morata de Jiloca, Morés, Purroy y Villanueva de Jalón, Terrer, Tierga, Torralba de Ribota.
Menor del 5%	Alarba, Arándiga, Embid de la Ribera, Maluenda, Munébrega, Nigüella, Olvés, Orera, Paracuellos de Jiloca, Paracuellos de la Ribera, Sabiñán, Sestrica, Santa Cruz de Tobed y Aldehuela, Velilla de Jiloca, Villalba.

Dotación de facultativos

La organización asistencial del partido de Calatayud era muy deficiente en la época, con escasos profesores en el territorio. El propio Subdelegado de medicina del distrito lo reconocerá en escrito al gobernador civil:

"(…) la mayoria de los pueblos no han cuidado de poner en conocimiento de esta Subdelegacion el como y el cuando de su invasión, pero esta falta depende principalmente de que en muchos de ellos carecian y aun carecen de profesores, estando este ramo de la administración en el mas completo abandono (…) la falta de facultativos en muchos de los pueblos de este partido es debida á la libertad en que estan de constituir ó no partido cerrado, á las mezquinas dotaciones que señalan, y á la falta de armonia que reina entre unos pueblos y otros para reunirse y fijar una dotacion decorosa (…)"[491].

---

[490] Mapa de densidad de población de España por partidos judiciales según censo de 1860. Francisco Coello y J. Reinoso. 1861. Instituto Geográfico Nacional.

[491] ADPZ. FGP-ByS. Oficio comunicando la relación de pueblos afectados del partido de Calatayud, 2 de noviembre de 1855. Carpeta Sanidad 1855, Subdelegaciones. Caja 1106.

Tabla 19. Partido de Calatayud. Distribución de facultativos[492]

Municipios con médico y cirujano	Calatayud*, Gotor, Paracuellos de la Ribera, Tobed, Sestrica.
Municipios con médico	Belmonte, Maluenda, Torralba de Ribota.
Municipios con cirujano o con sangrador	Arándiga, Illueca**, Paracuellos de Jiloca, Sediles***, Velilla de Jiloca***, Viver de la Sierra.
Municipios sin datos sobre facultativos	Alarba, Brea, Castejón de Alarba, El Frasno y Aluenda, Embid de la Ribera, Inogés, Jarque, Mesones, Morata de Jiloca, Morés, Munébrega, Nigüella, Olvés, Orera, Purroy y Villanueva, Sabiñán, Santa Cruz de Tobed y Aldehuela, Terrer, Tierga, Villalba.
Profesores de farmacia	Calatayud (tres), Jarque, Maluenda, Munébrega, Sabiñán, Sestrica, Tobed.

*   3 médicos, 3 médicos-cirujanos (entre ellos el Subdelegado interino), 4 cirujanos, 1 cirujano-sangrador, 1 sangrador, 1 matrona. Debe añadirse el médico-cirujano José Farrer, Subdelegado de medicina, que falleció durante la epidemia.
**   Aunque no consta en el listado, hay referencias sobre un médico que enfermó durante la epidemia.
***   1 sangrador.

Efectivamente, una gran parte del territorio quedaba desasistida de facultativos, concentrándose la mayoría en la ciudad de Calatayud. Sorprende en el listado remitido por el Subdelegado la gran cantidad de localidades sin facultativos, especialmente en el caso de aquellas con población superior a mil habitantes como Brea, El Frasno, Jarque o Sabiñán, aunque parece que ello es debido a que los profesores contratados en estas últimas no habrían notificado su título a la Subdelegación o los alcaldes de las mismas no habrían respondido a la petición de información del Subdelegado. Por lo que se refiere a Brea, el elevado número de invadidos y muertos, con una tasa de ataque superior al 45% y una tasa de mortalidad de 14,25%, hizo que se enviase desde Madrid un profesor de medicina de apoyo al médico titular de la villa[493]. En el caso de Sabiñán consta asimismo, en la notificación sobre gastos

[492]   ADPZ. FGP-ByS. Listado de profesores de medicina y cirugía del partido de Calatayud, 13 de diciembre de 1855. Listado de profesores de farmacia, 14 de diciembre de 1855. Carpeta Sanidad 1856, Facultativos. Caja 1114.

[493]   ADPZ. FGP-ByS. Oficios sobre facultativo en Brea. Carpeta Letra B. Caja 1108. El médico local comunicaba con fecha 31 de julio que entre el 16 del mismo mes, fecha del inicio de la epidemia, y el 25, fecha de llegada del médico desde Madrid, se habían contabilizado 253 invadidos de los que fallecieron 109, la gran mayoría en forma de cólera fulminante. El envío del médico de la Corte, Francisco Velarde, se comunicó por Real orden de 27 de julio de 1855, ajustando unas elevadas dietas de 200 reales de vellón diarios más los gastos del viaje, todo ello con cargo a la consignación presupuestaria del año señalada para calamida-

de la epidemia que realizó la Alcaldía, la llegada de un médico de Zaragoza para ayudar al médico-cirujano titular que enfermó durante el brote, pasando también en su ayuda el de Paracuellos de la Ribera[494]. Por lo que se refiere a El Frasno, puede deducirse también de la notificación de gastos la presencia de un médico titular[495]. Por último, en el caso de Jarque, es de destacar que no hubo otro facultativo que no fuera el cirujano, Domingo López, que falleció el 22 de julio, sólo tres días después del inicio de la epidemia en la localidad, de acuerdo con la certificación expedida por el Ayuntamiento[496].

Por lo que respecta a otras localidades, es posible que en algunas de ellas pudieran servirse de facultativos de pueblos cercanos. A pesar de todo, el oficio anteriormente reseñado del Subdelegado induce a pensar en una situación clara de desatención en buena parte del territorio del partido judicial.

Durante el desarrollo del brote en el partido de Calatayud fallecieron a causa del cólera el Subdelegado de medicina del partido, José Farrer, y el referido cirujano de Jarque[497]. Fallecieron también por el cólera dos farmacéuticos, en Arándiga y en Brea[498]. Hay constancia asimismo del contagio de un médico de Illueca, que no está registrado en el listado de profesores al que se ha hecho referencia, y la petición al Gobierno Civil para cubrir su baja[499].

---

des públicas. El citado médico estuvo en Brea hasta el 30 de agosto, día en que regresó a Madrid.

[494] ADPZ. FGP-ByS. Estadillo sobre el cólera y gastos en Sabiñán en 1855, 30 de abril de 1857. Carpeta Calatayud. Caja 1118.

[495] ADPZ. FGP-ByS. Estadillo sobre el cólera y gastos en El Frasno en 1855, 2 de mayo de 1857. Carpeta Calatayud. Caja 1118. En el estadillo constan también los gastos de un médico desplazado por dos días desde La Almunia.

[496] ADPZ. FGP-ByS. Expedientes de facultativos. Carpeta Letra E. Caja 1109. En la certificación, de 31 de agosto de 1855, se reconoce que no había en Jarque, en las fechas de inicio de la epidemia, otro facultativo que el fallecido.

[497] ADPZ. FGP-ByS. Expedientes de facultativos. Carpeta Letra E. Caja 1109.

[498] ADPZ. FGP-ByS. Listado de profesores de farmacia Calatayud, 14 de diciembre de 1855. Carpeta Sanidad 1856, Facultativos. Caja 1114.

[499] ADPZ. FGP-ByS. Oficio de la Alcaldía de Illueca de 21 de julio de 1855. Caja 1107. La propuesta de designación de un médico de Zaragoza generaría la negativa del mismo amparándose en no estar en ejercicio, aspecto este que se recoge en el artículo 5.º de la Real orden de 19 de julio de 1855 sobre asistencia facultativa en caso de epidemia: *"Art. 5.º. En los pueblos en que no haya médico titular, ó dotado de los fondos del Estado, del presupuesto provincial ó municipal, ó los que existan sean insuficientes para la buena asistencia de los enfermos, la Autoridad superior local invitará á los profesores en ejercicio, conviniendo con ellos las condiciones de la asistencia, que se cumplirán por la municipalidad con toda exactitud por el tiempo que dure el convenio."*

Se mencionan recursos hospitalarios en al menos las siguientes localidades: Belmonte, Brea, Calatayud, El Frasno, Munébrega, Sabiñán, Terrer, Tierga y Torralba de Ribota[500].

La epidemia en Calatayud

El cólera morbo, que se sufrió en Calatayud durante 1854 de forma leve como ya se dijo, adquirió en la ciudad durante el verano de 1855 una notable extensión. Calatayud, cabecera del partido del mismo nombre y ciudad más poblada de la provincia tras Zaragoza, contaba con alrededor de 9.000 habitantes, de los que resultarían invadidos 1.279, falleciendo de estos 455.

La epidemia tuvo una duración relativamente corta, menor de dos meses, entre el 2 de julio y el 26 de agosto y se caracterizó por tres períodos: un primero, de carácter creciente entre el 2 y el 19 de julio, en el que se produjeron 945 casos y 286 defunciones; el segundo, en el que comenzó a decrecer la incidencia diaria, entre el 20 de julio y el 6 de agosto, contabilizando 285 invasiones y 137 fallecimientos; y un último período final, entre el 7 y el 26 de agosto, día en que se dio por finalizada la epidemia, con un total de 49 casos nuevos y 32 defunciones[501]. La distribución de estos tres períodos se refleja en la gráfica 9.

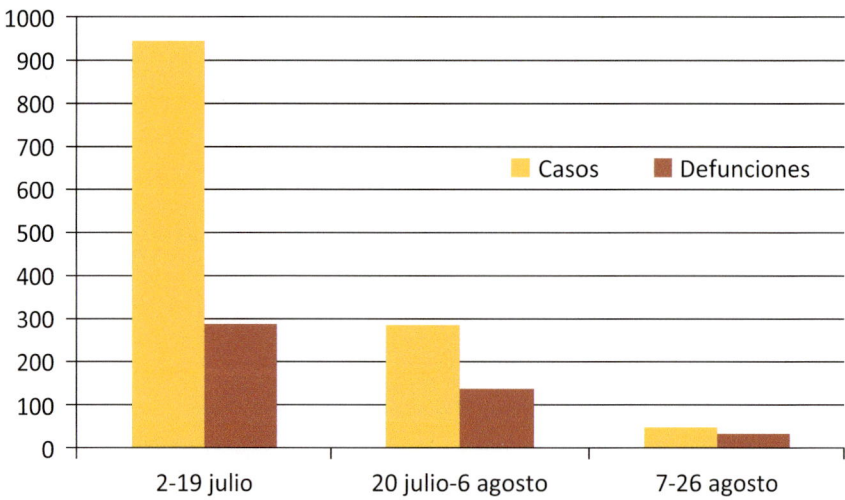

Gráfica 9. Casos de cólera y defunciones en Calatayud. Julio-agosto 1855.

---

[500] De acuerdo con los estadillos de respuesta a la circular inserta en el Boletín Oficial de la Provincia de Zaragoza n.º 68 de 28 de abril de 1857. ADPZ. Caja 1118.

[501] ADPZ. FGP-ByS. Reseña de la epidemia de cólera en Calatayud, 2 de septiembre de 1855. Carpeta Sanidad 1855, Juntas de Sanidad. Caja 1107.

Aun careciendo de los datos proporcionados por los partes diarios, la descripción de la sucinta memoria municipal reseñada permite conocer el perfil del brote, con una media superior a 50 casos diarios durante los 18 primeros días del primer período, que descendió a poco más de 15 en los 18 siguientes, correspondientes al segundo.

Aceptando lo dicho por el alcalde en su memoria, la organización de la ciudad ante la aparición de cólera se basó en la distribución de tareas por parte del propio Ayuntamiento y las Juntas de Sanidad, Beneficencia y parroquiales. Los individuos que componían estas corporaciones fueron quienes ejercieron las labores auxiliares y de apoyo: visitas domiciliarias, prestaciones de socorros a pobres o facilitación de los medicamentos. La atención médica fue asumida por el nutrido número de facultativos existentes en la ciudad y se dirigió tanto a los vecinos que tenían suscrita contrata con los mismos como a los que, careciendo de todo recurso, no accedían a ella: la asistencia a pobres se llevó a cabo, al menos en algunos caos, sin remuneración complementaria a los facultativos que la prestaron.

El Subdelegado de medicina José Farrer falleció por cólera en el mes de agosto[502], una vez finalizado el período más intenso de la enfermedad, obteniendo el reconocimiento de la Junta de Sanidad y el Ayuntamiento por su dedicación asistencial[503]. La muerte pondría término a un conflicto entre Subdelegado y alcalde que se remontaba a los días posteriores al brote de 1854. El médico reclamaba precisamente la falta de reconocimiento a su labor durante dicho brote y las trabas puestas por la autoridad municipal para su desplazamiento en esas fechas a pueblos invadidos con objeto de probar sus remedios terapéuticos. El alcalde respondería el 1 de julio (víspera del inicio de la epidemia de 1855), en larga carta al gobernador, rechazando todos los argumentos del Subdelegado o descalificando las denuncias que este había enviado al ministro de Gobernación[504].

La asistencia a los invadidos se completó con la tarea de los eclesiásticos, que establecieron también su propia organización para cubrir las necesidades de auxilio espiritual: el vicario general dispuso cinco retenes de eclesiásticos que mediante un adecuado sistema de turnos, proporcionaron esta asistencia durante las veinticuatro horas. Se deja constancia en el escrito municipal del reconocimiento especial de

---

[502] ADPZ. FGP-ByS. Listado de profesores de medicina y cirugía del partido de Calatayud, 13 de diciembre de 1855. Carpeta Sanidad 1856, Facultativos. Caja 1114.

[503] ADPZ. FGP-ByS. Expediente sobre la muerte del Subdelegado de Calatayud. Capeta E. Caja 1109.

[504] ADPZ. FGP-ByS. Oficio del alcalde de Calatayud, de 1 de julio de 1855. Carpeta Sanidad 1855, Subdelegaciones. Caja 1106.

varios curas que, pasada la fase más intensa del brote, se desplazaron para prestar sus auxilios a otros pueblos cercanos que estaban en situaciones de precariedad por la epidemia como Ibdes, Villarroya de la Sierra, Castejón de las Armas o Torres, barrio de la propia ciudad de Calatayud.

Respecto a esta última localidad, Torres, un escrito de su alcalde pedáneo reconocía la gravedad del brote de cólera que se produjo entre el 10 de julio y el 15 de agosto:

> *"(…) hubo de atacar con tal intención á los moradores de esta vecindad, que componiendose esta de 250 personas, han fallecido (…) 30 personas de ellas cabezas de familia, 17, que pueden considerarse como tales por proporcionar la subsistencia al resto de su familia, 5, y los restantes parbulos.*
>
> *Desde el 15 de julio hasta el 26 del mismo se presentó la epidemia con caracteres tan desastrosos que baste decir no habia personas que dejasen de ser mas ó menos atacadas, de forma que apenas había quienes subministrasen á los enfermos los remedios que prescribe el arte (…) habiendose apoderado un terror panico de los demas habitadores que apenas daban señales de existencia (…)"*[505].

Como en muchas de las memorias o reseñas de la epidemia revisadas, se expresan en el mencionado escrito los agradecimientos, fundamentalmente a eclesiásticos que se implicaron en los cuidados de los enfermos, en este caso el cura párroco, que acabaría enfermando. También fue el caso del maestro de instrucción primaria en labores de administración de medicamentos o acompañamiento de los pacientes.

Todavía presente la epidemia en Calatayud, el ministro de la Gobernación, Julián de Huelbes, comunicaría al gobernador civil de Zaragoza la concesión por el Gobierno de S.M. de una subvención de 30.000 reales, cantidad que:

> *"(…) emplerá el citado Ayuntamiento en la asistencia a coléricos, dar trabajo á la clase menesterosa y en hacer frente á las necesidades de la localidad (…)"*[506].

De acuerdo con los datos finales del brote, en Calatayud habrían enfermado el 14,25% de sus habitantes. Su tasa de mortalidad por cólera superó por poco el 5% y la tasa de letalidad se situó en el 35,57%.

---

[505] ADPZ. FGP-ByS. Datos sobre la epidemia en Torres, 14 de septiembre 1855. Atado letra T. Caja 1111.

[506] ADPZ. FGP-ByS. Oficio del Ministerio de Gobernación, ramo de Sanidad, de 20 de julio de 1855. Carpeta Madrid. Caja 1110. Se realiza la comunicación al gobernador civil de Zaragoza como Real orden.

Tabla 20. Partido de Calatayud. Datos del brote de 1855 por municipios

Localidad	Habitantes	Invadidos	Muertos	Tasa de Ataque	Tasa de Mortalidad	Tasa de Letalidad
Alarba	150	10	6	6,67	4,00	60,00
Arándiga	1.007	110	45	10,92	4,47	40,91
Belmonte	448	33	23	7,37	5,13	69,70
Brea	1.200	550	171	45,83	14,25	31,09
Calatayud	9.000	1.279	455	14,21	5,06	35,57
Castejón de Alarba	206	44	27	21,36	13,11	61,36
El Frasno y Aluenda	1.028	245	61	23,83	5,93	24,90
Embid de la Ribera	400	11	10	2,75	2,50	90,91
Gotor	750	111	58	14,80	7,73	52,25
Illueca	1.746	435	145	24,91	8,30	33,33
Inogés	326	No hubo casos				
Jarque	1.400	194	93	13,86	6,64	47,94
Maluenda	1.134	52	37	4,59	3,26	71,15
Mesones	700	117	57	16,71	8,14	48,72
Morata de Jiloca	352	77	31	21,88	8,81	40,26
Morés	410	36	23	8,78	5,61	63,89
Munébrega	858	107	36	12,47	4,20	33,64
Nigüella	270	20	5	7,41	1,85	25,00
Olvés	450	47	18	10,44	4,00	38,30
Orera	365	12	4	3,29	1,10	33,33
Paracuellos de Jiloca	700	45	30	6,43	4,29	66,67
Paracuellos de la Ribera	656	41	14	6,25	2,13	34,15
Purroy y Villanueva de Jalón	283	27	15	9,54	5,30	55,56
Sabiñán	1.340	189	33	14,10	2,46	17,46
Sediles	276	37	29	13,41	10,51	78,38
Sestrica	800	56	19	7,00	2,38	33,93
Sta Cruz de Tobed y Aldehuela	900	70	25	7,78	2,78	35,71
Terrer	600	130	45	21,67	7,50	34,62
Tierga	450	90	33	20,00	7,33	36,67

Localidad	Habitantes	Invadidos	Muertos	Tasa de Ataque	Tasa de Mortalidad	Tasa de Letalidad
Tobed	895	No hubo casos				
Torralba de Ribota	560	309	30	55,18	5,36	9,71
Velilla de Jiloca	300	74	14	24,67	4,67	18,92
Villalba	284	20	7	7,04	2,46	35,00
Viver de la Sierra	228	110	35	48,25	15,35	31,82
Totales	30.472	4.688	1.634	15,38	5,36	34,85

La población es la declarada por los Ayuntamientos excepto la señalada en cursiva, de estimación propia. Las tasas se expresan en porcentaje.

3.4.7. Partido judicial de Caspe

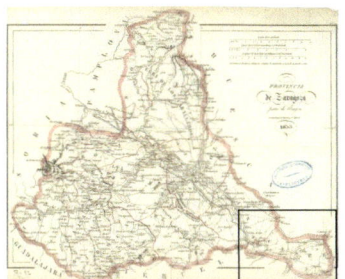

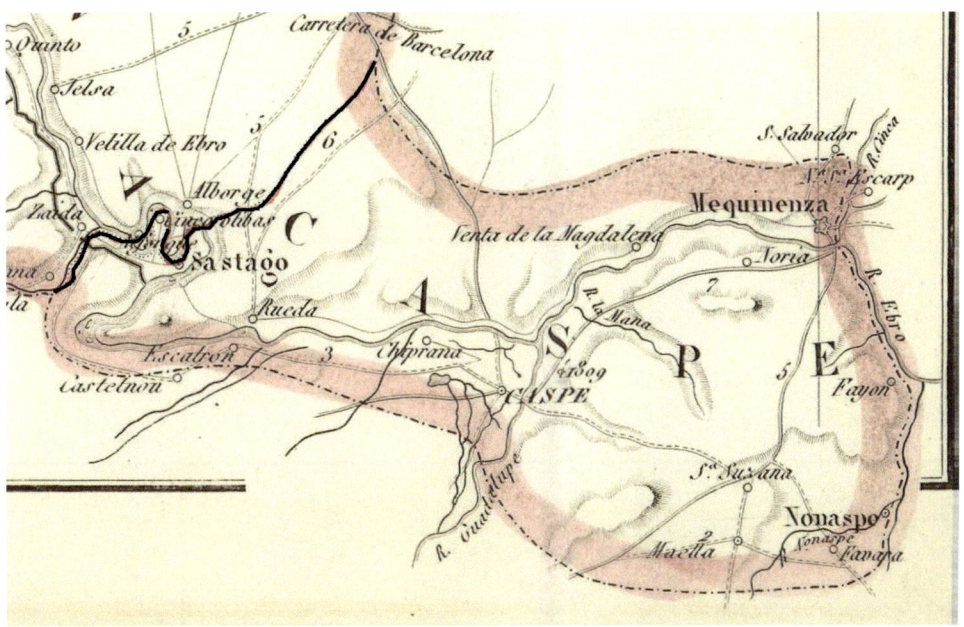

Adaptado del Mapa de la Provincia de Zaragoza de R. Alabern y E. Mabon. 1853. Fondos cartográficos del Instituto Geográfico Nacional.

La epidemia de 1855 alcanzó a los 10 municipios de los que se componía el partido judicial, si bien el impacto que produjo en la mortalidad fue menor al del resto de partidos, con excepción del de Zaragoza. La tasa global de mortalidad por cólera en el distrito fue del 1,19%, con una tasa de ataque de poco mas del 6%. Cifras que pueden considerarse similares a las de la onda epidémica de 1854 (Caspe y Mequinenza tuvieron mayor número de casos en 1854 que en 1855). Las mayores tasas de mortalidad se produjeron en las localidades vecinas de Sástago (3,2%) y Escatrón (2,94%), ambas en la margen derecha del Ebro, aunque siempre por debajo del 5%, como sucedió en todos los municipios de distrito.

215

Los primeros casos en el partido comenzaron el 2 de junio en Mequinenza, alcanzando durante la primera quincena de este mes a las localidades de Chiprana y Escatrón. En Caspe el cólera apareció el 25 de junio y posteriormente, durante el mes de julio, comenzaron los casos en el resto de los municipios.

Tabla 21. Partido de Caspe. Clasificación de municipios según mortalidad

Menor al 5%	Caspe, Chiprana, Cinco Olivas, Escatrón, Fabara, Fayón, Maella, Nonaspe, Sástago, Mequinenza.

Distribución de facultativos

De acuerdo con la información remitida por el Subdelegado de medicina[507], Sebastián Velilla, la distribución de profesores en el partido en las fechas de comienzo de la epidemia era la siguiente:

Tabla 22. Partido de Caspe. Distribución de facultativos

Municipios con médico y cirujano	Caspe*, Chiprana, Escatrón, Maella**, Sástago***, Mequinenza****.
Municipios con cirujano	Cinco Olivas, Fabara*****, Fayón, Nonaspe.
Profesores de farmacia	Caspe (dos), Chiprana, Escatrón, Fabara, Maella, Mequinenza, Sástago.

*	2 médicos (uno de ellos el Subelegado), 1 médico-cirujano, 3 cirujanos, 2 matronas.
**	1 médico-cirujano, 2 cirujanos.
***	1 médico, 2 cirujanos.
****	1 médico-cirujano, 1 cirujano.
*****	Se incorporó un médico durante el mes de julio[508].

El escaso impacto de la onda epidémica de 1855 en relación con el conjunto de la provincia y muy similar al que se produjo el año anterior, no precisó del refuerzo de facultativos ajenos al partido. Solamente es reseñable la situación de Caspe, donde de los tres médicos, uno enfermó durante el brote y otro, septuagenario, se veía limitado en su labor recayendo el trabajo en el restante, Subdelegado del partido[509]. En cuanto a Chiprana, su médico fue detenido y trasladado a Zaragoza por orden

---

[507] ADPZ. FGP-ByS. Listado de profesores de medicina y cirugía del partido de Caspe, 9 de julio de 1855. Caja 1113. El listado de profesores de farmacia corresponde a la información remitida por el Subdelegado de farmacia con fecha 11 de enero de 1856. Carpeta Sanidad 1856, Facultativos. Caja 1114.

[508] ADPZ. FGP-ByS. Oficio del Subdelegado de Caspe, 30 de julio de 1855. Caja 1113.

[509] ADPZ. FGP-ByS. Oficio del Subdelegado de Caspe, 30 de julio de 1855. Caja 1113.

del gobernador civil por motivos "políticos"[510], asumiendo el cirujano la tarea asistencial con el escaso apoyo que podía proporcionarle el Subdelegado, de acuerdo con lo referido sobre la situación asistencial de Caspe. Los recursos hospitalarios de los que se tiene constancia se encontraban en Caspe, Escatrón y Maella[511].

La epidemia en Chiprana

En el partido judicial de Caspe, con una las más bajas tasas de ataque y de mortalidad de la provincia, la epidemia se extendió por sus diez municipios, que contaron con facultativos suficientes dada la baja intensidad de los brotes locales. En el caso de Chiprana, localidad de alrededor de 1.500 habitantes muy cercana a Caspe, su singularidad vino definida por la ausencia de su facultativo de medicina en los días más intensos del brote, debido a su detención por orden de la autoridad provincial y las consecuencias que ello tuvo en la asistencia a los invadidos.

Las primeras noticias sobre el apresamiento fueron dadas por el profesor de cirugía de la localidad al Subdelegado de medicina del partido con fecha 14 de junio. Este último remitió oficio al gobernador señalando la gravedad del hecho en los siguientes términos:

"El Cirujano de Chiprana oficia con fecha de hoy haberse presentado en dicho pueblo cinco casos de colera-morvo-asiatico desde la salida del medico del mismo D. Ramon Millan para esa como preso politico; de consiguiente el pueblo se halla sin la debida asistencia.

En obsequio de la humanidad enferma convendria el regreso de dicho medico. V.E. dispondra lo que juzgue mas oportuno (…)"[512].

A pesar de la petición expresa del Subdelegado y sin dar detalles sobre los motivos de la detención, el gobernador oficiaría al alcalde de Chiprana cuatro días después, dejando en manos de este la solución al problema:

"Entregado á los tribunales de Justicia el medico de ese pueblo D. Ramon Millan, se valdra de los de los pueblos inmediatos para la asistencia de los enfermos y caso que esto no fuera posible y la epidemia tomare algun incremento lo manifestará V. para providenciar lo conveniente"[513].

No esperó el Subdelegado la respuesta del gobernador para dirigirse a Chiprana y valorar la situación del brote. Acompañado del cirujano visitó a los 14 enfermos

---

[510] ADPZ. FGP-ByS. Oficio del Subdelegado de Caspe, 15 de junio de 1855. Expediente Chiprana. Caja 1108.

[511] De acuerdo con los estadillos de respuesta a la circular inserta en el Boletín Oficial de la Provincia de Zaragoza n.º 68 de 28 de abril de 1857. ADPZ. Caja 1118.

[512] ADPZ. FGP-ByS. Oficio del Subdelegado de Caspe, 14 de junio de 1855. Expediente Chiprana. Caja 1108.

[513] ADPZ. FGP-ByS. Nota del gobernador civil, 18 de junio de 1855. Expediente Chiprana. Caja 1108.

existentes con fecha 15 de junio (4 hombres, 8 mujeres y 2 niños), indicándole al profesor de cirugía el plan curativo oportuno e instando al alcalde a promover las habituales medidas de salubridad e higiene, incluida la inmediata conclusión del nuevo cementerio que se estaba edificando. Comunicando todos estos extremos dirigiría un nuevo oficio al gobernador civil en la misma fecha de la visita, sin olvidarse de insistir en la oportunidad del regreso del médico:

"(…) á pesar de hallarse el Cirujano animado de los mejores deseos de acudir con la mayor puntualidad á donde sea llamado, como no esta dotado de los conocimientos y suficiencia que se requieren para atender á la curacion de tan asoladora epidemia, maxime si por desgracia se desarrolla con intensidad, me temo, ocasione muchas mas victimas de las que resultarian si tubiesen á su lado el medico de cabecera del que se hallan privados (…)"[514].

Los temores del Subdelegado se confirmaron con un notable incremento de los casos: en los cuatro días siguientes volvería a Chiprana por dos veces constatando el crecimiento de la epidemia, de forma que el 19 de junio visitó mas de sesenta enfermos con diarreas intensas o cuadros fulminantes, concluyendo que la situación superaba a la *"naturaleza endeble y valetudinaria"* del cirujano y reclamando una vez más la vuelta del médico o el envío de un facultativo de medicina desde Zaragoza[515].

Sin embargo, la tajante respuesta que el gobernador había remitido al alcalde impulsó al Ayuntamiento a proponer al Subdelegado que pudiera pasar visita al menos cada dos días con la contraprestación económica que este exigiera. En oficio de 22 de junio, el Subdelegado comunicaría al gobernador civil su disposición a aceptar la propuesta, teniendo en cuenta que en Caspe solamente se habían visto hasta el momento algunos casos sospechosos:

"(…) les prometí berificarlo hasta que volviese su medico titular ó el estado sanitario de esta villa [Caspe] *me lo permitiese, y para prueba de que no me movia á ello el vil interes, les he hecho presente mi voluntad de que invirtiesen en socorro de los pobres todo lo que pensasen retribuirme (…)"*[516].

En el mismo oficio haría constar la disminución de nuevos casos diarios y la mejoría de la situación de la epidemia en Chiprana, con una buena evolución de muchos de los enfermos existentes. Tardó todavía más de dos meses en finalizar el brote, aunque su menor intensidad y el escaso impacto que también tuvo la

---

[514] ADPZ. FGP-ByS. Oficio del Subdelegado de Caspe, 15 de junio de 1855. Expediente Chiprana. Caja 1108.

[515] ADPZ. FGP-ByS. Oficio del Subdelegado de Caspe, 19 de junio de 1855. Expediente Chiprana. Caja 1108.

[516] ADPZ. FGP-ByS. Oficio del Subdelegado de Caspe, 22 de junio de 1855. Expediente Chiprana. Caja 1108.

epidemia en la propia Villa de Caspe facilitaron la labor asistencial, sin que haya constancia de la vuelta de su médico titular mientras duró la situación epidémica, por lo que debe entenderse que el Subdelegado siguió prestando atención médica en la población.

El brote de Chiprana finalizó con 221 invadidos (76 hombres, 89 mujeres y 56 niños) y solamente 28 defunciones (12 hombres, 8 mujeres y 8 niños), con una tasa de ataque del 14,73%, una tasa de mortalidad de 1,87% y una baja letalidad (12,67%), que puede atribuirse a la continuidad de los cuidados médicos.

Expresamente citados los motivos políticos en la detención del facultativo, y llevado a la prisión del castillo de la Aljafería[517], el episodio está relacionado con la tormentosa situación política de la época. Ya finalizado el bienio progresista, el estadillo de respuesta sobre los datos de la epidemia, fechado el 6 de mayo de 1857, vendría firmado por el facultativo en cuestión, Ramón Millán, pero en su calidad de nuevo alcalde de Chiprana[518].

Tabla 23. Partido de Caspe. Datos del brote de 1855 por municipios

Localidad	Habitantes	Invadidos	Muertos	Tasa de Ataque	Tasa de Mortalidad	Tasa de Letalidad
Caspe	8.433	252	65	2,99	0,77	25,79
Chiprana	1.500	221	28	14,73	1,87	12,67
Cinco Olivas	500	48	12	9,60	2,40	25,00
Escatrón	2.480	113	73	4,56	2,94	64,60
Fabara	1.900	65	5	3,42	0,26	7,69
Fayón	704	33	6	4,69	0,85	18,18
Maella	3.140	62	25	1,97	0,80	40,32
Nonaspe	923	21	3	2,28	0,33	14,29
Sastago	2.000	230	64	11,50	3,20	27,83
Mequinenza	2.720	429	8	15,77	0,29	1,86
Totales	24.300	1.474	289	6,07	1,19	19,61

La población es la declarada por los Ayuntamientos excepto la señalada en cursiva, de estimación propia. Las tasas se expresan en porcentaje.

---

[517] ADPZ. FGP-ByS. Oficio del Subdelegado de Caspe, 15 de junio de 1855. Expediente Chiprana. Caja 1108.

[518] ADPZ. FGP-ByS. Estadillo de la epidemia en Chiprana, 6 de mayo de 1857. Carpeta Caspe. Caja 1118.

3.4.8. Partido judicial de Daroca

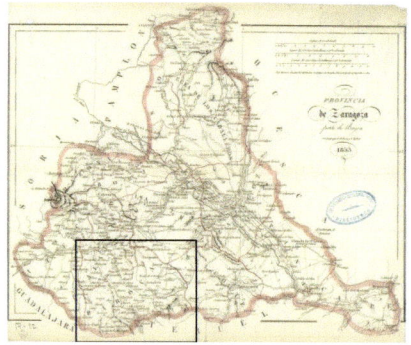

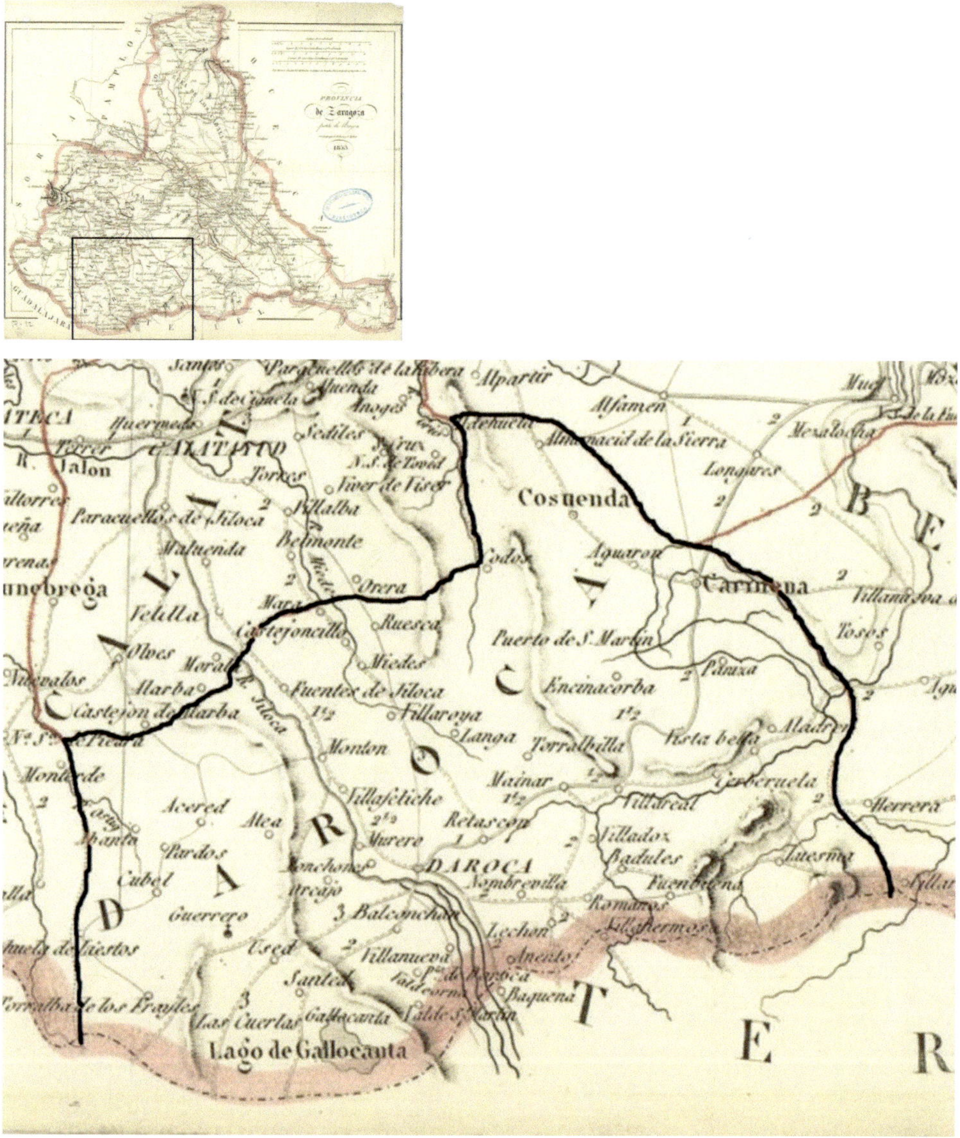

Adaptado del Mapa de la Provincia de Zaragoza de R. Alabern y E. Mabon. 1853. Fondos cartográficos del Instituto Geográfico Nacional.

Daroca era el partido judicial con mayor número de municipios de la provincia, 48 en total, de los que únicamente seis quedaron libres de la epidemia, todos ellos por debajo de 500 habitantes: Berrueco, Gallocanta, Langa, Pardos, Santed y Val de San Martín. La tasa de mortalidad global en el partido se situó en el 5,68%, por encima de la media provincial, alcanzando cifras catastróficas en localidades como Aguarón (gráfica 10) que, como se vio anteriormente, sufrió un primer brote en el mes de marzo, y donde en el brote del verano fallecieron algo más del 17% de sus 1.400 habitantes.

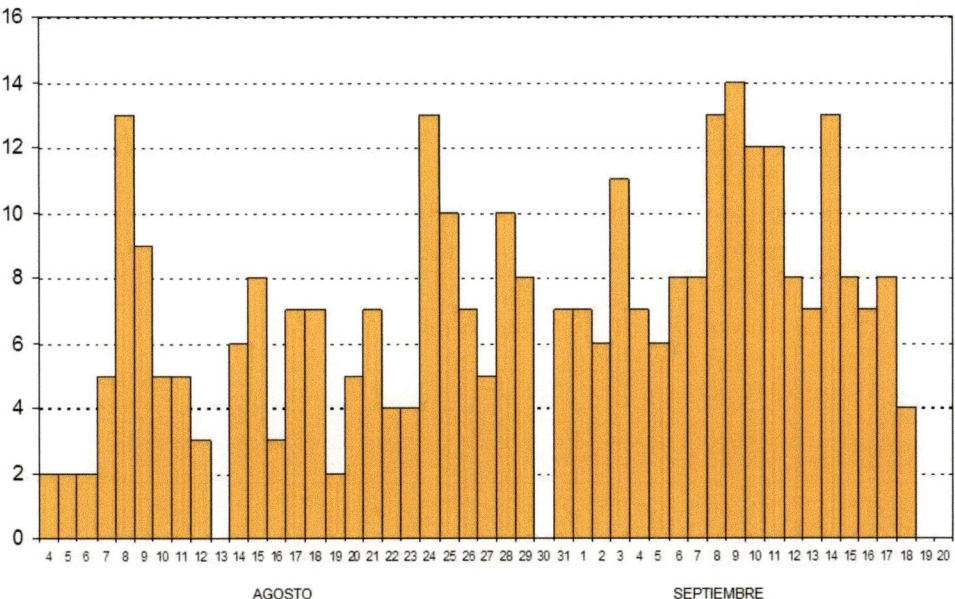

Gráfica 10. Casos de cólera en Aguarón. Agosto-septiembre 1855.

Tabla 24. **Partido de Daroca. Clasificación de municipios según mortalidad**

Superior al 9%	Aguarón, Badules, Cubel, Encinacorba, Mainar, Retascón, Ruesca, Villafeliche, Villarreal.
Entre el 5-9%	Abanto, Anento, Balconchán, Cariñena, Codos, Cosuenda, Fuentes de Jiloca, Manchones, Mara, Montón, Nombrevilla, Orcajo, Villanueva de Jiloca.
Menor del 5%	Acered, Aladrén, Aldehuela de Liestos, Atea, Cerveruela, Daroca, Fombuena, Las Cuerlas, Lechón, Luesma, Miedes, Murero, Paniza, Romanos, Torralba de los Frailes, Torralvilla, Used, Val de Orna, Villadoz, Vistabella.

También Badules, una pequeña localidad de poco más de 200 habitantes, alcanzó una tasa de mortalidad muy elevada, falleciendo el 18,22% de su población. La tasa de ataque en todo el distrito fue del 15,45% aunque, como en toda la provincia, las cifras fueron muy dispares en función de los criterios de inclusión de los casos de cólera en las estadísticas locales.

Salvo escasas excepciones, como en el caso de Codos donde comenzó a final de junio, la epidemia se inició entrado el mes de julio prolongándose casi en todas las

221

localidades hasta el mes de septiembre (en Atea, Fombuena, Paniza o Ruesca finalizaría en el mes de octubre).

Dotación de facultativos

En el listado de profesores remitido por el Subdelegado de medicina al gobernador civil[519] se refleja la escasa existencia de facultativos en el partido (tabla 26), teniendo en cuenta su orografía, el número elevado de municipios, las características de las comunicaciones en el medio rural y el número de habitantes del distrito (27.226). La epidemia de cólera comprometería la labor asistencial cuando, durante la misma, algunos de los profesores cayeran enfermos.

Tabla 25. Partido de Daroca. Distribución de facultativos

Municipios con médico y cirujano	Aguarón*, Cariñena**, Codos, Cosuenda, Daroca***, Encinacoba, Miedes, Paniza, Used, Villafeliche.
Municipios con médico	Atea, Villarreal.
Municipios con cirujano o con sangrador	Acered, Badules, Fuentes de Jiloca****, Luesma*****, Manchones, Orcajo*****.
Municipios sin facultativos	Abanto, Aladrén, Aldehuela de Liestos, Anento, Balconchán, Berrueco, Cerveruela, Cubel, Fombuena, Gallocanta, Langa, Las Cuerlas, Lechón, Mainar, Mara, Montón, Murero, Nombrevilla, Pardos, Retascón, Romanos, Ruesca, Santed, Torralba de los Frailes, Torralvilla, Val de Orna, Val de San Martín, Villadoz, Villanueva de Jiloca, Vistabella.
Profesores de farmacia	Aguarón, Cariñena (dos), Daroca (tres), Paniza, Used, Villafeliche.

*	1 médico, 1 cirujano, 1 sangrador.
**	1 médico, 1 cirujano, 1 matrona.
***	1 médico (Subdelegado), 2 cirujanos.
****	1 cirujano, 1 sangrador.
*****	1 sangrador.

Debe añadirse al listado la presencia de un médico en la localidad de Fuentes de Jiloca, al menos durante las fechas de desarrollo de la epidemia[520]. Por otra parte se desco-

---

519   ADPZ. FGP-ByS. Listados de profesores de medicina y cirugía del distrito de Daroca, 4 de enero de 1856. Carpeta Sanidad 1856, Facultativos. Caja 1114. El listado de profesores de farmacia, en la misma ubicación del ADPZ y remitido por el Subdelegado correspondiente, es de fecha 7 de enero de 1856.

520   ADPZ. FGP-ByS. Oficio del Subdelegado de Daroca al gobernador civil, de 14 de julio de 1855. Carpeta Sanidad 1855, Subdelegaciones. Caja 1106. El Subdelegado comunicaba sus dificultades por la edad para desplazarse a Villafeliche, cuyo médico había fallecido por la

nocen los posibles acuerdos de contratación entre ayuntamientos de pequeño tamaño con facultativos, especialmente médicos, de municipios cercanos, aunque parece lógico suponerlos. La situación epidémica hizo también que algunos profesores se desplazasen a pueblos próximos que carecían de asistencia y donde se desarrolló el cólera de forma importante (es el caso de Cubel, donde durante tres semanas de agosto falleció cerca del 10% de su población y donde se sirvieron de la asistencia del médico de Used)[521].

Como en otros distritos de la provincia, también en Daroca algunos facultativos sufrieron personalmente los efectos de la epidemia. El médico de Villafeliche falleció en los primeros días de desarrollo del cólera en la localidad (que se iniciaría el 5 de julio y se prolongaría hasta el 5 de septiembre) supliéndose su servicio por los médicos de Atea y Fuentes de Jiloca, de acuerdo con la propuesta del Subdelegado, quien elaboraría un plan curativo e higiénico para aquella localidad[522]. El mismo Subdelegado de enfermería, debido a su edad y achaques previos, siendo enviado a Daroca por el gobernador civil, tras la petición de su Alcaldía, un médico con fecha 12 de agosto para hacerse cargo de la asistencia en esa ciudad[523]. Este mismo médico comunicaría al gobernador que, habiendo declinado la epidemia en Daroca, se le permitiera trasladarse a Atea con fecha 7 de septiembre dado que su médico titular había enfermado y teniendo en cuenta que allí continuaba la situación epidémica[524].

En Cariñena se contrató un médico para el apoyo al titular de la localidad, septuagenario, dividiéndose el pueblo en dos distritos para la organización de la asistencia. De igual forma, se dividió la villa en cuatro cuarteles para la organización de las visitas domiciliarias. Estas visitas tuvieron por objeto la distribución de los socorros pecuniarios pertinentes a los más desfavorecidos, mediante el dinero recolectado entre los más acomodados, y la inspección sobre la situación higiénica de las casas y sus moradores (cada grupo de visita se componía de un concejal, un eclesiástico y un miembro de la Junta de Sanidad)[525].

---

epidemia, y haber solicitado a los médicos de Atea y Fuentes de Jiloca su acuerdo para la asistencia a aquella localidad.

[521] ADPZ. FGP-ByS. Oficio del Ayuntamiento de Cubel, de 30 de agosto de 1855. Carpeta Letra C. Caja 1109.

[522] ADPZ. FGP-ByS. Oficio del Subdelegado de Daroca al gobernador civil, de 14 de julio de 1855. Ya citado.

[523] ADPZ. FGP-ByS. Oficio la Alcaldía de Daroca, de 11 de agosto de 1855. Carpeta Sanidad 1855, pueblos de la A a la Y. Caja 1109.

[524] ADPZ. FGP-ByS. Oficio de Miguel de Castro, de 4 de septiembre de 1855. Carpeta Sanidad 1855, pueblos de la A a la Y. Caja 1109.

[525] ADPZ. FGP-ByS. Oficio de la Junta de Sanidad de Cariñena, de 30 de julio de 1855. Carpeta Letra C. Caja 1109.

En un buen número de localidades del partido se constata la existencia, al menos en la época de la epidemia, de recursos de tipo hospitalario. Estas fueron Acered, Aguarón, Badules, Cariñena, Codos, Cosuenda, Cubel, Daroca, Encinacorba, Fuentes de Jiloca, Las Cuerlas, Mainar, Montón, Paniza y Used[526]. Las características de estos establecimientos debieron ser variables según el tamaño de la población. Así, en Aguarón el número de personas acogidas en el hospital no excedía de seis anualmente (en épocas no epidémicas) y carecía de presupuesto, asumiendo los cuidados un matrimonio solo a cambio de habitación franca dentro del local; en Daroca, sin embargo, el hospital tenía en 1857 un presupuesto asignado de 7.700 reales de vellón, para un total de estancias anuales cercanas a las 3.000 (con una media de ocho personas diarias), estando al cargo de un hospitalero y su mujer y siendo dirigido por un eclesiástico[527].

La epidemia en la ciudad de Daroca

El brote de cólera de 1855 en Daroca, a pesar de afectar a un mayor número de vecinos que el de 1854, tuvo como el del año anterior un impacto poblacional limitado, con tasas de ataque y mortalidad notablemente inferiores a las de la media del partido judicial.

Oficialmente, los primeros casos se produjeron el 16 de julio y correspondieron a dos segadores valencianos de paso por la ciudad que, tratados por el médico de la localidad y Subdelegado del partido, curaron en pocos días. El 20 de julio se produjo un brote familiar, afectando a una niña de 12 años y a su madre, habitantes de una de las numerosas cuevas de la población. El Subdelegado no reseñó nada importante en los siguientes días, aunque si aprovechó para proponer al gobernador su jubilación del cargo, por las razones ya comentadas de su avanzada edad y achaques[528].

A partir del 30 de julio, sin embargo, la epidemia comenzó un desarrollo ascendente con la aparición de casos diarios, algunos de ellos fulminantes[529]. De acuerdo con los partes diarios de notificación[530], el brote llegó a su mayor incidencia entre

[526] De acuerdo con los estadillos de respuesta a la circular inserta en el Boletín Oficial de la Provincia de Zaragoza n.º 68 de 28 de abril de 1857. ADPZ. Caja 1118.

[527] ADPZ. FGP-ByS. Encuestas sobre recursos sanitarios y de beneficencia en respuesta a la circular 129 del *BOPZ* n.º 29 de 8 de marzo de 1857. Carpeta Sanidad 1857, Correspondencia sobre medidas sanitarias. Caja 1119.

[528] ADPZ. FGP-ByS. Oficio del Subdelegado de Daroca, de 24 de julio de 1855. Carpeta Sanidad 1855, Cólera: pueblos de la C a la Y. Caja 1109.

[529] ADPZ. FGP-ByS. Oficio de la Alcaldía de Daroca, de 3 de agosto de 1855. Carpeta Sanidad 1855, Cólera: pueblos de la C a la Y. Caja 1109.

[530] ADPZ. Partes diarios de notificación de casos de cólera, Daroca. Carpeta Sanidad 1855, Cólera: pueblos de la C a Y. Caja 1109.

los días 2 al 14 de agosto (gráfica 11), con una media de más de 15 casos diarios (rango entre 11 y 25).

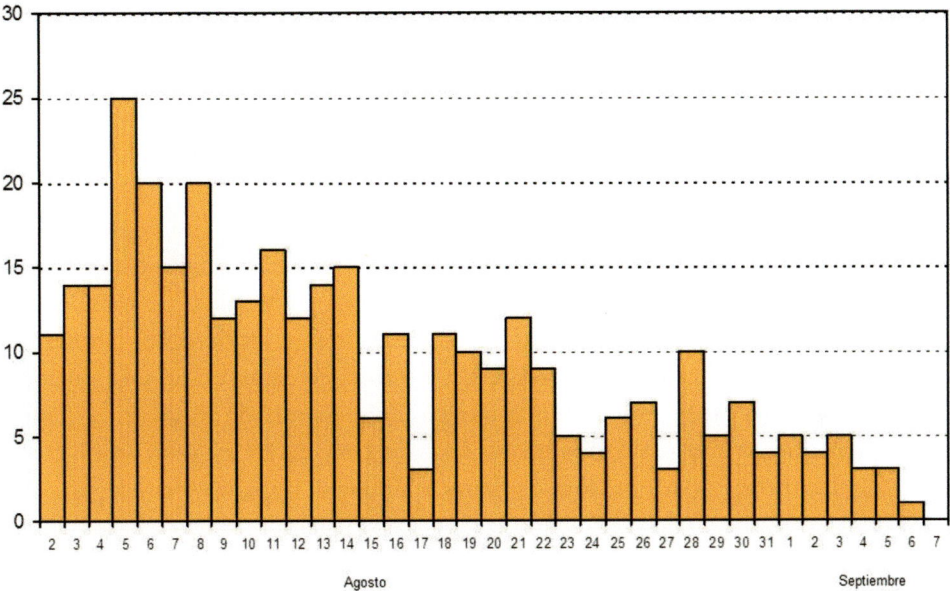

Gráfica 11. Casos de cólera en Daroca. Agosto-septiembre 1855.

La acumulación de trabajo para un solo facultativo de medicina en los primeros días de agosto, en las condiciones de salud en que se encontraba el Subdelegado, imposibilitado ya para ejercer la atención domiciliaria y teniendo en cuenta además su ejercicio en el hospital municipal, hicieron que la Alcaldía solicitara al gobernador, con fecha de 11 de agosto, la llegada de un médico de la capital que le supliese. Al día siguiente, se designaría a Miguel de Castro como facultativo de Daroca, con una dieta diaria de 120 reales, por supuesto con cargo al Ayuntamiento[531].

Desde el día 13 de agosto el nuevo facultativo ejercería en la ciudad de Daroca, aunque ya en la fase descendente del brote. Con fecha 4 de septiembre, el propio Miguel de Castro comunicó al gobernador la mejoría de la situación:

"(…) la enfermedad epidemica que afligia á esta Ciudad de Daroca, va decreciendo en tales terminos que ay mui pocos enfermos (y estos leves) del colera morbo asiatico por cuya razon esta corporacion á instancias mias (por no serle grabosa) a determinado cese mi cometido el seis de los corrientes; pero como una comision de Atea mandada por su Ayuntamiento desea pase

---

531 ADPZ. FGP-ByS. Oficio de la Alcaldía de Daroca, de 11 de agosto de 1855 y Nota del gobernador civil, de 12 de agosto. Carpeta Sanidad 1855, Cólera: pueblos de la C a la Y. Caja 1109.

á prestarles la asistencia facultativa por allarse enfermo su Medico y estar su pueblo invadido de la epidemia reinante [de] *colera morbo, tengo el disgusto de participarselo, para que si lo estima oportuno me conceda la personacion el siete de este mes en el pueblo indicado (…)* "[532].

Las cifras oficiales de la epidemia en Daroca[533] fueron de 251 invadidos (101 hombres, 104 mujeres y 46 niños) y 104 defunciones (33 hombres, 39 mujeres y 32 niños). De acuerdo con ello, la tasa de ataque fue muy baja, el 8,04%, y la de mortalidad por debajo de la media del partido, un 3,33%. Sin embargo, revisados los partes diarios de notificación, se encuentran diferencias importantes respecto al número de enfermos[534].

El hospital municipal cumplió un notable papel en el curso de la epidemia. Ya se hizo referencia anteriormente a las características de este recurso, que tradicionalmente tenía una actividad importante en la ciudad. De la información aportada por el Subdelegado, Gregorio Gimeno, para reclamar algunos derechos laborales[535] puede concluirse la decisiva aportación del hospital en la atención de población menesterosa, pero especialmente en la atención al personal de tropa de la guarnición perteneciente a la Comandancia militar de Daroca. La asignación de 6.000 reales de la contrata como médico de Daroca incluía el trabajo en el hospital civil en el que, a pesar de su denominación, se ingresaban siempre soldados, en número que dependía de los movimientos de tropas durante los años de guerra civil:

"(…) hubo entradas extraordinarias en el hospital hasta ciento treinta y mas, de modo, que fue indispensable establecer otro hospital para la Cirujia, en el convento de Capuchinos, todo dirigido por mi con orden del Sr. gobernador de la Plaza, sin mas ayudantes, que dos cabos sangradores en cada un hospital, un Cirujano del Pueblo y el que suscrive. Diferentes veces oficié al Sr. Consultor del Egercito la necesidad de profesores castrenses para este hospital, y la contestación era de que no habia y que tubiese paciencia (…)" [536].

Durante el brote epidémico de 1855, siguió prestándose asistencia en el hospital civil al personal de tropa, según se desprende del certificado firmado al efecto por el

---

[532]   ADPZ. FGP-ByS. Oficio de Miguel de Castro, de 4 de septiembre de 1855. Carpeta Sanidad 1855, Cólera: pueblos de la C a la Y. Caja 1109.

[533]   Coinciden los datos remitidos tras finalizar la epidemia y los que figuran en el estadillo de respuesta a la circular inserta en el Boletín Oficial de la Provincia de Zaragoza n.º 68 de 28 de abril de 1857.

[534]   El número total de invadidos entre el 2 de agosto y el 7 de septiembre, período del que se conservan partes diarios de notificación, asciende a 344, a los que habría que sumar al menos 61 ya existentes a fecha 2 de agosto. Por tanto, el número mínimo de enfermos en el brote de Daroca fue de 405. Probablemente, en las cifras oficiales no se contabilizaron los casos leves, algo frecuente como se ha visto en numerosas referencias.

[535]   ADPZ. FGP-ByS. Oficio del Subdelegado de Daroca, de 7 de diciembre de 1855. Caja 1106.

[536]   Íbidem.

comandante militar de Daroca[537]. El número total de personas a quienes se suministraron socorros en el hospital municipal durante el período epidémico, presumiblemente transeúntes y clase menesterosa, fue de 78. El gasto total realizado por el Ayuntamiento con motivo de la epidemia (coste de los facultativos, medicamentos y gastos del hospital civil principalmente) fue de 8.200 reales vellón.

Tabla 26. Partido de Daroca. Datos del brote de 1855 por municipios

Localidad	Habitantes	Invadidos	Muertos	Tasa de Ataque	Tasa de Mortalidad	Tasa de Letalidad
Abanto	483	150	40	31,06	8,28	26,67
Acered	617	14	6	2,27	0,97	42,86
Aguarón	1.400	366	244	26,14	17,43	66,67
Aladren	160	7	4	4,38	2,50	57,14
Aldehuela de Liestos	144	2	2	1,39	1,39	100,00
Anento	318	26	16	8,18	5,03	61,54
Atea	998	131	46	13,13	4,61	35,11
Badules	225	98	41	43,56	18,22	41,84
Balconchán	144	10	9	6,94	6,25	90,00
Berrueco	171	No hubo casos				
Cariñena	3.240	427	181	13,18	5,59	42,39
Cerveruela	300	12	9	4,00	3,00	75,00
Codos	800	96	70	12,00	8,75	72,92
Cosuenda	1.300	257	67	19,77	5,15	26,07
Cubel	500	100	46	20,00	9,20	46,00
Daroca	3.120	251	104	8,04	3,33	41,43
Encinacorba	850	202	94	23,76	11,06	46,53
Fombuena	280	40	13	14,29	4,64	32,50
Fuentes de Jiloca	870	148	48	17,01	5,52	32,43
Gallocanta	208	No hubo casos				

[537] ADPZ. FGP-ByS. Certificado de Manuel Fernández Villanueba, de 6 de diciembre de 1855. Caja 1106. El *"Teniente Coronel 2.º Comandante de Ynfantería y Comandante Militar de este Canton"* certificaba la gran labor de Gregorio Gimeno en la atención a los soldados que habían sido trasladados al hospital por haber enfermado de cólera.

Localidad	Habitantes	Invadidos	Muertos	Tasa de Ataque	Tasa de Mortalidad	Tasa de Letalidad
Langa	422	No hubo casos				
Las Cuerlas	195	60	6	30,77	3,08	10,00
Lechon	152	1	1	0,66	0,66	100,00
Luesma	400	60	15	15,00	3,75	25,00
Mainar	195	109	31	55,90	15,90	28,44
Manchones	440	52	25	11,82	5,68	48,08
Mara	250	54	21	21,60	8,40	38,89
Miedes	733	70	22	9,55	3,00	31,43
Monton	350	74	31	21,14	8,86	41,89
Murero	391	9	3	2,30	0,77	33,33
Nombrevilla	230	49	14	21,30	6,09	28,57
Orcajo	415	161	36	38,80	8,67	22,36
Paniza	1.572	476	34	30,28	2,16	7,14
Pardos	137	No hubo casos				
Retascón	160	21	16	13,13	10,00	76,19
Romanos	254	3	3	1,18	1,18	100,00
Ruesca	190	41	28	21,58	14,74	68,29
Santed	247	No hubo casos				
Torralba de los Frailes	207	2	1	0,97	0,48	50,00
Torralvilla	186	29	7	15,59	3,76	24,14
Used	1.150	180	48	15,65	4,17	26,67
Val de Orna	179	2	2	1,12	1,12	100,00
Val de San Martín	271	No hubo casos				
Villadoz*	380	19	8	5,00	2,11	42,11
Villafeliche	800	150	75	18,75	9,38	50,00
Villanueva de Jiloca	387	40	21	10,34	5,43	52,50
Villarreal	302	165	35	54,64	11,59	21,21
Vistabella	503	43	23	8,55	4,57	53,49
Totales	27.226	4207	1.546	15,45	5,68	36,75

* Incluye Villarroya del Campo
La población es la declarada por los Ayuntamientos excepto la señalada en cursiva, de estimación propia.
Las tasas se expresan en porcentaje.

3.4.9. Partido judicial de Ejea

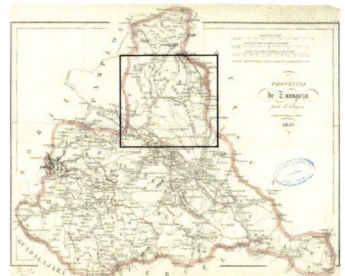

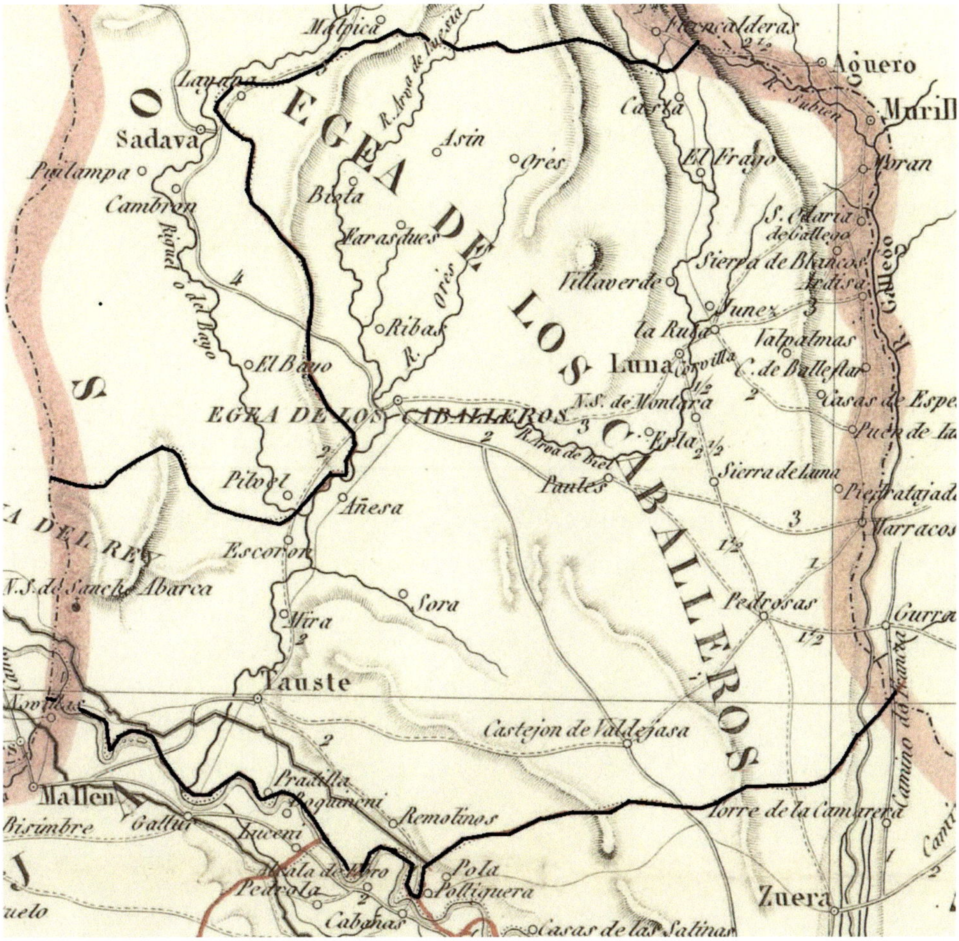

Adaptado del Mapa de la Provincia de Zaragoza de R. Alabern y E. Mabon. 1853. Fondos cartográficos del Instituto Geográfico Nacional.

229

El partido judicial de Ejea era el de menor densidad de población de la provincia[538] con 10 habitantes por km^2 (un total de 16.394). Contaba con 22 municipios de los que únicamente dos, Asín y Las Pedrosas, resultaron libres de la epidemia, ambos con menos de 400 habitantes. En el resto del distrito la intensidad del brote fue desigual, alcanzándose una tasa de mortalidad por el cólera en el partido de 3,46%, ligeramente por debajo de la media provincial. Las localidades con mayor tasa de mortalidad fueron Castejón de Valdejasa, Sierra de Luna y, muy especialmente, Valpalmas, donde superó el 20%. Por el contrario, en Farasdués, Remolinos o la propia Villa de Ejea, la mortalidad no superó el 2%. La tasa de ataque en el partido fue del 17,6%, con una gran variabilidad, superándose el 40% sólo en los pueblos de Castejón de Valdejasa y Valpalmas.

La epidemia comenzó, en el último tercio del mes de junio, en los municipios del sur del distrito situados junto al Ebro, como Tauste, Remolinos o Pradilla, desplazándose, aún en el mes de junio, hacia Castejón de Valdejasa y la propia Ejea. Se prolongó durante los meses de verano, aunque siguieron apareciendo casos en algunas localidades, como Biota, Farasdués o Murillo de Gallego, hasta el mes de octubre o incluso noviembre (El Frago).

Tabla 27. Partido de Ejea. Clasificación de municipios según mortalidad

Superior al 9%	Castejón de Valdejasa, Sierra de Luna, Valpalmas.
Entre el 5-9%	Erla, Orés, Rivas, Santa Eulalia de Gállego.
Menor del 5%	Ardisa y Casas de Espés, Biota, Ejea de los Caballeros, El Frago, Farasdués, Layana, Luna, Murillo de Gállego, Piedratajada y Marracos, Pradilla, Puendeluna, Remolinos, Tauste.

Dotación de facultativos

La situación asistencial en el partido de Ejea no difería de lo ya referido en otros territorios de la provincia. El Subdelegado de medicina, Genaro Casas, como en el caso del de Calatayud, puso de manifiesto su opinión respecto a la escasez de profesores en el distrito, especialmente de médicos, para poder hacer frente a la epidemia:

"(…) no se ocultara á la ilustración de V.E. el deplorable estado de el servicio sanitario en este partido, y la estraordinaria escasez de profesores, en tales terminos que, si Farasdues, Asin, El Frago, Luna, Junez, Lacasta, Balpalmas, Casas de Espes, Piedratajada, Ardisa, Sierra de los Blancos, Sta. Eulalia, Sierra de Estronad, Murillo de Gallego, Sierra de Luna y Pedrosas,

---

[538]   Mapa de densidad de población de España por partidos judiciales según censo de 1860. Francisco Coello y J. Reinoso. 1861. Instituto Geográfico Nacional.

llegan á sentir el desastroso efecto de el colera, asusta el considerar el abandono en que se han de encontrar los enfermos, sin embargo de haber manifestado a los Cirujanos puedan mientras duren las azarosas circunstancias que estamos atravesando, visitar y disponer en casos urgentes lo que consideren mas oportuno, y de haber tomado la determinación de establecer botiquines en los pueblos en donde no hay oficina de Farmacia, como lo he verificado en Castejon, Sierra de Luna y Ribas, en comunicación con el Subdelegado de farmacia (…)"[539]

Esta reflexión del Subdelegado venía precedida de la información sobre los facultativos existentes en los municipios del partido aunque, como se refleja en la cita anterior, buena parte de las localidades descritas eran pequeños núcleos situados en la zona más montañosa situada al noreste del distrito. Respecto a la distribución remitida por el Subdelegado a las autoridades provinciales, debe precisarse que algunos de los municipios de menor vecindario contrataban la visita de médicos de localidades cercanas. De esta manera, el de Orés visitaba Asín y El Frago; el de Castejón, las localidades de Sierra de Luna o Las Pedrosas; o el de Gurrea de Gállego, en la provincia de Huesca, Piedratajada y Puendeluna.

Tabla 28. Partido de Ejea. Distribución de Facultativos[540]

Municipios con médico y cirujano	Biota, Castejón de Valdejasa, Ejea de los Caballeros*, Erla, Orés, Tauste**.
Municipios con médico	Remolinos.
Municipios con cirujano	Ardisa, El Frago, Luna, Murillo de Gállego, Piedratajada, Pradilla***, Santa Eulalia de Gállego, Sierra de Luna.
Municipios sin facultativos	Asín, Farasdués, Las Pedrosas, Layana, Puendeluna, Rivas, Valpalmas.
Profesores de farmacia	Castejón de Valdejasa, Ejea de los Caballeros, Erla, Luna, Murillo de Gállego, Orés, Piedratajada, Tauste (dos).

* 1 médico, 1 médico-cirujano (Subdelegado), 1 cirujano.
** 1 médico, 2 cirujano.
*** Cirujano sangrador.

---

[539] ADPZ. FGP-ByS. Oficio del Subdelegado de Ejea al gobernador civil, 29 de julio de 1855. Carpeta Letra E. Caja 1109.

[540] El listado de profesores de medicina y cirugía es de fecha 30 de julio de 1855 (ADPZ. Caja 1113). El de profesores de farmacia es de fecha 15 de diciembre de 1855 (ADPZ. Caja 1114). Según otro listado anterior, de fecha 27 de enero de 1855 (ADPZ. Caja 1113), no había farmacéutico en Castejón de Valdejasa ni en Piedratajada y había dos en Erla. Además, el farmacéutico de Ejea tenía como anejos Castejón, Farasdués y el barrio de Rivas; el de Tauste, Remolinos y Pradilla; el de Erla, Sierra de Luna y Paules; el de Luna, Las Pedrosas, Piedratajada, Valpalmas, Lacorvilla, Junez y Lacasta; y el de Orés, El Frago y Asín.

El Subdelegado se desplazaría a un buen número de localidades durante los primeros días de la epidemia, tratando de cubrir las carencias asistenciales que se han descrito, y todo ello atendiendo además la situación de la propia Ejea de los Caballeros y de la cercana localidad de Rivas. Así, visitó Castejón de Valdejasa en ayuda de su facultativo, y Sierra de Luna, donde estando el cirujano enfermo carecían de todo servicio sanitario[541]; se desplazó también a Erla cuando su médico se trasladó a Luna (después del traslado del médico de esta a Épila), estando además enfermo el cirujano de Erla en pleno período epidémico[542]; se desplazó asimismo a Valpalmas, donde no había facultativos y donde ejercía un curandero denunciado por intrusismo por el propio Subdelegado[543]: allí la epidemia se cobró la vida, en dos meses, del 20% de su población, una de las tasas de mortalidad más elevadas de la provincia[544], quedando en la localidad un ministrante. Solamente durante los últimos días del brote se enviaría un médico desde Zaragoza[545].

La frágil organización de la prestación facultativa previa a la epidemia no consiguió dar respuesta a la grave situación generada durante el verano. Los médicos no pudieron desplazarse a muchos de los núcleos afectados, en la mayoría de los casos por la prohibición de los propios Ayuntamientos que los contrataban, por el miedo a quedar desasistidos estando en situación epidémica: así sucedió con el Subdelegado, a quien se le restringieron sus salidas; con el médico de Castejón de Valdejasa (al que le prohíbieron visitar Sierra de Luna) o con el médico de Ayerbe, en la provincia de Huesca, que habitualmente visitaba las localidades de Murillo y Santa Eulalia de Gállego.

Existen referencias sobre recursos hospitalarios en varios municipios del partido como Ardisa, Ejea, Pradilla, Remolinos, Santa Eulalia de Gállego y Tauste. En el

---

[541] ADPZ. FGP-ByS. Oficio del Subdelegado al gobernador civil, de 13 julio. Carpeta Sanidad 1855, Subdelegaciones. Caja 1106.

[542] ADPZ. FGP-ByS. Oficio del Subdelegado al gobernador civil, de 9 de agosto de 1855. Carpeta Sanidad 1855, Subdelegaciones. Caja 1106.

[543] ADPZ. FGP-ByS. Oficio del Subdelegado al gobernador civil, de 3 de septiembre de 1855. Carpeta Sanidad 1855, Subdelegaciones. Caja 1106.

[544] ADPZ. FGP-ByS. Encuesta de Valpalmas, de 5 de mayo de 1857. Carpeta de Ejea. Caja 1118. En las observaciones se dice: *"Lo mas notable que hubo en este Pueblo en el tiempo que duro la epidemia, fue que el dia 28 de agosto se desarrollo con tanta furia que en la noche del veintiocho y la mañana del 29 fueron los muertos 48, y fue tal el terror panico que poseyo a todos los habitantes que no se cuidaba ya mas que de la salud eterna."*

[545] ADPZ. FGP-ByS. Oficio del Subdelegado al gobernador civil, de 8 de septiembre de 1855. Carpeta Sanidad 1855, Subdelegaciones. Caja 1106. El médico enviado desde Zaragoza, Antonio Blaín, solo podrá comunicar la finalización de la epidemia dos días después, con fecha 10 de septiembre.

caso de Biota, un aristócrata de la localidad financió la habilitación de una casa de socorro para pobres así como el pago de los auxilios y gastos de la enfermedad y medicamentos[546].

La epidemia en las villas de Ejea de los Caballeros y Tauste

Aunque oficialmente nada se comunicó en esa fecha, el 21 de junio aparecieron en Ejea tres casos de cólera confirmado en personas procedentes de puntos epidemiados, falleciendo dos de ellos. Fueron los primeros casos de 1855, por lo que se reunió la Junta local de Sanidad tres días después para aprobar las medidas higiénicas aconsejadas por los facultativos:

"(…) Cuidar con esmero del aseo interior y exterior de la Poblacion, disponiendo al efecto que todos los vecinos escoben y limpien sus respectivas confrontaciones, llebando extramuros de la Poblacion y á competente distancia los vasureros y estercoleros que resulten de esta medida: Practicar visitas domiciliarias con objeto de destruir los conejares que existan dentro de la Poblacion: Inspeccionar diariamente las frutas, verduras, carnes y pescados de pública venta (…): Procurar asimismo que el pan que se come este bien cocido: Y por ultimo mandar construir dos vañeras y dos maquinas de San German (…)"[547].

No hubo mas novedad hasta el 16 de julio, día en el que se presentaron dos casos, uno procedente de Castejón de Valdejasa y el otro de Barbastro. Ambos fallecerían en el hospital tres días después. Comenzaron a producirse a partir de entonces casos leves hasta el día 25 en el que se presentó un caso fulminante en una mujer de 33 años, a la que siguieron casos leves pero diarios hasta el 29 de julio. En esas circunstancias, el Subdelegado Genaro Casas, todavía era proclive a no declarar la situación epidémica en la villa, temiendo las reacciones de pánico entre los vecinos[548]. Sin embargo, la persistencia de nuevos casos diarios y cinco nuevas defunciones, llevaron a oficializar el inicio de la epidemia en comunicación de la Alcaldía al gobernador de fecha 3 de agosto[549].

Genaro Casas confirmó el notable cambio de la situación remitiendo también a las autoridades provinciales su impresión ante el aumento de casos tanto en la propia villa como en el cercano barrio de Rivas:

"Tengo el sentimiento de manifestar a V. E., que no obstante á mis deseos de no declarar oficialmente esta poblacion en estado epidemico (…) nos hemos visto á ello precisados, por

---

[546]   Respuesta de Biota de 22 de junio de 1857 a la circular inserta en el Boletín Oficial de la Provincia de Zaragoza n.º 68 de 28 de abril de 1857. ADPZ. Caja 1118.

[547]   ADPZ. FGP-ByS. Oficio de la Alcaldía de Ejea, de 27 de junio de 1855. Carpeta "E". Caja 1109.

[548]   ADPZ. FGP-ByS. Oficio del Subdelegado de Ejea, de 30 de julio de 1855. Carpeta "E". Caja 1109.

[549]   ADPZ. FGP-ByS. Oficio la Alcaldía de Ejea, de 3 de agosto de 1855. Carpeta "E". Caja 1109.

el considerable numero de invadidos, y defunciones ocurridas(…). En el Barrio de Ribas distante una hora de esta villa sigue la epidemia con creciente intensidad por manera, que diariamente practico dos visitas, no habiendome sido posible pasar esta tarde, por hallarme con una colerina bastante escesiba, pero que creo me permitira hacerlo esta noche, á fin de visitar á aquellos desgraciados habitantes, y de despachar las medicinas necesarias, para cuyo efecto tengo en este pueblo un botiquin (…)"[550].

El trabajo de los dos profesores de medicina en Ejea, Genaro Casas y Fermín Lahuerta, se multiplicó durante el mes de agosto, en especial en su primera quincena durante la que el brote adquiriría su mayor intensidad (gráfica 12). Los datos de los partes diarios muestran una fase ascendente en esas fechas, que llegó a alcanzar hasta los 68 nuevos casos al día. En la segunda quincena de agosto y primeros días de septiembre, la epidemia comenzó a decrecer, con altibajos, hasta el último parte de fecha 6 de septiembre en el que ya no constaban casos ni defunciones. Resulta destacable en cualquier caso que la mortalidad asociada al cólera en Ejea fue tan escasa como muestran las cifras oficiales, que no difieren en gran medida de las reflejadas en los partes diarios de notificación. Este hecho pudo responder a la inclusión como casos de todos los afectados, graves y leves, pero sin duda también a la respuesta asistencial temprana y a una adecuada organización de los recursos.

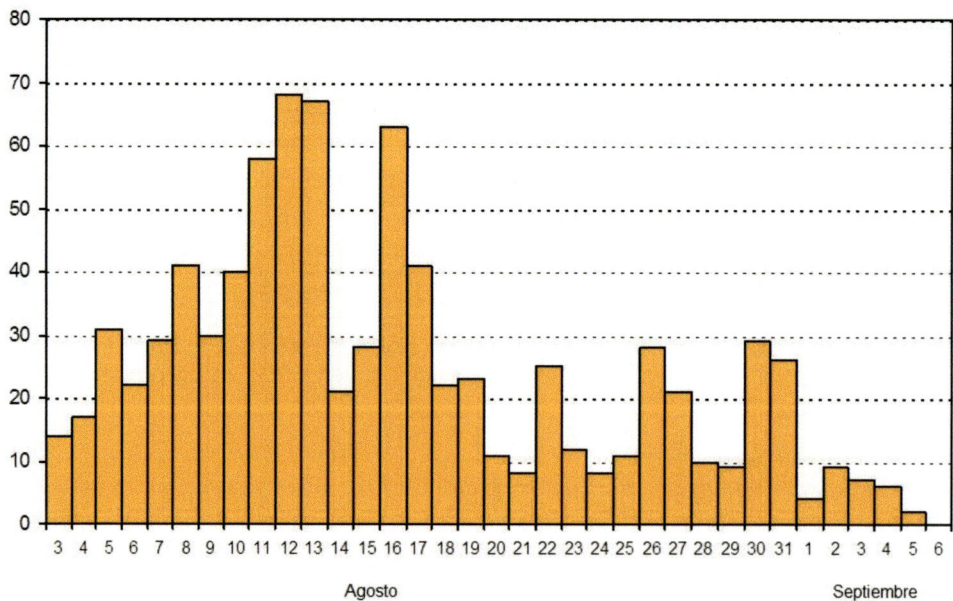

Gráfica 12. Casos de cólera en Ejea. Agosto-septiembre 1855.

---

[550] ADPZ. FGP-ByS. Oficio del Subdelegado de Ejea, de 4 de agosto de 1855. Carpeta "E". Caja 1109.

Como en el caso de Daroca, también el hospital tuvo un papel relevante en la atención a las clases desfavorecidas aunque, dada su escasa capacidad de doce camas, se presume excesivo el número de 528 personas que, según consta, recibieron en el mismo algún socorro pecuniario[551]. De acuerdo con lo recomendado por la comisión permanente de la Junta provincial de Sanidad y comunicado por el gobernador, el hospital tuvo que atender también a los soldados de la guarnición local que resultaron afectados por la enfermedad, a pesar de la sugerencia de los facultativos de que se habilitara una enfermería en el propio cuartel[552].

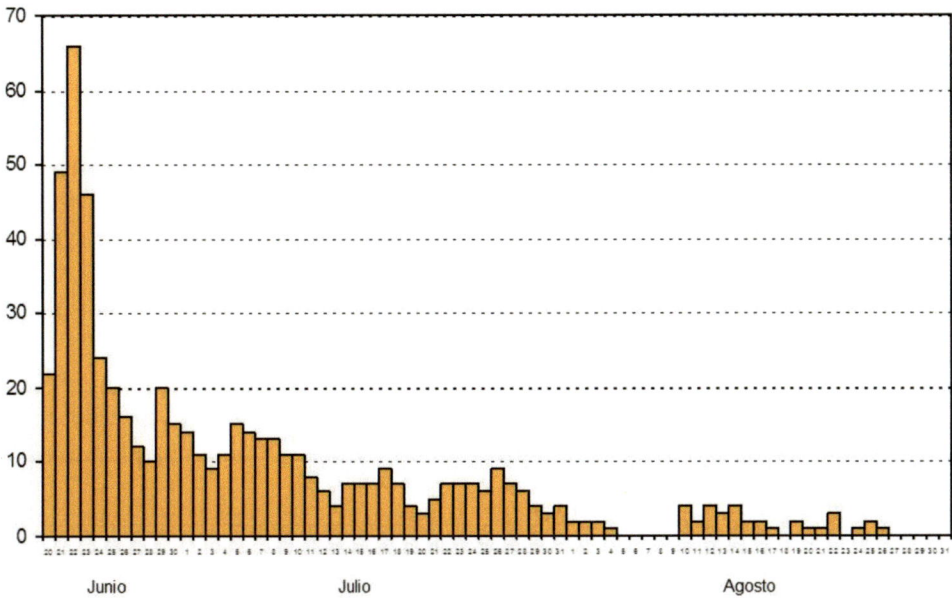

Gráfica 13. Casos de cólera en Tauste. 20 junio-31 agosto 1855.

Las cifras finales de la epidemia en Ejea fueron de 916 invadidos y 59 defunciones, con una tasa de ataque de 28,64% y una baja tasa de mortalidad (1,84%). La

---

[551] ADPZ. FGP-ByS. Estadillo de respuesta de Ejea de 6 de mayo de 1857 a la circular inserta en el Boletín Oficial de la Provincia de Zaragoza n.º 68 de 28 de abril de 1857. Partido de Ejea. Caja 1118.

[552] ADPZ. FGP-ByS. Oficio de la Alcaldía de Ejea de 30 de julio de 1855. Carpeta "E". Caja 1109. El comandante militar de la plaza argumentaba que la clase de tropa podía equipararse, por sus escasos haberes, a la clase menesterosa, si bien se mostraba dispuesto a pagar la estancia de los mismos en el hospital. Los facultativos, sin embargo, dejaban claro que *"(…) ha once años están visitando gratuitamente la guarnicion sin que hasta la fecha ayan obtenido recompensa de ningun genero (…)".*

tasa de letalidad fue de 6,44%, una cifra realmente baja en comparación con la del partido (cercana al 20%) y con la de la mayoría de los núcleos cabezas de partido de la provincia.

Como ya se ha descrito, el Subdelegado recorrió un buen número de localidades del partido en apoyo de los profesores de las mismas o para cubrir sus ausencias, al menos hasta que la epidemia en la Villa de Ejea inició su incremento en los primeros días de agosto. No dejó de visitar, como ya lo hiciera en 1854, la Villa de Tauste en la que el cólera tuvo un inicio explosivo en los diez últimos días de junio, adoptando junto a su médico titular el plan curativo y procurando junto a el la asistencia a los invadidos durante al menos seis días, de acuerdo con el reconocimiento al que se hizo merecedor por parte de la Alcaldía de Tauste, una vez finalizado el brote[553]. Este fue el de mayor número de invadidos del partido (589) después del de Ejea y, como en ella, con bajas tasas de mortalidad (2,44%) y letalidad (12,73%), adoptando la epidemia el perfil que se refleja en la gráfica 13.

El brote decreció en julio, manteniéndose en un bajo número de casos diarios también durante el mes de agosto, aunque continuaría hasta principios de septiembre con casos aislados. Hubo un importante número de afectados entre las clases más desfavorecidas, ya que 109 de ellos recibieron socorros de beneficencia, 46 en la hospitalidad domiciliaria y 63 en el hospital habilitado en la villa. La estimación del gasto municipal en los recursos frente a la epidemia fue de 7.238 reales[554].

Tabla 29. Partido de Ejea. Datos del brote de 1855 por municipios

Localidad	Habitantes	Invadidos	Muertos	Tasa de Ataque	Tasa de Mortalidad	Tasa de Letalidad
Ardisa y Casas de Espés	374	18	7	4,81	1,87	38,89
Asín	394	No hubo casos				
Biota	665	92	17	13,83	2,56	18,48
Castejón de Valdejasa	600	273	58	45,50	9,67	21,25

[553] ADPZ. FGP-ByS. Oficio de la Alcaldía de Tauste, 19 de octubre de 1855. Atado "T". Caja 1111.

[554] ADPZ. FGP-ByS. Estadillo de respuesta de Tauste de 9 de mayo de 1857 a la circular inserta en el Boletín Oficial de la Provincia de Zaragoza n.º 68 de 28 de abril de 1857. Partido de Ejea. Caja 1118.

Localidad	Habitantes	Invadidos	Muertos	Tasa de Ataque	Tasa de Mortalidad	Tasa de Letalidad
Ejea de los Caballeros	3.198	916	59	28,64	1,84	6,44
El Frago	592	71	19	11,99	3,21	26,76
Erla	500	76	32	15,20	6,40	42,11
Farasdués	638	36	7	5,64	1,10	19,44
Las Pedrosas	287	No hubo casos				
Layana	163	10	4	6,13	2,45	40,00
Luna	1.130	65	27	5,75	2,39	41,54
Murillo de Gállego	850	64	34	7,53	4,00	53,13
Orés	480	93	31	19,38	6,46	33,33
Piedratajada y Marracos	306	12	4	3,92	1,31	33,33
Pradilla	531	20	14	3,77	2,64	70,00
Puendeluna	209	42	2	20,10	0,96	4,76
Remolinos	800	58	14	7,25	1,75	24,14
Rivas	280	36	15	12,86	5,36	41,67
Sierra de Luna	215	45	23	20,93	10,70	51,11
Sta. Eulalia de Gállego	700	197	43	28,14	6,14	21,83
Tauste	3.069	589	75	19,19	2,44	12,73
Valpalmas	413	172	83	41,65	20,10	48,26
Totales	**16.394**	**2.885**	**568**	**17,60**	**3,46**	**19,69**

La población es la declarada por los Ayuntamientos excepto la señalada en cursiva, de estimación propia. Las tasas se expresan en porcentaje.

3.4.10. Partido judicial de La Almunia

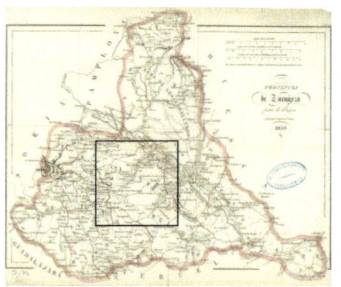

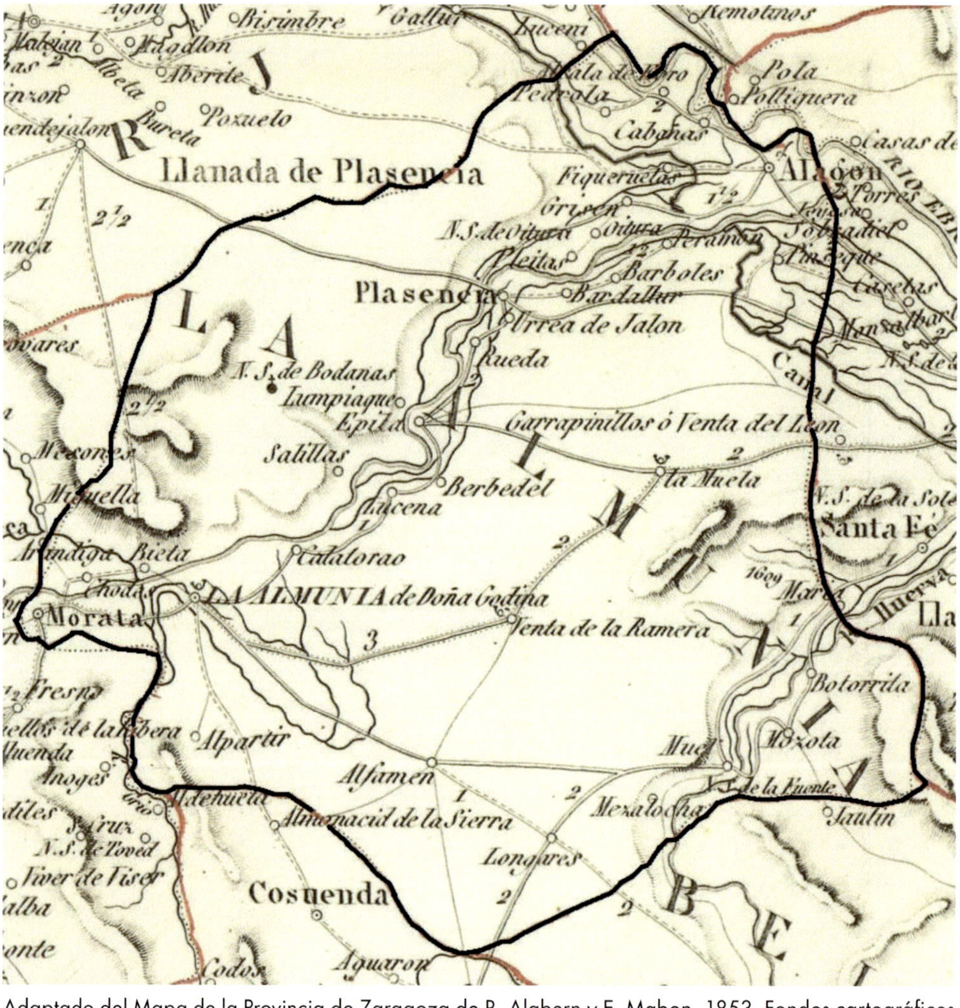

Adaptado del Mapa de la Provincia de Zaragoza de R. Alabern y E. Mabon. 1853. Fondos cartográficos del Instituto Geográfico Nacional.

La epidemia de 1855 en el partido de La Almunia tuvo un amplio desarrollo territorial, afectando a 28 de los 31 municipios que lo componían: solamente tres, Cabañas, La Muela y Lumpiaque, quedaron libres de la enfermedad. Hay que recordar que en el brote de 1854, se produjo en este distrito el mayor nivel de extensión de la enfermedad del conjunto de partidos judiciales de la provincia.

Respecto a la tasa de mortalidad, se situó en el 3,29%, por debajo de la media provincial, siendo pocas las localidades en las que superó el 5%. La tasa de ataque global para el partido fue del 14,46%. El inicio de la epidemia se produjo una vez comenzado el verano, en los últimos días de junio y primeros de julio, salvo algunas excepciones, como Morata de Jalón o Pedrola donde comenzó en la primera semana de junio, adquiriendo su mayor intensidad en el mes de agosto y finalizando en todos los casos antes del mes de octubre.

Tabla 30. Partido de La Almunia. Clasificación de municipios según mortalidad

Superior al 9%	Mezalocha.
Entre el 5-9%	Almonacid de la Sierra, Botorrita, Calatorao, Longares, Mozota, Ricla.
Menor del 5%	Alagón, Alcalá de Ebro, Alfamén, Alpartir, Bárboles y Oitura, Bardallur, Chodes, Épila, Figueruelas, Grisén, La Almunia, Lucena y Berbedel, Morata de Jalón, Muel, Pedrola, Pinseque, Plasencia de Jalón, Pleitas, Rueda de Jalón, Salillas, Urrea de Jalón.

En Mezalocha, una pequeña localidad de 400 habitantes, se produjeron 50 defunciones (el 12,5% de su población) en un mes de epidemia (del 16 de julio al 16 de agosto) según los datos notificados por el propio Ayuntamiento[555]. La situación crítica del pueblo se refleja en un escrito anónimo dirigido al gobernador civil que expone la preocupación por la situación del cementerio, problema común a muchas localidades, al no haberse cumplido la abundante legislación en materia de enterramientos:

"(…) En Mezalocha, pueblo pequeño y que en pocos días, habran muerto mas de 50 personas del azote colerico, se ha permitido y se permite se entierren en un Cementerio pequeño, dentro de la poblacion, unido por ambos lados á casas particulares. Esto Excmo. Sr. es atroz, y se deseguro que ya es imposible poder abitar en dichas casas por el grande olor que este despide (…)"[556].

---

[555] ADPZ. FGP-ByS. Estadillo para la formación de la estadística en la provincia. Caja 1112.

[556] ADPZ. FGP-ByS. Escrito anónimo de Mezalocha al gobernador civil, de 27 de julio de 1855. Carpeta Sanidad 1855, Cementerios. Caja 1107. El escrito viene firmado por un *"Amante de la humanidad"*.

Dotación de facultativos

La información recopilada por el Subdelegado de medicina en las fechas iniciales de la epidemia[557] sobre los profesores de medicina y cirugía contratados en los municipios del partido, demuestran un número inusualmente alto en el medio rural de la provincia en relación con su número de habitantes.

Tabla 31. Partido de La Almunia. Distribución de facultativos

Municipios con médico y cirujano	Alagón, Almonacid de la Sierra, Alpartir, Calatorao, Épila*, La Almunia**, La Muela, Longares, Lumpiaque, Morata de Jalón, Muel, Pedrola***, Plasencia de Jalón, Ricla.
Municipios con médico	Grisén, Salillas.
Municipios con cirujano	Alcalá de Ebro, Bárboles, Cabañas, Figueruelas, Lucena, Mezalocha, Pinseque, Rueda de Jalón, Urrea de Jalón.
Municipios sin facultativos	Alfamén, Bardallur, Botorrita, Chodes, Mozota, Pleitas.
Profesores de farmacia[1]	Alagón, Almonacid de la Sierra, Bardallur, Calatorao, Épila, La Almunia, Muel, Pedrola.

*   2 médicos, 2 cirujanos y 2 ministrantes.
**   2 médicos-cirujanos (uno de ellos, Subdelegado), 2 ministrantes.
*** 3 médicos, 1 médico-cirujano, 1 cirujano sangrador, 1 ministrante.

[1] Unos días antes se había incorporado un farmacéutico en Morata de Jalón. En cuanto al de Longares, no se incluye en el listado por no haber presentado su título.

Son varios los municipios que, careciendo de contrata de medicina o de cirugía, recibían la asistencia de localidades vecinas. En el caso de los carentes de todo facultativo, Alfamén se constituía como anejo de Longares; Bardallur, de Plasencia de Jalón; Chodes, de Morata de Jalón; Mozota, de Muel; y Pleitas, de Bárboles. Unicamente en el caso de Botorrita hizo constar el Subdelegado la falta de contrata.

A pesar de que la epidemia no produjo un gran impacto en el territorio del partido, no faltaron situaciones críticas por la gran acumulación de enfermos en pocos días, como fue el caso de Almonacid de la Sierra, donde fue enviado el Subdelegado en apoyo de la labor del facultativo[558], o la enfermedad de uno de los médicos de Épila (cuando el otro se había trasladado a Lumpiaque)[559] que exigió el envío de un

---

[557] ADPZ. FGP-ByS. Listado de profesores de medicina y cirugía del partido de La Almunia, de 15 de junio de 1855. Carpeta Sanidad 1855, Reales órdenes. Caja 1113. El listado de profesores de farmacia es de fecha 24 de noviembre de 1855 (ADPZ. Caja 1114).

[558] ADPZ. FGP-ByS. Oficio del Subdelegado de La Almunia al gobernador civil, de 8 de agosto de 1855. Caja 1108.

[559] ADPZ. FGP-ByS. Oficio del Ayuntamiento de Épila al gobernador civil, de 23 de julio de 1855. Caja 1106.

facultativo desde Zaragoza. El Subdelegado se desplazó también a Calatorao, con gran número de invadidos, al caer enfermo su médico titular[560]. En el caso de Alfamén, anejo a la contrata médica de Longares, resulta esclarecedora la descripción de su alcalde sobre la atención a los enfermos:

"No fueron visitados por facultativos mas que tres veces durante la epidemia, porque el Medico no podia venir de Longares por el mucho colera que alli havia y solo heramos socorridos por el secretario de este Ayuntamiento que desplego el celo mas grande que jamas se ha visto pues desde que se presento el colera hasta que se concluyó no cesaba en todo el dia y parte de la noche en asistir y socorrer los enfermos"[561].

Hay constancia de que hubo recursos hospitalarios en Alagón, Calatorao, La Almunia, Longares, Pedrola y Rueda de Jalón[562]. Por lo descrito sobre el brote de 1854 en Ricla, también allí existió un hospital y parece lógico suponer, por su número de habitantes, que también existió en localidades como Épila, Almonacid de la Sierra o Morata de Jalón.

La epidemia en las villas de Ricla, Almonacid de la Sierra y Calatorao

Como se dijo en su momento, la Villa de Ricla sufrió su primer brote de cólera entre el 12 de noviembre y el 15 de diciembre de 1854 con una incidencia importante en relación con los municipios de su partido. En 1855 se reprodujo la enfermedad entre el 29 de junio y el 13 de agosto, si bien cerca del 80% de los casos se produjeron entre 10 y el 22 de julio. Es posible que ambos brotes estuvieran unidos por cierta continuidad atendiendo a las noticias del Subdelegado de medicina del partido:

"(…) despues de padecido el colera-morbo en el procsimo año anterior con mayor intensidad, que en otras poblaciones, no ha dejado de advertirse un estraordinario numero de defunciones atribuidas á fiebres tifoideas hasta el presente que el colera se ha cebado con intensidad é insistencia (…)"[563].

El Subdelegado del distrito intentó explicar las razones de la epidemia en Ricla aludiendo a las condiciones sociales de la villa, su posición topográfica o la situa-

---

[560] ADPZ. FGP-ByS. Oficio del Subdelegado de La Almunia al gobernador civil, de 8 de agosto de 1855. Caja 1108.

[561] ADPZ. FGP-ByS. Estadillo de respuesta de Alfamén, de 27 de mayo de 1857, a la circular inserta en el Boletín Oficial de la Provincia de Zaragoza n.º 68 de 28 de abril de 1857. Partido de La Almunia. Caja 1118.

[562] De acuerdo con los estadillos de respuesta a la circular inserta en el Boletín Oficial de la Provincia de Zaragoza n.º 68 de 28 de abril de 1857. ADPZ. Caja 1118.

[563] ADPZ. FGP-ByS. Oficio del Subdelegado de La Almunia de 22 de julio de 1855. Carpeta Sanidad 1855, Cementerios. Caja 1107.

ción insalubre del río Jalón a su paso por ella, poniendo el acento en las deficientes condiciones de higiene pública sobre las que era preciso actuar:

"(…) El ningun esmero en la policía urbana, la presencia del macelo y del cementerio en el centro de la poblacion, el desaseo y la miseria en lo interior del mayor numero de habitaciones son las causas que pueden removerse (…)" [564].

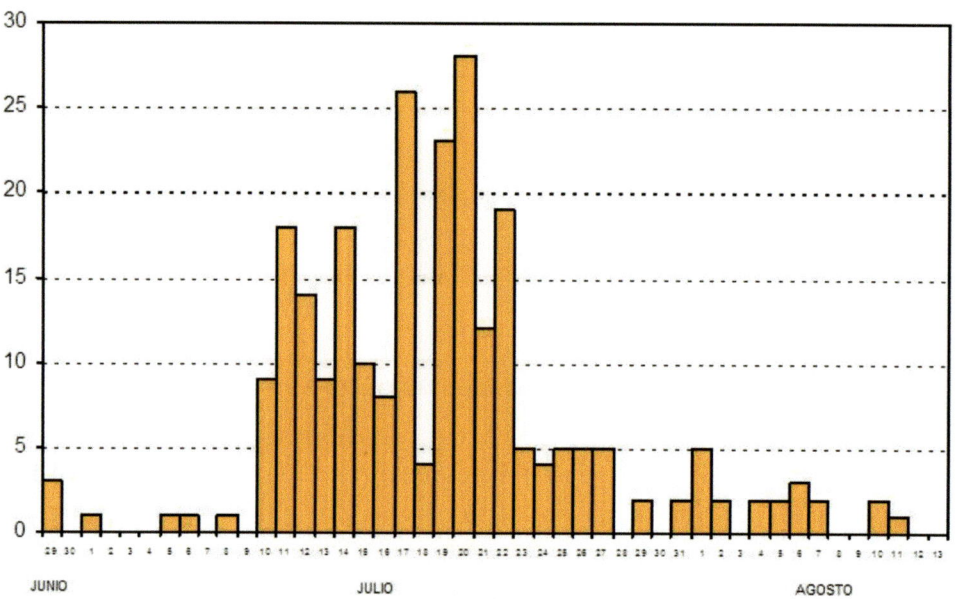

Grafica 14. Casos de cólera en Ricla. Junio-agosto 1855.

La constante referencia a la situación de los cementerios dentro de las poblaciones da una idea de las dificultades para hacer cumplir las abundantes normas existentes al respecto, aun en localidades con un número importante de habitantes como en este caso. El gobernador, una vez más, exigió el señalamiento de terrenos fuera de poblado para la construcción de un cementerio nuevo, aunque no estaría disponible hasta 1857[565]. En cuanto a las condiciones de pobreza en la localidad, poco puede añadirse a lo ya descrito en 1854 por su médico titular en cuanto al desigual reparto de la riqueza. Los datos de 1857 confirmarían la importancia en número de quienes se encontraban en situación de necesidad:

"(…) el numero de mendigos de la poblacion es de 80 (…) las enfermedades que se sufren son las tercianas, y dolores reumaticos (…) El numero de jornaleros si se cuenta solamente

---

[564] ADPZ. FGP-ByS. Oficio del Subdelegado de La Almunia de 22 de julio de 1855. Carpeta Sanidad 1855, Cementerios. Caja 1107.

[565] ADPZ. FGP-ByS. Respuesta de Ricla a la circular sobre aspectos sanitarios, de 14 de marzo de 1857. Carpeta sanida 1857, Correspondencia. Caja 1119.

la cabeza de casa, asciende a ciento cincuenta, pero si se tiene en cuenta toda la familia son doscientos (…) "[566].

Inevitablemente debía mantenerse el hospital para pobres como recurso de beneficencia que supliera las carencias de una buena parte de la población[567]. La cifra de invadidos en el brote de 1855 alcanzó los 247 y fueron 88 las defunciones, afectando en mayor medida a las mujeres (el 58,7% de los casos y el 62,5% de las muertes). La tasa de ataque en la villa fue de 14,44% y la de mortalidad de 5,15%, con una tasa de letalidad de 35,63%.

La epidemia en Almonacid de la Sierra comenzó más tardíamente, con las primeras defunciones el 22 de julio, y se prolongó durante poco más de un mes. La villa, con una población de 1.819 habitantes, contabilizaría oficialmente 500 casos de cólera (106 hombres, 239 mujeres y 155 niños) y 134 defunciones, aunque otras fuentes elevan el número de invadidos hasta los 1.400, cifra que en todo caso debía incluir los casos con leve sintomatología[568].

Con los datos incompletos proporcionados por los partes diarios de notificación puede establecerse el perfil de la curva epidémica desde el 26 de julio hasta el 16 de agosto (Gráfica 15).

El Subdelegado del distrito, Mariano Estua, que se había ofrecido a la autoridad provincial para dirigirse a cualquier punto de la provincia que precisase de asistencia visitó la Villa de Almonacid informando que, a fecha 8 de agosto, habían disminuido los casos diarios con respecto a los días anteriores y ello hacía innecesaria la presencia de un segundo facultativo solicitado por su Ayuntamiento. En cualquier caso recomendó que, de producirse un recrudecimiento del brote, se solicitase la presencia del médico de Cosuenda para apoyar la labor del médico titular, finalizando con algunos consejos a la Junta local de Sanidad en materia de higiene pública y señalando expresamente que los enterramientos se hiciesen a suficiente profundidad (al menos siete pies), algo que no se había hecho así hasta el momento[569].

---

[566] Íbidem.

[567] Íbidem. Las rentas del hospital para un quinquenio eran *"de diez y ocho caices de trigo puro, y 900 reales vellon en metalico"*, pagando de sus fondos a una mujer como hospitalera.

[568] ADPZ. FGP-ByS. Estadillo resumen de las defunciones en Almonacid de la Sierra, de 23 de agosto de 1855. Caja 1108. En esa fecha se declaraban 122 defunciones desde el 22 de julio, anotando que *"asciende el numero de enfermos atacados por la enfermedad epidemica reinante á mil cuatrocientos"*.

[569] ADPZ. FGP-ByS. Oficio del Subdelegado de La Almunia, de 8 de agosto de 1855. Carpeta "A". Caja 1108.

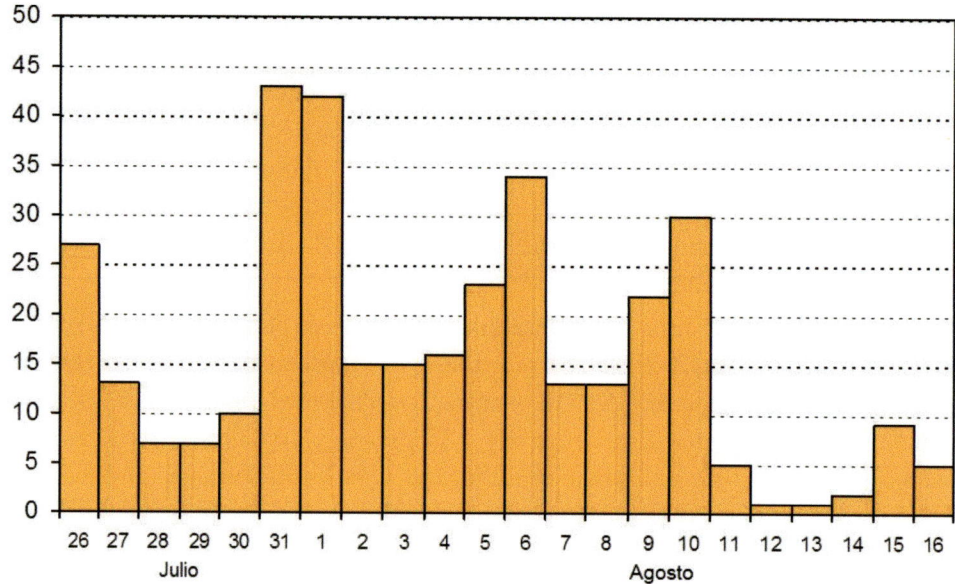

Gráfica 15. Casos de cólera en Almonacid de la Sierra. Julio-agosto 1855.

El brote finalizó en los últimos días de agosto, alcanzando una tasa de ataque global del 27,49% y falleciendo el 7,37% de sus habitantes, con una tasa de letalidad del 26,8%.

También se desplazó el Subdelegado a la Villa de Calatorao, cercana a La Almunia y con 1.200 habitantes, el día 4 de agosto, comprobando el impacto de la epidemia, con un elevado número de invadidos, y ayudando a su médico titular Francisco Bosch, que había caído enfermo[570]. Desde el día 6 de julio y durante 55 días, el cólera afectaría a esta localidad con intensidad, aunque la mayoría de los casos se agruparían entre el 21 de julio y mediados de agosto.

El Ayuntamiento de Calatorao pondría de manifiesto, finalizado el brote, la labor de sus profesores contratados y, en especial del de medicina ya que:

"(…) se ofrecieron asistir todos los enfermos dentro y fuera de la poblacion sin estipendio alguno, sin embargo de faltarles en igualas ó conducion una tercera parte de los vecinos (…). Agoviado el Prof. de Medicina por el continuo trabajo (…) llegó a enfermar (…). En este estado se determinó tomase la direccion de los enfermos el Prof. de Cirujia D. Francisco Comin con la asignacion de 30 reales diarios. A los pocos dias bolvió á encargarse nuevamente de la visita el indicado Prof. de Medicina, aliviado de un reuma articular, con la misma solicitud y esmero (…)"[571].

---

[570] ADPZ. FGP-ByS. Oficio del Subdelegado de La Almunia, de 8 de agosto de 1855. Carpeta "A". Caja 1108.

[571] ADPZ. FGP-ByS. Memoria de la epidemia en Calatorao, de 31 de octubre de 1855. Carpeta "C". Caja 1109.

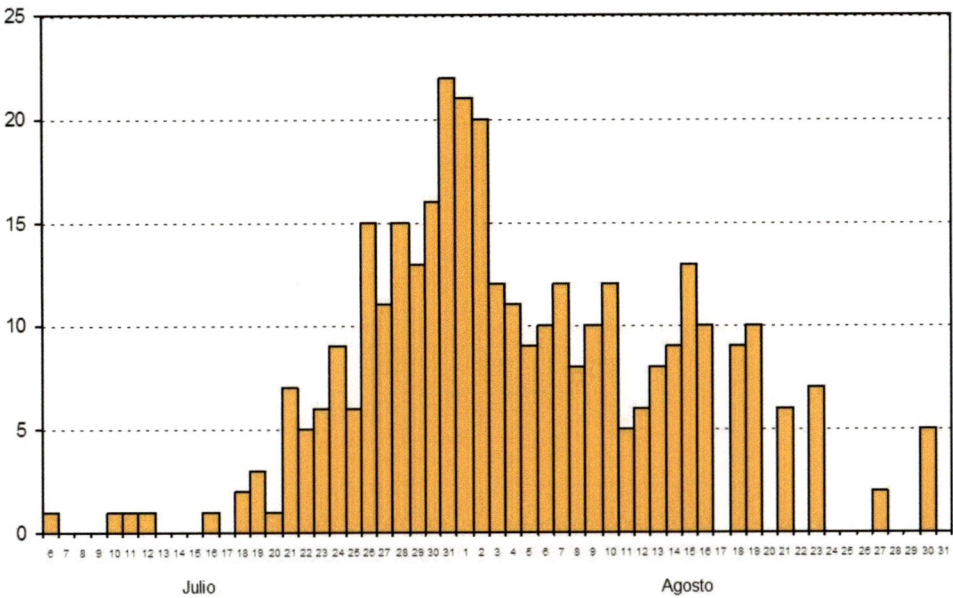

Gráfica 16. Casos de cólera en Calatorao. Julio-agosto 1855.

El número total de invadidos en Calatorao ascendió a 351, lo que supuso una tasa de ataque de 29,25% y, como en la mayoría de los brotes de la provincia, se produjo una mayor afectación entre las mujeres (121 hombres, 152 mujeres y 78 niños). La tasa de mortalidad, con 74 defunciones, se elevó al 6,17%, con una letalidad del 21,08%. El Ayuntamiento consignaría unos gastos totales de 5.800 reales vellón para hacer frente a la epidemia, incluido el presupuesto de socorros para pobres tanto a domicilio como en el hospital local, donde fueron socorridas 36 personas[572].

Tabla 32. Partido de La Almunia. Datos del brote de 1855 por municipios

Localidad	Habitantes	Invadidos	Muertos	Tasa de Ataque	Tasa de Mortalidad	Tasa de Letalidad
Alagón	2.780	103	49	3,71	1,76	47,57
Alcalá de Ebro	286	3	3	1,05	1,05	100,00
Alfamén	521	180	26	34,55	4,99	14,44

---

[572] ADPZ. FGP-ByS. Estadillo de respuesta de Calatorao, de 11 de mayo de 1857, a la circular inserta en el Boletín Oficial de la Provincia de Zaragoza n.º 68 de 28 de abril de 1857. Partido de La Almunia. Caja 1118.

Localidad	Habitantes	Invadidos	Muertos	Tasa de Ataque	Tasa de Mortalidad	Tasa de Letalidad
Almonacid de la Sierra	1.819	500	134	27,49	7,37	26,80
Alpartir	784	41	25	5,23	3,19	60,98
Bárboles y Oitura	414	16	5	3,86	1,21	31,25
Bardallur	432	31	11	7,18	2,55	35,48
Botorrita	250	50	22	20,00	8,80	44,00
Cabañas	396	No hubo casos				
Calatorao	1.200	351	74	29,25	6,17	21,08
Chodes	204	8	4	3,92	1,96	50,00
Épila	3.152	796	93	25,25	2,95	11,68
Figueruelas	326	5	2	1,53	0,61	40,00
Grisén	220	35	8	15,91	3,64	22,86
La Almunia	2.604	243	56	9,33	2,15	23,05
La Muela	745	No hubo casos				
Longares	870	202	66	23,22	7,59	32,67
Lucena y Berbedel	424	17	14	4,01	3,30	82,35
Lumpiaque	1.026	No hubo casos				
Mezalocha	400	95	50	23,75	12,50	52,63
Morata de Jalón	1.600	28	22	1,75	1,38	78,57
Mozota	271	25	21	9,23	7,75	84,00
Muel	1.170	137	53	11,71	4,53	38,69
Pedrola	2.250	875	35	38,89	1,56	4,00
Pinseque	360	19	6	5,28	1,67	31,58
Plasencia de Jalón	800	54	24	6,75	3,00	44,44
Pleitas	136	9	4	6,62	2,94	44,44
Ricla	1.710	247	88	14,44	5,15	35,63
Rueda de Jalón	768	20	18	2,60	2,34	90,00
Salillas	350	21	14	6,00	4,00	66,67
Urrea de Jalón	600	63	23	10,50	3,83	36,51
Totales	**28.868**	**4.174**	**950**	**14,46**	**3,29**	**22,76**

La población es la declarada por los Ayuntamientos excepto la señalada en cursiva, de estimación propia. Las tasas se expresan en porcentaje.

3.4.11. Partido judicial de Pina

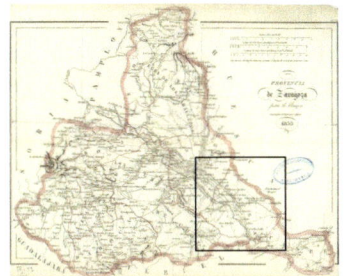

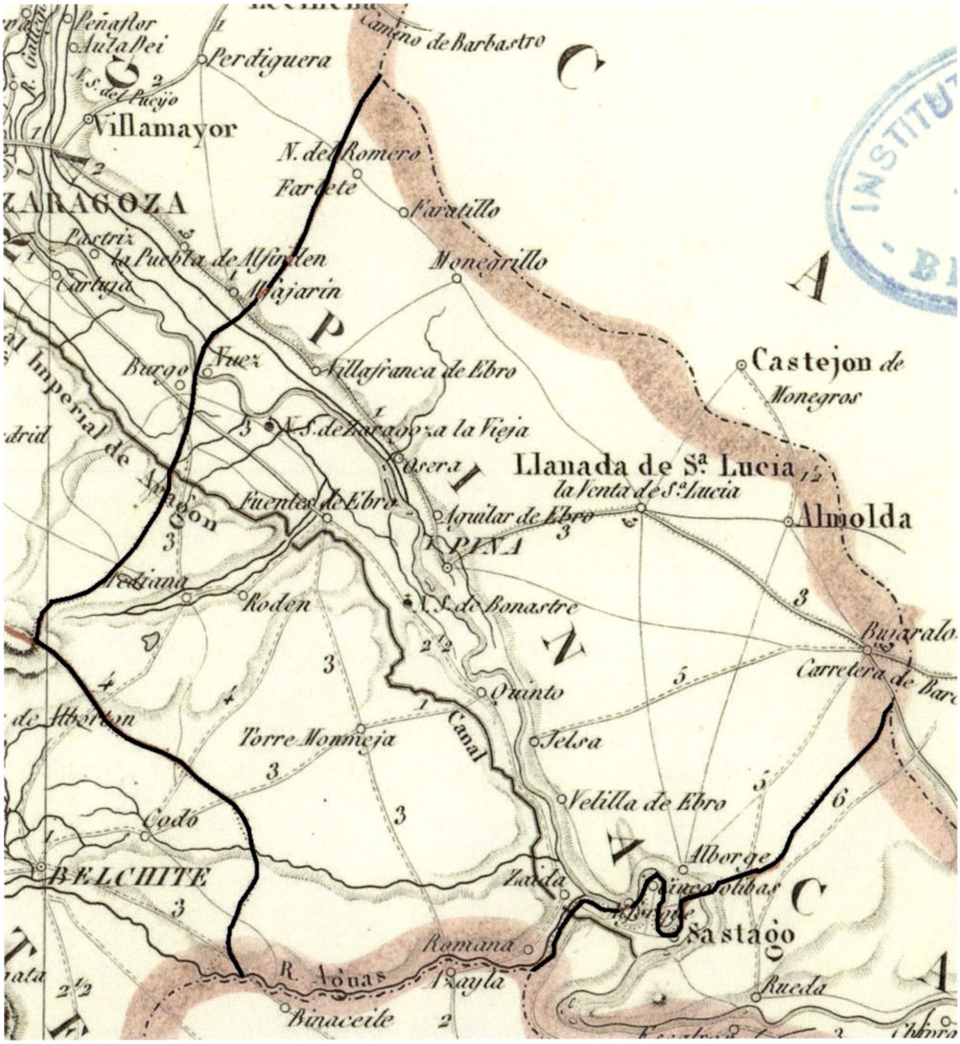

Adaptado del Mapa de la Provincia de Zaragoza de R. Alabern y E. Mabon. 1853. Fondos cartográficos del Instituto Geográfico Nacional.

Dividido por el río Ebro y con la mayoría de sus municipios junto a su ribera, el partido judicial de Pina tenía una baja densidad de población (15 por km²), sin llegar en su conjunto a los 20.000 habitantes. La epidemia de 1855 tuvo en el partido un impacto menor al de la media provincial, tanto en tasa de ataque (8,55%) como en tasa de mortalidad (2,06%, con un total de 396 fallecidos). Solamente en dos municipios superó la tasa de mortalidad el 5%: Farlete con un 5,06% y Mediana, 5,75%. De sus 17 municipios, resultaron invadidos 15, sin que se registraran casos en los de Alborge y La Zaida.

En la mayoría de las localidades afectadas el comienzo del brote se produjo de forma temprana, en el mes de junio (o incluso en mayo, como en el caso de la cabecera de partido) finalizando antes del otoño salvo alguna excepción, como el caso de La Almolda, en que se dilató hasta los primeros días de octubre.

Tabla 33. Partido de Pina. Clasificación de municipios según mortalidad

Entre el 5-9%	Farlete, Mediana.
Menor del 5%	Alforque, Bujaraloz, Fuentes de Ebro, Gelsa, La Almolda, Monegrillo, Nuez, Osera y Aguilar de Ebro, Pina, Quinto, Roden, Velilla de Ebro, Villafranca de Ebro.

Dotación de facultativos

Los datos proporcionados por el Subdelegado durante dos fechas distintas del año 1855[573] permiten conocer los profesores de medicina y cirugía existentes en los municipios del partido, con una dotación que parece suficiente teniendo en cuenta el reducido número de ayuntamientos y los habitantes en todo el distrito.

En el caso de Nuez, fue contratado un médico en octubre de 1854 ante la amenaza del cólera, aunque marchó del pueblo estando vigente su contrata hasta septiembre de 1855 (no aparece en el listado de profesores de 12 de enero). El desarrollo de la epidemia a finales de junio llevó al Ayuntamiento a solicitar el auxilio del médico de Alfajarín, invadido por las mismas fechas, y a dirigirse al gobernador

---

[573] ADPZ. FGP-ByS. En el listado de profesores de medicina y cirugía del partido de Pina de fecha 9 de agosto de 1855, durante el período epidémico, solo se hacen constar los médicos del distrito (Caja 1106). Se ha complementado la información respecto a los cirujanos con un listado de fecha 12 de enero de 1855 (Caja 1113). Ambos listados son remitidos al gobernador civil por el Subdelegado del partido. En cuanto a los profesores de farmacia, se han manejado también dos listados, de 9 de enero de 1855 (Caja 1113) y de 29 de octubre de 1855 (Caja 1114). El profesor de farmacia de Pina tenía como anejos Osera y Aguilar; el de Bujaraloz, Peñalba y Valfarta (localidades ambas de la provincia de Huesca); el de Monegrillo, Farlete; y el de Fuentes, Roden.

civil para que procurase un médico de la capital, comisionando este a Vicente Sasera para la valoración de la epidemia en Nuez[574]. En el listado de profesores enviado por el Subdelegado con fecha 9 de agosto consta la existencia de un médico en la localidad, aunque sin más datos sobre su filiación.

Tabla 34. Partido de Pina. Distribución de facultativos

Municipios con médico y cirujano	Alborge, Bujaraloz*, Fuentes de Ebro*, Gelsa*, La Almolda, Mediana**, Nuez, Pina***, Quinto**, Velilla de Ebro, Villafranca de Ebro.
Municipios con médico	Monegrillo*, Osera*.
Municipios con cirujano	Alforque, La Zaida.
Municipios sin facultativos	Farlete, Roden.
Profesores de farmacia	Bujaraloz, Gelsa, La Almolda, Quinto, Mediana, Monegrillo, Pina, Quinto.

*   Médico-cirujano.
**   2 médicos y 1 cirujano.
*** 1 médico (Subdelegado) y 2 cirujanos.

Se utilizaron recursos hospitalarios en varias localidades del partido como Fuentes de Ebro, Gelsa, La Almolda, Nuez, Pina, Quinto y Villafranca de Ebro[575].

Los brotes de Gelsa y Mediana

La Villa de Gelsa, en la margen izquierda del Ebro, contaba en 1855 con 2.600 habitantes. Durante el otoño del año anterior, y a pesar de los rumores de los que se hizo eco el propio Subdelegado de distrito, el cólera apenas se hizo notar en la población, como quedó dicho en el correspondiente apartado. En 1855 sin embargo, aparecerían los primeros casos con fecha 14 de junio, dilatándose la epidemia hasta finales de mes de agosto, aunque sin adquirir una importante incidencia, siendo similares sus tasas a las del conjunto del partido judicial.

Existen algunas variaciones en las cifras del brote en Gelsa según la fuente consultada, si bien las diferencias son escasas, por lo que como es habitual se asumen las cifras notificadas a las instituciones provinciales una vez finalizada la epidemia.

---

[574] ADPZ. FGP-ByS. Oficio del Ayuntamiento de Nuez al gobernador civil, de 8 de julio de 1855. Caja 1112.

[575] De acuerdo con los estadillos de respuesta a la circular inserta en el Boletín Oficial de la Provincia de Zaragoza n.º 68 de 28 de abril de 1857. ADPZ. Caja 1118.

La distribución de los casos y defunciones que incluye la Memoria del médico titular, José Mañas, es la que recoge en la tabla 35.

Tabla 35. Casos de cólera y defunciones en Gelsa. 1855

	Invadidos	Muertos
Hombres	137	18
Mujeres	114	21
Niños	28	13
Niñas	30	13
Total	309	65

Los casos que el facultativo catalogaría como graves fueron 138 (58 de ellos los describe como fulminantes), siendo 171 los clasificados como de mediana o leve intensidad. No se incluyen en estas cifras las denominadas colerinas o situaciones con sintomatología leve y pasajera que, en opinión del médico, harían que la cifra de invadidos se elevase por encima de los 500. En cuanto a las muertes producidas señalaba que,

> "(…) la mortandad ha sido inmensamente mayor en los estremos de la vida, y principalmente en personas que tenian de sesenta años arriba. Los párvulos los han resistido en general muchisimo, y la agonia de los que fenecieron fue sumamente prolongada (…)"[576].

Sobre el perfil de las personas afectadas y las causas que pudieron influir en el desarrollo del cólera en unas u otras personas la Memoria del médico titular dice lo siguiente:

> "(…) La clase acomodada del pueblo ha sufrido muy poco, pues únicamente se pueden referir a ella tres ó cuatro casos desgraciados de mugeres (…). El uso de malos alimentos, la intemperancia, las habitaciones reducidas, poco aseadas y mal ventiladas, y sobre todo las pasiones morales han parecido ser las causas mas abonadas. La mayor parte de los adultos finados se han sobrecogido de terror ya para contraer facilísimamente la dolencia ya para sucumbir despues de haberla contraido (…)"[577].

Como en muchos de los testimonios de facultativos que concedían a los sentimientos de miedo o pánico ante la enfermedad un notable factor de predisposición a padecerla y aun de fallecer, el médico de Gelsa atribuiría a esta llamada "impresión moral" buena parte de las evoluciones fatales de los casos de cólera en la

---

[576] ADPZ. FGP-ByS. Reseña de la epidemia de Gelsa, de 25 de noviembre de 1855. Caja 1112.
[577] Íbidem.

villa[578]. Esta extendida opinión fue el argumento para la ocultación de los casos de cólera por parte de profesores y autoridades locales en muchas localidades, o bien para la declaración tardía de la situación epidémica.

El brote de Gelsa finalizó con unas cifras muy similares a las medias del partido judicial: su tasa de ataque fue de 11,85%, la de mortalidad del 2,35 y la tasa de letalidad (sin contar con los casos de colerina como se ha visto) de 19,81%.

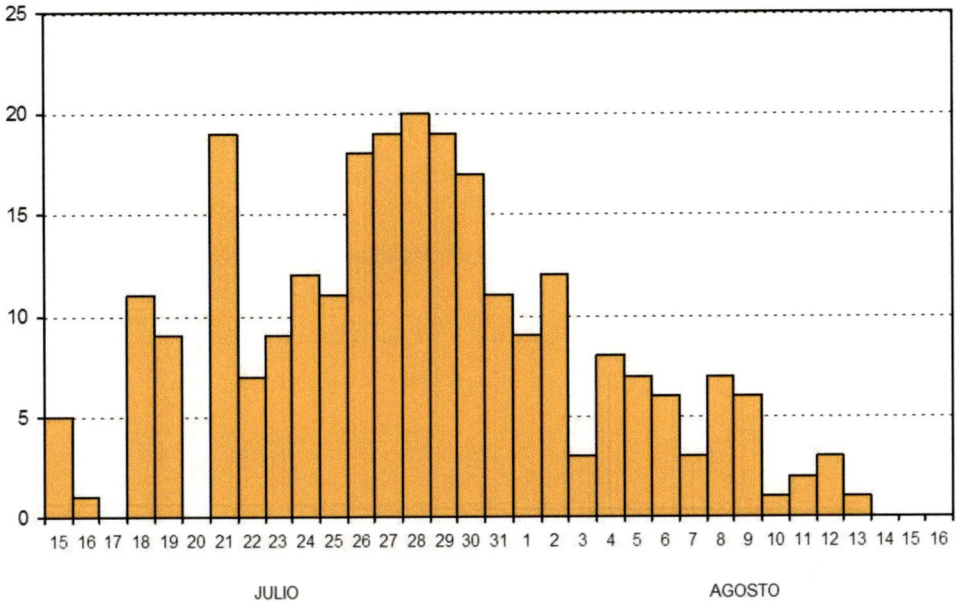

Gráfica 17. Casos de cólera en Mediana. Julio-agosto 1855.

Como era habitual, se proporcionaron los correspondientes socorros pecuniarios a la población más desfavorecida que, confirmando el perfil de los afectados al que se refería el facultativo de la villa, conformaron el grueso de los invadidos: 231

---

[578] A este respecto comentaba el facultativo el episodio de un comerciante de Gelsa que enfermó de cólera el 1 de agosto, mandando llamar a su hermana que residía en Bujaraloz. Dos días después de su llegada, esta enfermaría también de gravedad *"siempre alarmada con la idea del terrible cólera"*. La hermana llamaría también a su lado a su marido quien, *"pusilánime ya de suyo y desconsolado en su interior al ver el triste cuadro"* enfermaría de forma fulminante, falleciendo *"con las únicas palabras, mil veces repetidas, 'morir, morir'.* El desenlace y el pánico producido en la mujer le conducirían también a la muerte días después, curando finalmente (ocultándole los hechos) el comerciante: *"El D. Manuel se ha salvado: está restablecido. ¡Los que vinieron de Bujaraloz con motivo de su novedad yacen en este cementerio!"*.

personas, de los que 210 los recibieron en sus domicilios y 21 en el hospital local. El gasto total declarado por la Alcaldía para hacer frente al brote fue de 4.500 reales de vellón[579].

Respecto a Mediana, con 1.600 habitantes, fue la localidad del partido donde se produjo una mayor tasa de mortalidad, por encima del 5%, con una duración de la epidemia relativamente corta, entre el 15 de julio y el 13 de agosto, y agrupándose más del 70% de los casos en 12 días, entre el 21 de julio y el 2 de agosto (gráfica 17).

También pueden encontrarse ligeras diferencias entre las cifras notificadas a la auoridad provincial y las incluidas en los estadillos comprensivos de los partes diarios. Con fecha 25 de agosto, el Ayuntamiento comunicó el fin de la epidemia, adjuntando el movimiento diario de casos y defunciones[580] que, de acuerdo con dicha comunicación se distribuyeron en la forma que se refleja en la tabla 36.

Tabla 36. Casos de cólera y defunciones en mediana. 1855

	Invadidos	Muertos
Hombres	74	28
Mujeres	133	52
Niños	26	6
Niñas	23	13
Total	256	99

Como puede observarse, el brote tuvo claramente una mayor afectación entre las mujeres, con el 61% de los casos y el 65,6% de las defunciones. Sus indicadores básicos fueron: una tasa de ataque del 16,06%, una tasa de mortalidad del 5,75% y una tasa de letalidad de 35,8%. El gasto declarado por el Ayuntamiento fue de 8.602 reales, en los que se incluyen 1.200 para socorros domiciliarios[581].

[579] ADPZ. FGP-ByS. Estadillo de respuesta de Gelsa, de 8 de mayo de 1857, a la circular inserta en el Boletín Oficial de la Provincia de Zaragoza n.º 68 de 28 de abril de 1857. Partido de Pina. Caja 1118.

[580] ADPZ. FGP-ByS. Oficio y remisión de estadística del Ayuntamiento de Mediana, de 25 agosto de 1855. Caja 1106. La estadística está fechada el 22 de agosto de 1855 y firmada por el médico titular, Dionisio Grau.

[581] ADPZ. FGP-ByS. Estadillo de respuesta de Mediana, de 8 de mayo de 1857, a la circular inserta en el Boletín Oficial de la Provincia de Zaragoza n.º 68 de 28 de abril de 1857. Partido de Pina. Caja 1118.

Tabla 37. Partido de Pina. Datos del brote de 1855 por municipios

Localidad	Habitantes	Invadidos	Muertos	Tasa de Ataque	Tasa de Mortalidad	Tasa de Letalidad
Alborge	530	No hubo casos				
Alforque	444	8	8	1,80	1,80	100,00
Bujaraloz	2.146	58	7	2,70	0,33	12,07
Farlete	474	86	24	18,14	5,06	27,91
Fuentes de Ebro	1.780	76	16	4,27	0,90	21,05
Gelsa	2.600	308	61	11,85	2,35	19,81
La Almolda	1.757	267	50	15,20	2,85	18,73
La Zaida	304	No hubo casos				
Mediana	1.600	257	92	16,06	5,75	35,80
Monegrillo	965	44	8	4,56	0,83	18,18
Nuez	505	75	21	14,85	4,16	28,00
Osera y Aguilar de Ebro	423	14	8	3,31	1,89	57,14
Pina	2.405	68	33	2,83	1,37	48,53
Quinto	1.067	279	41	26,15	3,84	14,70
Roden	236	7	5	2,97	2,12	71,43
Velilla de Ebro	1.400	13	3	0,93	0,21	23,08
Villafranca de Ebro	625	87	19	13,92	3,04	21,84
Totales	19.261	1.647	396	8,55	2,06	24,04

La población es la declarada por los Ayuntamientos excepto la señalada en cursiva, de estimación propia. Las tasas se expresan en porcentaje.

3.4.12. Partido judicial de Sos

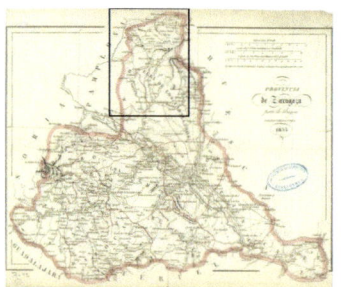

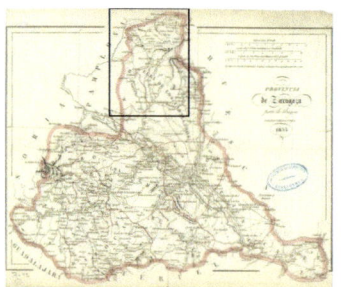

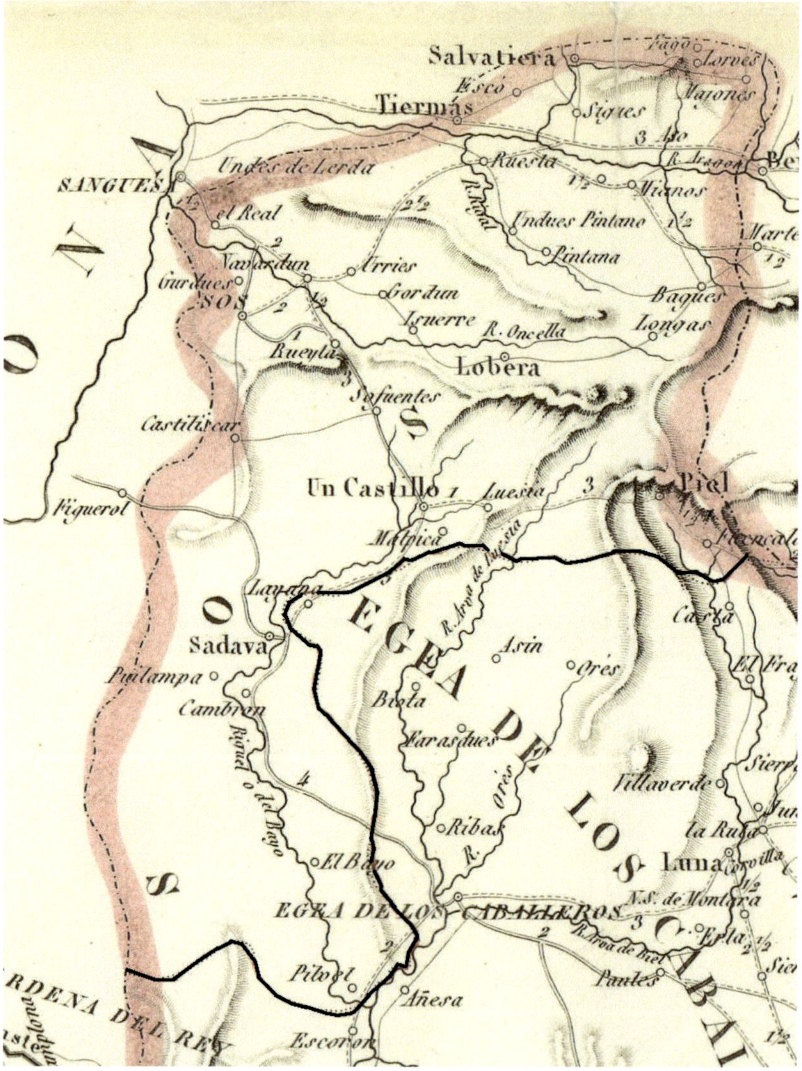

Adaptado del Mapa de la Provincia de Zaragoza de R. Alabern y E. Mabon. 1853.
Fondos cartográficos del Instituto Geográfico Nacional.

La irregular distribución de la epidemia en el partido judicial de Sos alcanzó su mayor intensidad en la zona norte del distrito, en localidades cercanas a la ribera del Aragón. La tasa de mortalidad por cólera, similar a la del partido limítrofe de Ejea, fue de 3,46%, ligeramente por debajo de la media provincial, y la tasa de ataque se situó en el 21,53%. De un total de 25 municipios quedaron libres de la epidemia sólo tres pequeñas localidades, Isuerre, Mianos y Pintano, situadas también en el norte del distrito. Junto a ello, en otra localidad de escasa población, Artieda, se produjo la mayor tasa de mortalidad de toda la provincia (el 30,8% de sus habitantes fallecieron en el espacio de un mes). El mejor ejemplo de la desigual distribución de los casos de cólera en el partido y de la importancia de los factores locales es que Mianos y Artieda, ambos en la ribera izquierda del Aragón, distan entre sí media legua[582] (poco más de dos kms.).

Desigual fue también el comienzo de la epidemia en los distintos municipios, desde el inicio temprano, a finales de junio, de localidades como Salvatierra o Sigüés hasta los brotes de Sos, Longás o la propia Artieda, que comenzaron entrado el mes de septiembre, y aún Castiliscar, donde se inició en octubre. La desaparición del cólera en el distrito se dilataría hasta fines de noviembre, cuando se dio por concluida la epidemia en Biel.

Tabla 38. Partido de Sos. Clasificación de municipios según mortalidad

Superior al 9%	Artieda.
Entre el 5-9%	Fuencalderas, Lorbés, Luesia, Ruesta, Tiermas.
Menor del 5%	Bagüés, Biel, Castiliscar, Escó, Lobera, Longás, Malpica, Navardún, Sádaba, Salvatierra, Sigüés y Aso, Sos, Uncastillo, Undués de Lerda, Undués Pintano, Urriés.

Dotación de facultativos

El partido de Sos tenía 18.766 habitantes y una baja densidad de población (15 habitantes por km^2), con una orografía montañosa en la mayoría del territorio. En ese contexto, el número de facultativos de medicina y cirugía con que contaban en el distrito y que se recogen en el listado[583] de inicios del año 1855, resultaba probablemente escaso y mucho más ante episodios epidémicos.

---

[582] MADOZ, P. *Diccionario…* Obra citada. Tomo XI, pág. 402.

[583] ADPZ. FGP-ByS. Listado de profesores de medicina y cirugía del partido de Sos, de 31 de enero de 1855. Caja 1113. En la misma signatura del archivo se encuentra el listado de profesores de farmacia, fechado a 30 de enero de 1855. Además de los pueblos señalados, se contrataban como anejos con los profesores de farmacia los siguientes: Biel tenía como

Tabla 39. Partido de Sos. Distribución de facultativos

Municipios con médico y cirujano	Biel, Luesia*, Salvatierra, Sos**, Tiermas, Uncastillo***, Urriés.
Municipios con médico	Sádaba.
Municipios con cirujano	Castiliscar, Ruesta, Sigüés, Undués de Lerda, Undués Pintano.
Municipios sin facultativos	Artieda, Bagüés, Escó, Fuencalderas, Isuerre, Lobera, Longás, Lorbés, Malpica, Mianos, Navardún, Pintano.
Profesores de farmacia	Biel, Luesia, Pintano, Sádaba, Salvatierra, Sos, Tiermas, Uncastillo, Urriés.

*   1 médico-cirujano, 1 cirujano.
**   3 médicos (uno, Subdelegado), 1 cirujano.
***   1 médico, 1 médico-cirujano, 1 cirujano.

Aunque en algún momento puede suponerse la presencia de un médico en la localidad de Pintano[584] y a pesar de que existe constancia del trabajo de un cirujano de 4.ª clase en Longás[585], sorprende el número de municipios sin asistencia facultativa en una zona con difíciles comunicaciones, en especial en el norte del partido. Esa desatención parece un factor esencial en los brotes de mayor mortalidad como Fuencalderas o Lorbés situados en entornos muy aislados y, muy especialmente por su magnitud, en el de Artieda.

Las noticias sobre recursos hospitalarios en el distrito son escasas según la documentación manejada, únicamente se encuentran referencias al respecto en las localidades de Biel, Sos y Uncastillo[586]. En estas dos últimas fueron seis las personas que precisaron algún socorro en cada uno de sus hospitales.

---

anejo Fuencalderas; Pintano, Undués Pintano; Sádaba, Castiliscar y Layana; Salvatierra, Castillo Nuevo y Burgui (ambas, localidades de Navarra); Sos, Gordués; Tiermas, el pueblo de Ruesta; y Urriés, los de Navardún y Longás.

[584] ADPZ. FGP-ByS. Listado de profesores del partido de Sos, de fecha desconocida. Carpeta Sanidad 1856, Facultativos. Caja 1114.

[585] ADPZ. FGP-ByS. Comunicación del fin de la epidemia en Longás, de 2 de noviembre de 1855. Atado letra L. Caja 1110. Se refleja en el certificado el papel del cirujano: *"(…) El Cirujano de 4.ª clase D. Estanislao Artiaga unico profesor en este pueblo, ha trabajdo incesantemente dia y noche socorriendo á la humanidad doliente con un celo, tino, y esmero, superior á todo elogio; pues como verá VE. el numero de victimas no guarda proporcion con los imbadidos (…)".*

[586] De acuerdo con los estadillos de respuesta a la circular inserta en el Boletín Oficial de la Provincia de Zaragoza n.º 68 de 28 de abril de 1857. ADPZ. Caja 1118.

La epidemia de Artieda

El lugar de Artieda era un pequeño municipio de 50 vecinos y 250 almas situado en un llano al sur del río Aragón[587]. Las descripciones de lo sucedido allí en el mes de septiembre de 1855 reflejan un desolador panorama que parece retrotraernos a epidemias más lejanas en el tiempo, pudiendo definirse como una situación de catástrofe. En cifras relativas, fue la localidad con mayor tasa de mortalidad de la provincia: fallecieron el 30,8% de sus habitantes. La afectación debió ser general, alcanzando oficialmente una tasa de ataque del 76% y una tasa de letalidad del 40,53%. La falta de todo recurso asistencial y la intensidad del brote impiden conocer con detalle el movimiento diario de enfermos y defunciones, pero las distintas fuentes escritas permiten reconstruir lo sucedido.

Las primeras noticias fueron proporcionadas por el capitán de la Milicia nacional de Ruesta, Gaspar Ascaso, quien se trasladó a Artieda "con obgeto de ventilar algunos intereses de familia" el día 11 de septiembre. Su relato resulta suficientemente expresivo:

> *"(…) atacado dicho pueblo del colera morbo asiatico, se ofrecio á mi vista uno de aquellos espectaculos que por insensible que un hombre sea no deja de comober su corazon. Fui a visitar al alcalde del mismo pueblo que se hallaba enfermo en cama atacado de la enfermedad, y me manifesto que esta habia principiado hacia unos ocho dias, siendo muy pocos los atacados que hayan podido vencerla, sin haber quien prestase ausilios y consuelos otro que el Maestro de 1ᵃˢ Letras, Comandante del Batallon de la M.N. a que da nombre dicho pueblo, pues como carecen de toda clase de facultativos (escepto un cirujano intruso que por su abanzada edad no podia atender á todos) y hasta de cura de almas, con la honradez y desprendimiento que le era caracteristico, su oficio era en estos dias recorrer los lechos de los enfermos, y ausiliarlos con medicamentos, socorros, y aquellas palabras de consuelo que son necesarias en tales casos, animando á los sanos para que siguiesen su ejemplo, y aun el mismo embolber en el sudario á los cadaveres y llevarlos a enterrar; pero en la madrugada de hayer [11 de septiembre], despues de ocho dias y noches de tantos trabajos é insomnios, fue tambien acometido, habiendo espirado á las pocas horas, dejando en la mayor horfandad a su esposa y cinco hijos menores de edad, que no contaban con otra fortuna que con el oficio y honradez del difunto.*
>
> *Corrida la noticia por el pueblo, visto que la parca habia arrebatado el unico que les serbia de consuelo y el mejor de sus amigos, una consternacion general se habia apoderado de todos, siguiendolo en su desgraciada suerte y en el espacio de dos horas mas de ocho defunciones, siendo diez y seis en total de las que hubo en el espacio de veinte y cuatro horas (…)"*[588].

---

[587] En el mapa de la provincia de Zaragoza de R. Alabern y E. Mabon de 1853 que se utiliza en estas páginas, a pesar de constar el signo cartográfico de Artieda junto al de Mianos, falta la rotulación de su nombre.

[588] ADPZ. FGP-ByS. Oficio del Capitán de la M.N. de Ruesta al gobernador, 12 de septiembre de 1855. Atado "R". Caja 1111.

Finalizaba el oficio solicitando el auxilio del gobernador ante situación tan crítica, señalando además que, fallecidos la mitad de los concejales y el propio maestro que también ejercía de secretario, el pueblo no podía valerse en nada. No hubo ninguna respuesta inmediata a esta petición de ayuda[589], por lo que el mismo alcalde solicitó la ayuda mediante oficio al Juzgado de Sos. Sería su titular de primera instancia, Juan de San Pedro, quien volviendo a solicitar ayuda a las autoridades provinciales[590], pondría en marcha por su cuenta los auxilios necesarios: sin esperar respuesta, enviaría hacia Artieda al comandante del puesto de la Guardia Civil de Sos,

"(…) con encargo mio para que obligara á los medicos, cirujano y algunos vecinos de los pueblos mas cercanos (…) con el fin de que auxilien á sus hermanos de Artieda, y aun hasta llevar un botiquin de los establecimientos inmediatos; pues alli por lo visto de todo se carece.

Tambien le he encargado que los enterramientos se hagan en sepulcros bastante profundos, y no suceda lo que ahora, que por enterrar los cadaveres demasiado someros, se ha corrompido la admosfera; para desinfectarla le he dicho que haga grandes hogueras alrededor del cementerio, y que reuna toda la cal que se pueda del pueblo para arrojarla sobre los cadaveres y sobre ella mucha tierra (…)"[591].

El comandante del puesto partió de inmediato junto con dos guardias y al paso por Ruesta ofició al médico, que se hallaba en Tiermas, para que se dirigiera a Artieda, donde llegaría la madrugada del día 16. Los guardias llegaron un día antes:

"(…) mi llegada fue á las 8 de la mañana del 15 encontrando en deposito 6 cadaberes que habian fallecido la noche anterior, a los que nadie se atrebia á dar sepultura, pues los pocos vecinos que no habian sido atacados se habia apoderado de ellos tal terror que no se atrebian [a] salir de sus casas; mi primer objeto fue dar sepultura á aquellos infelices, y poniendome despues de acuerdo con el Sr. alcalde (que tambien se hallava enfermo) dispuso que llevaran al pueblo y al cementerio una porcion de cargas de leña, de espliego y romero, (pues se percibia muy mal olor por aber algunos cadaberes mal enterrados) y despues de quemarlo todo hice llerrenar [sic] de tierra todo el sitio donde se habian abierto sepulturas, dedicandome despues con los guardias y el Regente Cura (que habia llegado aquel dia) D Manuel M.ª Lara a la asistencia de los enfermos y animacion de los pocos vecinos que los asistian, y vien sea por las espresadas medidas y por la grande inteligencia del Medico, ó porque la Divina Providencia se á compadecido de aquellos

---

589 En el margen del oficio consta la anotación con fecha ¡16 de septiembre! para que se oficie al Subdelegado del partido señalándole acuda con los medios a su alcance a socorrer al pueblo de ¡Ruesta!

590 ADPZ. FGP-ByS. Oficio del Juzgado de 1.ª instancia de Sos, de 14 de septiembre de 1855. Atado "S". Caja 1111. En el margen del oficio consta la respuesta gubernativa con fecha 16: enviar un ministrante que había ofrecido en su día sus servicios, siempre que estuviera de acuerdo, por ochenta reales diarios.

591 ADPZ. FGP-ByS. Oficio del Juzgado de 1.ª instancia de Sos, de 15 de septiembre de 1855. Atado "S". Caja 1111. En el margen del oficio, la respuesta gubernativa fue darle las gracias al titular del juzgado.

infelices, han hido disminuyendo las defunciones y ataques en tales terminos que hayer me retire a este pueblo, teniendo la satisfaccion de ver que los ataques eran muy pocos, y que no morian mas que alguno que otro, y estos por cometer escesos en la combalecencia (…)"[592].

Fueron los días de decrecimiento de la onda epidémica, cuyo período de mayor incidencia se produjo en condiciones de una absoluta desatención sanitaria. Oficialmente el brote se desarrolló desde el 4 de septiembre y por espacio de un mes, estimándose un gasto de 4.000 reales, especialmente en socorros y pago de medicamentos[593]. La distribución de casos y defunciones se recoge en la tabla 40.

Tabla 40. Casos de cólera y defunciones en Artieda. Septiembre-octubre 1855

	Invadidos	Muertos
Hombres	89	36
Mujeres	85	31
Niños	16	10
Total	190	77

El brote de Artieda fue el ejemplo extremo de las consecuencias que la epidemia produjo en no pocos lugares del ámbito rural con importantes carencias, tales como la desatención facultativa, el intrusismo o la falta de recursos y de organización local. También demostró que, tal como sucedería en muchos núcleos de la provincia, la respuesta a la enfermedad tuvo que ser necesariamente local, con la implicación de vecinos especialmente motivados y sin esperar a las soluciones tardías (o inexistentes) de las autoridades provinciales:

"Los abajo firmados Yndividuos del Ayuntamiento Constitucional y Junta de Sanidad del Pueblo de Artieda, partido de Sos, provincia de Zaragoza.

Certificamos: Que habiendo sido invadido este Pueblo atrocisimamente como es publico y notorio en toda la Provincia, de la enfermedad del colera morbo asiatico en los meses de agosto y septiembre ultimos, no habiendo en el Pueblo profesores de la ciencia de curar, el Maestro secretario de este Ayuntamiento y Comandante del Batallon de la M.N. de esta Provincia n.º 55, Don Mariano Mancho, se presto voluntariamente y sin pedir recompensa, á asistir á los acometidos,

---

[592] ADPZ. FGP-ByS. Oficio de la Comandancia de la Guardia Civil de Zaragoza al gobernador, de 24 de septiembre de 1855. Carpeta cólera en Artieda. Caja 1108. El oficio copia el enviado por el comandante del puesto de Sos con fecha 21 de septiembre.

[593] ADPZ. FGP-ByS. Estadillo de respuesta de Artieda, de 6 de mayo de 1857, a la circular inserta en el Boletín Oficial de la Provincia de Zaragoza n.º 68 de 28 de abril de 1857. Partido de Sos. Caja 1118.

ya para aplicarles medicinas, darles alimento, llegando su abnegacion hasta el punto de sacar los cadaveres del lecho del dolor, amortajarlos por si mismo y llevarlos á enterrar. Todos y tantos serbicios que hacia sin interrumcion [sic], tanto de noche como de dia, privandose continuamente del sueño tan necesario á la salud en tales casos, y hasta de tomar el alimento necesario á las horas regulares, todo por dedicarse á socorrer á sus convecinos, le acarrearon la muerte por dicha enfermedad, dejando en la mayor horfandad á su esposa D.ª Maria Yguacel y familia (…)"[594]

Tabla 41. Partido de Sos. Datos del brote de 1855 por municipios

Localidad	Habitantes	Invadidos	Muertos	Tasa de Ataque	Tasa de Mortalidad	Tasa de Letalidad
Artieda	250	190	77	76,00	30,80	40,53
Bagüés	230	2	2	0,87	0,87	100,00
Biel	1.400	700	57	50,00	4,07	8,14
Castiliscar	492	59	18	11,99	3,66	30,51
Escó	280	12	10	4,29	3,57	83,33
Fuencalderas	306	150	20	49,02	6,54	13,33
Isuerre	361	No hubo casos				
Lobera	500	12	6	2,40	1,20	50,00
Longás	500	193	22	38,60	4,40	11,40
Lorbés	256	56	17	21,88	6,64	30,36
Luesia	1.110	380	57	34,23	5,14	15,00
Malpica	246	2	1	0,81	0,41	50,00
Mianos	303	No hubo casos				
Navardún, Gordún y Gordués	340	19	5	5,59	1,47	26,32
Pintano	405	No hubo casos				
Ruesta	592	318	31	53,72	5,24	9,75
Sádaba	1320	96	25	7,27	1,89	26,04
Salvatierra	760	350	16	46,05	2,11	4,57
Sigüés y Aso	520	30	15	5,77	2,88	50,00
Sos	3.800	310	97	8,16	2,55	31,29
Tiermas	690	268	48	38,84	6,96	17,91

---

[594] ADPZ. FGP-ByS. Certificado del Ayuntamiento de Artieda, de 20 de abril de 1856. Carpeta Sanidad 1856, Cólera. Caja 1116

Localidad	Habitantes	Invadidos	Muertos	Tasa de Ataque	Tasa de Mortalidad	Tasa de Letalidad
Uncastillo	2.700	443	91	16,41	3,37	20,54
Undués de Lerda	600	200	11	33,33	1,83	5,50
Undués Pintano	330	73	15	22,12	4,55	20,55
Urriés	475	178	8	37,47	1,68	4,49
Totales	18.766	4.041	649	21,53	3,46	16,06

La población es la declarada por los Ayuntamientos excepto la señalada en cursiva, de estimación propia. Las tasas se expresan en porcentaje.

3.4.13. Partido judicial de Tarazona

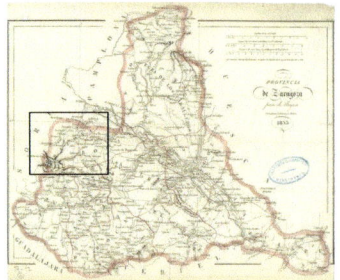

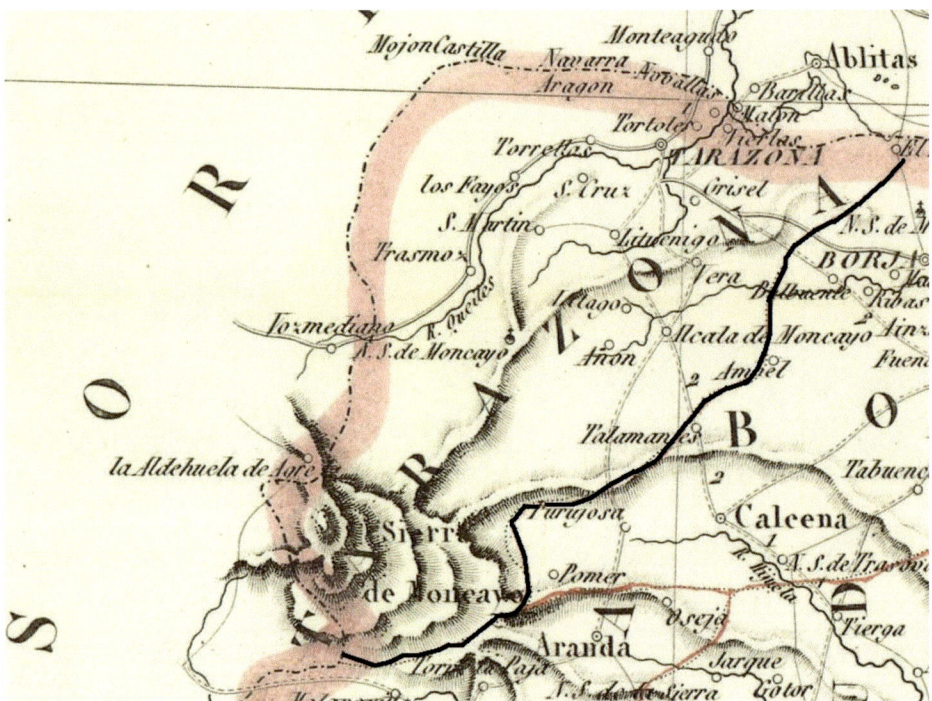

Adaptado del Mapa de la Provincia de Zaragoza de R. Alabern y E. Mabon. 1853. Fondos cartográficos del Instituto Geográfico Nacional.

En el partido judicial de Tarazona, la epidemia de cólera de 1855 produjo una tasa de mortalidad del 7,15%. Solamente en el de Ateca puede encontrarse una mortalidad superior. El impacto de la enfermedad fue relevante ya que fallecieron 1.155 de sus 16.144 habitantes, en el partido con menor población de la provincia y también el de menor tamaño. El cólera se extendió por todo su territorio, tanto en su orografía más montañosa, junto al Moncayo, como en la zona más llana de la ribera del Queiles, con la sola excepción de la pequeña localidad de El Buste, inferior a 500 habitantes y situada en el límite del partido de Borja y de la provincia de Navarra, donde no se produjo ningún caso.

La epidemia en el partido comenzó antes del verano de 1855, con los primeros casos en San Martín del Moncayo en el mes de mayo (hay que recordar que los primeros casos ingresados en el Hospital de Gracia de Zaragoza en el mes de abril procedían del partido de Tarazona) y progresivamente fueron apareciendo en el resto de localidades durante el mes de junio. Para mediados de julio estaba presente en todos los municipios, salvo la excepción descrita.

Tabla 42. Partido de Tarazona. Clasificación de municipios según mortalidad

Superior al 9%	Alcalá de Moncayo, Grisel y Samagos, Lituénigo, Los Fayos, San Martín de Moncayo, Santa Cruz de Moncayo.
Entre el 5-9%	Añón, Cunchillos, Malón, Tarazona, Tórtoles, Vera, Vierlas.
Menor del 5%	Litago, Novallas, Torrellas, Trasmoz.

Los municipios con mortalidad superior al 9% eran todos de escasa población, por debajo de 500 habitantes, siendo destacable también el impacto de la enfermedad en la ciudad de Tarazona en la que con poco más de 8.000 almas fallecieron 614 (un 7,64% de su población).

Dotación de facultativos

Los profesores de medicina y cirugía del partido se agrupaban en ocho localidades, con gran número de contratas como anejos con los Ayuntamientos de menor población. De igual forma, eran escasos los profesores de farmacia, solamente cinco, estando presentes únicamente en tres localidades del partido judicial. La dotación de facultativos al inicio del año 1855 era la siguiente[595]:

---

[595] ADPZ. FGP-ByS. Listado de profesores de medicina y cirugía del partido de Tarazona, de 30 de enero de 1855. Caja 1113. En la misma signatura del archivo (Caja 1113) se encuentra el listado de profesores de farmacia, de fecha 10 de enero de 1855. Como en el caso de los profesores de medicina y cirugía, las boticas, y especialmente las tres ubicadas en Tarazona, tendrían un buen número de pueblos anejos. Estos serían los siguientes: la botica de Gregorio González (Tarazona), tenía como anejas las localidades de Grisel, Lituénigo y San Martín del Moncayo; la de José Tutor (Tarazona), las de Litago, Los Fayos, Torrellas, Cunchillos y Novallas; la de Juan Juvera (Tarazona), las de Malón, Santa Cruz de Moncayo y Vierlas; por último, la farmacia de Vera tenía como anejos contratados los pueblos de Alcalá de Moncayo y Trasmoz.

Tabla 43. Partido de Tarazona. Distribución de facultativos

Municipios con médico y cirujano	Malón*, Tarazona**, Torrellas, Vera.
Municipios con cirujano	Añón, El Buste, Litago***, Novallas.
Municipios sin facultativos	Alcalá de Moncayo, Cunchillos, Grisel y Samagos, Lituénigo, Los Fayos, San Martín de Moncayo, Santa Cruz de Moncayo, Tórtoles, Trasmoz, Vierlas.
Profesores de farmacia	Añón, Tarazona (tres), Vera.

*   1 médico-cirujano, 1 cirujano.
**   3 médicos (uno, Subdelegado), 2 médicos-cirujanos, 1 cirujano sangrador, 3 cirujanos, 2 sangradores.
*** 1 sangrador.

Algunos facultativos de Tarazona tenían como anejos los pueblos de Tórtoles, Cunchillos, Grisel, San Martín de Moncayo y Vierlas. De igual forma el médico de Torrellas visitaba las localidades de Los Fayos y Santa Cruz de Moncayo, y el de Vera atendía a Alcalá de Moncayo, Trasmoz, Litago, Lituénigo y El Buste. Novallas era anejo del médico de Malón. Por tanto, todos los municipios del partido tenían su contrata estabecida de alguna manera, intentando asegurar la asistencia de medicina y de cirugía, aunque ello no evitaría las dificultades de atención sanitaria en el momento más álgido de la epidemia, cuando su propagación era completa en casi todo su territorio. De ello puede ser ejemplo lo acontecido en Añón, con una tasa de mortalidad del 7,5%, donde habrían tenido dificultades para recibir asistencia médica durante el brote epidémico:

> *"A la imbasión del colera morbo en esta villa fuimos abandonados de los Facultativos, razon por la que no pudo llevarse la Estadistica diaria cual se hallaba prebenido; asi que el numero de imbadidos ha sido sacado mediante la formación de una lista de todos los que se sabe padecieron de dicha enfermedad. El numero de defunciones por el libro obrante en poder del Sr. Cura parroco (…)"*[596]

También en el partido de Tarazona se produjeron muertes por cólera entre los facultativos. Existe constancia de que al menos dos médicos fallecieron por dicha causa, uno residente en Tarazona, Pedro Giménez y García, y el médico de Torrellas, Plácido Labanda[597]. La muerte de este último impidió conocer con exactitud

---

[596] ADPZ. FGP-ByS. Estadillo de respuesta de Añón, de 8 de mayo de 1857, a la circular inserta en el Boletín Oficial de la Provincia de Zaragoza n.º 68 de 28 de abril de 1857. Partido de Tarazona. Caja 1118. El alcalde de la localidad reconoce en sus observaciones la desprotección de la población por la falta de adecuada atención facultativa.

[597] ADPZ. FGP-ByS. Listado de profesores de medicina y cirugía del partido de Tarazona, de 17 de enero de 1856. Caja 1116.

el número de enfermos del municipio, de forma que los datos al respecto reflejados en el estadillo estarían muy por debajo de la morbilidad real[598]. Asimismo, en Santa Cruz de Moncayo, anejo a Torrellas para la asistencia médica, el fallecimiento de este facultativo supuso la contratación de uno de los médicos de Tarazona, Jorge Moreno, para asegurar la atención de sus habitantes[599].

En cuanto a recursos hospitalarios en el partido, solamente se tiene constancia de su existencia en las localidades de Tarazona y Torrellas. En el caso de Tarazona, con un elevado número de invadidos, 210 personas recibieron socorros en los dos hospitales de coléricos que se establecieron en el municipio durante el brote de 1855[600].

La epidemia en la ciudad de Tarazona

La Alcaldía constitucional de Tarazona comunicó al gobernador de la provincia la aparición de los primeros casos sospechosos de cólera en la ciudad con fecha 16 de junio, copiando lo notificado por el Subdelegado de medicina del partido:

"(…) Si bien en toda la quincena primera del corriente junio no se ha advertido otra novedad en la salud publica de esta población que la de haber precipitado su marcha algunas enferme-dades cronicas: no asi ha sucedido en la madrugada de hoy en la que se me han presentado dos casos sospechosos de colera morbo asiatico: y como se haya dicho que otros de igual naturaleza han sido asistidos por alguno de mis comprofesores, lo pongo en conocimiento de V (…)"[601].

Oficialmente pues, desde esa fecha se declararía la situación epidémica, reunién-dose la Junta municipal de Sanidad para la toma de acuerdos relacionados con las precauciones y prevenciones recogidas en las normas de actuación ante la epidemia colérica. Será también desde esa fecha cuando se comiencen a enviar los partes dia-rios de notificación con el movimiento de enfermos y defunciones.

El brote de cólera en Tarazona se prolongó hasta el 30 de agosto, es decir que estuvo presente a lo largo de dos meses y medio, si bien el período de mayor inci-dencia fue entre el 12 y el 31 de julio, comenzando a declinar la onda epidémica a partir de esta última fecha (gráfica 18).

---

[598] ADPZ. FGP-ByS. Estadillo de respuesta de Torrellas, de 7 de mayo de 1857, a la circular inserta en el Boletín Oficial de la Provincia de Zaragoza n.º 68 de 28 de abril de 1857. Par-tido de Tarazona. Caja 1118.

[599] ADPZ. FGP-ByS. Estadillo de respuesta de Santa Cruz de Moncayo, de 12 de mayo de 1857, a la circular inserta en el Boletín Oficial de la Provincia de Zaragoza n.º 68 de 28 de abril de 1857. Partido de Tarazona. Caja 1118. El coste de ese servicio se cifró en 500 reales de vellón.

[600] De acuerdo con los estadillos de respuesta a la circular inserta en el Boletín Oficial de la Provincia de Zaragoza n.º 68 de 28 de abril de 1857. ADPZ. Caja 1118.

[601] ADPZ. FGP-ByS. Oficio de la Alcaldía de Tarazona, de 16 de junio de 1855. Atado "T". Caja 1111.

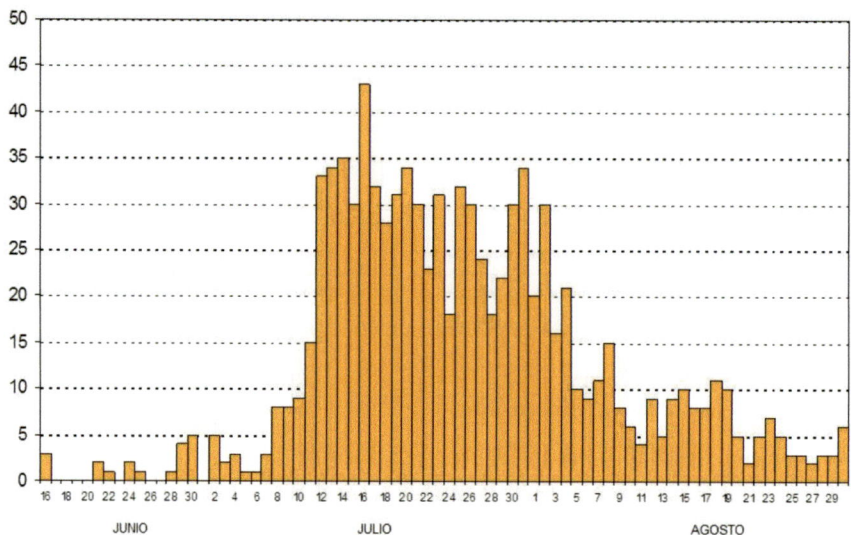

Gráfica 18. Casos de cólera en Tarazona. Junio-agosto 1855.

En los días más intensos del brote se produjo un episodio que demuestra la facilidad de las salidas individuales (la huida de la ciudad) entre los más acomodados y las tensiones sociales que debieron producirse ante la envergadura de la epidemia y su impacto en la población.

Con el incremento de los casos de cólera en la segunda quincena del mes de julio, la Comisión de socorros de la Junta local de Sanidad tenía grandes dificultades para la habilitación de camas en los dos hospitales de coléricos dispuestos para la atención a pobres, no habiéndole sido posible adquirir los colchones necesarios. Así las cosas, la Alcaldía envió notificaciones a todas aquellas familias con recursos que, habiendo salido de la ciudad para eludir la epidemia, se concentraban en casas de campo aisladas de su propiedad o de amigos o familia, más o menos cercanas a la ciudad. En ellas se les comunicaba que,

"(…) ha resuelto el Ayuntamiento prevenir á todas las familias que se hallan ausentes de esta poblacion que (…) se espera de sus filantropicas ideas comisionen persona que en union de la que designe la Junta de Sanidad procedan á la tasacion de dos colchones por familia de los que existan en las respectivas casas sin destino preciso para los indibiduos de las mismas y los entreguen previo el correspondiente pago de su valor á disposicion de la propia Junta; en la inteligencia de que de no hacerlo luego de recibido el presente oficio, se practicará dicha diligencia por la autoridad en la manera conveniente por exigirlo asi el interés del servicio sanitario (…)"[602].

---

[602] ADPZ. FGP-ByS. Oficio de la Alcaldía de Tarazona al gobernador, de 24 de julio de 1855. Atado "T". Caja 1111. Al comienzo del oficio se copiaba la notificación realizada a los propietarios con fecha 21 de julio.

Finalizaba la notificación solicitando su colaboración económica para sufragar los gastos destinados a los más desfavorecidos:

"(…) tambien se espera que las mencionadas familias tendrán á bien contribuir con el tanto en metalico que les permita su respectiva posición, asi como lo han verificado en el dia de ayer y hoy, los vecinos de alguna posibilidad que permanecen en sus casas para suvenir á los socorros de los enfermos invadidos de dicha epidemia existentes en los Hospitales parroquiales en razon á haberse apurado los recursos que primeramente se reunieron para este benefico objeto (…)"[603].

La contestación de uno de estos vecinos ausentes, que se había trasladado junto con varias familias a la llamada Torres de Linares, llevaría al alcalde a dejar la resolución del conflicto en manos del gobernador:

"(…) He leido el oficio que V.S. se ha servido dirigirme (…) y no puedo menos de manifestarle la estrañeza que me ha causado su contenido, tan poco conforme con el objeto de escitar la filantropia de los que aquí nos encontramos, unica atribución que en V.S. podemos reconocer. (…) contribuiremos con la cantidad metalica que nos permita nuestros intereses; que si el Ayuntamiento hace un reparto equitativo y justo con carácter estraordinario con arreglo á los haberes de los contribuyentes (…) contribuiremos igualmente; mas el ceder los colchones (…) no nos es posible, protestando respetuosamente desde ahora todo acto violento que se ejecute en nuestras casas para dirijirnos en queja y responsabilidad por los perjuicios contra V.S. ó contra la Autoridad que lo autorice (…)"[604].

No hay constancia en el ADPZ de la resolución del conflicto, que refleja el procedimiento de las clases altas para intentar escapar de la enfermedad. El número de personas que recibieron algún tipo de socorro económico en los hospitales de la ciudad fue de 210, del sector de población más desfavorecido. El número total de invadidos notificado ascendió a 1.422 que, sobre una población de 8.035 habitantes, supuso una tasa de ataque del 17,7%. La tasa de mortalidad se elevó hasta el 7,64%, con un total de 614 defunciones, siendo la letalidad muy elevada, con una tasa de 43,18%. Todos estos indicadores estuvieron cercanos a la media del conjunto del partido judicial. De acuerdo con lo declarado por el Ayuntamiento, los gastos dedicados a hospitales, socorros y medidas de higiene y prevención supusieron un total de 22.235 reales de vellón[605].

---

[603] Íbidem.

[604] ADPZ. FGP-ByS. Oficio de la Alcaldía de Tarazona al gobernador, de 24 de julio de 1855. Atado "T". Caja 1111.

[605] ADPZ. FGP-ByS. Estadillo de respuesta de Tarazona, de 12 de mayo de 1857, a la circular inserta en el Boletín Oficial de la Provincia de Zaragoza n.º 68 de 28 de abril de 1857. Partido de Tarazona. Caja 1118.

Tabla 44. Partido de Tarazona. Datos del brote de 1855 por municipios

Localidad	Habitantes	Invadidos	Muertos	Tasa de Ataque	Tasa de Mortalidad	Tasa de Letalidad
Alcalá de Moncayo	270	62	33	22,96	12,22	53,23
Añón	1.400	189	105	13,50	7,50	55,56
Cunchillos	130	23	10	17,69	7,69	43,48
El Buste	488	No hubo casos				
Grisel y Samagos	467	164	60	35,12	12,85	36,59
Litago	536	30	22	5,60	4,10	73,33
Lituénigo	200	52	20	26,00	10,00	38,46
Los Fayos	300	80	30	26,67	10,00	37,50
Malon	586	171	39	29,18	6,66	22,81
Novallas	860	148	37	17,21	4,30	25,00
San Martín de Moncayo	348	49	40	14,08	11,49	81,63
Santa Cruz de Moncayo	200	64	20	32,00	10,00	31,25
Tarazona	8.035	1.422	614	17,70	7,64	43,18
Torrellas	790	45	35	5,70	4,43	77,78
Tórtoles	156	20	11	12,82	7,05	55,00
Trasmoz	228	20	7	8,77	3,07	35,00
Vera	1.000	103	64	10,30	6,40	62,14
Vierlas	150	13	8	8,67	5,33	61,54
Totales	16.144	2.655	1.155	16,45	7,15	43,50

La población es la declarada por los Ayuntamientos excepto la señalada en rojo, de estimación propia. Las tasas se expresan en porcentaje.

3.4.14. Partido judicial de Zaragoza

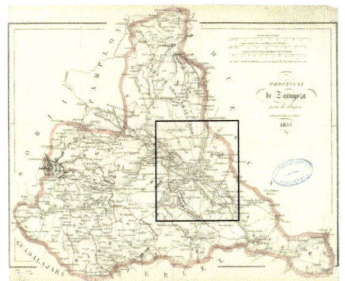

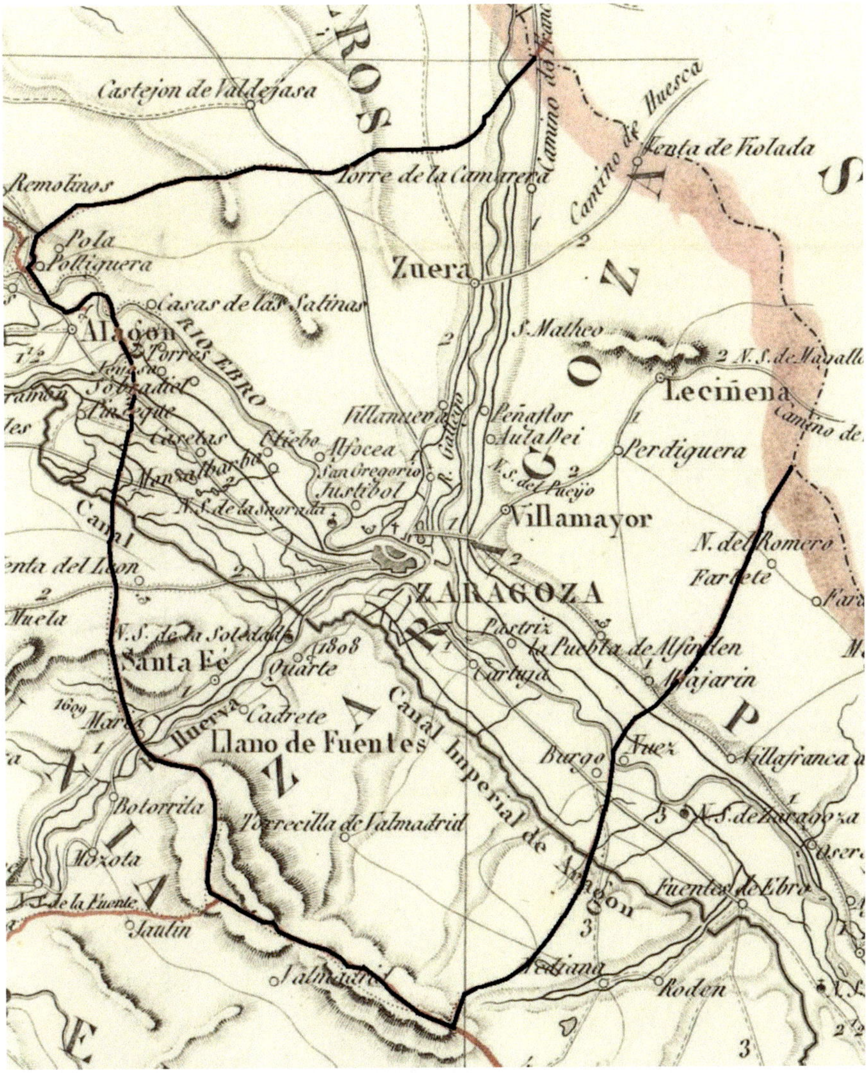

Adaptado del Mapa de la Provincia de Zaragoza de R. Alabern y E. Mabon. 1853.
Fondos cartográficos del Instituto Geográfico Nacional.

269

Como ya quedó reflejado anteriormente, en el mes de abril se detectaron los primeros casos de 1855 en el Hospital de Nuestra Señora de Gracia de Zaragoza. En el mes de mayo también aparecieron casos en algunos pueblos de la margen derecha del Ebro, dentro del partido judicial de Zaragoza, como Las Casetas o El Burgo. Durante el mes de junio la epidemia se extendería por buena parte del territorio del partido, resultando finalmente afectados 22 de sus 23 municipios (Perdiguera sería el único que resultó libre del cólera), prolongándose la presencia de la enfermedad a lo largo de todo el verano. Oficialmente, el cólera estuvo presente en la ciudad de Zaragoza entre el 1 de junio y el 20 de septiembre, aunque con casos aislados en meses anteriores y posteriores[606].

En cuanto a los datos de incidencia y mortalidad, el partido de Zaragoza fue el de menor impacto de toda la provincia en relación con su población. La ciudad de Zaragoza, donde se agrupaba una parte importante de los habitantes del partido (el 81,45%, de acuerdo con las cifras demográficas estimadas), tuvo una escasa tasa de ataque (1,56%) con una baja tasa de mortalidad (0,71%) si bien, como se verá más adelante, existen razones para pensar en una infravaloración del impacto en el área urbana. Con todo, la intensidad de la epidemia en la ciudad, en términos de incidencia y mortalidad, pudo ser similar o aun menor a la producida en el brote de 1854, contra lo sucedido en la mayoría de municipios de la provincia, en los que la tasa de mortalidad del brote de 1855 fue muy superior a la del otoño del año anterior.

En el conjunto del partido, la tasa de ataque fue del 3,35% y la tasa de mortalidad fue algo mayor del 1% (1,14%), sólo comparable a lo sucedido en el partido judicial de Caspe, sin que hubiera brotes en ninguno de sus municipios que superaran el 6% de tasa de mortalidad.

Tabla 45. Partido de Zaragoza. Clasificación de municipios según mortalidad

Entre el 5-9%	Monzalbarba, Pastriz.
Menor del 5%	Alfajarín, Cadrete, Cuarte, El Burgo, Juslibol y Alfocea, La Joyosa y Marlofa, Las Casetas, Leciñena, María, Peñaflor, Puebla de Alfindén, San Mateo, Sobradiel, Torrecilla de Valmadrid, Torres de Berrellén, Utebo, Villamayor, Villanueva de Gállego, Zaragoza, Zuera.

Dotación de facultativos

No se han hallado en el ADPZ referencias sobre el número y distribución de profesores de medicina y cirugía en el ámbito del partido judicial de Zaragoza,

---

[606] ADPZ. FGP-ByS. Evaluación de la epidemia de 1855 de la Comisión Permanente de la Junta provincial de Sanidad. Carpeta Sanidad 1855, Juntas de Sanidad. Caja 1107.

careciendo así de información pormenorizada sobre la dotación de facultativos en los municipios rurales pertenecientes a los dos distritos en los que se dividía el partido[607] y solamente pueden aportarse noticias indirectas y parciales de algunas localidades[608]. Respecto a profesores de farmacia, solo se han hallado referencias a los pertenecientes al distrito de El Pilar, tanto de núcleos rurales como de la ciudad[609].

Por lo que se refiere a la ciudad de Zaragoza, pueden manejarse otras fuentes de información para cuantificar el número de profesores y su evolución en épocas cercanas al período de estudio (tabla 46).

Tabla 46. Facultativos de la ciudad de Zaragoza. 1840-1850

Profesores	Año 1840*	Año 1850**
Médicos	27	41
Cirujanos	48	32
Boticarios	18	19
Albéitares	18	21

* Fuente: Jiménez, M. R. *El Municipio de Zaragoza durante la Regencia de María Cristina de Nápoles (1833-1840).* Institución Fernando el Católico. Zaragoza, 1979.
** Fuente: Madoz, P. *Diccionario geográfico-estadístico-histórico de España y sus posesiones de ultramar.* Tomo XVI.

A pesar del número consignado de médicos en la ciudad, no todos intervendrían en la atención a los enfermos de cólera en la hospitalidad domiciliaria. A la labor de los Subdelegados de medicina de los distritos de San Pablo y El Pilar, Dámaso Sancho y Vicente Bruno respectivamente, debe sumarse el de una corta

---

[607] Véase nota 292.

[608] En Zuera notificaron casos de cólera un médico y un doctor en Medicina y Cirugía (ADPZ. Partes de notificación. Atado Z. Caja 1111). Por su parte, en Villamayor se reclamaba con urgencia un segundo médico para la atención del elevado número de invadidos (ADPZ. FGP-ByS. Oficio de la Alcaldía de Villamayor. Atado de la U a la Z. Caja 1111). También hay referencias a la presencia de médico en Alfajarín (ADPZ. Caja 1108) y Puebla de Alfindén (ADPZ. Caja 1110).

[609] ADPZ. FGP-ByS. Listado de profesores de farmacia del distrito de El Pilar, 31 de enero de 1855. Caja 1113. Según el listado existían 12 farmacias urbanas en el distrito de El Pilar, una de ellas tenía como anejos a Cuarte, Cadrete y María; otra, a El Burgo de Ebro; y una tercera, a San Mateo y Monzalbarba. Además había farmacias en el Arrabal (con los anejos de Juslibol y Villafranca), Alfajarín, Villamayor, Puebla de Alfindén y Zuera. Algunos de los anejos descritos como Cuarte, Cadrete, Maria, El Burgo o Monzalbarba pertenecían al distrito de San Pablo, o incluso a otros partidos (Villafranca, al de Pina).

lista de facultativos que prestaron asistencia en el ámbito urbano de dichos distritos durante el brote de 1855, interviniendo en la notificación de casos[610]: en el distrito de San Pablo, Florencio Ballarín, Francisco Pratosi, Pablo Lozano y Ena, Cristóbal Boira, Pablo Cristóbal, Jacinto Corralé, Benedicto Paricio, Gabriel García y Pablo Bachiller; en el distrito de El Pilar, Simón Moncín, Joaquín Vicente y Malo, Mariano Calvo, Diego Lamana y Fernando Ascaso.

A ellos hay que añadir los médicos del Hospital de Nuestra Señora de Gracia, Manuel de la Muela, Joaquín Melendo, José Gea, Vicente Ciruelo, Nicolás Arrese, Roque Bello y Liborio de los Huertos. La dotación de facultativos en este Hospital constaba de cinco médicos de número (o directores facultativos), dos médicos de entradas, un practicante mayor, siete cirujanos curadores o de aparato, 12 practicantes y 36 hermanas de la caridad. A ellos se añadían nueve asistentes o enfermeros y un número indeterminado de criadas, además de vicario, tres pasioneros y un sacristán[611].

Debe subrayarse la importancia del Hospital provincial en la atención de los enfermos de cólera, y no solo entre los de la ciudad de Zaragoza sino también, como ya se vio en la descripción de los primeros casos de 1855, de los que provenían de otros lugares de la provincia y aun de fuera de la misma. Junto a este recurso hospitalario, otras localidades del partido de Zaragoza contaron con hospitales para la atención a menesterosos, entre ellas Monzalbarba, Puebla de Alfindén, San Mateo, Utebo o Zuera[612].

La epidemia en la ciudad de Zaragoza

Con los primeros casos descritos ocurridos el 26 de abril en el Hospital civil se inició el brote de cólera de 1855 en la ciudad de Zaragoza, que se prolongaría por espacio de casi cinco meses, alcanzando su mayor intensidad durante el mes de julio y disminuyendo progresivamente hasta finalizar en los últimos días de septiembre. De acuerdo con la reseña del brote elaborada por los dos Subdelegados de medicina, su amplia duración se habría correspondido con lo elevado del número de habitantes del municipio, en comparación con lo sucedido en otras localidades de menor población del partido:

"(…) [La epidemia] *ha guardado cierta proporción con el número de vecinos: cuanto mayor ha sido este mas tiempo tambien ha durado la plaga colérica (…)*"[613].

---

[610] ADPZ. FGP-ByS. Listado de profesores que notificaron casos de cólera en la atención domiciliaria. Partes diarios de notificación de los distritos de San Pablo y El Pilar. Caja 1112.

[611] *Topografía médica de la ciudad de Zaragoza…* Obra citada.

[612] De acuerdo con los estadillos de respuesta a la circular inserta en el Boletín Oficial de la Provincia de Zaragoza n.º 68 de 28 de abril de 1857. ADPZ. Caja 1118.

[613] ADPZ. FGP-ByS. *Reseña histórica de la epidemia del Cólera-morbo que reino en esta Ciudad en el año 1855.* Caja 1170.

El Hospital civil continuó recibiendo casos de cólera a lo largo de todo el mes de mayo, aunque de forma esporádica y no en gran número. A partir del 7 de junio, los ingresos fueron de dos a tres diarios, para seguir incrementándose en la segunda quincena a un ritmo mayor y alcanzar sus máximos de ingresos y muertes en el mes de julio. Sin contabilizar los casos iniciales y teniendo en cuenta la ausencia de algunos partes de notificación del mes de junio, los enfermos de cólera que ingresaron en el Hospital hasta el 18 de septiembre fueron 268, de los que fallecieron 114 (el 42,5%)[614]. En el período entre el 14 de junio y el 29 de agosto el número de ingresos en el Hospital se recoge en la curva epidémica de la gráfica 19.

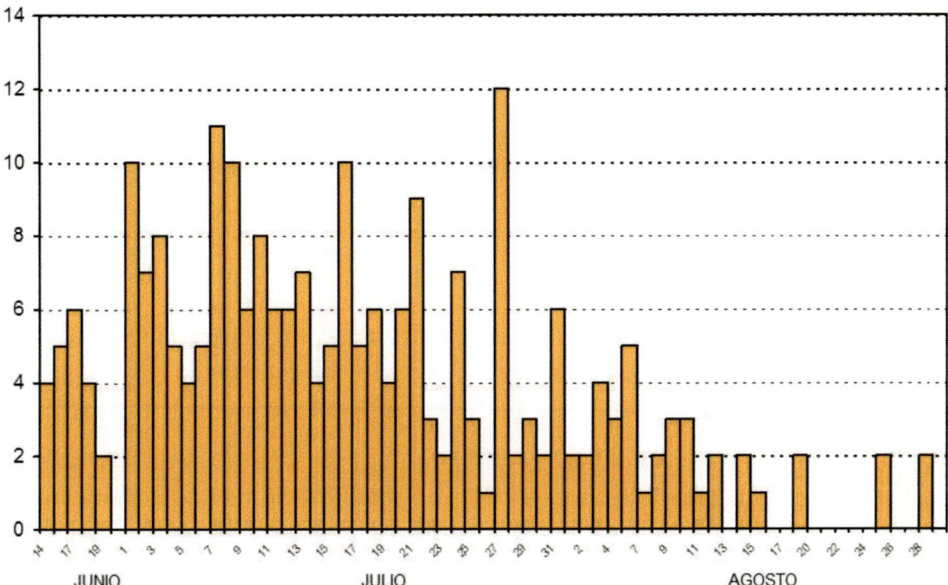

Gráfica 19. Ingresos por cólera. Hospital de N.ª Sra. de Gracia. Zaragoza, junio-agosto 1855.

Sin embargo, otra fuente de información[615] con mayor exhaustividad respecto al período epidémico (del 26 de abril al 25 de septiembre) recoge para el Hospital de Gracia un número total de ingresos por cólera de 322, de los que fallecieron 144 (el 44,7%).

Al contrario que en el brote del año anterior, la atención hospitalaria a los coléricos en Zaragoza se prestó en el edificio del Hospital de Gracia, sin que se

---

[614] ADPZ. FGP-ByS. Oficios del Hospital Nuestra Señora de Gracia del 6 al 30 de mayo de 1855. Atado Hospital de Gracia. Caja 1112.

[615] *Topografía médica de la ciudad de Zaragoza…* Obra citada.

habilitaran de nuevo los locales del Cuartel de Convalecientes. Joaquín Melendo, quien fuera director del Hospital del Pilar en 1854, recordaría en el mes de abril al gobernador, como ya se ha dicho, su disponibilidad para cualquier tarea o recurso que pudiera habilitarse para el tratamiento de los posibles enfermos de cólera, pero nada llegó a concretarse y la atención se continuó prestando en el Hospital no sin dificultades: el incremento de ingresos en el mes de julio motivó la propuesta de establecer turnos de guardia entre aquellos facultativos de ejercicio libre en la ciudad; un buen número de contestaciones a la propuesta fueron negativas, aduciendo variadas razones (ejercer el método homeopático, no poder desasistir a una numerosa clientela, asistir a los enfermos de la guarnición militar, etc.). Finalmente y ya acabando el mes de julio, los propios facultativos del Hospital solicitaron al gobernador poder pagar a sus expensas dos médicos de entradas, dando aquel su aprobación[616]. En cuanto a Joaquín Melendo, con fecha 14 de julio se trasladaría a la ciudad de Barbastro comisionado por el gobernador civil ante la petición de ayuda hecha desde el Gobierno de la provincia de Huesca, que había comunicado la gravedad de la epidemia en la citada ciudad[617]. A Barbastro se habían desplazado unos días antes otros dos médicos zaragozanos para apoyar a los médicos locales en labores asistenciales, el día 8, José Lasala y el día 12, Pedro Campí[618].

No se han encontrado referencias sobre la actividad y funcionamiento del Hospital militar durante el período epidémico de 1855, aunque puede suponerse que, como en el año anterior, estuvo prestando asistencia a la tropa de la guarnición de la ciudad.

Por su parte, los enfermos atendidos en hospitalidad domiciliaria siguieron un patrón temporal similar a lo visto en el Hospital. Las curvas epidémicas obtenidas con los datos de los partes diarios disponibles notificados en ambos distritos[619] permiten establecer el curso de la epidemia en la capital de la provincia (gráficas 20 y 21), advirtiéndose que la mayoría de los casos se agruparon durante el mes de julio tanto en el distrito de El Pilar como en el de San Pablo.

---

[616] ADPZ. FGP-ByS. Cartas de contestación de facultativos. Carpeta Sanidad, Contestaciones de médicos. Caja 1107.

[617] ADPZ. FGP-ByS. Notas sobre ofrecimientos de médicos para desplazarse a otras localidades. Carpeta Sanidad 1855, Reales órdenes. Caja 1113.

[618] ARCARAZO GARCÍA, L. A.; LORÉN TRASOBARES, M.ª P. Las epidemias de cólera-morbo asiático del siglo XIX y su repercusión en la ciudad de Barbastro. *Somontano*, n.º 8, 2006, págs. 43-94.

[619] ADPZ. FGP-ByS. Carpetas con partes de notificación de casos de cólera entre junio y septiembre de 1855 de los distritos de San Pablo y El Pilar. Caja 1112.

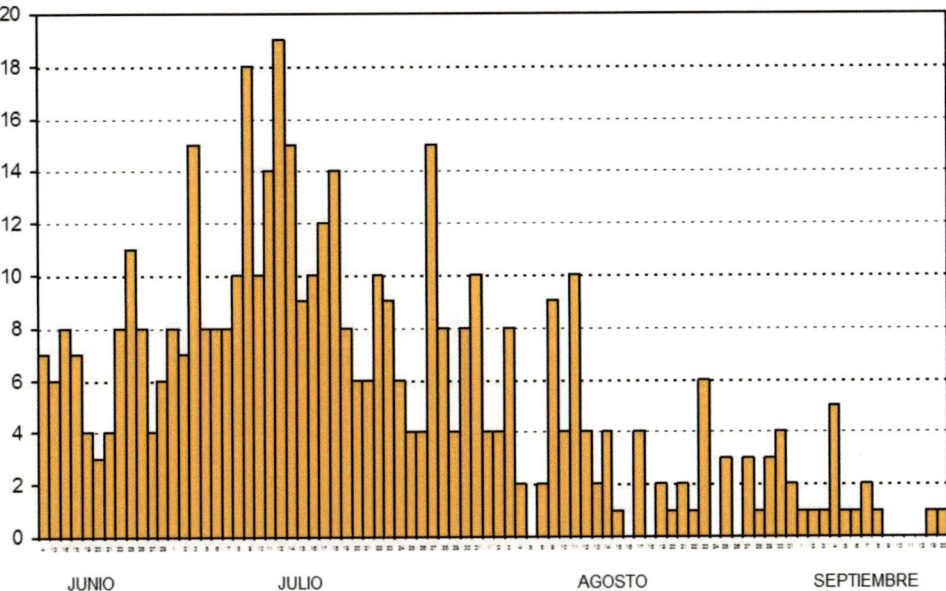

Gráfica 20. Casos de cólera en el distrito de El Pilar. Hospitalidad domiciliaria. Zaragoza, junio-septiembre 1855.

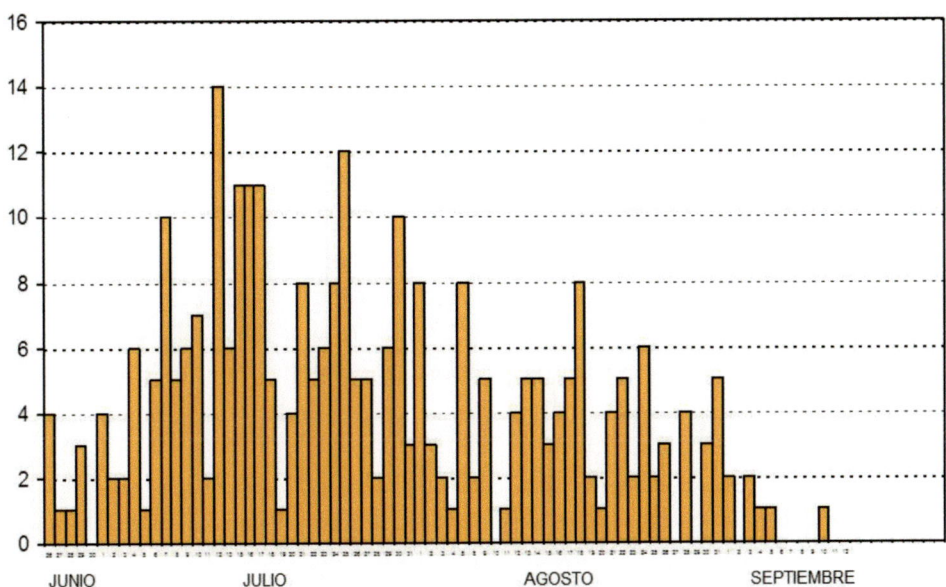

Gráfica 21. Casos de cólera en el distrito de San Pablo. Hospitalidad domiciliaria. Zaragoza, junio-septiembre 1855.

A pesar de la ausencia de partes en algunos días del período epidémico puede reconocerse el perfil ascendente hasta los días centrales de julio, momento en que se habría alcanzado la mayor incidencia, para declinar progresivamente durante el resto del verano. Respecto al número total de casos y fallecidos, las fuentes utilizadas aportan distintas cifras[620], asumiendo finalmente las notificadas por el Ayuntamiento de la ciudad según el interrogatorio de la circular de 28 de abril de 1857, fuente utilizada en otros casos ante la ausencia de cifras comunicadas por los municipios una vez finalizada la epidemia. En la tabla 47 se recoge la información de casos y defunciones en la hospitalidad domiciliaria desagregados por los dos distritos de acuerdo con la fuente citada:

Tabla 47. Casos de cólera y defunciones en la ciudad de Zaragoza. Hospitalidad domiciliaria. Junio-septiembre 1855

	Invadidos	Defunciones
Distrito El Pilar	435	165
Distrito San Pablo	277	166
Total Zaragoza	**712**	**331**

Fuente: Ayuntamiento de Zaragoza, 1857.

La información aportada por los Subdelegados en su memoria final del brote a la que se ha hecho referencia (figura 12) incluye la desagregación por sexo y edad, con algunas diferencias en las cifras, especialmente en el caso de las defunciones. Teniendo en cuenta la suma de mujeres y niñas, la distribución por sexo de estos datos refleja la afectación mayoritariamente femenina, tanto en lo referido a los casos (el 59,27%) como a las muertes (el 56,31%). En cuanto a la edad, asumiendo que los niños y niñas reflejados en la figura 12 eran menores de diez años (como se consignaba en la información de los propios Subdelegados en el brote de 1854), el cólera de 1855 en Zaragoza afectó claramente a los adultos: el 83,37% de los invadidos (52,35% mujeres y 31,02% hombres) y el 77,25% de los fallecidos (48,27% mujeres y 28,88% hombres).

---

[620] Se han valorado tres fuentes de información diferentes: los partes diarios de notificación durante el período epidémico, la reseña de los Subdelegados citada, fechada a 21 de diciembre de 1855 y, por último, el interrogatorio basado en el modelo de notificación de la circular inserta en el Boletín Oficial de la Provincia, de fecha 28 de abril de 1857. No hay gran variabilidad respecto a los casos (entre 688 y 722) aunque si respecto a las defunciones, con un rango entre 238 y 331. Las cifras más bajas, tanto de casos como de defunciones, las proporcionan los partes diarios que adolecen, como se ha dicho, de falta de exhaustividad. En cuanto a la reseña de los Subdelegados, no refleja la información desagregada por distritos, aunque sus datos globales se acercan a los comunicados por el interrogatorio referido y proporcionan información desagregada por sexo y edad (adultos y niños).

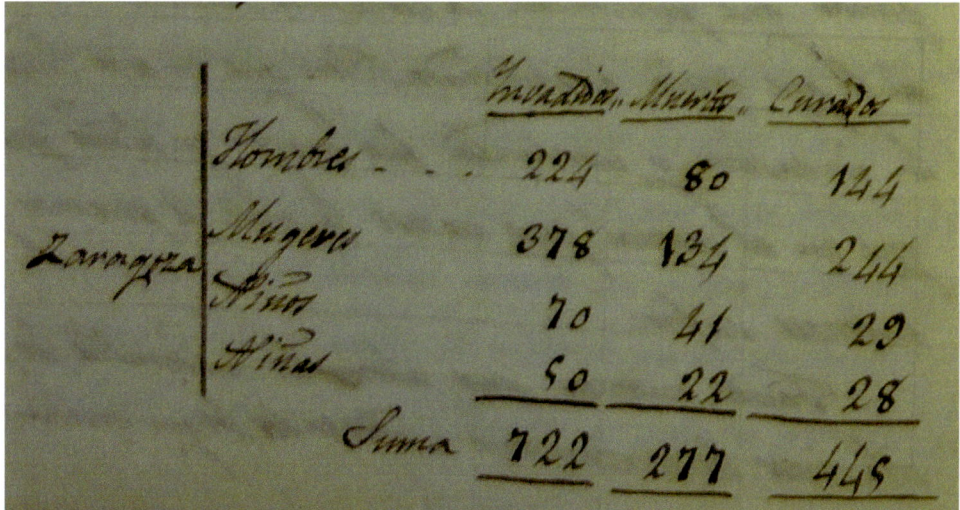

Figura 12. Casos de cólera y defunciones en la ciudad de Zaragoza. Hospitalidad domiciliaria. Junio-septiembre 1855. (Fuente: Memoria de los Subdelegados de medicina, 1855).

Respecto a la cifra de defunciones, sobre la que existe una mayor diferencia entre las dos fuentes de información reflejadas anteriormente, es probable que en ambas exista una subdeclaración. Ello puede deducirse al tener en cuenta las defunciones ocurridas en la ciudad de Zaragoza durante el quinquenio 1852-56, y en concreto durante los terceros trimestres de dicho período (tabla 48).

Tabla 48. **Defunciones Tercer Trimestre. Zaragoza Ciudad. 1852-1856**

	Defunciones Tercer Trimestre
Año 1852	923
Año 1853	737
Año 1854	672
Año 1856	688
Año 1855	1.300

La media de defunciones de los cuatro trimestres que pueden establecerse como referencia es de 755, por lo que la sobremortalidad estimada para el tercer trimestre del año 1855, cuando el cólera generó su mayor impacto en la ciudad, es de 545 muertes, cifra superior a la notificada por el Ayuntamiento de Zaragoza en 1857 y a la consignada en la memoria de los Subdelegados, aun sumándole a estas los fallecimientos en el Hospital civil.

Para concluir la referencia a las cifras del brote de 1855 en Zaragoza, puede estimarse la posible influencia del cólera en la mortalidad infantil. A tal efecto, se resumen en la tabla 49 los datos de los bautizos celebrados en la ciudad y las defunciones en menores de un año durante el quinquenio 1852-1856[621].

Tabla 49. Bautizos celebrados en la ciudad de Zaragoza y defunciones en menores de un año de edad. 1852-1856

	Nacidos de legítimo matrimonio	Nacidos fuera de matrimonio	Total Nacidos	Defunciones en menores de 1 año
Año 1852	1.756	389	2.145	456
Año 1853	1.810	348	2.158	473
Año 1854	1.835	331	2.166	466
Año 1855	1.900	320	2.220	764
Año 1856	1.862	359	2.221	563

El cálculo de la mortalidad infantil[622] en Zaragoza, con los datos disponibles para el mencionado período y con una notable estabilidad de nacimientos durante los cinco años (asumiendo que todos los nacidos fueron bautizados), puede establecerse tal como se refleja en la tabla 50.

Tabla 50. Mortalidad Infantil. Ciudad de Zaragoza. 1852-1856

	Mortalidad Infantil
Año 1852	212,58
Año 1853	219,18
Año 1854	215,14
Año 1855	344,14
Año 1856	253,48

La importante variación de la mortalidad infantil que se produjo en el año 1855 y, en menor medida, en el año siguiente no parece corresponderse con las cifras de defunciones por cólera entre los menores a las que se ha hecho referencia en la

---

621   ADPZ. FGP-ByS. Carpeta de Estadísticas. Caja 1181.

622   Número de defunciones en el primer año de vida por cada mil nacidos vivos registrados.

hospitalidad domiciliaria (41 niños y 22 niñas), teniendo en cuenta además que es improbable que correspondieran solamente a niños menores de un año de edad. En los datos correspondientes a la Inclusa del Hospital provincial puede contrastarse este incremento en la mortalidad de los menores de dos años[623]:

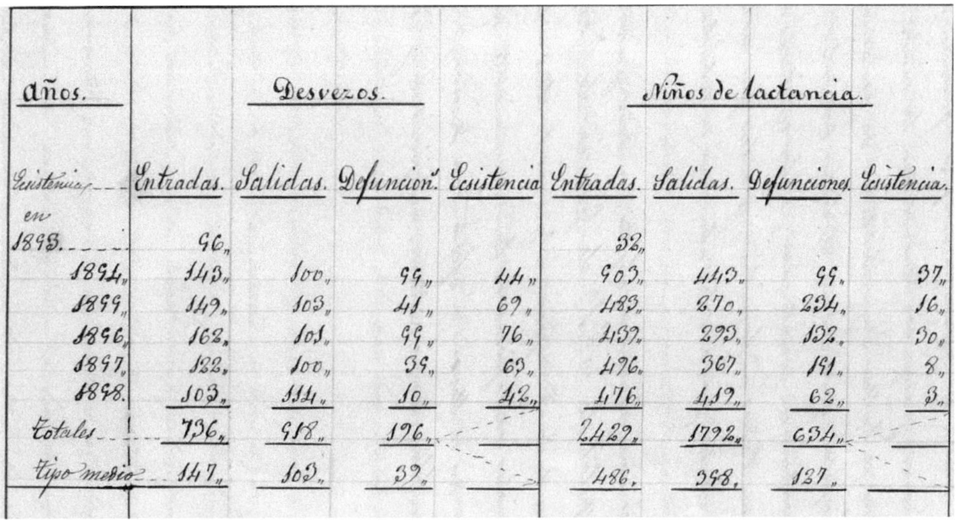

Años.	Desvezos. Entradas.	Salidas.	Defuncion.	Ecsistencia	Niños de lactancia. Entradas.	Salidas.	Defunciones.	Ecsistencia.
Ecsistencia en 1853	56				32			
1854	143	100	55	44	503	443	55	37
1855	149	103	41	69	483	270	234	16
1856	162	101	55	76	437	293	132	30
1857	122	100	35	63	476	367	151	8
1858	103	114	10	42	476	419	62	3
Totales	736	518	196		2429	1792	634	
Tipo medio	147	103	39		486	358	127	

Figura 13. Movimiento de expósitos en la Inclusa de Zaragoza 1854-1858 (fragmento). Fuente: *Topografía médica de la ciudad de Zaragoza.*

Mientras que durante 1855 no hubo entre los desvezos cambios en la mortalidad, puede observarse que entre los lactantes (menores de 2 años) la sobremortalidad es evidente: la media del quinquenio es de 127 muertes por año, alcanzando en 1855 las 234 defunciones. Parece poco probable que este exceso de muertes tuviera una causa infecciosa, teniendo en cuenta que está limitado a los menores de 2 años, sin afectación aparente de los mayores de esa edad, por lo que habrá que buscar la causa de este incremento en otros factores con mayor influencia en la mortalidad durante los primeros meses de vida, tales como crisis de subsistencias u otras situaciones sociales que no faltaron, como se ha relatado, durante 1855.

El motín de los leñadores, al comienzo del año, revelaba las dificultades de subsistencia de amplias capas de la población; las malas cosechas del verano, causadas por adversas condiciones atmosféricas (sequías en unos lugares, inundaciones en otros) o falta de brazos para la recolección debido a la epidemia, produjeron una grave situación de carestía; en fin, el amotinamiento de noviembre por la subida en el precio del

623 *Topografía médica de la ciudad de Zaragoza...* Obra citada.

pan puso de manifiesto el impacto de una situación desesperada entre la numerosa población jornalera de la ciudad. Parecen más plausibles esta razones para explicar el notable incremento de la mortalidad infantil, dependientes para su alimentación de madres o nodrizas con una más que probable deficiencia en su nutrición.

En definitiva, las cifras globales de la epidemia en la ciudad que han podido documentarse incluyen la información sobre casos y defunciones en la atención domiciliaria, comunicados por el Ayuntamiento con fecha 17 de mayo de 1857, y la información recogida en las páginas dedicadas al Hospital de Nuestra Señora de Gracia de la *Topografía médica de Zaragoza*. Estas cifras globales se expresan en la tabla 51.

Tabla 51. Casos de cólera y defunciones. Zaragoza Ciudad. 1855

	Invadidos	Muertos
Hospitalidad Domiciliaria	712	331
Hospital Civil	322	144
Total	**1.034**	**475**

De acuerdo con los datos referidos, el brote de 1854 en la ciudad de Zaragoza fue mayor en número de casos que el de 1855 (1.242 en aquel, 1.034 en este), aunque la mortalidad fue superior en 1855: utilizando los mismos denominadores de población, la tasa de mortalidad por cólera en 1854 fue de 0,6% frente al 0,76% de 1855, con un incremento en la letalidad desde el 30,51% al 45,93%, respectivamente. No puede concluirse nada al respecto ya que, como se ha dicho, la letalidad es uno de los indicadores menos sólidos en cuanto que depende de los criterios de definición (y consiguiente notificación) de la enfermedad.

Para los Subdelegados de medicina del partido el brote de 1854 tuvo un mayor impacto que el de 1855, sin que pudieran explicarlo con la distinta estacionalidad de ambos, ya que se consideraba más favorable para el desarrollo del cólera el período estival. Pero si en algo distinguieron ambos brotes fue respecto al perfil de los afectados:

"(…) En aquel [año 1854] *la mayor parte de los casos ocurrieron en la clase jornalera, en la de escasas fortunas, en los que continuamente cometen escesos de todas clases, en los que se espusieron á las continuas vicisitudes de la admósfera* [sic]. *En este fueron en mayor numero en la clase acomodada, en los que mas se sometian á precauciones higienicas (…)"*[624].

---

[624] ADPZ. FGP-ByS. *Reseña histórica de la epidemia del Cólera-morbo que reino en esta Ciudad en el año 1855*. Caja 1170.

Esta certeza les llevaría a preguntarse por la verdadera naturaleza de la enfermedad, sobre si el carácter del cólera en uno y otro brote era el mismo, sobre las influencias atmosféricas, en fin sobre los mecanismos de transmisión de la enfermedad y sobre los factores predisponentes de los acometidos, concluyendo que:

"(…) La influencia reinante ha sido siempre la misma; al principio se cebó donde mayores causas de insalubridad encontró; en los barrios bajos, húmedos y mal ventilados, en la gente que habita en ellos con casas de las mismas condiciones, entregada a toda clase de escesos, sufriendo los rigores de la miseria y de la escasez, y entregada a las faenas mas rudas, y trabajos mas penosos; por eso ahora ataca indistintamente á todas las clases de la sociedad, porque ahora tambien cunde el mal, se hace mas intenso, la influencia moral se apodera; la clase acomodada se previene y arregla con métodos caprichosos y extravagantes que pervierten la economia, haciendole salir de lo que tenia acostumbrado (…)"[625].

Puede decirse, en cualquier caso, que la epidemia de cólera en la ciudad de Zaragoza, en sus dos brotes, tuvo una moderada dimensión en comparación con lo sucedido en la mayor parte de municipios de la provincia, y sus indicadores (tasa de ataque y tasa de mortalidad) estuvieron muy por debajo de las cifras medias de la provincia.

Tabla 52. Partido de Zaragoza. Datos del brote de 1855 por municipios

Localidad	Habitantes	Invadidos	Muertos	Tasa de Ataque	Tasa de Mortalidad	Tasa de Letalidad
Alfajarín	550	77	15	14,00	2,73	19,48
Cadrete	600	20	5	3,33	0,83	25,00
Cuarte	210	8	3	3,81	1,43	37,50
El Burgo	652	62	14	9,51	2,15	22,58
Juslibol y Alfocea	487	14	6	2,87	1,23	42,86
La Joyosa y Marlofa	254	11	3	4,33	1,18	27,27
Las Casetas	257	8	4	3,11	1,56	50,00
Leciñena	1.200	160	47	13,33	3,92	29,38
María	700	18	12	2,57	1,71	66,67
Monzalbarba	460	48	23	10,43	5,00	47,92
Pastriz	753	51	45	6,77	5,98	88,24
Peñaflor	859	5	3	0,58	0,35	60,00

---

[625] Íbidem.

Localidad	Habitantes	Invadidos	Muertos	Tasa de Ataque	Tasa de Mortalidad	Tasa de Letalidad
Perdiguera	662	No hubo casos				
Puebla De Alfindén	600	84	25	14,00	4,17	29,76
San Mateo	734	43	12	5,86	1,63	27,91
Sobradiel	315	8	2	2,54	0,63	25,00
Torrecilla De Valmadrid	150	8	6	5,33	4,00	75,00
Torres De Berrellén	598	18	8	3,01	1,34	44,44
Utebo	659	45	15	6,83	2,28	33,33
Villamayor	1.050	219	52	20,86	4,95	23,74
Villanueva De Gállego	821	78	31	9,50	3,78	39,74
Zaragoza	62.721	1.034	475	1,65	0,76	45,94
Zuera	1.712	561	73	32,77	4,26	13,01
Totales	**77.004**	**2.580**	**879**	**3,35**	**1,14**	**34,07**

La población es la declarada por los Ayuntamientos excepto la señalada en cursiva, de estimación propia. Las tasas se expresan en porcentaje.

3.5. EPÍLOGO DE LA EPIDEMIA: CASOS DE CÓLERA EN 1856

Resulta difícil acceder a información precisa sobre el alcance y magnitud de la enfermedad en 1856 y los casos con que concluiría la segunda epidemia de cólera en la provincia de Zaragoza, aunque parece claro que en ese año solo alcanzaría cierta entidad en la capital. La falta de datos resulta evidente y ni siquiera parece que llegara a declararse de nuevo oficialmente una situación epidémica.

Solamente puede constatarse la aparición de la enfermedad en tres partidos judiciales, y allí lo hizo de una forma escasa y poco importante, sin gran trascendencia respecto al número de invadidos y defunciones ni excesiva duración en el tiempo, de forma que la epidemia no fue más allá del mes de noviembre de 1856.

Las primeras noticias localizadas en el ADPZ sobre el rebrote de la enfermedad en 1856 corresponden al caso de un hombre atendido en su domicilio del distrito de El Pilar el 16 de septiembre y fallecido a las pocas horas, tras sintomatología de varios días de evolución[626]. Poco después, el 20 de septiembre fallecería otro hombre en el Hospital civil, de forma casi inmediata a su ingreso, con claros síntomas

---

[626] ADPZ. FGP-ByS. Oficio del Subdelegado del distrito de El Pilar al gobernador, de 17 de septiembre de 1856. Caja 1119. El enfermo vivía en la calle Albardería y fue atendido por el médico Manuel Fornes.

de cólera morbo[627]. También en el Hospital civil fallecería con síntomas sospechosos una mujer de 70 años el día 8 de octubre[628].

Tabla 53. Casos de cólera y defunciones. Provincia de Zaragoza. 1856[629]

Partido judicial	Localidades	Invadidos	Muertos	Duración
La Almunia	Bardallur	14	6	10 días
	Figueruelas	1	1	horas
	Plasencia de Jalón	7	2	7 días
	Ricla	1	1	
Pina	Fuentes de Ebro	4	4	4 días
	Mediana	2	1	6 días
Zaragoza	Sobradiel	2	1	28 oct.-12 nov.
	Torres Berrellén	7	4	19 ag.-13 sept.
	Utebo	6		
	Zaragoza	136	60	13 oct.-6 nov.
	Zuera	1	1	
Total		181	81	

Desde esa fecha, se constataron varios casos más en la atención domiciliaria, notificados por el Subdelegado de El Pilar, Vicente Bruno[630], por lo que parece evidente que las fechas consignadas en la tabla anterior no se corresponden con el período del brote de 1856 en la ciudad de Zaragoza. Otras fuentes recogen un período diferente: entre el 20 de septiembre y el 17 de noviembre, fechas en las que habrían ingresado en el Hospital de Nuestra Señora de Gracia un total de 28 enfermos de cólera de los que habrían fallecido 22[631]. La confusión al respecto pudo tener que ver con una voluntad de ocultación por la autoridad provincial de este brote final de la epidemia, ocultación que se habría facilitado por su escasa incidencia.

627 ADPZ. FGP-ByS. Oficio del Hospital civil al gobernador, de 20 de septiembre de 1856. Carpeta Sanidad 1856, Cólera. Caja 1118. El oficio está firmado por los directores facultativos Manuel de la Muela, Vicente Ciruelo y Liborio de los Huertos.

628 ADPZ. FGP-ByS. Oficio del Hospital civil al gobernador, de 8 de octubre de 1856. Carpeta Sanidad 1856, Cólera. Caja 1118.

629 De acuerdo con los estadillos de respuesta a la circular inserta en el Boletín Oficial de la Provincia de Zaragoza n.º 68 de 28 de abril de 1857. ADPZ. Caja 1118.

630 ADPZ. FGP-ByS. Oficios del Subdelegado de El Pilar, de 11 y 12 de octubre de 1856. Carpeta Sanidad 1856, Cólera. Caja 1118. Dos casos, atendidos por los médicos Fernando Ascaso, Pablo Cristobal y el propio Subdelegado y que residían en las calles Predicadores y Torrenueva.

631 Topografía médica de la ciudad de Zaragoza… Obra citada.

El semanario *La Unión Médica de Aragón*[632] se hizo eco del desarrollo de un brote de cólera en el Hospital militar de Zaragoza bajo una escueta nota que titulaba *"Vino en mal hora"*:

> *"El sábado 27 del anterior mes* [septiembre] *se desarrolló el cólera de un modo brusco en el hospital militar de esta ciudad, cuéntanse á la fecha algunas defunciones cuyo número es de consideracion relativamente al de invadidos: ni en la poblacion ni en el hospital civil aparece ningun caso, cosa estraña á la verdad y cuya esplicacion no podemos darnos"*[633].

Nada había trascendido pues de los casos previos del mes de septiembre descritos anteriormente, tanto del Hospital civil como de la atención domiciliaria. En su siguiente número, *La Unión Médica de Aragón* continuaría informando de la evolución en el Hospital militar, bajo el título *"Sobre el huesped"*:

> *"Han cesado de presentarse nuevos casos de cólera en las enfermerías del Hospital militar, despues de haber sucumbido mas de la mitad de los atacados por tan cruel enfermedad; en la poblacion nada notable se observa hasta la fecha en que entra en caja nuestro periódico, tan solo podemos decir que han entrado en los tres dias últimos en el espresado establecimiento, seis soldados invadidos procedentes de las fuerzas acuarteladas en el castillo de la Aljaferia"*[634].

Finalmente, una semana después se reconocería un cambio de la situación, con la presencia de la enfermedad entre la población, aunque sería esta la última referencia del semanario médico al cólera de 1856 en la ciudad:

> ***Estado sanitario de Zaragoza****. Aunque no en tanto número, siguen presentándose algunos enfermos atacados del cólera de la clase de tropa, en el hospital militar y en los cuarteles; en la poblacion van ocurriendo algunos casos intensos, siendo la mayor parte de los invadidos pertenecientes al sexo femenino. Es cuanto podemos anunciar hasta hoy viernes* [17 de octubre] *dia en que entra en prensa nuestro periódico"*[635].

Parece pues, por la falta de noticias, que el cólera no tuvo mayor trascendencia entre la población de la capital de la provincia y, como se ha reflejado en los datos de la tabla 54, su impacto fue limitado. Más dudas se generan respecto al alcance de la epidemia en el contexto de los acuartelamientos, entre la clase de tropa, y no resulta fácil saber si los enfermos y fallecidos ingresados en el Hospital militar se contabilizaron en las estadísticas remitidas por la municipalidad en 1857. La

---

[632] *La Unión Médica de Aragón* era el periódico oficial de la Academia de Medicina y Cirugía de Zaragoza, de la Academia Quirúrgica-Cesaraugustana y del Instituto Farmacéutico aragonés. En su primera época editó 55 números semanales, entre el 20 de enero de 1856, su primer número, y el 8 de febrero de 1857.

[633] *La Unión Médica de Aragón*. Número 37, 5 de octubre de 1856.

[634] *La Unión Médica de Aragón*. Número 38, 12 de octubre de 1856.

[635] *La Unión Médica de Aragón*. Número 39, 19 de octubre de 1856.

preocupación en el ámbito militar continuó al menos durante unas semanas más, intentando indagar si la aparición del cólera entre la tropa era una situación singular o podía entenderse en el contexto de una nueva epidemia entre la población de Zaragoza: con fecha 29 de octubre, el Intendente militar de Aragón se dirigió al gobernador de la provincia en los siguientes términos:

"(…) me dirijo a V.S. á fin de que tenga la bondad de manifestarme aunque sea en calidad de reservado si en los meses de septiembre y actual han ocurrido algunos casos de colera en el vecindario de esta capital declarados tales por los facultativos de la Poblacion (…)"[636].

Ante la falta de contestación se reiteró la misma solicitud con fecha 5 de noviembre, pero la nota al margen del primer oficio permite suponer el sentido de lo que finalmente se comunicaría a las autoridades militares, y que confirma la actitud de las autoridades provinciales ante los casos de cólera aparecidos en los últimos meses:

"Contestese que desgraciadamente ha habido algun caso de la enfermedad epidemica que pregunta; pero que no habiendose desarrollado, ni tomado aumento no se ha declarado oficialmente y ya por fortuna ba disminuyendo de una manera notable"[637].

Esto confirmaría el interés de las autoridades en que no trascendiera la información más allá de los círculos oficiales, y aun en ellos sin proporcionar demasiados detalles. En cualquier caso, esta nueva aparición del cólera en Zaragoza resultaría singular, teniendo en cuenta que en provincias limítrofes, como Huesca, Lérida, Navarra, Soria o Teruel, la epidemia habría finalizado en 1855[638]. Con todo, puede afirmarse que la enfermedad que se había propagado en la provincia de Zaragoza desde septiembre de 1854, dos años atrás, finalizaría con este último goteo de casos. No hay constancia de que, en esta ocasión, se celebrara ningún *tedeum* en acción de gracias.

---

[636] ADPZ. FGP-ByS. Oficio de la Intendencia militar de Aragón al gobernador, de 29 de octubre de 1856. Carpeta Sanidad 1856, Cólera. Caja 1116.

[637] Íbidem. Nota al margen del oficio.

[638] GONZÁLEZ DE SÁMANO, M… Obra citada, tomo II, pág. 492. Sámano se refiere a las dificultades de conocer las fechas de inicio y conclusión de la epidemia en las diferentes provincias y se hace eco de lo que al respecto había reflejado *El Siglo Médico*.

3.6. RESUMEN DE LA EPIDEMIA DE CÓLERA 1854-56 EN LA PROVINCIA

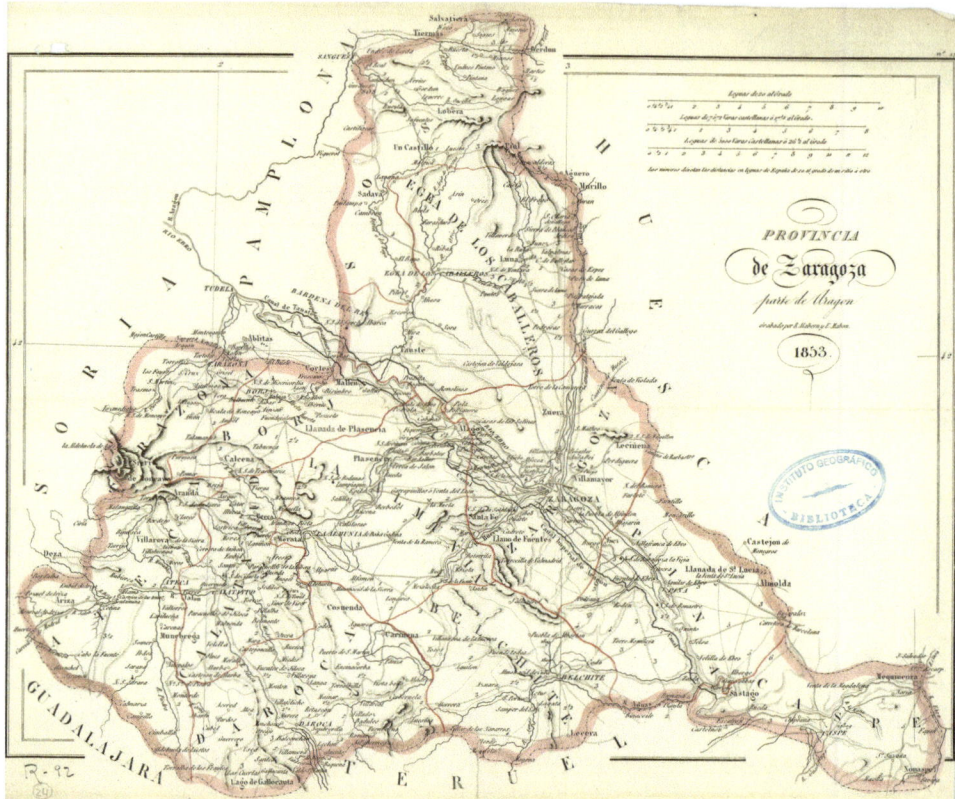

Mapa de la Provincia de Zaragoza de R. Alabern y E. Mabon. 1853. Fondos cartográficos del Instituto Geográfico Nacional.

3.6.1. El brote de 1854

La segunda epidemia de cólera en la provincia de Zaragoza comenzó el 10 de septiembre de 1854 en Mequinenza, muy probablemente propagada desde la vecina Cataluña, y se dilató en su primer brote hasta el 30 de diciembre, día en el que se habría producido el último caso descrito en Calatorao, partido de La Almunia. Abarcó, pues, todo el otoño de 1854 y, en especial, los meses de octubre y noviembre, con una desigual incidencia en la provincia, afectando a 9 de los 12 partidos judiciales (Zaragoza, Caspe, Pina, Ejea, Borja, La Almunia, Calatayud, Daroca y Belchite) y quedando libres de la epidemia, por tanto, los de Sos, Tarazona y Ateca. En la tabla 15 se incluye el resumen de los datos del brote distribuidos según partidos judiciales.

Quedó dicho en su momento que la mortalidad producida por el cólera en la ciudad de Zaragoza podría ser mayor que la reflejada en los partes y notificaciones, estimando la sobremortalidad, al comparar con las estadísticas de defunción en el período estudiado, en un 42% sobre las cifras oficiales (160 casos más de los notificados en el partido de Zaragoza), por lo que es probable que este primer brote produjese más de mil muertes en el conjunto de la provincia. En cualquier caso, la tasa de mortalidad por cólera en el otoño de 1854 estuvo muy por debajo del 1% de la población, lejos de la que se produciría unos meses después, durante el verano de 1855.

Tabla 54. Resumen de la epidemia de cólera en la provincia de Zaragoza. Brote de 1854

Partido judicial	Invadidos	Muertos	Tasa de Letalidad	Tasa de Mortalidad (X 1.000 Hab.)	Población 1855*	Duración del Brote
Zaragoza	1.242	379	30,51%	4,92	77.004	12 Sept. al 1 Dic.[1]
Caspe	1.144	177	15,47%	7,28	24.300	10 Sept. al 29 Nov.
Pina	200	58	29%	3,01	19.261	24 Sept. al 29 Dic.
Ejea	161	17	10,55%	1,03	16.394	21 Oct. al 4 Dic.
Borja	254	59	23,22%	2,43	24.222	12 Oct. al 20 Dic.
La Almunia	393	127	32,31%	4,39	28.868	1 Oct. al 30 Dic.
Calatayud	124	32	25,80%	1,05	30.472	7 Nov. al 22 Dic.
Daroca	95	38	40%	1,39	27.226	10 Nov. al 12 Dic.
Belchite	9	8	88,88%	0,41	19.052	6 al 23 de Nov.[2]
Total Provincia	3.622	895	24,71%	2,71	329.176**	10 Sept. al 30 Dic.

* Estimada. Elaboración propia.
** Añadiendo la población de los tres partidos restantes (Sos, Tarazona y Ateca).

[1] Se asume como primer caso en la Ciudad el notificado por Lamberto Guadan el 12 de septiembre.
[2] Son las fechas de la epidemia en Fuendetodos, única referencia completa en el partido.

Respecto a las cifras de letalidad reflejadas en la tabla, adolecen de los sesgos referidos a la definición de caso, y muestran una gran variabilidad en los diferentes partidos judiciales. Descartando Belchite, por el escaso número de datos, fueron Ejea y Caspe los partidos con menor letalidad (entre el 10 y el 15%) y Zaragoza, La Almunia y Daroca los de mayor, superando en los tres casos el 30%. Dadas las debilidades descritas en la recogida de los datos, la letalidad es solo un indicador orientativo de la gravedad de la epidemia, sin que puedan sacarse conclusiones sobre los factores que influyen en dicho indicador: la intensidad y gravedad del cuadro clínico y la eficacia de los planes terapéuticos utilizados.

La tasa de mortalidad por cólera en el período epidémico de 1854 fue de 3,35 por mil (utilizando la población de los 9 partidos judiciales donde consta su presencia). Realizando el cálculo sobre la población total de la provincia, para una mejor comparabilidad con el brote de 1855 o con otros brotes epidémicos del siglo, la tasa de mortalidad por cólera se situaría en 2,71 por mil. En cuanto a los datos por partidos judiciales, descartando una vez más Belchite por los motivos apuntados, las tasas más bajas correspondieron a Ejea, Calatayud y Daroca (alrededor del 1 por mil) y las más altas a Zaragoza y La Almunia (cerca de un 5 por mil), y especialmente Caspe, donde esta primera invasión produciría una tasa de mortalidad de 7,28 por mil habitantes. Teniendo en cuenta lo limitado de su extensión en la mayoría del territorio, afectando a un escaso número de localidades, parecen cifras realmente elevadas, si bien quedan muy por debajo de la tasa de mortalidad que alcanzaría la epidemia en el año siguiente.

En relación con el perfil de los afectados, los casos de cólera se produjeron, de forma mayoritaria, entre las clases más desfavorecidas, circunscribiéndose en muchos casos a los barrios o zonas caracterizadas por la pobreza de sus habitantes y las condiciones de habitabilidad más insalubres. Los médicos de la época atribuyeron estas diferencias en la distribución poblacional de la enfermedad a las carencias individuales que generaba la pobreza (mala alimentación, mal vestido y unas penosas condiciones de habitabilidad), presente en un amplio segmento de la población urbana y rural (jornaleros agrícolas, braceros, proletarios, mendigos,…). Los facultativos identificaron la pobreza como un claro factor predisponente de esta y de otras enfermedades endémicas y epidémicas.

Resulta evidente que tales condiciones de precariedad generaban un estado de debilitamiento general, terreno abonado para una evolución fatal del cólera; pero estas condiciones serían también causa directa del contagio por la mayor facilidad de contaminación de agua y alimentos, ligada a las deficientes situaciones de higiene individual y colectiva.

De los escasos datos sobre la distribución temporal de los brotes de 1854 en las distintas localidades puede concluirse que, en su mayor parte, los casos de cólera aparecieron en forma de pequeñas agrupaciones (presumiblemente domiciliarias) con una transmisión continuada, en un espacio de tiempo limitado y en situaciones higiénicas muy desfavorables. El moderado número de casos descartaría fuentes de infección ambientales de importancia, como por ejemplo, la contaminación de puntos generales de abastecimiento de aguas de consumo. Las propias características estacionales del otoño e invierno pudieron influir en ello, predominando la transmisión directa, por contacto con las deposiciones de enfermos o portadores, o bien a través de alimentos contaminados en reducidos agrupamientos de personas, siempre con más probabilidad, como se ha dicho, entre los sectores de población con menos recursos.

3.6.2. El brote de 1855

La epidemia en 1855 se generalizó por toda la provincia afectando a más del 90% de sus municipios: de un total de 313, fueron invadidos 286, quedando libres del cólera únicamente 27[639]. La mortalidad que produjo fue muy superior a la del año anterior en el que, como ha quedado reflejado, estuvo por debajo del 1% en todos los partidos judiciales y en el que la tasa media de la provincia fue del 0,27%. En 1855, la tasa de mortalidad fue 14 veces mayor, alcanzando el 3,79%, con un amplio rango entre los distintos partidos. La tasa de ataque fue del 13,96%, también con una gran amplitud en el rango, destacando la del distrito de Ateca, cercana al 30% de su población. En cuanto a la tasa de letalidad en la provincia, se situó en un 27,16%, con un rango entre el 16,06% del partido de Sos y el 43,5% del de Tarazona. En la tabla 16 se reflejan los indicadores básicos calculados, distribuidos según los distintos partidos judiciales de la provincia.

Tabla 55. Resumen de la epidemia de cólera en la provincia de Zaragoza. Brote de 1855

Partido judicial	Habitantes	Invadidos	Muertos	Tasa de Ataque	Tasa de Mortalidad	Tasa de Letalidad
Ateca	27.467	8.224	1.996	29,94	7,27	24,27
Belchite	19.052	4.200	1.295	22,04	6,80	30,83
Borja	24.222	5.185	1.127	21,41	4,65	21,74
Calatayud	30.472	4.688	1.634	15,38	5,36	34,85
Caspe	24.300	1.474	289	6,07	1,19	19,61
Daroca	27.226	4.207	1.546	15,45	5,68	36,75
Ejea	16.394	2.885	568	17,60	3,46	19,69
La Almunia	28.868	4.174	950	14,46	3,29	22,76
Pina	19.261	1.647	396	8,55	2,06	24,04
Sos	18.766	4.041	649	21,53	3,46	16,06
Tarazona	16.144	2.655	1.155	16,45	7,15	43,50
Zaragoza	77.004	2.580	879	3,35	1,14	34,07
Totales	329.176	45.960	12.484	13,96	3,79	27,16

Las tasas se expresan en porcentaje.

---

[639] El número de Ayuntamientos en 1855 coincide con el primer censo de 1857, un total de 313 variando solamente en la consideración de Rivas como municipio en 1855 (barrio de Ejea en 1857) y Alfocea, municipio en 1857 (agregado a Juslibol en 1855). El número de municipios en la provincia de Zaragoza según el *Diccionario* de Madoz era de 330.

Como puede observarse, hubo una gran variabilidad entre los distritos, siendo los de Ateca y Zaragoza los que marcaron los límites de mayor y menor impacto respectivamente, tanto en la tasa de ataque como en la de mortalidad, lo que proporciona cierta consistencia en los datos de incidencia, que pudieran ser los más cuestionables por las razones reiteradamente apuntadas. En referencia a la mortalidad, destaca el partido de Zaragoza en el que falleció solamente el 1,14% de sus habitantes, teniendo en cuenta el peso poblacional de la capital y su limitada afectación en relación con el conjunto de la provincia, donde la mortalidad tuvo la siguiente distribución:

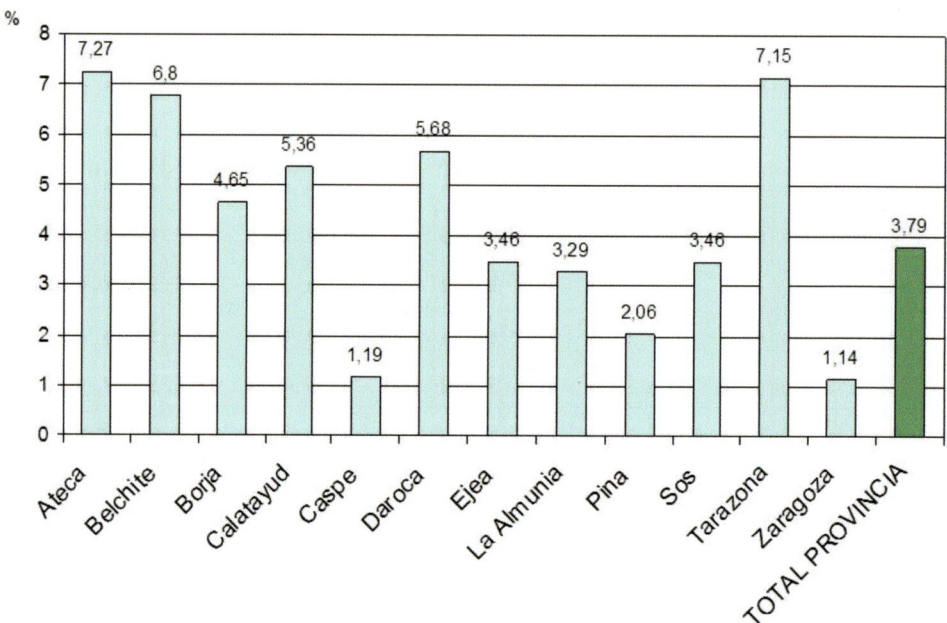

Gráfica 22. Tasas de mortalidad por cólera según partidos judiciales. Provincia de Zaragoza, 1855.

De acuerdo con este indicador, pueden agruparse los partidos judiciales en aquellos con alta mortalidad (superior al 5%), como Ateca, Tarazona, Belchite, Daroca y Calatayud; los de una mortalidad media (o cercana a la media provincial), como Borja, Ejea, Sos y La Almunia; y los de baja mortalidad, como el ya citado de Zaragoza, Caspe y Pina.

Esta distribución se correspondería geográficamente con ámbitos bien definidos: la zona central y baja del valle del Ebro, donde se agruparían los distritos con menor mortalidad; la franja del sur y oeste de la provincia, donde se habrían producido las mayores tasas; y el norte de la provincia y curso alto del Ebro, con tasas de mortalidad cercanas a la media provincial. No quedan claras las razones para estos agrupamientos geográficos en cuanto al impacto de la epidemia, ni tampoco parecen relacionarse con indicadores como la densidad de población de los partidos judiciales[640]:

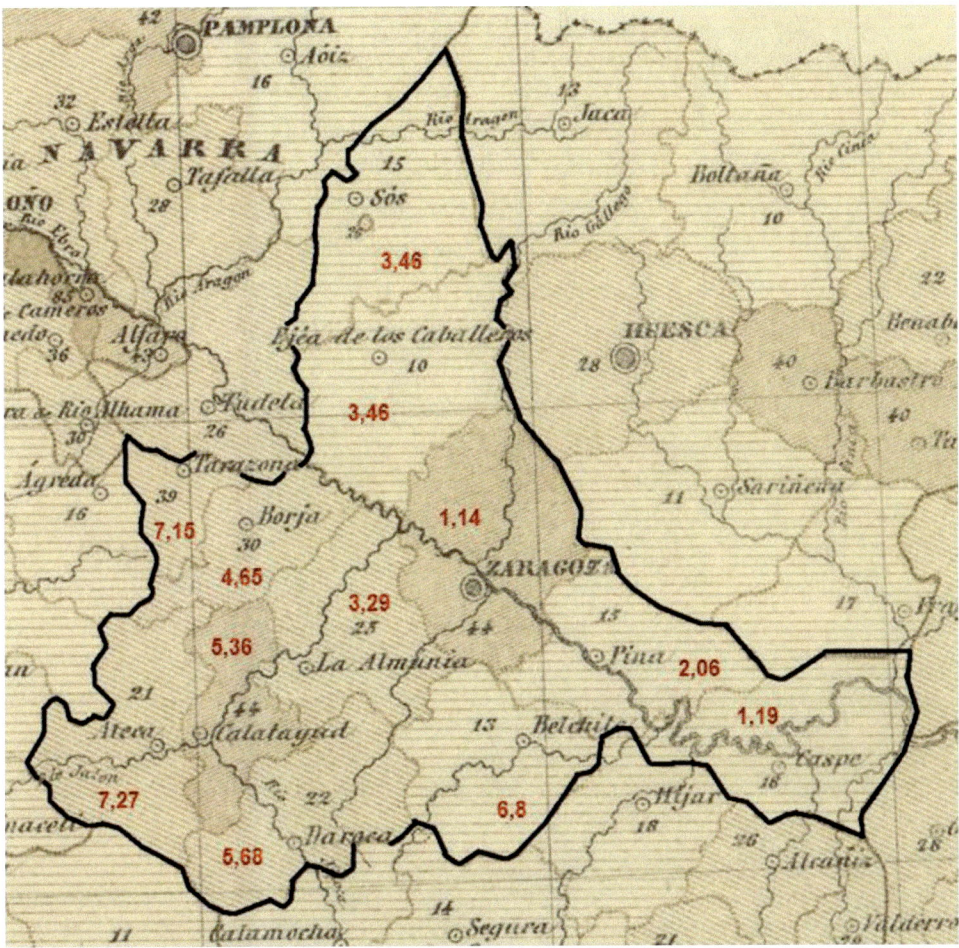

Figura 14. Tasas de mortalidad por cólera (en rojo) y densidad de población (en negro) por partidos judiciales. Provincia de Zaragoza, 1855. (Adaptado del Mapa de Francisco Coello y J. Reinoso, de 1861 según el censo de 1860. Instituto Geográfico Nacional).

La Comisión permanente de la Junta provincial de Sanidad elaboró una primera evaluación de la epidemia de 1855[641], donde se subrayaron los principales

---

[640] Adaptado del Mapa de densidad de población de España por partidos judiciales según censo de 1860. Francisco Coello y J. Reinoso. 1861. Instituto Geográfico Nacional.

[641] ADPZ. FGP-ByS. Manuscrito de la Comisión permanente de la Junta provincial, de 20 de noviembre de 1855. Carpeta Sanidad 1855, Juntas de Sanidad. Caja 1107.

problemas que a su juicio habían contribuido al desarrollo de la enfermedad y las propuestas que debían tenerse en cuenta en el futuro para evitar *"las criticas y dificiles circunstancias por las que desgraciadamente hemos atravesado"*. Ante el desconocimiento sobre las verdaderas causas del cólera y de medios de prevención eficaces, reconocían como instrumento indispensable una información estadística adecuada, con implicación de autoridades locales, Subdelegados y facultativos, y el cumplimiento de la normativa relacionada con la higiene y salud pública, en especial la contenida en las normas legales de preparación frente al cólera y en el apartado sobre la higiene pública del proyecto legislativo que se publicaría ocho días más tarde como primera Ley orgánica de Sanidad en España[642].

Pero fueron tres los aspectos que pusieron de relieve sobre el desarrollo de la recién concluida epidemia, considerando fundamental su mejora: en primer lugar, la reiterada y constante referencia a la situación de los cementerios en los pueblos de la provincia (muchos todavía dentro de las poblaciones) junto a las deficiencias en los enterramientos; en segundo lugar, las dificultades que se habían presentado para asegurar la asistencia facultativa en todos los núcleos de población, ante la escasez de profesores en el medio rural y la falta de normas que permitieran el envío de profesores que ejercían libremente la profesión, especialmente en la capital, hacia los pueblos epidemiados; por último y ligado al punto anterior, los problemas producidos para nombramientos de Subdelegados (*"vigorosas palancas de la maquina sanitaria"*) en los momentos más críticos de la epidemia, debido a la escasa información que se poseía en los Gobiernos civiles sobre las dotaciones de facultativos en los distritos.

Finalizaba el documento con una propuesta de circular sobre medidas inmediatas a tener en cuenta, que debía insertarse en el Boletín de la provincia[643]. Básicamente la circular instaba a recoger cuanta información fuera posible sobre la epidemia para poder elaborar un expediente completo sobre la misma, comprometiendo especialmente a los Subdelegados y facultativos de hospitales, presidios y otras instituciones benéficas al envío de una memoria detallada sobre las características del brote en sus respectivos ámbitos. Junto a esto, se instaba a los Ayuntamientos y Juntas de Sanidad a cumplir con las tareas de policía sanitaria para eliminar todo foco de insalubridad, poniendo especial acento en los cementerios (debían cons-

---

[642] Ley Orgánica de Sanidad de 28 de noviembre de 1855. Lamentablemente, como se ha dicho, el apartado *De la higiene pública* (Capítulo XVIII, art. 98) era realmente escueto: *"Las reglas higiénicas á que estarán sujetas todas las poblaciones del Reino, serán objeto de un reglamento especial, que publicará el Gobierno á la mayor brevedad, oyendo antes al Consejo de Sanidad."*

[643] La circular fue aprobada en sesión de la Comisión permanente de 27 de noviembre y publicada en el BOPZ de 8 de diciembre de 1855.

truirse fuera de poblado, allí donde no lo estuvieran, antes de la primavera siguiente). Por último, la circular hacía referencia a los aspectos asistenciales que habían caracterizado el brote en los pueblos de la provincia:

> "(…)8.ª Para cortar los conflictos que han tenido lugar en los pueblos por la falta de asistencia facultativa, los Ayuntamientos y mayores contribuyentes, deberán proveerse de sus correspondientes profesores, mediante espediente instruido ante la Excma Diputacion provincial procurando que no carezcan de tan interesante ausilio las clases menesterosas (…)"[644].

La Comisión permanente estableció como prioridad el conocimiento del desarrollo de la epidemia en los distintos distritos judiciales definiendo los aspectos que, a su juicio, pudieran tener mayor interés para comprender las características de la enfermedad. Para ello los Subdelegados debían remitir una memoria que reflejara,

> "(…) muy particularmente la marcha que ha seguido el colera en los distritos, especificando el tiempo que se ha detenido en cada pueblo, el modo presunto de propagarse de unas localidades á otras, si ha seguido la corriente de los rios, las carreteras publicas, la direccion de los vientos, ó ha ido abanzando hacia determinados puntos del glovo; como asimismo que temperatura y condiciones atmosfericas y de estacion han protegido su desarrollo, ó paralizado su marcha é intensidad. Las diferencias respectivas de localidad en cuanto á sus causas, formas, mortandad, caracteres y de tratamiento. Las medidas adoptadas y últimamente la estadistica general del partido conforme a los modelos circulados al efecto (…)"[645].

No se ha encontrado en el ADPZ ninguno de los documentos remitidos por los Subdelegados, tampoco información al respecto de establecimientos benéficos de la provincia, ni siquiera fragmentos o referencias de la memoria comprensiva global que debió elaborar la Comisión permanente para su envío al Gobierno de la nación.

Solamente pueden encontrarse datos oficiales sobre la incidencia y mortalidad del brote en el manuscrito de la mencionada Comisión de fecha 29 de abril de 1856, donde se recoge el resumen global sobre casos y defunciones en el conjunto de la provincia. Según esta fuente, habrían resultado afectados 253 núcleos de población, quedando libres del cólera 60, cifras bien distintas a las que resultan de esta investigación (286 pueblos afectados y 27 libres de la epidemia) y que se reflejan en la tabla 56.

En cuanto al número de afectados, las cifras oficiales consignaron 38.533 invadidos y 11.281 defunciones (frente a los 45.960 y 12.484 respectivamente, de la investigación). Las diferencias sobre casos y defunciones pueden provenir, al menos en parte, de las 33 localidades que no se contabilizaron como afectadas por la epidemia y, como se ha visto, sí lo estuvieron.

---

[644] El manuscrito de la circular se encuentra en el ADPZ, incluida en la Memoria de la Comisión permanente fechada el 29 de abril de 1856 (Carpeta Sanidad 1856, Cólera. Caja 1116).

[645] Punto 1.º de la citada circular de 8 de diciembre de 1855.

Tabla 56. Municipios afectados por la epidemia por partidos judiciales. Provincia de Zaragoza. Brote de 1855

Partido judidial	Habitantes	Total Municipios	Municipios Invadidos	Municipios Sin Cólera
Ateca	27.467	39	34	5
Belchite	19.052	21	21	0
Borja	24.222	25	23	2
Calatayud	30.472	34	32	2
Caspe	24.300	10	10	0
Daroca	27.226	48	42	6
Ejea	16.394	22	20	2
La Almunia	28.868	31	28	3
Pina	19.261	17	15	2
Sos	18.766	25	22	3
Tarazona	16.144	18	17	1
Zaragoza	77.004	23	22	1
Totales	**329.176**	**313**	**286**	**27**

Meses después de esta memoria de la Comisión permanente, *La Unión Médica de Aragón* publicaría un estadillo (figura 15) con datos desagregados por distritos, sexo y edad (mayores/menores de 12 años), comunicando que el 28 de junio de 1856 había sido disuelta la Comisión permanente, creada el 21 de julio de 1855, una vez que había cumplido con la tarea de reunir los datos necesarios para la elaboración del expediente general de la Provincia sobre la epidemia de 1855. Añadía que:

> *"Al dar á nuestros suscriptores las anteriores noticias, sentimos no poderlo hacer tan cumplidamente como quisieramos respecto á la estadistica circunstanciada y escritos que para el efecto ha pasado á manos de su digno presidente la ya citada comision; pero en cambio ofrecemos á los mismos el estado que seguidamente estampamos, el cual representa fielmente el resúmen general que figura al fin de la misma (…)"[646].*

No parece que trascendieran muchos más detalles respecto al brote epidémico de 1855 además del estadillo reproducido arriba. De hecho, en la *Topografía médica de Zaragoza*, elaborada presumiblemente en 1859, se reconoce la dificultad para conseguir datos sobre la epidemia en Zaragoza:

---

[646] *La Unión Médica de Aragón*. Número 26, 13 de julio de 1856.

"(…) Los únicos datos estadísticos que hemos podido recoger del cólera en la Ciudad son los referentes á el año 1855, y fueron los siguientes: 2546 invadidos; 1592 curados; y 954 muertos (…)"[647].

Estas cifras corresponden al resumen de lo recogido en el estadillo de la Comisión permanente para todo el partido judicial de Zaragoza, con sus dos distritos, incluyendo los pueblos de su jurisdicción. Parece pues que la información disponible en la época sobre el brote de 1855 se limitó al resumen citado, sin que trascendiera más valoración sobre el mismo que los documentos de la Comisión permanente a los que se ha hecho referencia anteriormente.

RESUMEN

de lá estadística colérica de la provincia de Zaragoza correspondiente al año 1855: formada por la comisión permanente de la Junta provincial de sanidad de la misma.

Fué invadida esta provincia el dia 1.º de Febrero de 1855.	PARTIDOS judiciales.	INVADIDOS.					MUERTOS,					CURADOS,					Número de almas.	Desapareció la epidemia el dia 6 de diciembre del mismo año.
		Hombres.	Mugeres.	Niños.	Niñas.	TOTAL.	Hombres.	Mugeres.	Niños.	Niñas.	TOTAL.	Hombres.	Mugeres.	Niños.	Niñas.	TOTAL.		
	Ateca.	2768	3685	698	605	7756	556	847	283	238	1924	2212	2838	415	367	5832	25676	
	Belchite.	1034	1235	253	276	2798	331	480	120	135	1066	703	755	133	141	1732	15654	
	Borja.	1338	1744	370	315	3767	325	447	146	102	1020	1013	1297	224	213	2747	23613	
	Calatayud.	1567	1839	402	405	4213	372	645	189	188	1394	1195	1194	213	217	2819	30902	
	Caspe.	363	478	129	131	1101	67	78	61	57	263	296	400	68	74	838	22763	
	Daroca.	1093	1607	347	331	3378	281	559	204	199	1243	812	1048	143	132	2135	21030	
	Ejea.	830	1174	275	410	2689	150	222	62	67	501	680	952	213	343	2188	14858	
	La Almunia.	1005	1387	351	360	3103	245	135	121	118	819	760	1052	230	242	2284	22071	
	Pina.	600	614	145	164	1523	114	152	67	57	390	486	462	78	107	1133	18497	
	Sos.	1124	1332	341	358	3155	167	214	119	105	605	957	1118	222	253	2550	16915	
	Tarazona.	955	1162	202	285	2604	322	515	141	224	1202	633	647	61	61	1402	15369	
	Zaragoza.	862	1201	290	193	2546	297	436	123	98	954	565	765	167	95	1592	61455	
	Total general	13539	17458	3803	3733	38533	3227	4930	1636	1488	11281	10312	12528	2167	2245	27252	288803	

Zaragoza Imp. y lib. de J. Bedera Calle nueva del mercado num. 18.—Año 1856.

NOTA. Se han comprendido como niños y niñas, los de edad de doce años abajo.

Figura 15. Estadística de la epidemia de cólera de 1855 en la provincia de Zaragoza, según la Comisión permanente de la Junta provincial de Sanidad. Fuente: *La Unión Médica de Aragón*.

Con los datos proporcionados por el referido estadillo puede describirse el perfil del brote de 1855 con respecto al sexo y edad de invadidos y muertos. Así, el cólera afectó algo más a las mujeres, con un 55% del total de los casos (con un rango entre el 51,08% y el 58,9% según partidos judiciales) y el 56,9% de las defunciones. Los menores de 12 años de edad representaron el 19,55% de los casos (rango entre el 16,8% y el 23,3%), aunque las muertes en esas edades se correspondieron con el

---

[647] *Topografía Médica de la ciudad de Zaragoza…* Obra citada.

27,69% del total de defunciones. El porcentaje de menores fallecidos fue especialmente elevado, por encima del 30%, en los distritos de Daroca, Pina, Sos, Tarazona y, notablemente en Caspe, donde alcanzó el 44,86% del total de muertes.

Con posterioridad, durante 1857, se recogió información homogénea sobre el número de invadidos y muertos, así como otras variables (duración de la epidemia, número de personas socorridas a domicilio o en hospitales, gastos generados,…) tanto en 1855 como en 1856. Esta información, suministrada por los municipios, se publicó agrupada por provincias en la *Gaceta de Madrid*[648]. Las cifras globales de la provincia reflejan un número de casos y defunciones notablemente mayor al recogido en el estadillo formado por la Comisión permanente de la Junta provincial de Sanidad (figura 15). Esta nueva fuente de información de 1857, también con carácter oficial, difiere por tanto notablemente de la consolidada en el año 1856. La accesibilidad a los partes de notificación de todos los municipios de la provincia en 1857[649], permite comprobar la coherencia de las cifras que se recogen en el número citado de la *Gaceta de Madrid*. De esta manera pueden recogerse las distintas cifras de casos y defunciones por cólera durante la epidemia de 1854-1856 proporcionadas por distintas fuentes e incluidas las de esta investigación (tabla 57).

Tabla 57. Información comparada sobre casos y defunciones por la epidemia de cólera de 1854-56 en la provincia de Zaragoza. Varias fuentes

Fuente de Información	Invadidos	Muertos
Estadística formada por la Comisión Permanente de la Junta provincial de Sanidad sobre la epidemia de 1855. Publicada en 1856.	38.533	11.281
Estadística formada mediante modelo de notificación en 1857 sobre la epidemia de 1855 y 1856. Publicada en *Gaceta de Madrid* de 12/12/1857.	46.383	12.605
Suma de los partes de notificación según el modelo remitido en 1857. Estadillos Caja 1118 ADPZ. Elaboración propia.	45.847	12.297
Resultados de la investigación. Datos de la epidemia entre 1854 y 1856.	49.763	13.460

3.6.3. Dotación de facultativos

Puede estimarse el número aproximado de profesionales sanitarios existentes en la época en la provincia de Zaragoza a partir de la numerosa documentación loca-

---

[648] Real orden de 9 de diciembre de 1857. *Gaceta de Madrid*, de 12 de diciembre de 1857.

[649] ADPZ. FGP-ByS. Estadillos de municipios agrupados por partidos judiciales. Caja 1118.

lizada en el ADPZ, especialmente durante 1855. No resulta sencillo, sin embargo, valorar la idoneidad de las ratios existentes en los distintos partidos judiciales, teniendo en cuenta la orografía y las características de las comunicaciones en los mismos. Tampoco se ha encontrado una relación entre las ratios de profesores en los distritos y las cifras de mortalidad alcanzada en ellos por la epidemia, si bien se constata que en aquellos núcleos sin atención sanitaria o donde esta fue inadecuada se produjeron tasas de mortalidad elevadas. Respecto al partido judicial de Zaragoza, no se ha encontrado información sobre profesores existentes en los municipios rurales (salvo en algunos municipios) por lo que se ha optado por recoger únicamente la información referida a la capital correspondiente al año 1850.

Tabla 58. Número y ratio de facultativos (médicos, cirujanos y farmacéuticos) de la provincia de Zaragoza por partidos judiciales. 1855

Partido judicial	Número de Profesionales			Ratio (X 1.000 Hab.)		
	Médicos	Cirujanos	Boticarios	Médicos	Cirujanos	Boticarios
Ateca	14	24	10	0,51	0,87	0,36
Belchite	15	15	7	0,78	0,78	0,36
Borja	15	15	8	0,62	0,62	0,33
Calatayud	14	16	9	0,46	0,52	0,29
Caspe	8	13	8	0,33	0,53	0,33
Daroca	12	19	8	0,44	0,69	0,29
Ejea	8	15	9	0,48	0,91	0,55
La Almunia	21	23	8	0,72	0,79	0,27
Pina	15	14	8	0,78	0,72	0,41
Sos	11	12	9	0,58	0,64	0,48
Tarazona	8	13	5	0,49	0,80	0,31
Zaragoza*	41	32	19	0,65	0,51	0,30
Total**	182	211	108	0,55	0,64	0,33

* Datos solamente referidos a la ciudad de Zaragoza.
** Las ratios totales están calculadas para la población total de la provincia aunque faltan, como se ha dicho, los datos referidos a los profesionales existentes en los núcleos rurales del distrito de Zaragoza.

De acuerdo con estos datos, en la provincia de Zaragoza durante el año 1855 había una media de un médico por cada 1.818 habitantes (en la ciudad de Zaragoza, uno por cada 1.538), un cirujano por cada 1.562 y un farmacéutico por cada

3.030 habitantes. Teniendo en cuenta la suma de médicos y cirujanos, 393 para toda la provincia incluida su capital, la media de profesores de asistencia sanitaria sería de un profesional por cada 840 habitantes, con un rango entre uno por cada 637 (en el partido de Belchite) y uno por cada 1.163 habitantes (para el partido de Caspe). Estas cifras reflejan una dotación de facultativos mejor que la media nacional para el año 1860 (uno por cada 1.126 habitantes), asemejándose más a la de 1887 (uno por cada 852)[650].

Esto no quiere decir que existiese una distribución adecuada de los sanitarios en el territorio, ya que por lo general en los distritos judiciales que por su orografía tenían mayor dificultad en las comunicaciones los facultativos, en especial los médicos, se agrupaban en las cabeceras de partido y en los núcleos con mayor población. Una parte importante de la provincia, sus poblaciones más pequeñas, contaban únicamente con cirujanos algunos de ellos ligados mediante contratas abiertas con profesores de pueblos cercanos, o carecían de facultativos. Durante los días de mayor intensidad y propagación de la epidemia, la dificultad para asegurar la asistencia en estos núcleos fue evidente, ya fuese por la negativa de los Ayuntamientos a permitir la salida de sus facultativos en apoyo de dichos núcleos, ya por la falta de profesionales que desplazar a estas zonas desde la capital por el Gobierno Civil o, en fin, por los retrasos en que se producían en estos desplazamientos y que resultaban cruciales para disminuir la mortalidad ligada a la epidemia. De cualquier forma, no faltaron quejas y denuncias por parte de los Subdelegados, como en los casos de Calatayud o de Ejea, sobre la escasa dotación de facultativos en sus respectivos territorios.

No se han contabilizado en estas dotaciones otras profesiones que constaban en las comunicaciones de los Subdelegados de Sanidad, tales como matronas, ministrantes o sangradores. Respecto a los cirujanos, tampoco se hace referencia a su cualificación, aunque los que constan en las notificaciones de los Subdelegados al Gobierno Civil eran mayoritariamente de 3.ª clase.

3.6.4. Datos globales de la epidemia de 1854-1856

Desde los primeros casos de cólera descritos en Mequinenza en septiembre de 1854 hasta los últimos de noviembre de 1856 transcurrirían más de dos años, en los que la enfermedad produjo un enorme impacto en términos sanitarios, sociales y económicos. Se ha tratado de establecer en la investigación los datos más aproximados a la realidad en relación con la morbilidad y mortalidad de la epidemia

---

[650] CLEMENTE FUENTES, L. Apuntes sobre la asistencia médica decimonónica en la provincia de Cáceres. *Revista de Estudios Extremeños*, 2013, Tomo LXIX, n.º I, págs. 523-548 (pág. 537).

que se generaron a lo largo de estos dos largos años de presencia del cólera, así como a las consecuencias que produjo la enfermedad en la vida de los habitantes de la provincia, mediante las descripciones de la epidemia en un buen número de localidades. Las cifras agrupadas de invadidos y defunciones, así como los tres indicadores utilizados en los sucesivos brotes de la epidemia entre 1854 y 1856 se resumen en la tabla 59.

Tabla 59. Resumen de la epidemia de cólera en la provincia de Zaragoza. 1854-1856. Casos, defunciones y tasas de ataque, mortalidad y letalidad

Año	Habitantes	Invadidos	Muertos	Tasa de Ataque	Tasa de Mortalidad	Tasa de Letalidad
1854		3.622	895	1,10	0,27	24,71
1855		45.960	12.484	13,96	3,79	27,16
1856		181	81	0,05	0,02	44,75
Totales	329.176	49.763	13.460	15,11	4,08	27,04

Para el cálculo de tasas se utiliza la misma población para los tres años de la epidemia.
Las tasas se expresan en porcentaje.

Pueden estimarse también los gastos directamente imputables a las actuaciones de respuesta a la epidemia, recopilando la información sobre los mismos que fue proporcionada por los municipios en 1857 referidos a los dos años anteriores[651], aunque básicamente se produjeron en el año 1855, dada la escasa incidencia de la enfermedad en 1856, sin que pueda aportarse información global de lo gastado en el primer brote de 1854.

Los ayuntamientos fueron las instituciones que sufragaron la práctica totalidad de los gastos generados, y en su mayoría lo hicieron por medio de colectas, préstamos o recaudaciones extraordinarias entre sus vecinos. Los gastos más frecuentes fueron los dedicados al pago de facultativos (para la cobertura de la asistencia a pobres o para costear los profesores de apoyo a los facultativos titulares), socorros en metálico a los enfermos de las clases más desfavorecidas, habilitación de recursos hospitalarios, pago de enterradores, mejoras en las condiciones de los cementerios o adecuación de nuevos lugares de enterramiento, costes de medicamentos para pobres y otros medios para hacer frente a la enfermedad (hielo, sorbetes de arroz, sanguijuelas, máquinas de San Germán,…).

---

[651] De acuerdo con los estadillos de respuesta a la circular inserta en el Boletín Oficial de la Provincia de Zaragoza n.º 68 de 28 de abril de 1857. ADPZ. Caja 1118.

La contribución económica del Gobierno del Reino a la provincia de Zaragoza se refleja en el oficio enviado al gobernador con fecha 1 de agosto de 1855:

"(…) se ha servido mandar S.M. que de la cantidad consignada en el presupuesto general del Estado para calamidades públicas y sin perjuicio de los treinta mil reales facilitados a Calatayud se pongan a disposicion de V.E. ciento sesenta mil reales para que con ellos atienda á los pueblos que reclamen auxilios perentorios y con especialidad á Ateca a quien se suministrarán diez mil reales en consideracion a la pérdida de la cosecha (…)"[652]

La cantidad consignada no solo quedaría lejos de la cifra global de gastos declarados por los municipios sino que se libraría de forma tardía y no en su totalidad[653]. Excluyendo la ciudad de Zaragoza, de la que no se han podido obtener datos (o bien no obtuvo su Ayuntamiento ninguna ayuda), los gastos declarados ascienden a un total de 411.377 reales, distribuidos según los partidos judiciales como se refleja en la tabla 60[654].

Se han incluido en la distribución los 10.000 reales correspondientes a Ateca a los que se refiere el oficio del Ministerio de la Gobernación. Hay que sumar, además, los 30.000 reales que se destinaron a la ciudad de Calatayud, con fecha de 20 de julio, y los 6.000 reales que se concederían a Ibdes con fecha 15 de agosto ante la gravedad de su situación. En la distribución final se añadirían dos subvenciones más, esta vez personales: una de 1.000 reales destinada a las sobrinas huérfanas del párroco de Magallón y otra de 500 reales para la viuda del maestro de Artieda, en ambos casos reconociendo los servicios extraordinarios prestados por estas dos personas, que fallecerían durante la epidemia en sus respectivas localidades.

Oficialmente, los gastos generados por la epidemia de cólera morbo asiático en la provincia de Zaragoza ascendieron a un total de 605.428 reales de vellón, según la información consignada en la Gaceta de Madrid agrupada por provincias y que presumiblemente procedía de los partes municipales de notificación de 1857[655].

---

[652] ADPZ. FGP-ByS. Oficio del Ministerio de la Gobernación al gobernador de Zaragoza, 1 de agosto de 1855. Expediente sobre distribución de fondos. Caja 1105.

[653] En el expediente de distribución de fondos referido la fecha de de aprobación de la misma es de 11 de junio de 1856, siendo la suma total de 150.700 reales (más 1.500 destinados a dos ayudas concretas en Magallón y Artieda).

[654] ADPZ. FGP-ByS. Listado de subvenciones a municipios, por partidos judiciales, 11 de junio de 1856. Expediente sobre distribución de fondos. Caja 1105.

[655] De acuerdo con los estadillos de respuesta a la circular inserta en el *Boletín Oficial de la Provincia de Zaragoza* n.º 68 de 28 de abril de 1857. ADPZ. Caja 1118. La estadística sobre cólera de 1855 y 1856 se publicó en la *Gaceta de Madrid* de 12 de diciembre de 1857.

Tabla 60. Gastos declarados por la epidemia de cólera de 1855 y cantidad sub-
vencionada, por partidos judiciales. Provincia de Zaragoza

Partido judicial	Habitantes	Invadidos	Muertos	Gastos Declarados	Cantidad Concedida
Ateca	27.467	8.224	1.996	74.400	24.200
Belchite	19.052	4.200	1.295	20.130	9.638
Borja	24.222	5.185	1.127	57.108	10.660
Calatayud	30.472	4.688	1.634	78.219	19.960
Caspe	24.300	1.474	289	9.084	7.500
Daroca	27.226	4.207	1.546	49.884	22.772
Ejea	16.394	2.885	568	24.800	10.300
La Almunia	28.868	4.174	950	22.674	10.475
Pina	19.261	1.647	396	25.928	5.295
Sos	18.766	4.041	649	13.678	6.500
Tarazona	16.144	2.655	1.155	30.616	22.400
Zaragoza	77.004	2.580	879	4.856	1.000
Totales	329.176	45.960	12.484	411.377	150.700

Los gastos se expresan en reales de vellón.

3.6.5. Comparación con otras epidemias de cólera del siglo

La magnitud de la epidemia de 1854-1856 en la provincia de Zaragoza solamente puede ser equiparable a las de 1834 y 1885, ambas también con una
importante propagación en el territorio y con un elevado número de casos y fallecimientos. Las dificultades en la comparación sobre la magnitud de la enfermedad
durante estas tres épocas del cólera en la provincia provienen, obviamente, de las
debilidades de los sistemas de información, que no mejoraron mucho en el medio
siglo transcurrido entre la primera epidemia y la de 1885.

Respecto a la de 1834, debe obviarse la información suministrada en la monografía de González de Sámano por su evidente infraestimación[656]. El documento sobre
el que se basará la comparación es el hallado en el ADPZ, impreso el 14 de febrero

---

[656] Para este autor, la epidemia de 1834 en la provincia de Zaragoza habría comenzado en el pueblo
de Ariza y finalizado en la ciudad de Zaragoza, con una duración de 2 meses y 10 días (entre el
3 de agosto y el 13 de octubre) y afectando a 25 localidades, con un número total de 4.127
acometidos y 905 defunciones. GONZÁLEZ DE SÁMANO, M… Obra citada, tomo II, pág. 484.

de 1835, donde se detalla el número de casos y defunciones por localidades, además de otras variables como las fechas de inicio y fin de la epidemia o las consecuencias que generó al finalizar en términos de viudedad y orfandad[657]. El documento coincide con el manejado por Jiménez (procedente de Jarque, Zaragoza), en su estudio de 1982 sobre el cólera en la provincia[658]. Por lo que respecta a la capital, se contrastan los datos con otro documento impreso hallado en el mismo archivo[659].

En cuanto a la epidemia de 1885, para la comparación provincial se ha desechado la información proporcionada por Hauser, en su obra de 1887, ya que está basada en las contestaciones al cuestionario remitido a los alcaldes y médicos titulares, con un limitado nivel de respuesta[660]. Más exhaustiva parece la publicación de Mercadal y Cebeira, cuya información abarca un total de 235 localidades de la provincia donde se desarrolló la epidemia (de las 244 que declararon haber sido afectadas)[661]. De acuerdo con esta publicación, la provincia de Zaragoza sufrió un gran impacto por el cólera de 1885, siendo la primera de España por número de casos y tasa de ataque, y la segunda en defunciones (tras la provincia de Valencia) y tasa de mortalidad (solo por detrás de Teruel). En cuanto a la ciudad de Zaragoza, los datos referidos a las defunciones se han recogido los de la Memoria de Madroñero[662] por su mayor nivel de detalle y desagregación de los mismos, tanto por fechas como por las calles de la ciudad donde se produjeron los fallecimientos, mientras que las cifras de casos se han tomado de la publicación de Mercadal y Cebeira, más fiables que los del cuestionario de Hauser.

Por último, debe hacerse constar que en las fuentes de referencia de las epidemias de 1834 y 1885 por las que se ha optado, el cálculo de tasas de la provincia,

---

[657] ADPZ. FGP-ByS. *Estado general sanitario de la provincia de Zaragoza comprensivo de los invadidos y muertos en cada uno de los pueblos donde se ha padecido el Cólera Morbo, y con expresion del principio, progreso y término de la enfermedad y de los Viudos, Viudas y Huérfanos que han quedado.* Zaragoza, 14 de febrero de 1835. Carpeta Sanidad 1834, Cólera. Caja 1170.

[658] JIMÉNEZ, M. Rosa. La epidemia de cólera de 1834 en Zaragoza y su provincia… Obra citada.

[659] ADPZ. FGP-ByS. *Estado sanitario de esta Ciudad, desde que fue invadida del Cólera-morbo, hasta el 16 de los corrientes en que se declaró libre de esta enfermedad y se cantó el Te-Deum.* Zaragoza, 17 de noviembre de 1834. Carpeta Sanidad 1834, Cólera. Caja 1170.

[660] El cuestionario consta de 24 preguntas relativas a la epidemia y estuvo dirigido por Arcadio Roda, director entonces de Beneficencia y Sanidad. Las contestaciones se recogen en el tomo III de los *Estudios epidemiológicos sobre la etiología y profilaxis del cólera* de Hauser, basados en la epidemia de 1885, y en el caso de Zaragoza se refieren únicamente a 71 localidades de la provincia, incluida su capital.

[661] MERCADAL MARTÍN, J. y CEBEIRA REY, J. *Datos estadísticos relativos á la epidemia de cólera en España en 1885.* Barcelona: Imprenta de J. Balmas Planas, 1889.

[662] MADROÑERO Y MARTÍNEZ, M. *Memoria referente a la epidemia colérica de 1885.* Zaragoza: Ayuntamiento de Zaragoza, 1886.

tanto de ataque como de mortalidad, se ha efectuado tomando únicamente como referencia el número de habitantes resultante de la suma de las poblaciones donde se propagó la enfermedad. Para la comparación con los datos de esta investigación, cuya referencia ha sido la población provincial total, se han efectuado también los cálculos de 1834 y 1885 sobre la población total de la provincia; en el caso de 1834, utilizando las estimaciones del *Diccionario* de Madoz para ese año y en el de 1885, según el censo de 1877, último antes de la epidemia. Los resultados comparativos de las tres epidemias se muestran en las tablas 61 y 62[663].

Tabla 61. Datos comparativos de las epidemias de cólera de 1834, 1854-56 y 1885 en la provincia de Zaragoza

Epidemia	Población Provincia	Pueblos Invadidos	Casos	Defunciones	Tasa de Ataque	Tasa de Mortalidad
1834	301.338	126	31.856	8.385	10,57	2,78
1854-56	329.176	286	49.763	13.460	15,11	4,08
1885	400.587	244	55.132	13.563	13,76	3,38

Las tasas se expresan en porcentajes.

Tabla 62. Datos comparativos de las epidemias de cólera de 1834, 1854-56 y 1885 en la ciudad de Zaragoza[664]

Epidemia	Población	Casos	Defunciones	Tasa de Ataque	Tasa de Mortalidad	Tasa de Letalidad
1834	45.344	3.941	1.258	8,69	2,77	31,92
1854-56	62.721	2.412	914	3,84	1,45	37,89
1885	84.575	11.603	1.497	13,71	1,77	12,90

Las tasas se expresan en porcentajes.

---

[663] Tanto el número de casos como el de defunciones de la epidemia de 1854-56 corresponden a la suma de los tres brotes que se sucedieron en el período, según se ha descrito en páginas anteriores.

[664] Las cifras de casos de la ciudad de Zaragoza en 1885 se obtienen de la estadística de Mercadal y Cebeira, ya citada, debido a que la Memoria de Madroñero limita su estadística a las defunciones, que son las que constan en la tabla para 1885: a los 1.396 fallecimientos por cólera morbo hemos añadido 101 defunciones más etiquetadas como cólera *esporádico, nostras* o *infantil*. Hauser da una cifra superior de defunciones (1.559), aunque para las invasiones proporciona un dato manifiestamente *redondeado* (5.000) y sensiblemente inferior al de la estadística de Mercadal y Cebeira (11.603).

De acuerdo con estos datos, la epidemia de 1854-56 produjo en la provincia las mayores tasas de ataque y mortalidad por cólera del siglo, siendo también la que tuvo una mayor propagación, alcanzando a 286 localidades. En conjunto, las tres grandes epidemias de cólera del siglo XIX, en un intervalo de cincuenta años, provocaron en la provincia de Zaragoza un total de 35.408 defunciones.

Por lo que respecta a la ciudad de Zaragoza, solamente en la epidemia de 1834 las tasas de ataque y mortalidad alcanzaron cifras equiparables a las de la provincia. Tanto en la de 1854-56 como en la de 1885, las tasas de mortalidad fueron sensiblemente inferiores a las de la media provincial. Respecto a la tasa de letalidad calculada, la epidemia de 1885 proporciona un notable descenso respecto a las dos precedentes, si bien debe insistirse en la cautela para extraer conclusiones al respecto teniendo en cuenta las debilidades en la definición de *caso* y en los sistemas de notificación[665].

---

[665] De hecho, si se tienen en cuenta las cifras de invadidos *redondeadas* de Hauser, la tasa de letalidad de 1885 alcanzaría el 30%, más acorde con las tasas de las epidemias anteriores.

4. DESPUÉS DE LA EPIDEMIA: NUEVAS INICIATIVAS DE SALUD PÚBLICA EN LA PROVINCIA

Se han descrito en el apartado de legislación sanitaria las normas que, en el período central del siglo, establecieron las bases de la organización sanitaria en España y su estrecha relación con la cercanía del cólera en el continente europeo, que finalmente alcanzaría al territorio español en lo que constituiría su segunda epidemia. Es una constante, entre quienes se han acercado al estudio y la descripción de las epidemias de cólera durante el siglo XIX, el subrayar la importancia que estas tuvieron en el avance de las corrientes higienistas y la salud pública en España, que se vio reflejado, en mayor o menor medida, en todo ese cuerpo legislativo al que se ha hecho referencia.

Pero en el caso de la epidemia de cólera de 1854-1856, esta no solamente dejaría su reflejo en el marco general normativo de España sino que al evidenciar, en el curso de su propagación, las enormes carencias sociales y sanitarias de una sociedad todavía en transición hacia un nuevo modelo económico protagonizado por la burguesía ascendente y el incipiente proceso de industrialización del país, contribuyó a poner en valor las propuestas higienistas relacionadas con las condiciones de vida de las clases más desfavorecidas de la población.

En este sentido se ha reflejado con profusión, en páginas anteriores, la visión de muchos facultativos de la provincia de Zaragoza que coincidían en señalar, en sus descripciones sobre la epidemia, la necesidad de mejora de las condiciones de vida de las clases más pobres, como elemento imprescindible para enfrentar con mejores garantías los retos planteados por las enfermedades epidémicas en general y el cólera en particular: desde un enfoque de salud pública se entendió bien que aunque la mayor incidencia se produjo entre los pobres, la enfermedad acabó afectando a todas las capas de la población[666]. En buena medida, estas descripciones vienen a confirmar el conocimiento que los facultativos (y por supuesto buena parte de

---

[666] López Piñero, J. M. Enfermedad y medicina en la España del siglo XIX. *Aula. Historia Social*, 2001, vol. 7, págs. 18-55.

los que ejercían como Subdelegados de medicina en los partidos judiciales) tenían sobre las teorías higienistas, que se fueron conformando en España especialmente desde los años treinta y que tuvieron gran predicamento a través de la sistematización realizada por Monlau en 1847[667].

Ahora bien, aunque es cierto que algunas de las epidemias de cólera generaron durante el siglo XIX importantes episodios de sobremortalidad que alertaron sobre las condiciones sociales y sanitarias del país, también es verdad que dichas epidemias solamente contribuyeron a elevar de forma periódica los ya de por si altos niveles de mortalidad existentes a lo largo de casi todo el siglo[668]. Las causas de esta situación hay que atribuirlas a las deficientes condiciones sanitarias y médicas, pero también a la baja productividad de la agricultura y la ganadería, la escasez de vivienda o el alto coste e insuficiencia de la red de transporte, en definitiva, a una situación de "atraso económico" que pondría en marcha los mecanismos limitadores de población: las hambres frecuentes debidas a las crisis periódicas de subsistencias, las recurrentes epidemias y las enfermedades endémicas[669].

En cualquier caso, parece fuera de toda duda que situaciones críticas como la epidemia de 1854-1856, mostraron las debilidades de la incipiente organización sanitaria del país, promovieron entre los profesionales de la salud un debate intenso sobre el objeto de su tarea y sus propias condiciones de trabajo, y contribuyeron a mejorar algunos aspectos de la sanidad de mediados de siglo, como fue el caso de la sanidad marítima.

Por lo que se refiere a las consecuencias que en el ámbito de la salud pública local tuvo la epidemia descrita en esta investigación, se referirán a continuación algunos ejemplos claros de la contribución al avance de la higiene pública de "nuestro aliado el cólera", tal como calificaron a la enfermedad varias e importantes figuras de los movimientos sanitarios del siglo XIX[670].

---

[667] MONLAU, P. F. *Elementos de Higiene pública*. Barcelona, 1847. En la sección quinta del tratado, que Monlau tituló como *Perceptología*, se abordan los aspectos relacionados con la Beneficencia y la atención a los pobres, dentro del apartado denominado *Necesidades Sociales* (págs. 616-679), desde una perspectiva moralista y en ocasiones culpabilizadora, a pesar de sus ideas liberales y en clara consonancia con su alineamiento burgués, alejado de ideologías claramente revolucionarias que comenzaban a aflorar entre las clases proletarias.

[668] RODRÍGUEZ OCAÑA, E. El cólera en España y el nacimiento de la Salud Pública... Obra citada, pág. 50.

[669] TORTELLA CASARES, G. La Economía española 1830-1900. En M. TUÑÓN DE LARA (coord.). *Historia de España*. Barcelona: Labor, 1981, Tomo 8, p. 17-26.

[670] LÓPEZ PIÑERO, J. M. Enfermedad y medicina... Obra citada, pág. 20.

4.1. EL PROYECTO DE SALUD PÚBLICA DE LA CIUDAD DE ZARAGOZA

La iniciativa de mayor interés que se produjo poco tiempo después de finalizada la epidemia de cólera en la ciudad de Zaragoza fue, sin duda, la presentación por su Ayuntamiento de un proyecto de salubridad pública (transcripción en el Anexo II) en el que se creó el que fue, probablemente, el primer organismo profesional y remunerado en la ciudad con competencias en materia de salud pública. El proyecto, fechado a 15 de diciembre de 1856, se remitió para su aprobación al gobernador civil de la provincia con fecha 27 de enero de 1857.

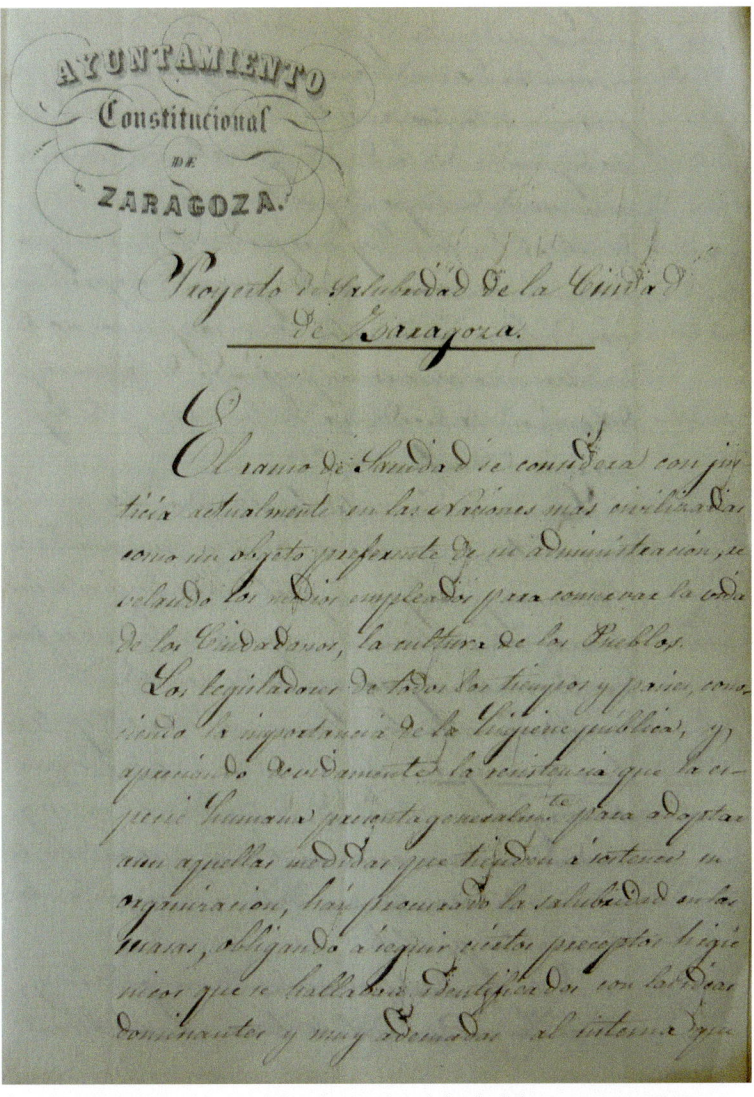

Figura 16. Primera página del proyecto de salubridad de Zaragoza. 1856.

El interés del documento reside especialmente en la atribución de funciones y competencias a las distintas profesiones que conformarían las futuras estructuras de salud pública, delimitando su campo de actuación en el ámbito de la protección de la salud y la prevención de la enfermedad. Pero resulta sorprendente también que en el argumentario que se incluye en las primeras páginas, se proporcione de una forma tan clara el conjunto de actuaciones necesarias en el ámbito de la salud pública (además de una curiosa reflexión histórica y filosófica sobre el origen de la misma).

Reivindicando la tradición hipocrática como el comienzo de la higiene se postulaba en el documento la necesidad de un marco legislativo preciso para el desarrollo adecuado de aquella en las sociedades contemporáneas:

> *"(…) Cada enfermedad tiene su causa, y el que propiamente se ha llamado Padre de la Medicina, abre en lo pasado la era científica de la higiene, ciencia sumamente util y que en el siglo XIX há alcanzado su mayor esplendor. Sin embargo á pesar de la civilizacion actual y del lugar tan preferente que la higiene ocupa en las Naciones mas cultas, en cuanto á su egecucion no há podido marchar por si sola; Desprovista empero del misticismo de los antiguos, há tenido que ampararse tambien en los Gobiernos, combinandose con ellos una bien entendida legislacion sanitaria, elemento sumamente necesario para sostener y perfeccionar la especie humana, separandola de la accion de las innumerables causas que en virtud de un movimiento progresivo material, sordidamente minan hoy su existencia (…)"*[671].

Junto a este marco teórico que entronca el mundo clásico con el desarrollo civilizado de las sociedades más cultas de la época, se reconoce sin embargo la escasa atención que al respecto se estaba produciendo en España:

> *"(…) La Monarquia española, preciso és confesarlo, se há quedado muy atrás en aquel movimiento regenerador y altamente humanitario. A escepcion de algunas disposiciones aisladas, los primeros rudimentos de la organizacion sanitaria aparecieron en los años 1847 y 1848, creandose en su consecuencia las Juntas y Subdelegaciones de Sanidad; elemento casi enteramente consagrado á los Gobiernos de Provincias, y en cuanto á lo local á tiempos de epidemia.*
>
> *La accion municipal há permanecido contenida dentro de los limites de su propia existencia. La reciente ley de sanidad, art.º. 98, prometio a los Pueblos el presentarles un plan general de higiene pública, oferta que no se ha realizado, y que por consiguiente este interesante ramo permanece en el mas ominoso abandono (…)"*[672].

Si la primera Ley de Sanidad había aparecido tardíamente con respecto a los lejanos primeros intentos realizados durante el trienio liberal, pasado un año desde su publicación comenzaban a hacerse evidentes sus lagunas por lo que se refiere

---

[671] ADPZ. FGP-ByS. Proyecto de salubridad del Ayuntamiento de Zaragoza. 15 de diciembre de 1856. Carpeta Sanidad 1857, Correspondencia. Caja 1119.

[672] Íbidem.

a sus escasas referencias a la higiene pública (el artículo 98 referido en el párrafo anterior)[673].

La iniciativa de la municipalidad zaragozana sobre el proyecto de salubridad se fundamentó por tanto en la falta de desarrollo legislativo sobre la higiene pública previsto en la propia Ley de Sanidad de 1855, pero amparándose también en el artículo 17 de la Real orden de 18 de enero de 1849[674] que hacía referencia a una de las tareas conferidas a las Comisiones permanentes de Salubridad creadas en dicha norma: la de proponer para su aprobación a la autoridad provincial los medios necesarios para evitar o en su caso remover las causas de insalubridad detectadas en el municipio.

Hay que reseñar que pocos meses después de la publicación de la mencionada Real orden, la recién constituida Comisión Permanente de Salubridad de la ciudad elaboró un extenso y detallado informe sobre los principales problemas de salubridad de Zaragoza al que ya se ha hecho referencia en el apartado correspondiente[675]. Pasaron pues, desde dicho informe, más de seis años (y en ellos una epidemia de cólera de dos años de duración que puso de relieve las carencias sanitarias de la ciudad) hasta que se produjo la propuesta sobre un organismo de salubridad que asumiese las competencias relacionadas con la higiene pública en la ciudad.

Si en el informe de 1849 se pormenorizaron de forma exhaustiva los problemas locales presentes en el municipio, la comisión encargada de la elaboración del proyecto de salubridad no vería sino amenazas para la salud pública en muchas de las actividades cotidianas en la ciudad, relatando también un preciso catálogo de objetivos en el ámbito de lo que hoy se define como protección de la salud:

"(…) ¿Quién garantiza á los vecinos de esta Capital de la salubridad de las carnes después que hán salido de los macelos? Quien de la caza, aves, cabritos y corderos que se venden en la Plaza? Quien de los pescados después que se hán distribuido á los encargados de su venta? Quien de las frutas, verduras y legumbres? Quien de las buenas condiciones del pan, harinas de todas clases, azucares, chocolate, etc.? Quien de las pastas, efectos de confiteria y sorvétes? Quien de las leches, vinos, vinagres y aceytes? Quien de las sustancias venenosas que se emplean para colorar los dulces? Quien de las condiciones de salud de las Vacas, Burras y cabras destinadas

---

[673] El Capítulo XVIII de la Ley Orgánica de Sanidad de 1855, titulado *De la Higiene pública*, era realmente escueto, conteniendo únicamente el artículo 98, que decía: *Las reglas higiénicas á que estarán sujetas todas las poblaciones del Reino, serán objeto de un reglamento especial, que publicará el Gobierno á la mayor brevedad, oyendo antes al Consejo de Sanidad.*

[674] En el texto del Proyecto de Salubridad se confunde claramente la norma, pues se hace referencia al artículo 17 de un inexistente Real decreto de 19 de agosto de 1847.

[675] ADPZ. FGP-ByS. Informe de la Comisión Permanente de Salubridad de Zaragoza, de 27 de mayo de 1849. Carpeta Sanidad 1849, Correspondencia. Caja 1086.

para el abasto de leches; y de la limpieza y condiciones higienicas de los Estáblos y cuadras? Quien de la calidad de las vasijas que se emplean en los Cafés, Fondas, etc.? Quien cuida de indicar los innumerables focos de insalubridad que existen dentro y fuera de la Capital, ya por la cria de animales, ya por podrideros de estiércol, ya por los depositos de aguas estancadas é inmundas, ya por ciertos Establecimientos? Quien tiene a su cargo la policia sanitaria de Cementerios, Macelos, Escuelas, Teatros, Yglesias y demas establecimientos publicos? Quien la desinfeccion de los pozos inmundos? (…)"[676].

Incluso se detuvo el proyecto en señalar las nuevas amenazas a la salud pública que suponía el avance del nuevo modelo económico con el desarrollo de la industrialización:

"(…) La industria dotando á ciertas clases de un aumento de goces y de bien estar, pone una gran parte de nuestras poblaciones, bajo la influencia permanente de causas mortiferas de un nuevo genero y multiplica en la atmosfera de nuestras Ciudades los focos de insalubridad (…)"[677].

Sin olvidar la importancia que la vivienda y sus condiciones de habitabilidad o el adecuado urbanismo de las poblaciones tenían en lo referente a la salud de sus habitantes:

"(…) Por qué no se prohive el habitar las Casas recien construidas? (…) Por qué no se consulta a los Medicos, bajo el aspecto higienico el Plano de la Capital y los de los Establecimientos públicos, y aun de los particulares? El Yncendio que hace dos siglos devoró la populosa Londres, no alejó de su suelo la peste donde reinaba epidémicamente? Si el Exmo. Ayuntamiento tiene Peritos nombrados en todas las dependencias que los consulta en su esfera respectiva; ¿Por qué se ha de separar de esta regla general lo concerniente á salud publica? Acaso és este un obgeto menos atendible? Debe dejarse todo á la libertad de los particulares en una epoca tan metalizada que atrabesamos, donde las creencias religiosas escasean por desgracia? (…)"[678].

Por último, no se olvidaría el proyecto de hacer referencia a las incipientes iniciativas de prevención mediante el mecanismo de la vacunación[679] ni al papel que podría cumplir la recogida y explotación de la información sanitaria:

"(…) Quien procura la propagacion de la vacuna, ese precioso descubrimiento del inmortal Jenner, encomendado esclusivamente á las Municipalidades en la Ley de Sanidad? Por qué no se obliga a los niños antes de ser admitidos en las Escuelas á presentar el certificado que acre-

---

[676] ADPZ. FGP-ByS. Proyecto de salubridad del Ayuntamiento de Zaragoza. 15 de diciembre de 1856. Carpeta Sanidad 1857, Correspondencia. Caja 1119.

[677] Íbidem.

[678] Íbidem.

[679] El artículo 99 de la Ley General de Sanidad de 1855 decía que *"los Ayuntamientos, los delegados de medicina y cirujía y la Juntas de Sanidad y beneficencia tienen estrecha obligación de cuidar sean vacunados oportuna y debidamente todos los niños"*.

dite el haber sido vacunados? (...) Llena su mision la Municipalidad archibando los partes mortuorios? No seria mas conveniente estudiar en la Estadistica las enfermedades que mas resalten, con el obgeto de contrariar las causas locales que las sostienen? (...)"[680].

Todo lo hasta ahora expuesto en el proyecto de salud pública municipal fue el objetivo de actuación del nuevo órgano propuesto por la municipalidad de Zaragoza, sometiéndolo a la aprobación de la autoridad gubernativa provincial:

"(...) Estas consideraciones Exmo. Sor. han movido a la comision de Policia Urbana (...) á proponer a V.E. lo conveniente que sería el organizar bajo una forma general el servicio sanitario de la Capital, presentando las bases de un plan municipal de higiene publica. Para conseguir este importante fin, los que suscribe, creen, que no se puede prescindir de crear una Comision la que deberá denominarse, <u>Comision de Salubridad publica de Zaragoza</u>, y se compondrá de un Medico, un Farmaceutico y dos Veterinarios de primera clase. Por razon de honorarios disfrutarán por ahora cada uno de los cuatro tres mil reales von. al año. Ademas el Farmaceutico tendrá el abono de quinientos r. cada año por los reactivos, crisoles, y demas materiales que emplée para los analisis. Si planteado el servicio se conceptuase merece mas recompensa, entonces lo tendrá presente la Municipalidad (...)"[681].

Se propuso así una estructura sencilla con presencia de las tres profesiones sanitarias con actuación en el ámbito de la higiene pública y dotada económicamente para el pago de los facultativos y medios laboratoriales necesarios. El funcionamiento de la Comisión se simplificó también de forma notable, y se definieron con claridad las obligaciones de los profesores (médico, farmacéutico y veterinarios) que componían la misma, como puede verse en el documento transcrito (Anexo II).

La propuesta municipal continuaba con una referencia más detallada a los controles de los productos alimentarios, su calidad y su posible adulteración, aspectos sobre los que debía pronunciarse el veterinario de la comisión de salubridad, y aludía al necesario personal auxiliar, dotando al municipio de reglamentos particulares que detallaran *"las obligaciones de todos los funcionarios de esta organizacion sanitaria municipal"*. Finalizaría la propuesta con dos breves referencias, una en relación con el incipiente movimiento de temperancia frente a los problemas generados por el alcoholismo, que había sido denominado así por el médico sueco Magnus Huss en 1849[682], y una segunda sobre asistencia médica en tiempos de epidemia y la necesidad de la participación del Ayuntamiento en su organización, de acuerdo con la

---

[680] ADPZ. FGP-ByS. Proyecto de salubridad del Ayuntamiento de Zaragoza. 15 de diciembre de 1856. Carpeta Sanidad 1857, Correspondencia. Caja 1119.

[681] Íbidem. El nombre propuesto inicialmente por el Ayuntamiento para denominar al nuevo servicio está subrayado así en el documento de 1856.

[682] CAMPOS MARÍN, R. Casas para obreros. Un aspecto de la lucha antialcohólica en la España de la Restauración. *Dynamis*, vol. 14, 1994, págs. 111-130.

experiencia que había proporcionado la recién concluida epidemia de cólera en la ciudad:

> *"(…) Necesario se hace para su cumplimiento el proteger las instituciones filantrópicas y de temperancia que tan buenos resultados están proporcionando en otros paises; la vida fisica se robustece á espensas de las buenas condiciones de la moral.*
>
> *En el caso que llegue á establecerse á cargo de la Municipalidad la Hospitalidad domiciliaria, los Medicos Ynspectores de cadáveres que comprueben las defunciones, enfermerias especiales en tiempos de epidemia, ú otras instituciones análogas deberá contarse con los Facultatibos del Ayuntamiento, pues ademas de ser justo, convendria a los intereses del comun, siempre que pudieran desempeñar ambos servicios (…)"*[683]

En resumen, el proyecto de salubridad pública de Zaragoza supuso una propuesta organizada, acorde con los más recientes conocimientos de la época, para la actuación sobre los factores que condicionaban la salud de los habitantes de la ciudad, poniendo un especial énfasis en el ámbito de la protección de la salud mediante la actividad inspectora y de policía sanitaria.

El proyecto fue enviado para su aprobación por la autoridad provincial, como se ha dicho, el 27 de enero de 1857[684]. En el expediente de su tramitación se recoge el informe de valoración del proyecto por parte de la comisión de negocios médicos de la Junta provincial de Sanidad, que se pronunciaría favorablemente a la aprobación del mismo con fecha 2 de julio de 1857[685]. Finalmente, este informe favorable se estudiaría en la sesión de la Junta provincial de Sanidad de 29 de septiembre del mismo año, dando esta su aprobación, aunque con una significativa modificación:

> *"(…) La Junta se enteró de este asunto y visto el informe de la Comision acordó informar al Sr. gobernador que con obgeto de que nunca pueda confundirse la Comision de Salubridad pública que se pretende establecer con otra que debe surgir como consecuencia de las Juntas*

---

[683] ADPZ. FGP-ByS. Proyecto de salubridad del Ayuntamiento de Zaragoza. 15 de diciembre de 1856. Carpeta Sanidad 1857, Correspondencia. Caja 1119.

[684] Los firmantes del informe, como miembros de la comisión de policía urbana fueron el alcalde-Presidente de la ciudad, Jaime Muntadas, y los concejales del Ayuntamiento, N. García Latorre, propietario, Manuel Brualla, abogado y Vicente Sasera, médico.

[685] ADPZ. FGP-ByS. Expediente sobre el Proyecto de salubridad del Ayuntamiento de Zaragoza. Carpeta Sanidad 1857, Correspondencia. Caja 1119. El informe de la comisión de negocios médicos, firmado por Francisco Gallego y Manuel Marzo, es sumamente farragoso y confuso en su argumentación histórica sobre la higiene pública. Esta comisión aprobó el proyecto municipal subrayando positivamente la incorporación en la Comisión de Salubridad de miembros de la profesión veterinaria, algo que al parecer a los firmantes del informe les resultaba novedoso (a pesar de que en el artículo 54 de la Ley de Sanidad de 1855 se incluían ya veterinarios en las Juntas municipales de Sanidad).

Municipales de Sanidad, que podría variar el nombre de la espresada Comision por el de 'Seccion especial Facultativa de policia urbana' (…) [686].

A pesar de lo expresado en la Ley de Sanidad de 1855, no se produciría ningún desarrollo reglamentario sobre el funcionamiento de las Juntas provinciales y municipales de Sanidad[687] por lo que la razón que se argumentaba para el cambio de nombre de esta Comisión de Salubridad de Zaragoza resultaría infundada. No obstante, se impuso el cambio propuesto por la Junta provincial de Sanidad.

Esta *Sección especial facultativa de policía urbana*, que puede considerarse como el primer esbozo de organización de salud pública en el municipio zaragozano, estuvo compuesta en su inicio por Juan Beguer, Licenciado en Medicina y Cirugía; Angel Bazán, Licenciado en Farmacia y Subdelegado de sanidad; Manuel Casas, Veterinario de primera clase y Subdelegado de sanidad y Pedro Cuesta, Catedrático de la Escuela de Veterinaria[688].

El trabajo llevado a cabo por la Sección especial facultativa tras su constitución resultó notable. Su visión salubrista se plasmó de inmediato en el Bando municipal de 1857 donde, exhaustivamente, se recogió una verdadera reglamentación en materia de salud pública local, desde el aseo y limpieza de calles a la recogida de basuras; de las normas de estabulación de animales a las que debían cumplir quienes trabajasen con pieles; de las condiciones de los lavaderos a las de la limpieza de pozos negros; de la conducción de cadáveres, de la construcción y ocupación de nuevas casas, de las fábricas contaminantes, de las condiciones de las escuelas, de la vacunación de los niños, del despacho de medicamentos, de los colorantes alimentarios, del intrusismo en las ciencias de curar, del control sanitario de alimentos y bebidas, en suma, de toda actividad que pudiera comprometer la salud de los habitantes de Zaragoza a la luz de los conocimientos de la época.

También de 1857 sería el reglamento que la Sección facultativa dispuso para la organización y procedimientos del matadero municipal y al que se hará referencia en apartado posterior. En 1858, una nueva reglamentación municipal dispondría los procedimientos más adecuados para la limpieza de los pozos negros en la ciudad, incluyendo las precauciones que debían tomar los poceros u otros empleados y los medios para el socorro en caso de asfixia. Sin embargo, en este ámbito el

---

[686] ADPZ. FGP-ByS. Expediente sobre el Proyecto de salubridad del Ayuntamiento de Zaragoza. Carpeta Sanidad 1857, Correspondencia. Caja 1119.

[687] Viñes Rueda, J.J. *La Sanidad española en el siglo XIX…* Obra citada, pág. 129.

[688] *Topografía médica de la ciudad de Zaragoza…*Obra citada. De acuerdo con la *Guía de Zaragoza* de 1860, se habría incorporado en esa fecha a la Sección facultativa un tercer veterinario, Simón Mozota.

objetivo de la Sección facultativa fue la de disponer de un sistema de alcantarillado moderno y eficaz, que solucionase las enormes deficiencias de salubridad que generaban los pozos negros. A tal efecto se presentó una memoria al Ayuntamiento en marzo de 1858:

> *"(…) Dos sistemas de alcantarillas se ofrecen hoy á la consideracion del higienista; ambos planteados y funcionando; entre ellos puede escojerse el mas adecuado á las circunstancias de la población, ó bien establecer uno misto que reuna en lo posible las ventajas de ambos (…)"*[689].

El primer sistema propuesto no eliminaba los pozos en su totalidad, si bien mejoraba la situación al establecer una conducción subterránea de residuales arrastradas por agua de lluvia. El segundo sistema si preveía la construcción de un alcantarillado con agua continua y sistema de declive, aunque era evidente la diferencia entre el coste económico de ambos y las dificultades que planteaba cualquier actuación en una ciudad horadada por un sinfín de sótanos expandidos bajo las calles. En fin, un sistema mixto proponía el construir la primera propuesta aunque incorporando una corriente continua de agua en lugar de la que, periódicamente, podían proporcionar las lluvias.

Se trataba en todo caso de la primera propuesta de saneamiento mediante la dotación de alcantarillado que, desde un enfoque higienista y con escasos precedentes en su construcción en algunas ciudades europeas como Londres o París, se sometía a la aprobación de la municipalidad de Zaragoza[690]. La realidad fue que el proyecto sugerido por la Sección facultativa caería en el olvido, ya fuera por dificultades presupuestarias para su realización, por carencias técnicas de la propia propuesta o por una mezcla de ambas debido al complejo y degradado espacio urbanístico de la ciudad amurallada en los años centrales del siglo XIX. Así, todavía debieron pasar cinco décadas hasta que, a principios del siglo XX, comenzara la construcción del alcantarillado de Zaragoza[691].

Abundando en la consecución de un mejor saneamiento de la ciudad, la Sección facultativa recién constituída propondría también la instalación de nuevos sumide-

---

[689]   *Topografía médica de la ciudad de Zaragoza…* Obra citada.

[690]   En la *Topografía médica de la ciudad de Zaragoza* se refleja que también otras ciudades, como Lieja, Gante o Bruselas poseían ya en 1859 algún tipo de alcantarillado, así como en España, las de Madrid o Barcelona. Con todo, los proyectos generales de alcantarillado en estas dos últimas ciudades son más tardíos, en los años 80 y 90 del siglo XIX.

[691]   VILLAR, S. El alcantarillado de Zaragoza de 1907. En: F. de A. ESCUDERO ESCUDERO y P. GALVE IZQUIERDO. *Las cloacas de Caesaraugusta y elementos de urbanismo y topografía de la ciudad antigua.* Zaragoza: Institución Fernando el Católico, 2013. Capítulo XI, págs. 339-354.

ros o urinarios públicos, elementos que comenzaron a instalarse en Zaragoza en los primeros años de la década de los 50, aunque al parecer en condiciones deplorables desde el punto de vista higiénico:

"Sumideros públicos. Con este nombre se conocen los reducidos y feos receptáculos, que hace pocos años se construyeron en diferentes puntos de la poblacion, y que, si bien atienden á una de las primeras necesidades del hombre, esto se hace de una manera incompleta y poco digna de la cultura y aseo de una capital ó de un pueblo importante (…)"[692]

Los propuestos por la Sección facultativa, en forma de columna y con una escotadura para el uso, constaban de un depósito que debía evacuarse periódicamente mediante un bombeo manual y eran instalables asimismo en lugares cerrados con gran afluencia, incorporando un sistema que neutralizaba los malos olores mediante el goteo continuo de un líquido desinfectante[693]. Es probable que alguno de estos modelos de "orinaderos" o "meaderos" fuese instalado por el Ayuntamiento tras la propuesta de la Sección facultativa:

"Recientemente se ha levantado un sumidero de nueva forma, en la entrada del Salon de Pignatelli, que aventaja á los antiguos y conviene construir otros varios, en los sitios mas frecuentados, ya que no se intente, como se debia, la ereccion de inodoros y de agua corriente, que con tan brillante éxito se han planteado en España y en el extranjero"[694].

Como se ha visto, la tarea del primer organismo salubrista municipal abarcó un amplio abanico de acciones y propuestas, al menos en sus primeros años de funcionamiento, pero también parecen evidentes las dificultades para llevarlas a cabo:

"(…) la Seccion especial facultativa de policia urbana está dando pruebas continuas de su celo y buen deseo en el mejoramiento de la poblacion pero circunstancias agenas á su voluntad, hacen que permanezcan ocultos sus desvelos.

Nosotros empero les suplicamos que no por eso desmayen en sus tareas, que día llegará en que Zaragoza apreciará sus trabajos en su verdadero valor"[695].

Quizás el aprecio hacia las tareas relacionadas con la salud pública solo se manifestaba, como se ha reiterado en estas páginas, en las situaciones de crisis sanitaria que producían las enfermedades epidémicas, tal como denunciaban en sus escritos algunos de los Subdelegados en la descripción de la epidemia de cólera de 1855. Y muy probablemente, finalizada la situación comprometida, acabara también el

---

[692] *Guía de Zaragoza…* Obra citada, pág. 543.

[693] *Topografía médica de la ciudad de Zaragoza…* Obra citada.

[694] *Guía de Zaragoza…* Obra citada. Pág. 543.

[695] *Topografía médica de la ciudad de Zaragoza…* Obra citada. El texto reseñado corresponde a una de las siete conclusiones de la Topografía, por lo que puede entenderse la importancia que se concede en ella a la Sección referida en su relación con la mejora de la salud pública en la ciudad.

interés institucional por dotar a las poblaciones de recursos que promovieran una mejora en sus condiciones de higiene y de la salud pública en general.

Lo cierto es que la Sección facultativa que se ha descrito continuó existiendo a lo largo del siglo XIX, encontrándose alguna referencia sobre la misma en relación con la construcción de nuevos cementerios en algunos barrios rurales en los años 80 y, casualmente (o no tanto), en la descripción de la epidemia de cólera de 1885 en la ciudad de Zaragoza[696].

4.2. PROTECCIÓN DE LA SALUD: NUEVA REGLAMENTACIÓN DEL MATADERO

Como se ha comentado, la nueva estructura de salud pública con la se dotó el Ayuntamiento comenzó sus trabajos aún estando a la espera de aprobación de la misma por parte del Gobierno de la provincia. En esa situación de provisionalidad la autodenominada Comisión de Salubridad municipal propuso la regulación del funcionamiento del matadero de carnes de la ciudad mediante la elaboración de un novedoso reglamento (transcripción en el Anexo III) que tuvo por objetivos, modernizar la gestión de esta actividad, eliminar las prácticas abusivas arraigadas en el establecimiento y asegurar la calidad sanitaria de las carnes que se ponían a la venta en la ciudad, mediante la introducción de criterios de higiene y buenas prácticas en los procedimientos de sacrificio y transporte de los productos cárnicos.

El matadero estaba situado en el arrabal, junto al convento de Altabás y en el se sacrificaba ganado lanar y vacuno. El establecimiento era de dependencia municipal, aunque no así sus empleados, y esa situación producía problemas en su funcionamiento que no podían ser corregidos desde el Ayuntamiento por medios disciplinarios[697]. Los datos anuales de actividad en el matadero para el consumo de

---

[696] MADROÑERO Y MARTÍNEZ, M. *Memoria referente a la epidemia colérica de 1885.* Zaragoza: Tipografía de Julián Sanz y Navarro, 1886. En la memoria se refiere la reunión que tuvo lugar entre la Junta municipal de Sanidad y la Sección especial facultativa de Policía Urbana para acordar las medidas higiénicas ante la inminente epidemia, medidas que se incluirían en un Bando municipal con fecha 11 de junio de 1885. Madroñero explica que *"la Sección especial facultativa de Policía Urbana consta de un Médico, un Farmacéutico, el Arquitecto municipal, un Ingeniero y los Inspectores de carnes y mercados. Se estableció en 1856 y se rige por un reglamento de 16 de diciembre del mismo año; teniendo por objeto ilustrar al Excmo. Ayuntamiento en todo lo que se refiera á la salud pública, independientemente de la Junta municipal de Sanidad."*

[697] ADPZ. FGP-ByS. Oficio de remisión del Reglamento del matadero para su aprobación por el gobernador civil de Zaragoza, de fecha 14 de agosto de 1857. Carpeta Sanidad 1857, Correspondencia. Caja 1119. En el oficio se pone especial énfasis en que una de las causas principales del mal funcionamiento del establecimiento era la imposibilidad de actuar disciplinariamente desde el Ayuntamiento sobre los empleados ya que estos no eran de dependencia municipal, aun teniendo conocimiento de prácticas abusivas y arraigadas que repercutían en la población.

carne en la ciudad eran al final de la década de 71.000 cabezas de carnero, 8.800 de cordero, 3.900 de oveja, 1.700 de vaca y 600 de ternera para una población de 63.399 habitantes según el censo de 1857. El sacrificio de ganado de cerda se realizaba en un edificio de la calle Escobar, junto a la plaza del Mercado, siendo también el establecimiento de dependencia municipal, y únicamente estaba abierto durante la temporada en que estaba permitida la matanza, que generalmente iba desde primeros de octubre a fines de abril. El número de cabezas sacrificadas anualmente ascendía a 7.500[698].

El nuevo reglamento del matadero de carnes impulsado por la Comisión de Salubridad municipal estableció, en una primera parte, el número y perfil profesional del personal necesario en el establecimiento, a sueldo del Ayuntamiento, así como sus competencias y salario, mientras que en un segundo bloque de disposiciones generales fijó los procedimientos de gestión y sanitarios para la realización de la actividad en condiciones adecuadas de salubridad.

En cuanto a los empleados, el reglamento estableció dos figuras gestoras: el Administrador, como superior jerárquico del establecimiento, y el Contador, para realizar las tareas económicas y administrativas. Para la inspección de las carnes desde el ámbito de salubridad incorporó, como novedad, la figura del veterinario con cargo de Inspector facultativo, adelantándose dos años al Reglamento de inspección de carnes que aprobaría el Gobierno de España en 1859[699], aunque seguía haciendo compatible esta incorporación con la figura del vehedor (o veedor), que tradicionalmente ejercía esta labor inspectora en el ámbito de los alimentos y mercados en general, tanto por lo que respecta al peso como a la calidad de los productos[700].

---

[698]   *Guía de Zaragoza…* Obra citada, págs. 444-446.

[699]   VIÑES RUEDA, J. J. *La Sanidad española…* Obra citada. Anexo 19, págs. 735-737. El *Reglamento para la inspección de carnes en las capitales de provincia y cabezas de partido*, fue aprobado por S. M. el 24 de febrero de 1859, y circulado por real orden el 25 de febrero. Su artículo 2.º dice: *"Habrá en todos los mataderos un Inspector de carnes, nombrado de entre los profesores de veterinaria, eligiendo de los de mas categoría, y un Delegado del Ayuntamiento."*

[700]   D'URTUBIE, L. *De herradores, albéitares y veterinarios municipales en Zumárraga (Guipúzcoa).* [en línea] [Consulta: 19/02/2015] Disponible en www.zumarraga.net/eu/ficheros/47_5235eu.pdf. Los veedores provenían generalmente de los gremios de carniceros o similares y eran hombres prácticos en el conocimiento de la carne y ganados. El referente histórico de los veedores fue el almotacén, inspector o juez de mercado entre los árabes, figura que perduró con dicho nombre durante siglos: en el informe de valoración del proyecto de salud pública del Ayuntamiento de Zaragoza de 2 de julio de 1857, realizado por la comisión de negocios médicos de la Junta provincial de Sanidad, se incluyó al almotacén como figura que debía componer toda Comisión de Salubridad.

La definición de competencias u obligaciones del veterinario Inspector facultativo y del vehedor en el reglamento dejaba clara la labor de ambos. El veterinario debía realizar la inspección previa al sacrificio para comprobar que la res estaba sana, así como una segunda posterior al mismo, donde podía señalar posibles partes que debieran desecharse por nocivas. Asimismo debía designar las reses a deshuesar o salar, dirimir sobre su clasificación y hacer notar al Administrador cualquier foco de infección en el establecimiento. El Inspector facultativo debía ser uno de los dos veterinarios que componían la Comisión de Salubridad municipal, alternándose semanalmente y supliéndose de forma recíproca en caso de ausencia o enfermedad.

El vehedor, perteneciente a los visitadores municipales, debía alternarse también semanalmente y presenciar las operaciones de sacrificio, visita y peso de las reses, supervisar la limpieza en el trabajo de los matarifes, deshuesar y separar las vacas o partes de ellas que se hubiesen señalado como insalubres, y arrojar al río las carnes separadas por no saludables.

El personal del matadero se completaba con catorce matarifes (ocho de primera clase y seis de segunda), dos ayudantes y un portero del establecimiento. A todos los empleados se les asignaba un salario procedente del presupuesto municipal y que se cuantificaba en el reglamento, a excepción del veterinario y el vehedor que tenían su asignación fijada como miembros de la Comisión de salubridad.

Tanto en el articulado referido a los distintos empleados del matadero como en el de las disposiciones generales, hay referencias constantes a garantizar la limpieza y condiciones de salubridad de los procedimientos, tanto en la entrada de reses vivas como en las operaciones de sacrificio, oreo y transporte hacia los establecimientos de venta en la ciudad. Toda la carne y otros productos del sacrificio destinados al abastecimiento de Zaragoza debían proceder del matadero municipal[701] y ser conducidos, una vez pesados, de forma inmediata en carros o caballerías en condiciones higiénicas adecuadas, ingresando en la ciudad únicamente por la puerta del Ángel, frente al puente de Piedra, donde el conductor debía presentar la guía correspondiente que acreditase su procedencia. Desde allí era distribuida a las cerca de cien carnicerías que existían en la ciudad.

A pesar de la reglamentación, las condiciones de transporte y también la de venta de carnes no debían ser las más adecuadas, siendo frecuentes los abusos y fraudes respecto a la calidad de las mismas, escasa la limpieza en los establecimientos de venta, y descuidada y sucia la conducción desde el macelo hasta las venderías, gene-

---

[701] Se exceptuaban únicamente el caso de los corderos pastencos, que podían ser sacrificados y vendidos por particulares entre la Pascua de Resurrección (el domingo final de la semana santa) y Pascua de Pentecostés (cincuenta días después).

ralmente en caballerías y cubiertos los productos en algunos casos con paños sucios o, más frecuentemente, descubiertos y expuestos al aire, el polvo y las inmundicias de las estrechas calles de la ciudad. El Ayuntamiento disponía de cuatro carnicerías en otros tantos puntos (Mercado, Piedras del Coso, plaza de Santa Marta y Arrabal) con el objeto de ofrecer la carne a precio invariable (en la práctica, mediante contrata o abastecedor, a un precio algo más reducido que en la venta libre)[702]. Otras fuentes de la época sin embargo, aun siendo muy críticas con la salubridad general de la ciudad y las penosas condiciones de vida de sus habitantes, resaltan "las abundantes y limpias venderías de carne" que existían entonces en Zaragoza[703].

Además de la inspección veterinaria destinada a asegurar el buen estado de la carne para el abastecimiento de la ciudad, desechando las reses o partes de ellas que fueran marcadas como nocivas, el reglamento contemplaba también otros aspectos de seguridad alimentaria como la prohibición de entrada de reses muertas por cualquier causa o las que llevasen heridas causadas por perros, lobos u otros carnívoros. De igual forma se prohibía la manipulación de las carnes por "operarios ni otra persona que padezca enfermedades cutaneas ó las que vulgarmente se llaman pegajosas". Por supuesto, se prohibía la venta dentro del establecimiento de todo tipo de carnes y de cualquier otro despojo de las reses.

En suma, con el nuevo reglamento la Sección facultativa introdujo criterios higiénicos en los procesos de sacrificio de ganado para el consumo humano y de conducción de sus carnes a los puntos de venta, subrayando la importancia de los mataderos de competencia municipal y anticipándose a la legislación estatal en cuanto a la asignación de tareas específicas en esos establecimientos a los profesores de veterinaria.

4.3. RESPUESTAS CORPORATIVAS: LA REIVINDICACIÓN DE LAS PROFESIONES SANITARIAS

Aunque históricamente las profesiones sanitarias habían tenido un componente corporativista en forma de agrupaciones gremiales o cofradías, será a partir de mediados del siglo XIX cuando comience a plantearse entre los facultativos la necesidad del asociacionismo como un elemento clave para reforzar la relevancia de su

---

[702] *Guía de Zaragoza…* Obra citada, págs. 131-132.

[703] *La Unión Médica de Aragón*, n.º 25, 6 de julio de 1856, pág. 198. El texto forma parte de una Topografía Médica de Zaragoza incluida en el semanario y que se publicó dividida en siete números de la publicación durante 1856. Junto a la buena opinión respecto a las carnicerías, también señala *"esos puestos llamados chichorrerías, donde no puede uno asegurar con verdad lo que se vende"*.

papel social, en torno a un concepto claramente burgués como el de la profesionalidad y en un contexto de consolidación del estado liberal[704]. De acuerdo con ello, las razones para esas iniciativas corporativistas se fundamentan tanto en el importante desarrollo científico y técnico de las profesiones sanitarias que se producirá en la segunda mitad del siglo, como en las condiciones en las que se desarrollaba su práctica profesional, lejos del ejercicio liberal al que aspiraban los profesores de las ciencias de curar y, en muchas ocasiones, sufriendo las consecuencias del incumplimiento en el cobro de sus honorarios por parte de la propia administración[705].

El papel que pudieron jugar las epidemias de cólera de mediados del siglo (en especial la de 1854-1856, pero también la de 1865) en el impulso de esta dinámica corporativa es difícil de precisar, pero si hay una constante en las descripciones que los sanitarios contemporáneos realizaron sobre la epidemia de cólera de 1854-1856 en la provincia de Zaragoza, es la reivindicación del papel jugado por los facultativos y las dificultades para ejercer su labor, especialmente en los distritos rurales, debido al escaso número de profesores y a su situación de debilidad por su dependencia institucional de la administración local a través de las contratas. Entre la profesión médica además, una iniciativa como la de los traslados forzosos de facultativos por orden gubernativa desde la capital hacia puntos epidemiados de la provincia, realizados mediante sorteo entre los profesores en ejercicio, se vivió como una intolerable invasión de las autoridades en el principio de la libertad profesional[706].

---

[704] ARROYO MEDINA, P. Asociacionismo médico-farmacéutico en la España de la segunda mitad del siglo XIX. *Asclepio*. Vol. XLIX-2, 1997, págs. 45-66.

[705] Aunque ya se ha hecho referencia con reiteración al importante volumen de documentación existente en el ADPZ sobre reclamaciones de facultativos ante estos impagos, es de subrayar la circular número 26 del gobernador de la provincia de Zaragoza, de 13 de enero de 1857, ante la abundancia de las denuncias: *"Son innumerables las quejas y reclamaciones que afluyen á este Gobierno por parte de los maestros de Instrucción primaria, médicos, cirujanos, boticarios, albéitares y herradores, en solicitud de que los Ayuntamientos les satisfagan sus asignaciones. (…) Los profesores, médicos y demás facultativos, en el mero hecho de celebrar contrata con un Ayuntamiento con arreglo á la ley se invierten en dependientes de la corporacion y tienen como tales derecho á que se les satisfaga puntualmente el sueldo ó estipendio estipulado, sin que jamas sirva de escusa á un Ayuntamiento el alegar que el descubierto proviene de su antecesor ó antecesores. (…)"*

[706] El primer número de *La Unión Médica de Aragón* (20 de enero de 1856), recogió la información de *El Siglo Médico* que hacía referencia a ese episodio. Según la Comisión permanente de la Junta provincial de Sanidad de Zaragoza aquel acto estaba autorizado implícitamente por la Real orden de 19 de julio de 1855 aunque atacaba de lleno la libertad profesional. Para la Unión Médica de Aragón *"no había una orden terminante para aquel acto que no acertamos á calificar, y que se consumó porque el gobernador apreció de ese modo la autorizacion implícita de la Real orden de 19 de julio, aunque atacaba de lleno la libertad*

Resulta evidente que crisis sanitarias de tal entidad como las que supusieron las epidemias de cólera, y en concreto la de 1854-56, contribuyeron de forma notable a impulsar una toma de conciencia de carácter corporativo entre todos aquellos profesionales de las ciencias de curar que trataban de poner en valor su tarea y de establecer algún mecanismos de defensa colectiva frente a los abusos que se llevaban a cabo mediante los sistemas de contratas en algunos partidos rurales:

"Un malestar profundo y general aqueja hoy á la clase facultativa, la que en todas partes pugna por mejorar las condiciones de su mísera existencia. (…) esclavo es [el profesor] *que se constituye en un pueblo bajo una opresora y detestable contrata (…) Ni se le considera cual debiera como autoridad en lo que concierne á sus conocimientos, antes bien sus consejos sobre medidas higiénicas, si afectan algun interes privado, son pagados con una despedida vergonzosa (…)"*[707].

Este fragmento del texto de presentación de *La Unión Médica de Aragón*, semanario zaragozano de las profesiones sanitarias, expresa el profundo sentimiento de abandono entre los facultativos frente a las autoridades y caciques locales, y el claro posicionamiento con la que nacía el nuevo periódico, sobre el que se hará una referencia posteriormente.

4.3.1. La creación del comité de vigilancia de Daroca

En diciembre de 1855, finalizada prácticamente la epidemia de cólera, a falta solo del pequeño brote que se produciría al año siguiente en muy pocas localidades de la provincia, se gestó en el partido de Daroca la creación de una asociación corporativa de autoprotección cuyo objetivo era la acción solidaria entre los profesionales de las ciencias de curar, médicos, cirujanos, farmacéuticos y veterinarios.

Con el ánimo de que esta iniciativa se extendiese en todos los distritos de la provincia, se constituyó un órgano rector de la asociación denominado Comité de Vigilancia, formado por profesores de las cuatro ramas sanitarias y presidido por el Subdelegado de medicina, Gregorio Gimeno. Se estableció asimismo un breve reglamento con las bases para el funcionamiento de la asociación y los deberes contraídos por los socios. Básicamente, la asociación (titulada "la Vigilante") pretendía la defensa de los profesionales en todo lo que afectase a sus tareas:

"(…) Art. 6.º… La Sociedad promete á los que se inscriban toda la proteccion posible tanto moral, como material en las cuestiones que tengan con otros profesores, con intrusos, Ayun-

---

profesional. Tal es la idea que los gobernantes tienen de nosotros! En todas partes lo mismo!". Hay que recordar que el artículo 6.º de la Real orden mencionada decía: *"En casos extraordinarios de epidemia, el gobernador civil de la provincia adoptará las decisiones convenientes para que no carezcan los pueblos de la asistencia facultativa."*

[707] *La Unión Médica de Aragón*, Año I, n.º 1, 20 de enero de 1856.

tamientos, Diputaciones provinciales etc. Siempre que versen las mismas sobre las facultades respectivas de los Socios.

7.º… Toda coaccion, todo hecho injusto contra un profesor, la Sociedad lo considerará como hecho á toda ella, y en este sentido el comité tomará cuantas disposiciones juzgue oportunas (…)"[708].

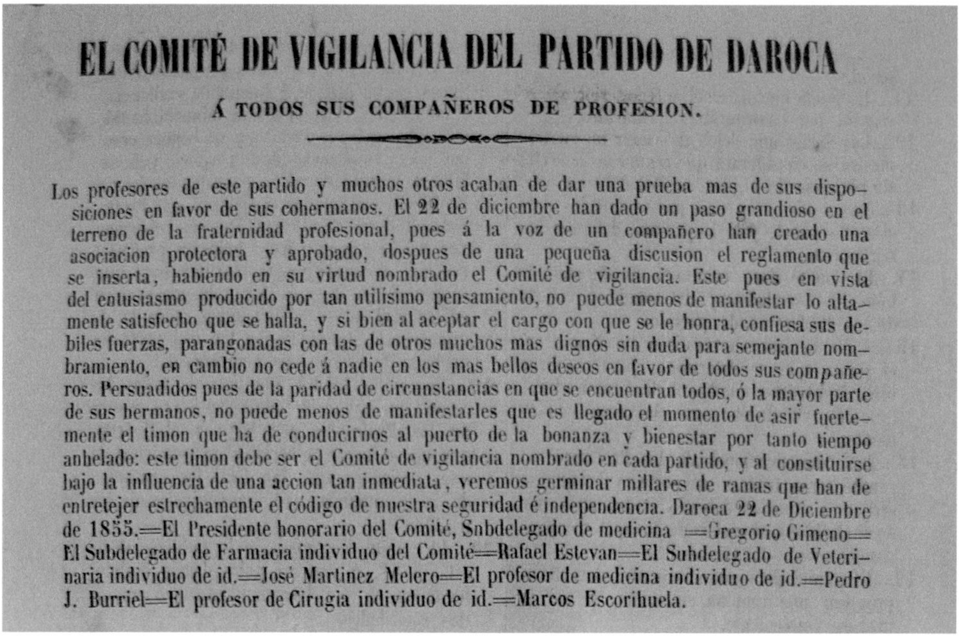

EL COMITÉ DE VIGILANCIA DEL PARTIDO DE DAROCA

Á TODOS SUS COMPAÑEROS DE PROFESION.

Los profesores de este partido y muchos otros acaban de dar una prueba mas de sus disposiciones en favor de sus cohermanos. El 22 de diciembre han dado un paso grandioso en el terreno de la fraternidad profesional, pues á la voz de un compañero han creado una asociacion protectora y aprobado, dospues de una pequeña discusion el reglamento que se inserta, habiendo en su virtud nombrado el Comité de vigilancia. Este pues en vista del entusiasmo producido por tan utilísimo pensamiento, no puede menos de manifestar lo altamente satisfecho que se halla, y si bien al aceptar el cargo con que se le honra, confiesa sus debiles fuerzas, parangonadas con las de otros muchos mas dignos sin duda para semejante nombramiento, en cambio no cede á nadie en los mas bellos deseos en favor de todos sus compañeros. Persuadidos pues de la paridad de circunstancias en que se encuentran todos, ó la mayor parte de sus hermanos, no puede menos de manifestarles que es llegado el momento de asir fuertemente el timon que ha de conducirnos al puerto de la bonanza y bienestar por tanto tiempo anhelado: este timon debe ser el Comité de vigilancia nombrado en cada partido, y al constituirse bajo la influencia de una accion tan inmediata, veremos germinar millares de ramas que han de entretejer estrechamente el código de nuestra seguridad é independencia. Daroca 22 de Diciembre de 1855.=El Presidente honorario del Comité, Snbdelegado de medicina =Gregorio Gimeno= El Subdelegado de Farmacia individuo del Comité=Rafael Estevan=El Subdelegado de Veterinaria individuo de id.=José Martinez Melero=El profesor de medicina individuo de id.=Pedro J. Burriel=El profesor de Cirugia individuo de id.=Marcos Escorihuela.

Figura 17. Fragmento del folleto de constitución del Comité de Vigilancia del partido de Daroca. 1855.

La iniciativa de Daroca no pasó desapercibida en los primeros números de *La Unión Médica de Aragón*, como ejemplo de acción corporativa de defensa de las profesiones sanitarias:

"*(…)* [los profesores] *deben imitar á los del partido de Daroca que han constituido su jurado, ó comité de vigilancia, y se han ligado por medio de un Reglamento en que campea la moral mas sana, y el espíritu de compañerismo mas bien entendido. Ojala les imitasen los de todos los partidos de Aragon! Entonces si empezaria á realizarse nuestro lema!*"[709].

---

[708] ADPZ. FGP-ByS. *Folleto sobre la creación de una asociación de protección médico-quirúrgico-farmacéutico-veterinaria, aprobadas sus bases en la reunión ante el Subdelegado de medicina de Daroca el 22 de diciembre de 1855 y que debe regir en su distrito desde 1.º de enero de 1856.* Carpeta Sanidad 1856, Facultativos. Caja 1114.

[709] *La Unión Médica de Aragón*, Año I, n.º 1, 20 de enero de 1856, pág. 1.

En realidad, la idea de conformar una asociación profesional de este tipo debía venir barajándose ya desde años atrás entre algunos profesores del distrito de Daroca, aunque sería durante 1855 cuando fueron adquiriendo forma las conversaciones entre ellos, con la implicación especial del profesor de cirugía de la ciudad de Daroca, Marcos Escorihuela, quien sería impulsor y principal redactor del proyecto:

> "(…) con nuestra apatía y con nuestra aquiescencia un dia y otro, hemos perdido muchos de los quilates de nuestro poder. Hemos sido el juguete de autoridades, tribunales y pueblos, y no es solo el profesor de partido la víctima de mil desafueros, puesto que á todos nos sorprendió lo dispuesto en una famosa capital de provincia por la autoridad civil, haciendo fueran sorteados los profesores cual si fueran corderos, y mandándolos despues á los puntos infestados por el cólera, según lo tenia por conveniente su gobernador. (…) por esto pues y otras razones que seria prolijo enumerar, he redactado un proyecto de asociacion protectora entre todos los profesores de Medicina, Cirujía, Farmacia y Veterinaria; proyecto que someto hoy con el mayor gusto á vuestras ilustradas observaciones (…)"[710].

Haciendo referencia una vez más al episodio del sorteo de profesores llevado a cabo por el gobernador civil de Zaragoza, el cirujano de Daroca sometía, con estas y otras razones, a la aprobación de sus *comprofesores* las bases de la asociación corporativa en la reunión celebrada el 22 de diciembre de 1855, comenzando su funcionamiento con la entrada del año 1856.

El proceso asociativo de los facultativos del distrito de Daroca coincidió con el movimiento que a nivel nacional se denominaría *Emancipación médica*, finalmente llamado *Alianza de las clases Médicas*[711], cuyos objetivos eran coincidentes a los referidos para el Comité de Vigilancia en lo relativo a la unión corporativa de los facultativos. Pero, como se ha dicho, hubo otras iniciativas locales más o menos similares a lo largo de la geografía española, incluyendo algún otro partido de la provincia de Zaragoza, como fue el de Ejea[712].

---

[710] *La Unión Médica de Aragón*, Año I, n.º 2, 27 de enero de 1856, págs. 9-11. El periódico recogía en lugar destacado el discurso del cirujano Marcos Escorihuela pronunciado en Daroca con motivo de la constitución del Comité de Vigilancia el 22 de diciembre de 1855.

[711] *La Unión Médica de Aragón*, Año I, n.º 4, 10 de febrero de 1856, pág. 31. *"Alianza de las clases Médicas. La Asamblea Médica ha acordado adoptar este nombre para la asociación proyectada entre los profesores, en vez del de Emancipacion Médica. (…)"*

[712] *La Unión Médica de Aragón*, Año I, n.º 8, 9 de marzo de 1856, pág. 58. Se refiere a la constitución de otros *"pequeños centros de acción"* tratando de mejorar las condiciones de los facultativos en Segovia o en Huesca y a la redacción de un proyecto de Reglamento para una asociación profesional en el caso del partido de Ejea. El periódico sugiere a los facultativos de este partido dotar a la asociación de un carácter científico, además del corporativo, así como evitar que los veterinarios formasen parte de la misma, con el siguiente argumento: *"comprendemos mui bien esa mancomunidad de intereses materiales entre una y otra clase de*

La asociación de Daroca no debió tener mucho recorrido en el tiempo (como tampoco en el caso de Ejea), muy probablemente por la dinámica creada a nivel nacional con la *Alianza de las clases Médicas*, a la que se irían sumando facultativos de todos los partidos de la provincia, pero también por los propios problemas que generó la presencia de la asociación entre algunos profesores del partido: en el mes de julio, el médico de Herrera denunció al gobernador la circular de la asociación, entendiendo que no estaba autorizada y que los facultativos asociados perjudicaban a los profesores que no lo estaban visitando "clandestinamente" a sus enfermos[713].

La denuncia fue valorada en la Junta provincal de Sanidad, que en su reunión de 19 de agosto acordó solicitar al Subdelegado de medicina y cirugía de Daroca información al respecto, aunque puede resultar sorprendente el nulo conocimiento que sobre la existencia de la asociación dejaba entrever la propia Junta provincial. La respuesta del Subdelegado, dirigida al gobernador, no pudo resultar más clarificadora en cuanto a los objetivos de la asociación denunciada:

> *"(…) Habiendonos combencido* [los profesores] *ultimamente en que la causa de nuestra decadencia consistia en nuestro poco compañerismo, (…) en tanto grado, que en la actualidad, (…) estamos en la mayor decadencia y abandono: por tanto la urgente necesidad de sostener nuestras familias, mirando al mismo tiempo, por el decoro, y honor de la profesión, hemos venido en conceder en que sin una firme alianza nuestra y fiel compañerismo, no podremos alcanzar el objeto propuesto.*
>
> *En consequiencia* [sic]*, ha habido una reunión de profesores de todas clases en Daroca, y casa de mi abitación en marzo del año pasado, o tal vez en el anterior, de lo que no estoy seguro, y otra en el mayo del presente, todo publico, y notorio, y tan solamente con el obgeto de aclarar los medios, ó modo de formar un reglamento, que sirbiese de guia á los aliados, y que después de firmado, fuese aprobado por la Autoridad (…)"*[714].

Como presidente de honor de la asociación, el Subdelegado trasladaba así a la autoridad provincial tanto las razones para la constitución de la misma, como el objetivo básicamente corporativo que pretendían con ello, aunque finalmente dejaría clara también su escasa esperanza de conseguir por este medio algún resultado:

---

profesores, especialmente en los partidos, pero tambien conocemos, y con nosotros ilustrados veterinarios, la necesidad de una bifurcación en lo que atañe á la parte científica, porque asi podrán facilmente los profesores de la ciencia de curar, por una parte, dar grande impulso á los diferentes ramos de las ciencias médicas, constituyendo de este modo una verdadera época de literatura médica, y los veterinarios por otra adelantar en esa ciencia, que por causas para nosotros ignotas, no ha salido hasta hace mui poco de su estado embrional."

[713] ADPZ. FGP-ByS. Oficio del médico de Herrera al gobernador civil, 17 de julio de 1856. Carpeta Sanidad 1856, Facultativos. Caja 1114.

[714] ADPZ. FGP-ByS. Oficio del Subdelegado de medicina de Daroca al gobernador civil, 21 de agosto de 1856. Carpeta Sanidad 1856, Facultativos. Caja 1114.

(…) Remito á VS un ejemplar [de la circular sobre la asociación] *y por el mismo podrá enterarse de todo lo que hay sobre el asunto adbirtiendo al mismo tiempo de estar paralizado en la actualidad, tanto por mi abanzada edad y quebrantada salud, cuanto por la poca confianza que tengo de su buen éxito (…)"*[715].

Puede entenderse pues, que el proyecto de Daroca no se había consolidado y que las expectativas puestas en la asociación distaban de cumplirse meses después de su constitución formal en diciembre de 1855. La contestación del Subdelegado llevó a la Junta provincial de Sanidad a desestimar la toma de cualquier medida, teniendo en cuenta la situación de paralización en que se encontraba el asunto, y trasladó este criterio al gobernador de la provincia.

Entretanto, continuó su curso el desarrollo a nivel nacional de la *Alianza de las clases médicas*, con el objetivo de agrupar a todos los profesores españoles bajo el emblema de *fraternidad, protección mutua y progreso científico*. Constituidas ya casi todas las juntas provinciales interinas de la asociación se notificó el 13 de octubre de 1856 la aprobación en asamblea de sus Estatutos. En su artículo primero quedaba recogido claramente su objeto:

"Artículo 1.º. El objeto de esta corporacion es mejorar la condicion social y material de las clases médicas y procurar el adelantamiento de la ciencia por los medios siguientes:

1.º. La observacion de los preceptos de moral médica y de estos Estatutos, á que se sujetarán en el ejercicio de sus respectivas profesiones y en las mutuas relaciones con sus comprofesores, todos los asociados.

2.º. La proteccion y ausilios que la Sociedad dispensará en todas las vicisitudes de la vida profesional á los facultativos que hayan cumplido fielmente las prescripciones de estos Estatutos y demas reglamentos de la misma.

3.º. La reunion de datos de estadística, de topografía médica y de las principales cuestiones públicas, con arreglo á instrucciones y modelos que publicará oportunamente la Asamblea médica"[716].

La referencia a herramientas como la estadística o las descripciones topográficas refleja por sí misma la importancia que habían adquirido algunas de las propuestas higienistas entre las profesiones sanitarias o el compromiso de los propios médicos higienistas con el proceso del asociacionismo sanitario. En cuanto al perfil de los facultativos de la asociación, el artículo segundo dejaba claro que la sociedad estaría formada por profesores de medicina, cirugía y farmacia (sin incluir, por tanto, a los veterinarios).

Por lo que hace referencia a la provincia de Zaragoza, antes de final de año se constituyeron, mediante votación entre los facultativos, las juntas de distrito y la

---

[715] ADPZ. FGP-ByS. Oficio del Subdelegado de medicina de Daroca al gobernador civil, 21 de agosto de 1856. Carpeta Sanidad 1856, Facultativos. Caja 1114.

[716] *La Unión Médica de Aragón*, Año I, n.º 41, 2 de noviembre de 1856, págs. 358-362.

junta provincial de la Sociedad, así como también se designó al representante de la provincia para la convocatoria de la Asamblea médica que se celebraría en Madrid el 25 de enero de 1857. Es reseñable la implicación que tuvieron en estas estructuras de representación los Subdelegados de sanidad de los diferentes distritos.

Tabla 63. Juntas de *Alianza de las clases médicas*. Zaragoza, diciembre de 1856

Provincia De Zaragoza	Profesores
Junta Provincial	Florencio Ballarín, Ángel Bazán, Mariano Ruiz, Valero Causada, Manuel Marzo.
Distrito de Ateca	Juan Luis Erro, Ramón Corral, Santiago Gil.
Distrito de Belchite	Antonio Burjes, Manuel Fanlo, Clemente Lafoz.
Distrito de Borja	Hermenegildo López, José Herrando, Domingo Guitarte.
Distrito de Calatayud	Gregorio Guedea, José García, José Gil.
Distrito de Caspe	Miguel Lucea, Sebastián Velilla, Mariano Uriol.
Distrito de Daroca	Mariano Ezquerra, Crescencio Puente, Simón Abadía.*
Distrito de Ejea	Genaro Casas, Fermín Lahuerta, Manuel Asín, Elías Labarta.**
Distrito de La Almunia	Mariano Estúa, José Romeo Gallardo, Pedro Juan López.
Distrito de Pina	Constancio Clemente, José Vergasa, Julio Álvarez.
Distrito de Sos	Manuel Bagüés, Joaquín Ciñando, Jacobo Carilla.
Distrito de Tarazona	Gaudioso Tutor, Alejandro Jubera, Gregorio Pobar.
Distrito de Zaragoza-San Pablo	Dámaso Sancho, Bruno Castellano, Antonio Gota.
Distrito de Zaragoza-El Pilar	José Redondo, Bernabé Virgos, Félix Castañer.
Representante Asamblea Médica	José Calvo y Martín.

* Los tres, residentes en Cariñena. Probablemente no fue ajeno a ello la cuestión del comité de vigilancia de Daroca.

** Se respetaron los cuatro representantes de la asociación local previa.

4.3.2. La creación de *La Unión Médica de Aragón*

En la misma fecha de la reunión en la que se constituyó el comité de vigilancia de Daroca como primera asociación corporativa de los facultativos de la provincia, se comunicaba por los miembros de la redacción del periódico a la Junta provincial de Sanidad la creación del semanario *La Unión Médica de Aragón* que, en su primera época, se editaría entre el 20 de enero de 1856 y el 8 de febrero de 1857, con un total de 55 números.

"Conociendo las dificultades que lleva consigo la creación de un Periodico médico, y nuestro escaso valer, hubieramos desistido de realizarlo, si no abrigáramos el convencimiento de que la salud publica y nuestros Comprofesores habían de salir muy beneficiados en ello (…)"[717].

El periódico, que se subtitulaba como semanario de medicina, cirugía, farmacia y ciencias auxiliares, estaba redactado y dirigido por una *sociedad de profesores de todos los ramos de la ciencia de curar* y se reconocía en su cabecera como periódico oficial de la Academia de Medicina y Cirugía de Zaragoza, de la Academia Quirúrgica-Cesaraugustana y del Instituto Farmacéutico Aragonés. En su prospecto de presentación, se definían las intenciones de la iniciativa:

"(…) La Academia de Medicina y Cirugía, la Academia Quirúrgica, el Instituto farmacéutico y los profesores en general tendrán en nuestro periódico un eco que publique sus actos, y haga ver al pueblo, cuya salud es su principal obgeto, lo que valen; los profesores un medio seguro y fácil para comunicar sus observaciones, y un centinela avanzado que vigile incesantemente por la conservación de sus derechos; los de partido un buen amigo á quien acudir en vindicación de los agravios de que son víctimas con tanta frecuencia (…)"[718].

Una precisa declaración de intenciones en la que la redacción del periódico mostraba una doble vertiente científica y corporativa, pero que como quedó claro durante todo su corto período de existencia, pondría un especial acento en la denuncia de la situación en que se encontraban las profesiones sanitarias y en el apoyo a las reivindicaciones de los facultativos, especialmente las de aquellos que ejercían su tarea en el ámbito rural.

"(…) Tenemos á la vista el desbarahuste [sic] sanitario que anula nuestras garantías profesionales y absorve nuestros legítimos derechos, los profesores humillados, y la juventud defraudada en sus mas justas esperanzas, y estamos recogiendo los amargos frutos de todo esto. (…) Debemos atender al mayor lustre de la ciencia que es nuestra madre, á manifestarnos dignos del sagrado depósito de la salud pública que nos está confiada; pero debemos fijarnos en la emancipación de la clase facultativa, en promover todas las mejoras compatibles con su estado actual, en cooperar á que los facultativos formen una sola familia. Este es el fin de nuestro periódico (…)"[719].

---

[717] ADPZ. FGP-ByS. Oficio de la Redacción de La Unión Medica de Aragón a la Junta provincial de Sanidad, de 22 de diciembre de 1855. Carpeta Sanidad 1855, Reales órdenes. Caja 1113. En el oficio se ofrecen las páginas del semanario a los trabajos de la Junta que esta crea de interés publicar. Está firmado por José Redondo, V. Causada, Manuel Pardo y Bartolini, Ángel Bazán, Mariano Gil y Royo, Antonio Gonzalo, Antonio Escartín y Matías Perez.

[718] ADPZ. FGP-ByS. Prospecto impreso de presentación de *La Unión Médica de Aragón*. Zaragoza, imprenta y librería de José Bedera, 1855. Carpeta Sanidad 1855, Reales órdenes. Caja 1113.

[719] Íbidem.

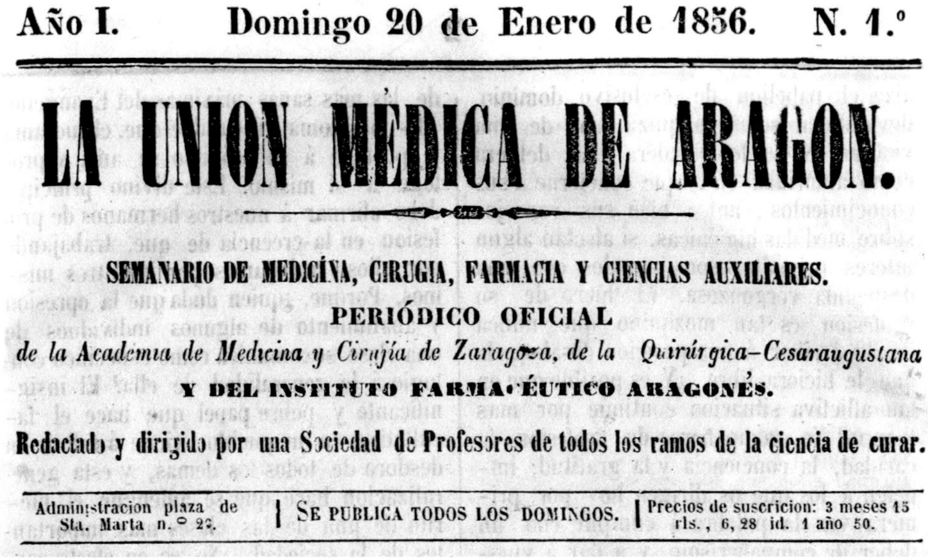

Figura 18. Cabecera del primer número de la Unión Médica de Aragón.

Cada número constaba de ocho páginas a dos columnas (y no de 12 como se señalaba en el prospecto de presentación) y tamaño cuarto. Se publicó semanalmente repartiéndose, en Zaragoza cada domingo y en el correo del sábado fuera de la ciudad, por suscripción. Contaba como secciones fijas: asuntos profesionales, sección científica, revista de prensa (nacional y extranjera), sección oficial (sobre normativa), crónica de noticias breves y sección local. Además se incluían en páginas aparte y en forma de fascículos, publicaciones de interés, que comenzaron con la reciente Ley de Sanidad de 1855 y continuaron con la monografía sobre el cólera de Genaro Casas[720]. El precio de la suscripción era de 15 reales por trimestre, 28 por seis meses o 50 por la suscripción anual, y se agrupaba en tomo anual con un índice comprensivo de todos los números del año (en realidad un tomo de 444 páginas del primer año y otro de 61 páginas del segundo año).

La escasa duración del periódico en su primera época impide hacer una valoración de su influencia sobre los facultativos o la salud pública en general, apareciendo más la publicación como intento organizado de respuesta corporativa a la situación de debilidad institucional del colectivo sanitario. Su finalización, tras 55 números, se debió claramente a motivos económicos, tanto por la presión impo-

---

[720] CASAS, G. *Tratado teórico-práctico del Cólera Morbo Asiático.* Zaragoza: La Unión Médica de Aragón, 1856.

sitiva de la Hacienda pública como por las escasas suscripciones que impidieron continuar con la edición del periódico: sin llegar más allá de las doscientas, habrían caído hasta las 150 en los últimos números. Un número muy reducido si tenemos en cuenta que en Aragón se contaban entonces con cerca de 1.400 pueblos y unos 3.000 profesores[721] de todas las ciencias de curar:

> (…) ¡Entre tres mil profesores, ciento ó poco mas han respondido al clamor que un año entero hemos mantenido en eco; la leccion no puede ser mas demostrativa; el desengaño no puede ser mas inolvidable! (…) Si hoy cesamos, no es por nuestra voluntad, es por la fuerza del desprecio y abandono con que nos han mirado y van dejando los mismos para quienes prometimos servir, es por la imposibilidad á que nos ha conducido la irremisible cuanto interesada ley rentística del estado, que mas que nadie debiera interesarse en que se difundiese la luz de la civilización. (…)[722]

Después de 14 de meses, *La Unión Médica de Aragón* finalizó su primera etapa el 8 de febrero de 1857, debiendo pasar más de veinte años para su reaparición en una segunda época, en 1880. Los suscriptores recibieron, a partir del 15 de febrero, los números de *La España Médica*, periódico madrileño que había comenzado a editarse en octubre de 1856[723].

La segunda época de *La Unión Médica de Aragón* se inició, con el mismo nombre que en la primera etapa, el 1 de julio de 1880, con carácter de periódico decenal y órgano de la Real Academia de Medicina y Cirugía de Zaragoza. Cada número constaba de 12 páginas a dos columnas y se editaba los días 1,10 y 20 de cada mes. En su aparición estuvo dirigido por una comisión de la Academia formada por Nicolás Montells, Liborio de los Huertos, Ángel Bazán, Bruno Solano e Hipólito Fairén[724]. Es decir, que únicamente quedaba en la dirección de la segunda época de aquellos que promovieron la aparición del periódico en enero de 1856 el farmacéutico Ángel Bazán.

La influencia que pudo ejercer el desarrollo de la segunda epidemia de cólera en España en la aparición de un número importante de pubicaciones médicas puede

---

[721] *La Unión Médica de Aragón*, Año II, n.º 55, 8 de febrero de 1857, pág. 50.

[722] *La Unión Médica de Aragón*, Año II, n.º 55, 8 de febrero de 1857, pág. 51. El artículo de despedida a los suscriptores fue firmado por Matías Pérez Moreno, Ángel Bazán, Mariano Gil y Royo, Victoriano Causada, José Redondo y Lostalé, Mariano Ruiz y Manuel Pardo y Bartolini.

[723] *La España médica, Iberia médica y Crónica de los hospitales*: periódico oficial de la hospitalidad domiciliaria y provincial de Madrid, de las Academias Médico-Quirúrgica Matritense y Quirúrgica Cesaraugustana, del Cuerpo Médico-Forense y de la Sociedad Filantrópica de Profesores de Ciencias Médicas.

[724] MÉNDEZ ÁLVARO, F. *Historia del periodismo médico y farmacéutico de España*. Valladolid: Acta Histórico-Médica Vallisoletana, 1978.

prestarse a la discusión. De la propia compilación inicial que realizó Méndez Álvaro en 1882 en *El Siglo Médico* como *Breves apuntes para la historia del periodismo médico en España*, puede deducirse que durante 25 años centrales del siglo, entre 1842 y 1866, período en el cual apareció anualmente algún periódico médico, la suma de nuevos títulos fue de 133. Pues bien, 31 de estos (el 23,3%) corresponden al período epidémico de 1854-1856, número solamente comparable al de los 28 (el 21%) que aparecieron en otro trienio relacionado con el cólera, el de 1864-1866.

Sea como fuere, lo que si resulta evidente es el cariz corporativo de la prensa sanitaria de la época, hasta el punto de que muchos de esos periódicos salieron a la luz de forma exclusiva para tratar asuntos profesionales y *en particular de lo que se viene llamando arreglo de partidos*[725]. Méndez Álvaro sería muy crítico con algunos aspectos ligados a la prensa médica, aun sin negar sus ventajas:

> *"(…) fomenta cierto espíritu de frivolidad, apartando de formales y maduras producciones; es cierto también que favorece en extremo las presuntuosas y audaces medianías; no es posible desconocer que pecan de desordenados y superficiales los conocimientos que suministra; y convengo asimismo en que facilita cierto linaje de charlatanismo (…)"*[726].

En realidad, Méndez Álvaro estaba reivindicando la profundidad del libro en la transmisión del conocimiento frente al papel accesorio que, a su juicio, tenía el naciente periodismo científico y literario.

---

[725] Méndez Álvaro, en la publicación descrita habla de 20 periódicos de estas características de un total de 141 aparecidos entre 1820 y 1866.

[726] MÉNDEZ ÁLVARO, F. *Historia del periodismo médico…* Obra citada, pág.28. La cita corresponde a la nota prologal de los "Breves apuntes…" en su edición correspondiente a 1882 en *El Siglo Médico*.

CONCLUSIONES

1. La propagación del cólera en la provincia de Zaragoza comenzó en 1854 por el Este desde Cataluña, siendo Mequinenza la primera localidad afectada. La epidemia se desarrolló en tres brotes: otoño de 1854, verano de 1855 y el último, poco relevante, en 1856. El brote de 1855 fue el que alcanzó mayor tasa de mortalidad: el 3,79%, con un rango entre el 1,14% y el 7,27% (partidos judiciales de Zaragoza y Ateca respectivamente).

2. Entre 1854 y 1856 se notificaron 49.763 casos de cólera, de los que fallecieron 13.460, lo que sitúa la tasa de ataque en torno al 15 %, y la de letalidad en el 27%. La tasa de mortalidad por cólera para todo el período epidémico fue del 4,08%. Teniendo en cuenta la frecuencia de casos de infección asintomática en los brotes de cólera, la epidemia afectó a una gran parte de la población de la provincia.

3. La distribución de la mortalidad siguió un patrón geográfico diferenciado. Las tasas más altas se concentraron en los partidos judiciales del oeste y el sur de la provincia y los de menor tasa correspondieron a los de la ribera del Ebro, hacia el este de la provincia (Zaragoza, Pina y Caspe).

   No encontramos una razón clara que explique esta distribución, sin que las ratios de personal sanitario en los distintos partidos se relacionaran con la mortalidad media de los mismos. Sí puede afirmarse que los territorios con mayor mortalidad fueron aquellos con una orografía más montañosa y con evidentes dificultades para las comunicaciones.

4. La transmisión de la enfermedad se produjo de forma muy variable: pueden observarse en las curvas epidémicas, patrones explosivos con un elevado número de casos durante escasos días y una brusca declinación, que hacen pensar en brotes de una fuente común, previsiblemente relacionada con el agua de boca (como ejemplo claro, el de la ciudad de Borja de 1855), y otros patrones de distribución con un inicio de menor número de afectados y más persistencia de casos en el tiempo, que pueden corresponderse con sucesivos brotes de carácter familiar o agrupamientos más limitados,

como se observa en curvas epidémicas de la ciudad de Zaragoza durante 1855 o en núcleos más reducidos como Aguarón, durante el verano del mismo año. Entre estos dos modelos, se dieron todo tipo de distribuciones mixtas, de forma que en la mayoría de los municipios se produjo un comienzo brusco y una declinación de los casos prolongada en el tiempo con pequeños incrementos hasta su desaparición.

5. La distribución de la enfermedad respecto a variables de edad y sexo, basada en la información desagregada del brote de 1.855, permite observar una mayor afectación de las mujeres, que representaron el 55% de los casos (con un rango entre 51,08% y 58,9%, según distritos judiciales) y el 56,89% de las defunciones. En cuanto a la edad, solo puede disponerse de información desagregada correspondiente a los menores de 12 años, que supusieron el 19,55% de los invadidos. Sin embargo, la mortalidad en ese mismo grupo de edad representó el 27,69% del total de fallecimientos por el brote, lo que hace suponer una mayor vulnerabilidad frente a la enfermedad entre la población infantil, que pudo estar relacionada con una peor situación de salud previa, un mayor porcentaje de cuadros fulminantes entre los menores o una peor accesibilidad de los mismos a cuidados asistenciales.

6. El impacto de la epidemia en la ciudad de Zaragoza fue limitado, con una tasa de mortalidad muy inferior a la del conjunto de la provincia. Tanto en 1854 como en 1855, el cólera produjo un número pequeño de casos y defunciones en relación con su población: poco más de mil casos en cada año y una tasa de mortalidad de todo el período epidémico del 1,45%, lejos de la media provincial del 4%. Podría explicarse esta diferencia por las obsoletas condiciones de abastecimiento de agua de la ciudad que, paradójicamente, habrían evitado una propagación mayor de la enfermedad. La escasez de fuentes en ella (solamente una, con agua de muy escasa calidad que en la época apenas se usaba para el consumo de boca) propiciaba el mantenimiento del sistema de aguadores, que tomaban sus aguas en cursos fluviales de menor riesgo, como el caso del Canal Imperial, si bien una buena parte de su población, que no podría pagar ese servicio, se abastecería directamente del Ebro. El patrón de distribución de la enfermedad en la capital parece corresponderse con pequeños brotes familiares ligados al consumo de agua y/o alimentos contaminados y contagios intrafamiliares por la falta de higiene en el cuidado de los enfermos en condiciones precarias de habitabilidad.

7. Las clases más desfavorecidas, tanto en medio rural como en medio urbano, fueron quienes más sufrieron la enfermedad y donde mayor fue la mortalidad por cólera. Las razones deben buscarse en sus precarias condiciones

de vida: ingresos económicos escasos y discontinuos por la temporalidad laboral, habitaciones insalubres, bajo nivel educativo, escasa higiene personal, abastecimiento alimentario escaso y de baja calidad con insuficiente aporte calórico y deficiente estado nutritivo,… es decir, pobreza en contextos domiciliarios degradados e insalubres. La situación socio-económica general del país y, en concreto, de las provincias agrícolas de interior como Zaragoza dejaba a una gran parte de la población en estas condiciones de pobreza y mucho más expuesta al contagio de la enfermedad y a una evolución letal de la misma. La epidemia, sin embargo, acabaría afectando también a las clases acomodadas, entre las que no faltaron ejemplos de la huida desde las ciudades hacia casas de campo o *torres* fuera de poblado para protegerse frente a la enfermedad (como muestra el caso de Tarazona).

8. La respuesta institucional resultó insuficiente ante la extensa propagación del cólera en la provincia. Las autoridades provinciales limitaron su actuación, cuando fue posible, al envío de facultativos a pueblos afectados con carencias asistenciales. En la práctica, las respuestas a la epidemia fueron esencialmente locales, de modo que aspectos como la organización de la asistencia, la prestación de socorros entre los más pobres o los costes de las medidas puestas en marcha, recayeron sobre los municipios, los facultativos locales y, en muchas ocasiones, los vecinos que componían las juntas municipales de sanidad. No faltó tampoco, en situaciones críticas, la implicación de otros vecinos significados, como los miembros de la Milicia Nacional o algunos maestros de instrucción primaria.

9. En el caso de la ciudad de Zaragoza, el ordenamiento de la respuesta se basó en la distribución por parroquias de los socorros monetarios y el auxilio de los afectados sin recursos. Durante el brote de 1854 se habilitó el Cuartel de Convalecientes como hospital de coléricos, aunque al año siguiente la asistencia a los invadidos volvió a proporcionarse en el Hospital provincial, donde la epidemia pondría de manifiesto sus graves carencias estructurales y de funcionamiento. A este respecto, resultaron fallidas las propuestas promovidas por la Junta provincial de Sanidad para reforzar el número de facultativos de guardia en el Hospital, quedando la asistencia bajo la responsabilidad de los directores facultativos y médicos velantes del establecimiento, una dotación que se reveló escasa para hacer frente a la epidemia. Por lo que respecta a la atención domiciliaria, quedó organizada de acuerdo con la división de los dos distritos judiciales de San Pablo y El Pilar, siendo responsables de la misma sus correspondientes Subdelegados de medicina y cirugía, con una implicación limitada de médicos con ejercicio libre en la ciudad.

10. El miedo ante la enfermedad y su rápida evolución hacia una muerte consuntiva estuvo presente en todas las clases sociales, llegando a resultar un factor paralizante en aquellas localidades donde la mortalidad alcanzó caracteres catastróficos. Los facultativos de la época incluyeron este sentimiento entre los factores *morales* que más contribuían a la propagación del cólera y a la evolución fatal de los invadidos. Pero este temor también estuvo detrás de las actitudes de algunas autoridades locales, facultativos o eclesiásticos que hicieron dejación de sus competencias y responsabilidades ante la epidemia, huyendo de los núcleos afectados por el cólera o negándose a trasladarse, en el caso de los facultativos, allí donde fueran necesarios sus servicios por la falta de recursos asistenciales o por haber caído afectados por la enfermedad los sanitarios locales.

11. El contexto político y socioeconómico en el que se desarrolló la epidemia de 1854-1856 tuvo unas características singulares, solapándose con el curso del denominado bienio progresista. La provincia de Zaragoza, y en especial su capital, tuvo un papel relevante en el apoyo a Espartero, que partiría desde allí hacia Madrid para la formación de su gobierno. Los movimientos de tropas por el levantamiento insurreccional y la continuidad de la guerra carlista influyeron de forma notable en la propagación del cólera por todo el territorio español, factores ya implicados en la propagación de la primera epidemia de 1834, y no faltaron ejemplos en la provincia donde se relacionó la aparición de casos con los desplazamientos de los soldados o con el paso de tropa desmovilizada desde Cataluña hacia la meseta, como en el brote de Caspe de 1854 o como en el caso del brote de La Muela de octubre del mismo año, que produciría una gran alarma en la capital por su proximidad. La época de la epidemia fue un momento de una gran conflictividad social, produciéndose levantamientos populares y motines, especialmente en la ciudad de Zaragoza durante 1855. La coincidencia en el tiempo de disturbios sociales, guerra y una epidemia que alcanzaría durante el verano una elevada mortalidad en la mayoría de los distritos judiciales de la provincia, pone de manifiesto las dificultades y complejidad de aquel momento histórico.

12. La situación de la provincia en los años previos a la epidemia en relación con la asistencia sanitaria adolecía de graves carencias, tanto en la dotación de facultativos para la atención domiciliaria como en la idoneidad de los recursos hospitalarios, escasos y con graves problemas estructurales y de funcionamiento, como en el caso del Hospital provincial de Zaragoza. Los pequeños núcleos eran los que más se resentían de la falta de una asistencia sanitaria adecuada quedando, en el mejor de los casos, a cargo de cirujanos

de 3.ª clase cuya competencia en las disciplinas médicas era, por lo general, escasa. En la capital, el ejercicio de la profesión médica era mayoritariamente libre y restringido a las clases acomodadas, siendo el Hospital provincial el único recurso para la asistencia de las clases populares. Sus características fundacionales como hospital de convalecientes determinaban las carencias de su edificación para una atención sanitaria de las enfermedades agudas, en tanto que su dotación de profesionales resultaba escasa en relación con su volumen de ingresos. La epidemia de cólera evidenciaría estos problemas sin que llegaran a resolverse durante la misma ni en los años inmediatamente posteriores.

13. La epidemia de cólera de 1854-1856 en la provincia de Zaragoza contribuyó claramente al posicionamiento de los facultativos sobre la necesaria mejora de la salud pública de sus núcleos de población. En la ciudad de Zaragoza, esta actitud se concretó en la creación de su primera estructura de salud pública, retribuida y con carácter multidisciplinar, compuesta por un médico, un farmacéutico y dos veterinarios. Inicialmente denominada *Comisión de Salubridad pública de Zaragoza* y cuya propuesta data de diciembre de 1856, acabaría por denominarse *Sección especial facultativa de policía urbana*, perdurando hasta varias décadas después. En sus primeros años de funcionamiento esta Sección propuso todo tipo de iniciativas para la mejora del entorno urbano y de la vida diaria de los ciudadanos. Suyos fueron el primer esbozo de un sistema de alcantarillado para la ciudad o el primer reglamento sobre el matadero público de reses. También fue responsable de una notable reglamentación en materia de salud pública local que se concretó en sucesivos bandos municipales. Por supuesto, este impulso modernizador desde la perspectiva de la higiene pública no siempre contó con la necesaria financiación municipal para llevar a cabo obras complejas, pero resulta evidente que el cólera representó un efectivo *aliado* para el avance de la salud pública.

14. Otra de las consecuencias de la epidemia fue la reivindicación profesional, y con claros tintes de defensa corporativa, de los facultativos y profesores que constituían la dotación asistencial de la provincia y que, en ocasiones, se vieron desasistidos o al menos poco valorados en su labor de atención sanitaria, muy especialmente en los núcleos rurales. A finales de 1855 surgió la iniciativa en uno de los distritos periféricos de constituir el denominado *Comité de Vigilancia del partido de Daroca*, como una asociación corporativa de autoprotección cuyo objetivo era la acción solidaria entre las profesiones de medicina, cirugía, farmacia y veterinaria. Esta iniciativa coincidió en el tiempo con la de la *Alianza de las clases Médicas* a nivel es-

tatal, organización que acabaría por incorporar a los facultativos más comprometidos con la defensa corporativa de la profesión en el conjunto de la provincia. En este sentido, se constituyeron juntas de facultativos en los distintos distritos judiciales, con una implicación clara de los Subdelegados de medicina y cirugía en las mismas y limitando las profesiones a medicina, cirugía y farmacia. Con similar objetivo, la defensa de las profesiones médicas y claro tinte corporativo, surgiría también el semanario *La Unión Médica de Aragón*.

15. Por último, debe destacarse que de las tres grandes epidemias de cólera que afectaron a la provincia de Zaragoza durante el siglo XIX, la referida en esta investigación es la que produjo una mayor tasa de mortalidad, si bien se prolongó durante más tiempo que las otras. La epidemia de 1854-56 alcanzó a un total de 286 municipios (de los 313 existentes en la provincia), mientras que con similar número de localidades, la de 1834 afectó solamente a 126 y la de 1885 a 244. La tasa de mortalidad por cólera en la epidemia de 1854-56 fue del 4,08% mientras que la de 1834 fue de 2,78% y la de 1885, de 3,38%. En cuanto a morbilidad, la tasa de ataque fue de 10,57% en 1834, 15,11% en 1854-56 y 13,76% en 1885. Sin embargo, por lo que respecta a la ciudad de Zaragoza, los datos muestran un mayor impacto de las epidemias de 1834 y 1885 con respecto a la investigada en este trabajo, tanto por lo que se refiere a las tasas de ataque como a las de mortalidad. En conjunto las tres grandes epidemias de cólera del siglo XIX en la provincia de Zaragoza causaron un total de 35.408 defunciones, en un intervalo de 50 años. Si tenemos en cuenta que el crecimiento estimado de la población en la provincia durante dicho intervalo fue de aproximadamente cien mil habitantes, puede concluirse que la sobremortalidad producida por la enfermedad de forma episódica influyó de forma notable en el ya escaso crecimiento demográfico que experimentó la provincia por los altos niveles de la mortalidad ordinaria que se dieron en España durante el siglo XIX.

REFERENCIAS DOCUMENTALES
Y BIBLIOGRAFÍA

PUBLICACIONES PERIÓDICAS

Gaceta de Madrid

Boletín Oficial de la Provincia de Zaragoza

El Esparterista

La Libertad

La Unión Médica de Aragón

CARTOGRAFÍA

Mapa de España de D. Francisco Coello y J. Reinoso. Densidad de población de España por partidos judiciales, según el censo de 1860. Fondo Cartográfico del Instituto Geográfico Nacional (siglos XVI-XIX).

Mapa de la provincia de Zaragoza, parte de Aragón grabado por R. Alabern y E. Mabon, 1853. Fondo Cartográfico del Instituto Geográfico Nacional (siglos XVI-XIX).

Mapa de la provincia de Zaragoza de D. Francisco Coello con notas estadísticas e históricas de Pascual Madoz, contorno de Raynaud, topografía de Labreton y letra de Bacot, 1853. Fondo Cartográfico del Instituto Geográfico Nacional (siglos XVI-XIX).

Plano de Zaragoza levantado por una comisión de oficiales del cuerpo de E.M. del Ejército en 1869 y publicado por el Depósito de la Guerra en 1872. Fondo Cartográfico del Instituto Geográfico Nacional (siglos XVI-XIX).

Plano topográfico de la ciudad de Zaragoza, de sus arrabales y cercanías, c. 1820. Disponible en: https://www.flickr.com/photos/zaragozaantigua/15214612143

Plan de Saragosse. Extraído de: GERMOND DE LAVIGNE, ALFRED. Itinéraire descriptif, historique et artistique de l`Espagne et du Portugal. Paris: Librairie de L. Hachette et Cíe, c. 1865.

BIBLIOGRAFÍA

ALBARRACÍN TEULON, A.: La asistencia médica rural en la España del siglo XIX. *Asclepio*, vol. XXI, 1969, págs. 34-42.

ALCAIDE GONZÁLEZ, Rafael. La introducción y el desarrollo del higienismo en España durante el siglo XIX. Precursores, continuadores y marco legal de un proyecto científico y social. *Scripta Nova. Revista electrónica de Geografía y Ciencias Sociales*. Universidad de Barcelona, n.º 50, 1999. [en línea] [consulta: 07/05/2014]

—— Las publicaciones sobre higienismo en España durante el período 1736-1939. Un estudio bibliométrico. *Scripta Nova. Revista electrónica de Geografía y Ciencias Sociales*. Universidad de Barcelona, n.º 37, 1999. [en línea] [consulta: 07/05/2014

Anales de la Medicina Homeopética. Boletín Oficial de la Sociedad Hahnemanniana Matritense. Madrid: Imprenta de D. Antonio Pérez. Tomo IV, 1855. [en línea] [consulta: 03/05/2014] Hemeroteca digital. Biblioteca Nacional de España.ANGOLOTTI CÁRDENAS, Enrique. Las invasiones del cólera en España. Contagionistas y anticontagionistas. *Revista de Sanidad e Higiene Pública*, año XLIX, noviembre 1975, págs. 1077-1164.

ARCARAZO GARCÍA, Luis Alfonso; LORÉN TRASOBARES, María Pilar. Las epidemias de cólera-morbo asiático del siglo XIX y su repercusión en la ciudad de Barbastro. *Somontano*, n.º 8, 2006, págs. 43-94.

—— La Asistencia Sanitaria Militar en Zaragoza desde el siglo XVIII: los hospitales militares. *Sanidad Militar*, 2008; 64 (3), págs. 134-153.

ARROYO MEDINA, Poder. Asociacionismo médico-farmacéutico en la España de la segunda mitad del siglo XIX. *Asclepio*, vol. XLIX-2, 1997, págs. 45-66.

ÁVILA FERNÁNDEZ, Alejandro. La enseñanza primaria através de los planes y programas escolares en la legislación española durante el siglo XIX. *Cuestiones pedagógicas: Revista de ciencias de la educación*, n.º 6-7, 1989-1990, págs. 215-230.

BADUELL Y PRATS, Francisco de Paula. *Apuntes sobre el cólera-morbo asiático hechos durante la epidemia sufrida en Barcelona en 1854*. Barcelona: Imprenta de Pons y C.ª, 1855.

BALLESTEROS DONCEL, Esmeralda. Una estimación del coste de la vida en España, 1861-1936. *Revista de Historia Económica*, Año XV, Primavera-Verano 1997, n.º 2, págs. 363-395.

BERDÓS Y BLASCO, Manuel. *Ensayo de curación del miedo al cólera morbo*. Zaragoza: Imprenta de Roque Gallifa, 1833.

BLASCO IJAZO, José. *Historia de la prensa zaragozana*. 2.ª edición. Zaragoza: Talleres editoriales "El Noticiero", 1947.

BORAO, Gerónimo. *Historia del Alzamiento de Zaragoza en 1854*. Zaragoza: Imprenta del Instructor, a cargo de Santiago Ballés, 1855.

BORDERÍAS, Cristina. Salarios y subsistencia de las trabajadoras y trabajadores de "La España Industrial", 1849-1868. Barcelona Quaderns d'Historia, 2004, n.º 11, págs. 223-237.

BREL CACHÓN, María Pilar. *La construcción de cementerios y la Salud Pública a lo largo del siglo XIX*. [en línea] [Consulta: 19/12/2014]

BUTLER, Susan M.; CAMILLI, Andrew. Going against the grain: chemotaxis and infection in *Vibrio cholerae*. *Nat Rev Microbiol*, 2005 August, 3(8), págs. 611–620.

CAMPOS MARÍN, Ricardo. Casas para obreros. Un aspecto de la lucha antialcohólica en la España de la Restauración. *Dynamis*, vol. 14, 1994, págs. 111-130.

—— La sociedad enferma: higiene y moral en España en la segunda mitad del siglo XIX y principios del XX. *Hispania*, 1995, vol. 3, págs. 1093-1112.

CAPDEVILA, Ramón Félix; CORTEZO, Carlos María. *Instrucciones sanitarias contra el cólera.* Madrid: Imprenta de Enrique Teodoro,1892.

CAPONI, Sandra. Miasmas, microbios y conventillos. *Asclepio*, vol. LIV, n.º 1, 2002, págs. 155-182.

CARDONA, Álvaro. Las ideas sobre salud pública de los dirigentes liberales en las Cortes de Cádiz (1810-1814). *Revista Facultad Nacional de Salud Pública*, Medellín, Colombia, vol. 21, n.º 2, julio-diciembre 2003, págs. 63-71.

—— Los debates sobre salud pública en España durante el trienio liberal (1820-1823). *Asclepio*, vol. LVII, n.º 2, 2005, págs. 173-202.

CARO CANCELA, Diego. El cólera-morbo en Jerez: la epidemia de 1854. *Trocadero. Revista de historia moderna y contemporánea*, n.º 3, 1991, págs. 117-156.

CASAS, Genaro. *Tratado teórico-práctico del Cólera Morbo Asiático.* Zaragoza: La Unión Médica de Aragón, 1856.

CASCO SOLÍS, Juan. Las topografías médicas: revisión y cronología. *Asclepio*, vol. LIII-1, 2001, págs. 213-244.

CERDA, Jaime; VALDIVIA, Gonzalo. John Snow, la epidemia de cólera y el nacimiento de la epidemiología moderna. *Revista chilena de infectología*, 2007, vol. 24 (4), págs. 331-334.

CLEMENTE FUENTES, Luisa. Apuntes sobre la asistencia médica decimonónica en la provincia de Cáceres. Revista de Estudios Extremeños, 2013, tomo LXIX, n.º 1, págs. 523-548.

D'URTUBIE, Lucía. *De herradores, albéitares y veterinarios municipales en Zumárraga (Guipúzcoa).* [en línea] [Consulta: 19/02/2015]

DAHLGREN, Göran; WHITEHEAD, Margaret. *Policies and strategies to promote social equity in health.* Estocolmo: Institute for futures studies, 1991.

EMCH, Michael et alt. Seasonality of cholera from 1974 to 2005: a review of global patterns. *International Journal of Health Geographics,* 2008, págs. 7-31.

ESCOLANO BENITO, Agustín. Las escuelas normales, siglo y medio de perspectiva histórica. *Revista de educación*, n.º 269, 1982, págs. 55-76.

FERNÁNDEZ CLEMENTE, Eloy; FORCADELL ÁLVAREZ, Carlos. *Historia de la prensa aragonesa.* Zaragoza: Guara Editorial, 1979.

—— *Aragón contemporáneo. Estudios.* Zaragoza: Guara Editorial, 1986.

FERNÁNDEZ DOCTOR, Asunción; ARCARAZO GARCÍA, Luis A. Asistencia rural en los siglos XVII y XVIII: los tipos de "conducción" de los profesionales sanitarios en Aragón. *Dynamis*, 2002, n.º 22, págs. 189-208.

FORCADELL ÁLVAREZ, Carlos. La Universidad liberal: Jerónimo Borao y la Universidad de Zaragoza en el siglo XIX. En PEIRÓ MARTÍN, Ignacio; VICENTE Y GUERRERO, Guillermo. *Estudios históricos sobre la Universidad de Zaragoza.* Zaragoza: Institución Fernando el Católico, 2010.

FORD, Richard. *Manual para viajeros por el reino de Aragón y lectores en casa.* Madrid: Turner, 1983.

GARCÍA GÓMEZ, José Joaquín. *El nivel de vida de los trabajadores de Alcoy: salarios, nutrición y reforma sanitaria (1836-1913).* [en línea] [Consulta: 7/03/2015]

GARCÍA MÁRQUEZ, Gabriel. *El amor en los tiempos del cólera.* Tercera edición. Barcelona: Paza y Janés, 1997.

GARRIDO MIGUEL, J. A. La epidemia de cólera de 1885 en Calatayud. *Anales: Anuario del centro de la UNED en Calatayud,* n.º 15, 2, 2007, págs. 67-98.

GONZÁLEZ DE SÁMANO, Mariano. *Monografía Histórica del Cólera-Morbo Asiático.* 2 vols. Madrid, 1858.

GRACIA RIVAS, M. La epidemia de cólera de 1885 en la ciudad de Borja. *Cuadernos de estudios borjanos,* n.º 89, 1991, págs. 43-50.

GRANJEL, M., CARRERAS PANCHÓN, A. Extremadura y el debate sobre la creación de cementerios: un problema de salud pública en la Ilustración. *Norba.Revista de Historia,* vol. 17, 2004, págs. 69-91.

GUEREÑA, Jean Louis. La policía sanitaria de las mujeres públicas (Zaragoza, 1845). Los orígenes del reglamentarismo en la Epaña contemporánea. Revista de Historia Jerónimo Zurita, 1999, n.º 74, págs. 7-25.

Guía de Zaragoza. Imprenta y librería de Vicente Andrés, Editor. Zaragoza, 1860.

HAUSER, Philipp. *Estudios epidemiológicos relativos á la Etiología y Profilaxis del cólera basados en numerosas estadísticas, hechos y observaciones recogidos durante la epidemia colérica de 1884-1885 en España.* 3 vols. Madrid: Imprenta y Fundición de Manuel Tello, 1887.

HERNÁNDEZ ADELL, Ismael. *La difusión de un nuevo alimento: producción y consumo de leche en España, 1865-1936.* Tesis doctoral [en línea] [Consulta: 13/03/2015]

HEYMANN, David L. (Editor). *El control de las enfermedades transmisibles.* 19.ª edición. Oficina Panamericana Sanitaria, 2011.

HORNO LIRIA, Ricardo. Un siglo de periodismo médico en Aragón (1850-1950). *Cuadernos de historia Jerónimo Zurita,* n.º 25-26, 1972-1973, págs. 85-116.

Informe General de la Comision facultativa enviada por el Gobierno español á observar el cólera-morbo en países extrangeros, remitido desde Berlín en 31 de mayo de 1833. Madrid: Imprenta Real, 1834.

Instrucciones preventivas y curativas del cólera morbo asiático publicadas por la Junta provincial de Sanidad de Zaragoza. Zaragoza: Imprenta Nacional de M. Ventura, 1854.

JIMÉNEZ, María Rosa. *El municipio de Zaragoza durante la Regencia de María Cristina de Nápoles (1833-1840).* Zaragoza: Institución Fernando el Católico, 1979.

—— La epidemia de cólera de 1834 en Zaragoza y su provincia. *Asclepio*, n.º XXXIV, 1982, págs. 3-31.

Lana Berasaín, José Miguel. *Aproximación a los salarios reales en la España rural, 1785-1945*. [en línea] [Consulta: 6/03/2015]

Llorente de la Fuente, A.; Vaca Miguel, J.M.; Alaejos Estébanez, A. *Epidemiología del cólera de 1865 en la inclusa de Zaragoza*. Actas del IX Congreso Nacional de Historia de la Medicina, vol. 2, 1991, págs. 669-674.

Lop Otín, Pilar. *Vista de Zaragoza desde la torre de la Magdalena hacia 1854. La fotografía coloreada en cristal de la colección Cintora*. Zaragoza: Institución Fernando el Católico, 2011.

López González, Juan Jaime; García Lasaosa, José. *Orígenes del movimiento obrero en Aragón (1854-1890)*. Zaragoza: Institución Fernando el Católico, 1982.

López Piñero, José María. *M. Seoane y la introducción en España del sistema sanitario liberal (1791-1870)*. Madrid: Ministerio de Sanidad y Consumo, 1984.

—— Enfermedad y medicina en la España del siglo XIX. *Aula. Historia Social*, 2001, vol. 7, págs. 18-43.

—— *La medicina en la historia*. Madrid: La Esfera de los libros, 2002.

Madoz, Pascual. *Diccionario geográfico-estadístico-histórico de España y sus posesiones de ultramar*. 16 vols. Madrid: Establecimiento tipográfico de P. Madoz y L. Sagasti, 1846-1850.

Madroñero y Martínez, Miguel. *Memoria referente a la epidemia colérica de 1885*. Zaragoza: Tipografía de Julián Sanz y Navarro. 1886.

Maluquer de Motes, Jordi. El crecimiento moderno de la población de España de 1850 a 2001: una serie homogénea anual. *Investigaciones de Historia económica*, 2008, invierno, n.º 10, págs. 129-162.

Mandell, Gerald; Douglas, R. Gordon; Bennett, John E. *Enfermedades infecciosas. Principios y práctica*. 3.ª edición. Editorial Médica Panamericana, 1991.

Mann, Thomas. *La muerte en Venecia*. Barcelona: Edhasa, 2006.

Martí y Martí, Casimiro. Afianzamiento y despliegue del sistema liberal. En Tuñón de Lara, Manuel. *Historia de España*, Tomo 8. Barcelona: Labor, 1981.

Martínez Carrión, José Miguel. Los niveles de vida del campesinado en la España contemporánea. Algunas reflexiones. *Noticiario de Historia Agraria*, n.º 14, 1997, págs. 25-57.

Mateos Jiménez, Juan B. Actas de las Conferencias Sanitarias Internacionales (1851-1938). *Revista Española de Salud Pública*, 2005, vol.79, n.º 3, págs. 339-349.

Méndez Álvaro, F. *Historia del periodismo médico y farmacéutico de España*. Valladolid: Acta Histórico-Médica Vallisoletana, 1978.

Mercadal Martín, Juan; Cebeira Rey, Joaquín. *Datos estadísticos relativos a la epidemia de cólera en España en 1885*. Barcelona: Imprenta de J.Balmas Planas, 1889.

Mikkonen, Juha; Rafael, Dennis. *Social Determinants of Health: the canadian facts*. Toronto: York University School of Health Policy and Management, 2010.

Monlau, Pedro Felipe. *Abajo las murallas!!!. Memoria que reportaría Barcelona, y especialmente su industria, de la demolición de las murallas que circuyen la ciudad*. Barcelona: Imprenta del Constitucional, 1841.

—— *Elementos de Higiene pública*. 2 vols. Barcelona: Imprenta de D. Pablo Riera, 1847.

—— *Higiene Industrial. ¿Qué medidas higiénicas puede dictar el Gobierno á favor de las clases obreras?* Madrid: Imprenta y Estereotipia de M. Rivadeneyra, 1856.

Moreau de Jonnés, Alex. *Monografía ó tratado completo del Cólera-Morbo Pestilencial*. Madrid: Imprenta de Moreno, 1832.

Moreno Lázaro, Javier. El nivel de vida en la España atrasada entre 1800 y 1936. El caso de Palencia. *Investigaciones de Historia Económica*, 2006, invierno, n.º 4, págs. 9-50.

Muñoz Machado, Santiago. *La formación y la crisis de los servicios sanitarios públicos*. Madrid: Alianza Editorial, 1995.

Nadal, Jordi. *La población española (siglos XVI a XX)*. Barcelona: Ariel, 1986.

Navarro García, R. *Historia de la Sanidad en España*. Barcelona: Lunwerg Editores, 2002.

Parra, Santiago. *Fondas, hoteles y banquetes en la Zaragoza del siglo XIX*. Zaragoza: Institución "Fernando el Católico". Diputación Provincial de Zaragoza. Cuadernos de Aragón, n.º 38, 2008.

Peral Pacheco, Diego. El cólera y los cementerios en el siglo XIX. *Norba. Revista de Historia*. 11-12, 1991-1992, págs. 269-278.

Peral Pacheco, Diego; Sánchez Álvarez, José Luis. Francisco Ramírez Vas: Prensa y Filosofía médicas en el tercer cuarto del siglo XIX. *Asclepio*, 2011, vol. LXIII, n.º 1, págs. 89-122.

Pérez Moreda, Vicente. *La crisis de mortalidad en la España interior (siglos XVI-XX)*. Madrid: Siglo XXI, 1980.

Peset, José Luis; Peset, Mariano: *Muerte en España (Política y sociedad entre la peste y el cólera)*. Madrid: Seminarios y Ediciones, 1972.

Pinilla Navarro, Vicente. *Conflictividad social y revuelta política en Zaragoza (1854-1856)*. Zaragoza: Diputación General de Aragón, 1985.

Pujol Andreu, Josep; Nicolau Nos, Roser; Hernández Adell, Ismael. El consumo de leche fresca en Cataluña entre mediados del XIX y 1935: la difusión de un nuevo alimento. *Historia agraria: Revista de agricultura e historia rural*, n.º 42, 2007, págs. 303-326.

Rodríguez Flores, María Del Pilar. *Epidemia y sociedad en Badajoz (1854-1866)*. Diputación Provincial de Badajoz, 1996.

Rodríguez Ocaña, Esteban. Ciencia e ideología en torno a la primera epidemia de cólera en España (1833-1835). En Garma Pons, Santiago (Coord.). *El científico español ante la Historia. La ciencia en España entre 1750 y 1850*: I Congreso de la Sociedad Española de Historia de las Ciencias. Diputación Provincial de Madrid, 1980.

—— Higiene y terapéutica anticoléricas en la primera epidemia de cólera en España (1833-1835). *Asclepio*, XXXIV, 1982, págs. 71-100.

—— *Por la salud de las naciones. Higiene, Microbiología y Medicina Social.* Madrid: Ediciones Akal, 1992.

—— La salud pública en España en el contexto europeo, 1890-1925. *Revista de Sanidad e Higiene Pública*, vol. 68 monográfico, 1994, págs. 11-27.

—— El cólera en España y el nacimiento de la Salud Pública. *Eidon*, n.º 16, julio-octubre 2004, págs. 49-54.

RODRÍGUEZ OCAÑA, Esteban; MARTÍNEZ NAVARRO, Ferrán. *Salud pública en España. De la Edad media al siglo XXI.* Escuela Andaluza de Salud Pública, 2008.

ROUSSEAU, Jean Jacques. *Discurso sobre el origen de la desigualdad.* Editado por elaleph.com, 1999. [en línea] [consulta: 13/04/2014]

SALARICH, Joaquín. *Higiene del Tejedor, ó sean medios físicos y morales para evitar las enfermedades y procurar el bienestar de los obreros ocupados en hilar y tejer el algodón.* Vich: Imprenta y librería de Soler Hermanos, 1858.

SALLERAS, Luis (Director). *Vacunaciones preventivas. Principios y aplicaciones.* 2.ª edición. Barcelona: Masson, 2003.

SANTAMARÍA CONDE, Rosa María. La política educativa en la España decimonónica y su trascendencia. *Bordón. Revista de pedagogía.* Año 2007, Vol. 59, n.º 1, págs. 167-176.

SARASÚA, Carmen. Trabajo y trabajadores en la España del siglo XIX. En GONZÁLEZ ENCISO, Agustín; MATÉS BARCO, Juan Manuel. *Historia económica de España.* Barcelona: Ariel, 2006, págs. 413-433.

SARRASQUETA SÁENZ, María Pilar. *La epidemia de cólera de 1885 en Navarra y en Tudela.* Pamplona: Universidad de Navarra, 2010.

SEGURA ARTERO, A. Estrategias defensivas ante el cólera en la Lorca del siglo XIX. *Actas del VIII Congreso Nacional de Historia de la Medicina.* Murcia, 1988, vol. II, págs. 1032-1046.

—— Infraestructura higiénico-sanitaria, condiciones de vida y mortalidad colérica en Lorca durante el siglo XIX. *Actas del VIII Congreso Nacional de Historia de la Medicina.* Murcia, 1988, vol. II, págs. 1047-1062.

SIGERIST, Henry. Johann Peter Frank: un pionero de la medicina social. *Salud Colectiva,* 2006, 2 (septiembre-diciembre) [en linea] [consulta: 17 de junio de 2014]

SNOW, John. *On the Mode of Communication of Cholera.* Second edition. London: John Churchil, 1855.

Topografía médica de la ciudad de Zaragoza, 1854. Manuscrito. Fondos documentales de la Real Academia Nacional de Medicina (RANM). Biblioteca digital.

TORTELLA CASARES, Gabriel. La Economía española 1830-1900. En TUÑÓN DE LARA, Manuel (coord.). *Historia de España,* Tomo 8. Barcelona: Labor, 1981.

Urteaga, Luis. Miseria, miasmas y microbios. Las Topografías médicas y el estudio del medio ambiente en el siglo XIX. *Geocrítica, Cuadernos críticos de Geografía humana,* año V, n.º 29. Barcelona, noviembre 1980.

Uzcanga Lacabe, Clara. Una lucha tardía para defender la teoría localista. Dos cartas de Hauser a Pettenkofer. *Dinamis*, 2013, vol.33, n.º 2, págs. 485-503.

Valenzuela Candelario, José. El espejismo del ejercicio libre. La ordenación de la asistencia médica en la España decimonónica. *Dynamis*, vol. 14, 1994, págs. 269-304.

Valera Candel, Manuel. Actividad científica realizada por los liberales españoles exiliados en el Reino Unido (1823-1833). *Asclepio*, 2007, vol. LIX, n.º 1, págs.131-166.

Vázquez Astorga, M.; Yeste Navarro, I. El Gobierno Civil de Zaragoza y su sede institucional. *Artigrama*, n.º 26, 2011, págs. 743-768.

Vázquez Astorga, Mónica. Establecimientos Penitenciarios en Zaragoza en el siglo XIX. *Revista Jerónimo Zurita*, 87. 2012, págs. 313-338.

—— Enseñanza de primeras letras y escuela del siglo XIX en Zaragoza. En Álvaro Zamora, María Isabel; Lomba Serrano, Concepción; Pano Gracia, José Luis. *Estudios de historia del arte. Libro homenaje a Gonzalo Borrás*. Zaragoza: Institución Fernando el Católico, 2013, págs. 639-650.

Velasco Ratón, Esperanza; Pastor Frechoso, Félix Francisco. Apuntes sobre el periodismo médico aragonés en el siglo XIX. En: Bujosa i Homar, F. et al. (eds.). *Actas del IX Congreso Nacional de Historia de la Medicina*. Zaragoza: Prensas Universitarias de Zaragoza, 1991.

Velilla e Insa, Sebastián. *La ciudad de Caspe y de sus baños de Fonté*. Barcelona: Tipografía de D. Juan Oliveres. 1862.

Villar, Susana. El alcantarillado de Zaragoza de 1907. En Escudero Escudero, Francisco de Asis; Galve; Izquierdo, Pilar. *Las cloacas de Caesaraugusta y elementos de urbanismo y topografía de la ciudad antigua*. Zaragoza: Institución Fernando el Católico, 2013. Capítulo XI, págs. 339-354.

Viñes Rueda, José Javier. *La Sanidad española en el siglo XIX a través de la Junta provincial de Sanidad de Navarra (1870-1902)*. Pamplona: Gobierno de Navarra, 2010.

Willey, Joanne; Sherwood, Linda; Woolverton, Christopher. *Microbiología de Prescott, Harley y Klein*. Tercera edición en español. Mc Graw-Hill-Interamericana de España, S.A.U. 2009.

World Health Organization. *Cholera, Fact Sheet n.º 107. Reviewed February 2014*. [En línea] [Consulta: 29/04/2014]

—— *Weekly epidemiological record*, n.º 31, 2014, 89, págs. 345-356.

Yeste Navarro, Isabel A. Pervivencias y modificaciones del trazado medieval del casco urbano de Zaragoza en época contemporánea. *Aragón en la Edad Media*, n.º 10-11, 1993, págs. 907-924.

—— Reforma interior y ensanche en la segunda mitad del siglo XIX en Zaragoza: el plano geométrico. *Artigrama*, 2004, n.º 19, págs. 427-451.

ZUBIRI VIDAL, F. *Las epidemias de peste y cólera morbo asiático en Aragón (Zaragoza, 1652 y 1885; Caspe, 1834; Alcañiz y Jaca, 1885)*. Zaragoza: Institución Fernando el Católico, 1980.

ZUBIRI VIDAL, F.; ZUBIRI DE SALINAS, R. *La epidemia de cólera morbo asiático de 1885 en Zaragoza*. Zaragoza: RAMZ, 1978.

ANEXO I

TABLAS DE DATOS POR PARTIDOS JUDICIALES Y MUNICIPIOS DEL BROTE DE 1855

En el estadillo manuscrito conservado en el ADPZ (Caja 1112) se recoge la información básica suministrada por los municipios de la provincia de Zaragoza, referida al impacto del cólera-morbo del brote de 1855. En las siguientes tablas se incorpora información sobre número de vecinos, número de almas, fechas de desarrollo o días de duración de la epidemia y número de invadidos y muertos desagregados por hombres, mujeres y niños. Todo ello para aquellas poblaciones donde constaban dichos datos, ya que en aquellas donde faltaban, la información se ha recogido a partir de otros documentos, especialmente por la información municipal suministrada al Gobierno Civil sobre la epidemia que se remitió en 1857 (ADPZ. Caja 1118), pero también por otra documentación suplementaria, cuya procedencia queda reflejada en la columna de observaciones.

En aquellas localidades donde faltaba información sobre número de habitantes, esta se ha completado mediante la estimación calculada según lo descrito en la metodología de esta investigación, señalándose en *rojo* en la columna correspondiente a "almas". No se incluyen en las tablas otras informaciones que recoge el mencionado estadillo relativas a producciones agrícolas, cursos fluviales y número de canales, acequias y fuentes de cada localidad, dado que, en su conjunto, no suponen información relevante en relación con los objetivos de esta investigación.

Partido judicial de Ateca

Pueblo	Vecinos	Almas	Fechas	Invadidos				Muertos				Observ.
				Hombres	Mujeres	Niños	Total	Hombres	Mujeres	Niños	Total	
Alconchel	120	420	27 jul-45 días	17	50	5	72	5	17	4	26	
Alhama	150	600	1 jul-55 días	13	14	15	42	8	11	14	33	
Aniñon	441	2.201	13 jul-43 días	112	140	31	283	23	44	24	91	
Aranda	420	1.600	9 jul-13 sept	89	90	32	211	34	54	20	108	
Ariza	220	800	18 jun-18 sept	48	90	35	173	24	39	22	85	
Ateca	720	2.880	3 jul-47 días	756	1.309	39	2.104	59	121	94	274	
Berdejo	70	300	17-29 oct	10	8	0	18	3	1	0	4	
Bijuesca	210	925	24 jul-1 nov	49	81	8	138	13	30	5	48	
Bordalba	129	504	25 jul-69 días	41	59	9	109	8	10	3	21	
Bubierca	226	1.604	1 jul-28 días	78	75	16	169	18	13	3	34	
Cabolafuente	54	218	9 sept-35 días	8	9	5	22	3	4	0	7	
Calmarza	90	350	5 jul-55 días				250	25	22	15	62	Caja 1118
Campillo	90	215	5 ag-2 meses	56	58	18	132	5	17	6	28	
Carenas	210	700	14 jul-60 días				400				72	Caja 1118
Castejón de las Armas	216	750	6 jul-26 ag				243	23	28	28	79	Caja 1118
Cervera de la Cañada	181	630	26 jul-8 sept				57				9	Caja 1118
Cetina	250	880	1 jul-18 días	31	33	20	84	17	17	10	44	

| Pueblo | Vecinos | Almas | Fechas | Invadidos | | | | Muertos | | | | Observ. |
				Hombres	Mujeres	Niños	Total	Hombres	Mujeres	Niños	Total	
Cimballa	36	423										No invasión.
Clarés	106	360										No invasión. Caja 1118.
Contamina	36	108	29 jun-20 jul				40	8	2	4	14	Caja 1118
Embid de Ariza	106	370	15 jul-15 ag	19	19	6	44	9	8	6	23	Caja 1118
Godojos	75	300	1 ag-18 oct	4	11	1	16	2	3	1	6	
Ibdes	320	1.200	26 jun-64 días				936	62	90	54	206	Caja 1118
Jaraba	42	400	22 jul-19 oct				300				74	Caja 1118
La Vilueña	54	227	15 jul-8 días	1	1	0	2	0	1	0	1	
Malanquilla		464										No invasión.
Monreal de Ariza	93	294	22 jun-15 ag	96	72	14	182				31	Caja 1118
Monterde	116	348	28 jul-4 sept	13	25	9	47	5	6	8	19	
Morós	406	1.200	3 jul-14 ag	199	198	37	434	29	45	11	85	
Nuévalos y M.ª Piedra	160	800	1 jul-26 días	32	38	3	73	14	17	2	33	
Oseja		289										No invasión.
Pozuel de Ariza	60	220	1 jul-5 días				60	0	3	0	3	
Sisamón	81	330	28 ag-28 oct				126	16	8	12	36	Caja 1118
Torrehermosa	77	231	21 jul-14 ag	15	21	9	45	12	19	9	40	
Torrelapaja		255										No invasión.

Pueblo	Vecinos	Almas	Fechas	Invadidos				Muertos				Observ.
				Hombres	Mujeres	Niños	Total	Hombres	Mujeres	Niños	Total	
Torrijo	400	1.600	4 jul-50 días	199	224	41	464	29	51	18	98	
Valtorres	36	166	7 jul-9 días	2	1	0	3	2	1	0	3	
Villalengua	230	805	8 jul-14 ag				145				93	Caja 1118
Villarroya de la Sierra	500	1.500	26 jun-64 días				800				206	Caja 1118
Totales		27.467					8.224				1.996	

Partido judicial de Belchite

Pueblo	Vecinos	Almas	Fechas	Invadidos				Muertos				Observ.
				Hombres	Mujeres	Niños	Total	Hombres	Mujeres	Niños	Total	
Aguilón	24	750	29 jun-65 días	205	199	32	436	71	98	19	188	
Almochuel	34	120	1 jun-15 días	3	1	0	4	2	0	0	2	
Almonacid de la Cuba	180	731	13 jun-2 meses	56	48	4	108				53	Caja 1118
Azuara	447	1.788	7 jun-70 días	157	202	45	404	58	75	28	161	
Belchite	830	3.320	11 jun-18 ag	117	116	49	282	41	62	43	146	
Codo		1121	30 jun-27 jul				600				120	Cajas 1118-1109
Fuendetodos	108	400	1 ag-3o días	13	32	5	50	13	12	5	30	

Pueblo	Vecinos	Almas	Fechas	Invadidos				Muertos				Observ.
				Hombres	Mujeres	Niños	Total	Hombres	Mujeres	Niños	Total	
Herrera	350	1.400	8 jul-18 ag				240				124	Caja 1118
Jaulín		460	2 meses 5 días				11				7	Caja 1118
Lagata	103	480	5 jul-23 ag	55	63	13	131	7	11	3	21	
Lécera	382	1.897	7 jul-46 días				750				68	Caja 1118
Letux	297	1.157	12 jun-18 ag	108	159	21	288	14	19	8	41	
Moneva		492	2 meses y medio				28				26	Caja 1118
Moyuela	225	900	31 jul-40 días	35	35	11	81	16	16	4	36	
Plenas	100	470	6 jul-15 sept				74	5	4	1	10	Caja 1118
Puebla de Albortón		739	2 días				2				2	Caja 1118
Samper del Salz	85	352	5 jul-3 ag	55	62	18	135	12	11	8	31	
Tosos	150	648	16 jul-12 ag	41	69	13	123	13	33	10	56	
Valmadrid		227	10 días				4				2	Caja 1118
Villanueva de la Huerva	173	700	9 jul-4 ag				170	31	35	13	79	Caja 1118
Villar de los Navarros	225	900	30 jun-84 días				279				92	Caja 1118
Totales		19.052					4.200				1.295	

351

Partido judicial de Borja

Pueblo	Vecinos	Almas	Fechas	Invadidos				Muertos				Observ.
				Hombres	Mujeres	Niños	Total	Hombres	Mujeres	Niños	Total	
Agón y Gañarul	83	210	17 jun-7 ag	13	12	4	29	9	8	4	21	
Ainzón y Huechaseca	175	788	15 jul-16 ag				300	20	41	24	85	Caja 1118
Alberite	54	269					1				1	Caja 1118
Albeta	70	315	12 jul-28 días	16	22	0	38	3	5	0	8	
Ambel	170	589	14 jun-3 meses 1/2	30	34	4	68	12	16	3	31	
Bisimbre	79	316	7 jul-24 días	28	17	7	52				29	Caja 1118
Boquiñeni	114	456	1 may-15 ag	28	2	14	44	7	7	1	15	
Borja		5.329	8 jul-25 ag	576	886	212	1.674	101	135	82	318	
Bulbuente	220	805	7 jul-30 ag	27	30	21	78	17	19	2	38	
Bureta	96	340	14 jul-29 días				147	9	24	6	39	Caja 1118
Calcena		1.223	43 días				320				70	Caja 1118
Frescano	143	800	30 jun-48 días				174				36	Caja 1118
Fuendejalón	200	800	3 jul-15 ag	38	58	21	117	7	10	5	22	Caja 1118
Gallur	450	1.800	21 abr-8 ag	23	37	4	64	4	14	1	19	
Luceni	114	456	30 jun-30 días				110				12	Caja 1118
Magallón	472	2.300	28 jun-70 días				1.010				137	Caja 1118

Pueblo	Vecinos	Almas	Fechas	Invadidos				Muertos				Observ.
				Hombres	Mujeres	Niños	Total	Hombres	Mujeres	Niños	Total	
Maleján	68	536	10 jul-24 días	10	23	13	46	2	7	7	16	
Mallen	600	2.400	1 jul-34 días				331				66	Caja 1118
Novillas	194	735	14 jul-7 días	2	2	2	6	1	1	2	4	
Pomer		311										No invasión Caja 1118
Pozuelo	160	623	13 jul-8 sept	68	84	26	178	14	18	11	43	
Purujosa	102	440	7 jul-15 ag	50	44	5	99	11	15	5	31	
Tabuenca		1165	18 jul-9 sept				169				56	Caja 1118
Talamantes	78	316										No invasión Caja 1118
Trasobares	250	900	15 jun-30 ag	57	56	17	130	9	15	6	30	
Totales		24.222					5.185				1.127	

Partido judicial de Calatayud

Pueblo	Vecinos	Almas	Fechas	Invadidos				Muertos				Observ.
				Hombres	Mujeres	Niños	Total	Hombres	Mujeres	Niños	Total	
Alarba	50	150	22 jul-16 sept	2	5	3	10	2	2	2	6	
Arándiga	222	1.007	12 jul-48 días	35	50	25	110	14	20	11	45	
Belmonte	146	448	12 jul-90 días	12	14	7	33	7	10	6	23	

Pueblo	Vecinos	Almas	Fechas	Invadidos				Muertos				Observ.
				Hombres	Mujeres	Niños	Total	Hombres	Mujeres	Niños	Total	
Brea	267	1.200	16 jul-40 días	148	190	212	550	43	78	50	171	Caja 1116
Calatayud	1174	9.000	2 jul-26 ag				1.279				455	Caja 1118
Castejón de Alarba	75	206	10 jul-6 sept	13	18	13	44	6	10	11	27	
El Frasno y Aluenda	257	1.028	30 jun-68 días				245	10	37	14	61	Caja 1118
Embid de la Ribera	80	400	1 jul-45 días	5	6	0	11	5	5	0	10	
Gotor	151	750	17 jul-32 días	16	76	19	111	7	34	17	58	
Illueca	240	1.746	17 jul-44 días				435	37	75	33	145	Caja 1118
Inogés		326										No invasión Caja 1118
Jarque	360	1.400	19 jul-1 sept				194				93	Caja 1118
Maluenda	281	1.134	14 jul-2 sept	17	17	18	52	14	10	13	37	
Mesones	190	700	21 jul-6 sept	39	64	14	117	16	32	9	57	
Morata de Jiloca	84	352	10 jul-2 meses	32	30	15	77	9	11	11	31	¿1856?
Morés	82	410	7 jul-4 sept	9	17	10	36	3	10	10	23	
Munébrega	286	858	9 jul-15 ag	33	70	4	107	10	26	0	36	
Nigüella	69	270	18 jul-25 días	7	7	6	20	1	2	2	5	
Olvés	120	450	15 jul-15 oct	14	23	10	47	3	9	6	18	
Orera		365	10 días				12				4	Caja 1118

Pueblo	Vecinos	Almas	Fechas	Invadidos				Muertos				Observ.
				Hombres	Mujeres	Niños	Total	Hombres	Mujeres	Niños	Total	
Paracuellos de Jiloca	180	700	7 jul-30 días				45				30	
Paracuellos de la Ribera	100	656	10 jul-2 sept	14	22	5	41	5	5	4	14	
Purroy y Villanueva de Jalón	75	283	15 jul-22 ag	8	18	1	27	4	10	1	15	
Sabiñán	365	1.340	28 jun-11 ag				189	13	12	8	33	Caja 1118
Sediles	86	276	6 jul-84 días	11	13	13	37	7	10	12	29	
Sestrica	178	800	3 jul-30 ag				56				19	Caja 1118
Sta Cruz de Tobed y Aldehuela	190	900	20 jul-45 días				70	6	16	3	25	Caja 1112
Terrer	166	600	4 jul-10 ag				130				45	Caja 1118
Tierga	119	450	16 jul-15 ag				90	9	15	9	33	Caja 1118
Tobed		895										No invasión Caja 1118
Torralba de Ribota	140	560	30 jun-60 días	124	151	34	309	9	13	8	30	
Velilla de Jiloca	72	300	10 jul-10 oct	30	26	18	74	7	2	5	14	
Villalba		284	12 días				20				7	Caja 1118
Viver de la Sierra	74	228	20 jul-22 ag	48	34	28	110	13	6	16	35	
Totales		30.472					4.688				1.634	

Partido de Caspe

Pueblo	Vecinos	Almas	Fechas	Invadidos				Muertos				Observ.
				Hombres	Mujeres	Niños	Total	Hombres	Mujeres	Niños	Total	
Caspe	1.923	8.433	25 jun-7 nov	109	88	55	252	14	19	32	65	
Chiprana	296	1.500	10 jun-88 días	76	89	56	221	12	8	8	28	
Cinco Olivas	105	500	9 jul-10 oct	15	27	6	48	5	4	3	12	
Escatrón	536	2.480	14 jun-3 meses	38	34	41	113	14	18	41	73	
Fabara	376	1.900	16 jul-90 días	13	46	6	65	2	3	0	5	
Fayón	125	704	31 jul-13 ag	18	14	1	33	4	1	1	6	
Maella	600	3.140	20 jul-1 oct	16	25	21	62	4	9	12	25	
Nonaspe	189	923	15 jul-30 sept				21			3		Caja 1118
Sastago	550	2.000	12 jun-10 ag				230				64	Caja 1118
Mequinenza		2.720	2 jun-11 ag				429			8		Caja 1118
Totales		24.300					1.474				289	

Partido judicial de Daroca

Pueblo	Vecinos	Almas	Fechas	Invadidos				Muertos				Observ.
				Hombres	Mujeres	Niños	Total	Hombres	Mujeres	Niños	Total	
Abanto		483	31 jul-15 ag				150				40	Caja 1118
Acered		617	30 días				14				6	Caja 1118

Pueblo	Vecinos	Almas	Fechas	Invadidos				Muertos				Observ.
				Hombres	Mujeres	Niños	Total	Hombres	Mujeres	Niños	Total	
Aguarón	300	1.400	4 ag-2 meses				366				244	Caja 1118
Aladren	52	160	23 jul-23 ag	2	5	0	7	1	3	0	4	Caja 1118
Aldehuela de Liestos	46	144	10 ag-11 días	1	1	0	2	1	1	0	2	Caja 1118
Anento		318	17 jul-9 sept				26				16	Caja 1118
Atea		998	13 ag-20 oct				131				46	Caja 1118
Badules	90	225	1 jul-16 ag				98				41	Caja 1118
Balconchán		144	ag 13 días				10				9	Caja 1118
Berrueco		171										No invasión Caja 1118
Cariñena	648	3.240	fin jun-2 meses 1/2				427				181	
Cerberuela	86	300	11 jul-25 ag				12				9	Caja 1118
Codos	197	800	22 jun-16 ag				96				70	Caja 1118
Cosuenda	260	1.300	16 jul-90 días	82	142	33	257	11	36	20	67	Caja 1118
Cubel	115	500	6-29 ag				100	10	25	11	46	Caja 1118
Daroca	650	3.120	16 jul-56 días	101	104	46	251	33	39	32	104	
Encinacorba	200	850	21 jul-53 días	68	98	36	202	21	37	36	94	
Fombuena		280	10 días ag-1.ª quinc oct				40				13	Caja 1118
Fuentes de Jiloca		870	75 días				148				48	Caja 1118

Pueblo	Vecinos	Almas	Fechas	Invadidos				Muertos				Observ.
				Hombres	Mujeres	Niños	Total	Hombres	Mujeres	Niños	Total	
Gallocanta		208										No invasión Caja 1118
Langa		422										No invasión Caja 1118
Las Cuerlas		195	17 jul-22 ag				60				6	Caja 1118
Lechon		152	1 día				1				1	Caja 1118
Luesma	91	400	25 jul-29 ag				60				15	Caja 1118
Mainar	65	195	15 jul-45 días				109				31	Caja 1118
Manchones	110	440	20 jul-30 ag	15	32	5	52	6	14	5	25	
Mara	75	250	22 jul-75 días	25	25	4	54	9	8	4	21	
Miedes		733	52 días				70				22	Caja 1118
Monton	90	350	8 jul-2 meses	24	34	16	74	9	6	16	31	
Murero		391	15 días				9				3	Caja 1118
Nombrevilla	68	230	15 jul-30 sept	28	19	2	49	5	7	2	14	Caja 1118
Orcajo	90	415	1-30 ag				161				36	Caja 1118
Paniza	349	1.572	15 jul-3 meses				476	11	17	6	34	Caja 1118
Pardos		137										No invasión Caja 1118
Retascon		160	3 meses				21				16	
Romanos		254	15 días				3				3	Caja 1118
Ruesca	48	190	25 jul-15 oct				41				28	Caja 1118

Pueblo	Vecinos	Almas	Fechas	Invadidos				Muertos				Observ.
				Hombres	Mujeres	Niños	Total	Hombres	Mujeres	Niños	Total	
Santed		247										No invasión Caja 1118
Torralba de los Frailes	69	207	30 sept-4 días				2	1	0	0	1	
Torralvilla	52	186	22 jul-46 días	15	10	4	29	1	5	1	7	
Used	260	1.150	6 ag-38 días				180				48	
Val de Orna		179	28 ag-11 sept				2				2	Caja 1118
Val de San Martín		271										No invasión Caja 1118
Villadoz		380	36 días				19				8	Caja 1118
Villafeliche	207	800	5 jul-5 sept				150				75	Caja 1118
Villanueva de Jiloca		387	26 días				40				21	Caja 1118
Villarreal	75	302	10 jul-48 días	65	62	38	165	12	11	12	35	Caja 1111
Vistabella		503	41 días				43				23	Caja 1118
Totales		**27.226**					**4.207**				**1.546**	

Partido judicial de Ejea

Pueblo	Vecinos	Almas	Fechas	Invadidos				Muertos				Observ.
				Hombres	Mujeres	Niños	Total	Hombres	Mujeres	Niños	Total	
Ardisa y Casas de Espés	60	374	8-26 ag				18				7	Caja 1118

Pueblo	Vecinos	Almas	Fechas	Invadidos				Muertos				Observ.
				Hombres	Mujeres	Niños	Total	Hombres	Mujeres	Niños	Total	
Asín		394										No invasión Caja 1118
Biota	165	665	18 ag-6 oct	51	34	7	92	6	9	2	17	
Castejón de Valdejasa	150	600	28 jun-45 días	121	135	17	273				58	Caja 1118
Ejea de los Caballeros	800	3.198	21 jun-9 sept	307	388	221	916	22	19	18	59	
El Frago	86	592	1 sept-11 nov	32	24	15	71				19	Caja 1118
Erla	122	500	2 jul-92 días				76				32	Caja 1118
Farasdués		638	29 sept-5 oct				36				7	Caja 1118
Las Pedrosas		287										No invasión Caja 1118
Layana	34	163	1 sept-31 oct	3	6	1	10	1	2	1	4	
Luna	240	1130	29 jul-30 sept				65				27	Caja 1118
Murillo de Gállego	185	850	2 sept-10 oct	21	30	13	64	10	12	12	34	
Orés	82	480	4-30 jul	37	49	7	93	16	12	3	31	
Piedratajada y Marracos	68	306	25 jul-2 meses				12				4	Caja 1118
Pradilla		531	4 meses				20				14	Caja 1118
Puendeluna	36	209	28 ag-2 sept				42	1	1	0	2	Caja 1118
Remolinos	166	800	24 jun-17 jul	17	35	6	58	4	4	6	14	

Pueblo	Vecinos	Almas	Fechas	Invadidos				Muertos				Observ.
				Hombres	Mujeres	Niños	Total	Hombres	Mujeres	Niños	Total	
Rivas	40	280	22 jul-9 sept	12	14	10	36	4	10	1	15	
Sierra de Luna	43	215	8-22 jul				45	6	10	7	23	
Sta Eulalia de Gállego	120	700	18 ag-15 sept				197				43	Caja 1118
Tauste	938	3.069	20 jun-14 sept	140	340	109	589	9	40	26	75	
Valpalmas	60	413	14 jul-14 sept	82	67	23	172	23	41	19	83	
Totales		**16.394**					**2.885**	**102**	**160**	**95**	**568**	

Partido judicial de La Almunia

Pueblo	Vecinos	Almas	Fechas	Invadidos				Muertos				Observ.
				Hombres	Mujeres	Niños	Total	Hombres	Mujeres	Niños	Total	
Alagón	426	2.780	14 jul-11 sept	52	36	15	103	21	21	7	49	
Alcalá de Ebro	72	286	17 jul-4 días	2	1	0	3	2	1	0	3	
Alfamén		521	30 días				180				26	Caja 1118
Almonacid de la Sierra	444	1.819	23 jul-36 días	106	239	155	500	25	56	53	134	Caja 1108: 1400 inv; 122 muertos
Alpartir	224	784	17 jul-45 días	14	18	9	41	11	7	7	25	
Bárboles y Oitura	112	414	30 jul-31 ag	6	10	0	16	2	3	0	5	

Pueblo	Vecinos	Almas	Fechas	Invadidos				Muertos				Observ.
				Hombres	Mujeres	Niños	Total	Hombres	Mujeres	Niños	Total	
Bardallur	96	432	15 jul-46 días	9	20	2	31	4	6	1	11	
Botorrita	60	250	28 jun-29 ag	19	16	15	50	5	8	9	22	
Cabañas		396										No invasión Caja 1118
Calatorao	300	1.200	6 jul-55 días	121	152	78	351				74	Caja 1118. En 1854, 28 inv, 13 muertos
Chodes	55	204	14 jul-4 ag	2	5	1	8				4	Caja 1118
Épila	751	3.152	13 jul-75 días	223	343	230	796	25	40	28	93	Caja 1118
Figueruelas		326	15 días				5				2	Caja 1118
Grisén	50	220	23 jul-40 días	12	18	5	35	3	3	2	8	
La Almunia	700	2.604	6 jul-62 días				243	20	24	12	56	
La Muela		745										No invasión Caja 1118 (si en 1854)
Longares	193	870	8 jul-60 días	78	108	16	202	22	32	12	66	
Lucena y Berbedel		424	3-25 ag				17				14	Caja 1118
Lumpiaque		1026										No invasión Caja 1118
Mezalocha	120	400	16 jul-16 ag	47	30	18	95	19	15	16	50	
Morata de Jalón	422	1.600	7 jun-12 ag	6	15	7	28	6	9	7	22	

Pueblo	Vecinos	Almas	Fechas	Invadidos				Muertos				Observ.
				Hombres	Mujeres	Niños	Total	Hombres	Mujeres	Niños	Total	
Mozota	58	271	8 jul-21 ag	13	8	4	25	12	5	4	21	
Muel	260	1.170	estío-46 días	63	64	10	137	22	23	8	53	
Pedrola		2.250	4 jun-9 sept				875				35	Caja 1118
Pinseque	80	360	24 jul-18 ag	6	8	5	19	2	1	3	6	
Plasencia de Jalón	171	800	10 jul-1 sept	26	18	10	54	8	10	6	24	
Pleitas	34	136	24 jun-10 días	1	6	2	9	0	3	1	4	
Ricla	440	1.710	29 jun-13 ag	90	145	12	247	24	55	9	88	Caja 1118
Rueda de Jalón		768	16 jul-30 ag				20				18	
Salillas	102	350	16 jul-3 ag				21	3	8	3	14	
Urrea de Jalón	114	600	6 jul-50 días	24	29	10	63	7	10	6	23	
Totales		**28.868**					**4.174**		**340**	**194**	**950**	

Partido judicial de Pina

Pueblo	Vecinos	Almas	Fechas	Invadidos				Muertos				Observ.
				Hombres	Mujeres	Niños	Total	Hombres	Mujeres	Niños	Total	
Alborge		530										No invasión Caja 1118
Alforque		444	may-ag				8				8	Caja 1118

363

Pueblo	Vecinos	Almas	Fechas	Invadidos				Muertos				Observ.
				Hombres	Mujeres	Niños	Total	Hombres	Mujeres	Niños	Total	
Bujaraloz	412	2.146	9 jul-43 días	26	27	5	58	4	3	0	7	
Farlete	124	474	4 jul-3 meses	29	39	18	86	6	7	11	24	
Fuentes de Ebro	395	1.780	17 jun-56 días				76				16	Caja 1118
Gelsa	542	2.600	14 jun-80 días	141	117	50	308	19	18	24	61	
La Almolda	322	1.757	1 jul-12 oct	99	117	51	267	12	16	22	50	
La Zaida		304										No invasión Caja 1118
Mediana	352	1.600	15 jul-25 días	86	141	30	257	26	53	13	92	
Monegrillo	192	965	15 jun-60 días	20	18	6	44	4	3	1	8	
Nuez	85	505	23 jun-20 días	42	24	9	75	8	5	8	21	
Osera y Aguilar	100	423	15 jun-75 días	4	10	0	14	4	4	0	8	
Pina	630	2.405	28 may-12 ag	32	29	7	68	16	12	5	33	
Quinto	505	1067	17 jun-55 días				279	13	18	10	41	
Roden	60	236	8 ag-3 días	2	4	1	7				5	Caja 1118
Velilla de Ebro	202	1.400	14 jul-60 días				13	3	0	0	3	
Villafranca de Ebro		625	3 meses				87				19	Caja 1118. Censo 1857
Totales		19.261					1.647				396	

Partido judicial de Sos

Pueblo	Vecinos	Almas	Fechas	Invadidos				Muertos				Observ.
				Hombres	Mujeres	Niños	Total	Hombres	Mujeres	Niños	Total	
Artieda	50	250	4 sept-1 mes	89	85	16	190	36	31	10	77	
Bagüés		230					2				2	Casos importados
Biel	217	1.400	8 jul-30 nov				700	9	24	24	57	Caja 1118
Castiliscar	117	492	7 oct-5 nov	24	23	12	59	5	5	8	18	Caja 1118
Escó	57	280	1 jul-1 oct				12				10	Caja 1118
Fuencalderas		306	42 días				150				20	Caja 1118
Isuerre		361										No invasión Caja 1118
Lobera		500	2 meses 1/2				12				6	Caja 1118
Longás	119	500	15 sept-14 nov	91	85	17	193	6	13	3	22	
Lorbés	38	256	23 sept-48 días	19	32	5	56	5	8	4	17	
Luesia	329	1.110	1 ag-3 meses				380				57	Caja 1118
Malpica		246	1 mes y 12 días				2				1	Caja 1118
Mianos		303										No invasión
Navardún, Gordún y Gordués	60	340	28 ag-4 nov	10	8	1	19	3	1	1	5	

Pueblo	Vecinos	Almas	Fechas	Invadidos				Muertos				Observ.
				Hombres	Mujeres	Niños	Total	Hombres	Mujeres	Niños	Total	
Pintano		405										No invasión
Ruesta	126	592	ag y sept	82	122	114	318	7	12	12	31	Caja 1108
Sádaba	264	1.320	27 ag-19 días				96				25	Caja 1118
Salvatierra	190	760	19 jun-3 meses				350				16	
Sigüés y Aso	85	520	25 jun-25 jul	8	19	3	30	4	9	2	15	
Sos	718	3.800	15 sept-2 meses 1/2	110	139	61	310	20	22	55	97	
Tiermas	150	690	10 jul-10 oct	114	115	39	268	8	20	20	48	
Uncastillo	624	2.700	16 jul-75 días				443				91	Caja 1118
Undués de Lerda	117	600	4 ag-2 meses				200				11	Caja 1118
Undués Pintano	70	330	4 sept-10 nov				73				15	Caja 1118
Urriés	93	475	4 jul-30 oct	58	96	24	178	0	4	4	8	
Totales		18.766					4.041				649	

Partido judicial de Tarazona

Pueblo	Vecinos	Almas	Fechas	Invadidos				Muertos				Observ.
				Hombres	Mujeres	Niños	Total	Hombres	Mujeres	Niños	Total	
Alcalá de Moncayo	68	270	17 jul-42 días				62	12	16	5	33	
Añón	260	1.400	1.º jun-1.º sept				189				105	

Pueblo	Vecinos	Almas	Fechas	Invadidos				Muertos				Observ.
				Hombres	Mujeres	Niños	Total	Hombres	Mujeres	Niños	Total	
Cunchillos	32	130	10 jul-52 días	8	12	3	23	4	5	1	10	
El Buste		488										No invasión Caja 1118
Grisel y Samagos		467	17 jul-4 sept				164				60	Caja 1118
Litago	134	536	7 jul-8 ag	6	19	5	30				22	
Lituénigo	55	200	13 jul-24 ag	20	28	4	52	6	10	4	20	
Los Fayos	76	300	8 jul-10 ag				80				30	Caja 1118
Malon	155	586	20 jun-28 ag	70	87	14	171	12	18	9	39	
Novallas	510	860	30 jun-68 días				148				37	Caja 1118
S Martín de Moncayo		348	may-jul				49				40	Caja 1118
St Cruz de Moncayo	48	200	10 jun-10 oct	25	30	9	64	7	8	5	20	
Tarazona		8.035	16 jun-30 ag				1.422				614	Cajas 1111-1118
Torrellas	175	790	11 jul-28 ag				45				35	Caja 1118
Tórtoles	52	156	14 jul-35 días	6	9	5	20	2	4	5	11	
Trasmoz	56	228	12-20 jul				20				7	Caja 1118
Vera	200	1.000	22 jul-40 días	32	54	17	103	17	33	14	64	
Vierlas	36	150	28 jun-16 jul	6	5	2	13	3	3	2	8	
Totales		16.144					2.655				1.155	

367

Partido judicial de Zaragoza

Pueblo	Vecinos	Almas	Fechas	Invadidos				Muertos				Observ.
				Hombres	Mujeres	Niños	Total	Hombres	Mujeres	Niños	Total	
Alfajarín	166	550	13 jun-45 días	29	42	6	77	4	7	4	15	
Cadrete	115	600	17 jul-2 meses	12	7	1	20	3	1	1	5	
Cuarte	60	210	4 jul-2 meses	0	7	1	8	0	2	1	3	
El Burgo	130	652	7 mayo-29 ag	23	27	12	62	4	8	2	14	
Juslibol y Alfocea		487	5 días				14				6	Caja 1118
La Joyosa y Marlofa		254	20 jul-3 sept				11				3	Caja 1118
Las Casetas	52	257	5-24 may				8				4	Caja 1118
Leciñena	250	1.200	10 jul-45 días	49	89	22	160	10	29	8	47	Caja 1110 (fechas)
María	112	700	23 jul-4 sept	5	12	1	18	3	8	1	12	
Monzalbarba	94	460	30 jun-2 ag	16	16	16	48	8	4	11	23	Caja 1118
Pastriz		753	34 días				51				45	Caja 1118
Peñaflor		859	4 meses				5				3	Caja 1118
Perdiguera		662										No invasión Caja 1118
Puebla de Alfindén	150	600	8 jun-8 ag	29	40	15	84	4	10	11	25	
San Mateo	150	734	4 jul-90 días	16	25	2	43	4	6	2	12	

Pueblo	Vecinos	Almas	Fechas	Invadidos				Muertos				Observ.
				Hombres	Mujeres	Niños	Total	Hombres	Mujeres	Niños	Total	
Sobradiel	60	315	9 jun-60 días	1	7	0	8	0	2	0	2	
Torrecilla de Valmadrid		150	1 mes				8				6	Caja 1118
Torres de Berrellén	133	598	13 jun-17 ag	4	9	5	18	1	2	5	8	
Utebo	143	659	14 jun-14 ag				45				15	Caja 1118
Villamayor	350	1.050	19 jul-9 sept	91	103	25	219	16	19	17	52	
Villanueva de Gállego	207	821	13 jun-15 ag				78				31	Caja 1118
Zaragoza		62.721	20 jul-22 ag				1.034				475	Caja 1118-Topografía
Zuera	442	1.712	1 jun-3 meses				561				73	Caja 1118
Totales		77.004					2.580				879	

ANEXO II

TRANSCRIPCIÓN DEL PROYECTO DE SALUD PÚBLICA DE LA CIUDAD DE ZARAGOZA Y OFICIO DE REMISIÓN DEL MISMO AL GOBERNADOR CIVIL[727]

AYUNTAMIENTO Constitucional de ZARAGOZA

Excmo Señor

Al ver este Ayuntamiento Constitucional el lamentable estado en que se halla el ramo de Sanidad en esta capital, y reconociendo á su consecuencia la imprescindible necesidad de arreglarlo según exige su importancia en cumplimiento de la Ley, dispuso que una comision de sus seno le propusiera al efecto cuanto estimase conveniente, y habiendolo hecho con el mas laudable celo y con un acierto que nada deja que desear, tiene el honor de remitir a V.E. copia del informe y proyecto de salubridad que acaba de presentarle, y espera que V.E. si lo encuentra tambien conforme, se servirá aprobarlo y autorizarle para plantearlo desde luego.

Dios guarde a V.E. m.a. Zaragoza 27 de enero de 1857

El Presidente

J. Muntadas

EXMO SOR. GOBERNADOR DE LA PROVINCIA

---

[727] ADPZ. FGP-ByS. Proyecto de salubridad del Ayuntamiento de Zaragoza. 15 de diciembre de 1856. Carpeta Sanidad 1857, Correspondencia. Caja 1119.

PROYECTO DE SALUBRIDAD DE LA CIUDAD DE ZARAGOZA

El ramo de Sanidad se considera con justicia actualmente en las Naciones mas civilizadas como un obgeto preferente de su administración, revelando los medios empleados para conservar la vida de los ciudadanos, la cultura de los Pueblos.

Los legisladores de todos los tiempos y paises, conociendo la importancia de la higiene pública, y, apreciando devidamente la resistencia que la especie humana presenta generalmente para adoptar aun aquellas medidas que tienden á sostener su organización, hán procurado la salubridad en las masas, obligando a seguir ciertos preceptos higienicos que se hallaban identificados con las ideas dominantes y muy adecuadas al sistema que los gobernaba.

Los preceptos higienicos de la Biblia se encuentran envueltos en ritos y ceremonias que parecen estraños á las tendencias sanitarias; pero desprendiendolos de este aparato misterioso, se reconoce desde luego lo que tienen de racional y de util. ¿Qué cosa hay mas prudente que la separacion de los sexos en ciertas epocas? ¿La prohibición de las alianzas entre los consanguineos, no demuestra una observación profunda de las causas que determinan la decadencia de las razas y la degeneracion de las familias?

La circuncisión entre los Hebreos, los embalsamamientos, incineración, baños y gimnasios de los Romanos y Griegos; la prohibición de ciertas sustancias alimenticias en algunas sectas, no se funda todo en las mejores reglas de salubridad?

Habia entre los Romanos una <u>Magistratura municipal</u> con el nombre de <u>Ediles</u> que velaba por la salubridad de las habitaciones y ciudades. Cesar creó unos Ediles particulares, denominados cereales, que tenian á su cargo los abastecimientos públicos.

Entre las Ynstituciones de la antigüedad y las de los modernos el cristianismo establece una diferencia notable. A escepcion de las ideas de algunos Filósofos, la legislación antigua es materialista, tiene por obgeto la conservación de las facultades fisicas y el triunfo de la fuerza material. El Cristianismo por el contrario, declara la guerra al cuerpo y lo considera enemigo del alma, combate los instintos y los apetitos de la materia organizada que sirve de prision pasagera al Sér humano: Pero al mismo tiempo que la ley de Jesucristo hace prevalecer la espiritualidad y créa un regimen de salud en relacion con este obgeto, respeta la vida individual.

La dietética especial de la Yglesia nada tiene contra las leyes fisiologicas. Correspondiendo la Cuaresma á una estacion transitaria, proporciona el descanso de los organos digestivos sobrecargados por la alimentación esencialmente animal del Ynbierno y los prepara á la prueva de los calores.

Los Asilos monasticos, no han sido asilos de corrupción, especialmente en los primeros tiempos, fueron muchos de ellos Escuelas de templanza y de trabajo.

En el orden de las epocas la higiene tiene por representante el Profeta, el Legislador y el Sabio, el primero impone con autoridad lo que ha sacado de luces superiores, ó aprendido en la tradición de los Santuarios; el segundo reasume en si el estado de sus interese y necesidades; el tercero individualidad aislada se dirige a la razon, y no ejerce sobre las masas otra accion que la de las verdades de que él és intérprete.

Si se quiere traducir por nombres históricos esta triple fase, que en las sociedades antiguas ha esperimentado el trabajo conservador, nombraremos á Moises, Licurgo é Hipócrates. El uno imboca á Jehobá, el otro la Patria y el ultimo la naturaleza para propagar entre los hombres los preceptos higiénicos. Es verdad que cada uno de ellos acomoda estos preceptos al obgeto especial que se propone. Moises trata de crear una Nacion. Licurgo debe asegurar la defensa del Estado por la herencia de la fuerza y de la virtud. Hipócrates, aunque tenga el orgullo de Ciudadano independiente y realce a la Grecia republicana á espensas dela Asia enervada por el despotismo mas grosero y el rigor de un clima, no escribe sino para suministar á cada individuo en una sociedad abanzada, los medios de usar sanamente todo lo que modifica el cuerpo humano.

No ordena como el legislador de Lacedemonia; no lo manda en nombre de la divinidad como el revelador del Sinai, no pone una medida sanitaria bajo el terror del castigo y de las imprecaciones. Se dirige simplemente a la razon, y no atribuye nada en particular á cosas sobrenaturales. Cada enfermedad tiene su causa, y el que propiamente se ha llamado Padre de la Medicina, abre en lo pasado la era científica de la higiene, ciencia sumamente util y que en el siglo XIX há alcanzado su mayor esplendor. Sin embargo á pesar de la civilizacion actual y del lugar tan preferente que la higiene ocupa en las Naciones mas cultas, en cuanto á su egecucion no há podido marchar por si sola; Desprovista empero del misticismo de los antiguos, há tenido que ampararse tambien en los Gobiernos, combinandose con ellos una bien entendida legislacion sanitaria, elemento sumamente necesario para sostener y perfeccionar la especie humana, separandola de la accion de las innumerables causas que en virtud de un movimiento progresivo material, sordidamente minan hoy su existencia.

La industria dotando á ciertas clases de un aumento de goces y de bien estar, pone una gran parte de nuestras poblaciones, bajo la influencia permanente de causas mortiferas de un nuevo genero y multiplica en la atmosfera de nuestras Ciudades los focos de insalubridad. La educación intelectual obligada á elevarse y á dilatarse con los conocimientos que le sirven de fundamento, templa el cerebro de nuestra juventud en el tono de una febril elavoracion. El genio condenado a crear en vista de las literaturas anteriores que hán agotado las fuentes del pensamiento, y las novedades de la forma, le atormenta en las fascinaciones de una enferma fantasia, y esparce entre los espiritus que le piden el pan cotidiano de su lectura, el ardor de concepciones mal sanas.

Tal es el bosquejo historico de nuestra Sociedad, sin contar con los trastornos politicos, cambios violentos de fortuna, modas y costumbres, condiciones poco faborables al pacifico equilibrio de la Salud publica.

La Monarquia española, preciso és confesarlo, se há quedado muy atrás en aquel movimiento regenerador y altamente humanitario. A escepcion de algunas disposiciones aisladas, los primeros rudimentos de la organizacion sanitaria aparecieron en los años 1847 y 1848, creandose en su consecuencia las Juntas y Subdelegaciones de Sanidad; elemento casi enteramente consagrado á los Gobiernos de Provincias, y en cuanto á lo local á tiempos de epidemia.

La accion municipal há permanecido contenida dentro de los limites de su propia existencia. La reciente ley de sanidad, art.º. 98, prometio a los Pueblos el presentarles un plan general de higiene pública, oferta que no se ha realizado, y que por consiguiente este interesante ramo permanece en el mas ominoso abandono.

En vista de todo lo espuesto hasta aquí, vuestra Comision de Policia Urbana Exmo. Sor., há estudiado detenidamente el obgeto en el terreno que le concierne y por doquiera que há vuelto la vista no há contemplado mas que precipicios en contra de la salud pública. En prueba de ello:

¿Quién garantiza á los vecinos de esta Capital de la salubridad de las carnes después que hán salido de los macelos? Quien de la caza, aves, cabritos y corderos que se venden en la Plaza? Quien de los pescados después que se hán distribuido á los encargados de su venta? Quien de las frutas, verduras y legumbres? Quien de las buenas condiciones del pan, harinas de todas clases, azucares, chocolate &&? Quien de las pastas, efectos de confiteria y sorvétes? Quien de las leches, vinos, vinagres y aceytes? Quien de las sustancias venenosas que se emplean para colorar los dulces? Quien de las condiciones de salud de las Vacas, Burras y cabras destinadas para el abasto de leches; y de la limpieza y condiciones higienicas de los Estáblos y cuadras? Quien de la calidad de las vasijas que se emplean en los Cafés, Fondas &.ª? Quien cuida de indicar los innumerables focos de insalubridad que existen dentro y fuera de la Capital, ya por la cria de animales, ya por podrideros de estiércol, ya por los depositos de aguas estancadas é inmundas, ya por ciertos Establecimientos? Quien tiene a su cargo la policia sanitaria de Cementerios, Macelos, Escuelas, Teatros, Yglesias y demas establecimientos publicos? Quien la desinfeccion de los pozos inmundos? Quien procura la propagacion de la vacuna, ese precioso descubrimiento del inmortal Jenner, encomendado esclusivamente á las Municipalidades en la Ley de Sanidad? Por qué no se obliga a los niños antes de ser admitidos en las Escuelas á presentar el certificado que acredite el haber sido vacunados? Por qué no se regimenta la venta de los venenos, haciendo difícil su adquisicion a manos criminales? Por qué la Autoridad no há de tomar la iniciativa en propagar ciertos adelantos convenientes a la conservacion de nuestra especie, como el que actualmente se está agitando en el Estrangero, con motibo de emplear el Fósforo amorfo para las cerillas; preparación en cuyo fabor de inocuidad aunque interiormente se tomen grandes cantidades, se há pronunciado plenamente la Academia de Medicina de Paris, siendo asi que sirve lo mismo que el que se emplea para encender aquellos, y hay poca diferencia en el precio; Por qué no se prohive el habitar las Casas recien construidas? Hán ocasionado pocas victimas por ventura estas dos costumbres establecidas? Por qué no se consulta a los Medicos, bajo el aspecto higienico el Plano de la Capital y los de los Establecimientos públicos, y aun de los particulares? El Yncendio que hace dos siglos devoró la populosa Londres, no alejó de su suelo la peste donde reinaba epidémicamente? Si el Exmo. Ayuntamiento tiene Peritos nombrados en todas las dependencias que los consulta en su esfera respectiva; ¿Por qué se ha de separar de esta regla general lo concerniente á salud publica? Acaso és este un obgeto menos atendible? Debe dejarse todo á la libertad de los particulares en una epoca tan metalizada que atrabesamos, donde las creencias religiosas escasean por desgracia? Cumple con su deber el Exmo. Ayuntamiento pesando solo el pan, y desentendiendose de ecsaminar su calidad, lo mismo que las demas existencias alimenticias? Llena su mision la Municipalidad archibando los partes mortuorios? No seria mas conveniente estudiar en la Estadistica las enfermedades que mas resalten, con el obgeto de contrariar las causas locales que las sostienen?

Estas consideraciones Exmo. Sor. Han movido a la comision de Policia Urbana; enterada ademas de cuanto obrava en la Secretaría de S.E. y del artículo 17 del Real decreto de 19 de agosto de 1847, á proponer a V.E. lo conveniente que sería el organizar bajo una forma general el servicio sanitario de la Capital, presentando las bases de un plan municipal de higiene publica. Para conseguir este importante fin, los que suscribe, creen, que no se puede prescindir de crear una Comision la que deberá denominarse, Comision de Salubridad publica de Zaragoza, y se compondrá de un Medico, un Farmaceutico y dos Veterinarios de primera clase. Por razon de honorarios disfrutarán por ahora cada uno de los cuatro tres mil reales von. al año. Ademas el Farmaceutico tendrá el abono de quinientos r. cada año por los reactivos, crisoles, y demas materiales que emplée para los analisis. Si planteado el servicio se conceptuase merece mas recompensa, entonces lo tendrá presente la Municipalidad.

Dicha Comision ilustrará y auxiliará eficazmente á la Municipalidad en todo lo concerniente á la sanidad de la Capital, velando incesantemente por la conservación de la vida de nuestros conciudadanos, obgeto el mas preferente del Exmo. Ayuntamiento.

Para mayor expedición estará bajo la dependencia directa del M.Y.S. alcalde, que será su Presidente nato. Podrá sin embargo reunirse y funcionar bajo la de los S.S. tenientes alcaldes, ó Regidores, si asi lo acordare la Municipalidad. Desempeñará por si sola comisiones determinadas mediante encargo especial, conferido á toda ella ó á alguno de sus miembros en particular.

Los proyectos que espontaneamente emanen de la referida Comision ó de alguno de sus vocales iran firmados por todos ellos, y en tal caso hará de Vice-Presidente el profesor de medicina.

Las obligaciones del Medico serán:

1.ª Ylustrar al Exmo. Ayuntamiento en todo lo que le consulte relatibo a su facultad, proponiendo los medios de destruir todos los focos de insalubridad que radiquen en la Capital y sus terminos.

2.ª Yndicar todo lo que tienda a mejorar las condiciones fisicas y morales de los habitantes de la misma, especificando las causas y los medios de contrariarlas.

3.ª Desempeñar en obsequio de la Salud pública las Comisiones que se le encarguen, y bajo la presidencia y forma que se le designe.

4.ª Vacunar gratis á los pobres de solemnidad en las estaciones y epocas oportunas, en el local que le señale el Exmo. Ayuntamiento.

5.ª Asistir a los Yncendios que ocurran en la Ciudad con el obgeto de socorrer las desgracias que puedan ocasionarse, tanto á los operarios, como á los demás vecinos, y al efecto se le proveerá de su correspondiente Botiquín.

6.ª Vigilar la policía urbana y sanitaria del Cementerio, Macelos, escuelas, Carceles municipales, Teatros, Yglesias y demás Establecimientos, Calles y Plazas.

7.ª Estudiar la estadistica mortuoria de la Capital, indicando las enfermedades que mas resalten y los medios de combatir las causas locales que las sostengan.

8.ª Cooperar con el Farmaceutico y Veterinarios al fin que vá encaminado este programa sanitario.

Las del Farmaceutico serán:

1.ª Ylustrar al Exmo. Ayuntamiento en todo lo referente á su facultad, proponiendo los medios de evitar los abusos que se cometan en las atribuciones que le corresponden.

2.ª Analizar los liquidos y demás sustancias alimenticias que se crean sofisticadas, ó puedan perjudicar á la salud publica.

3.ª Desempeñar en la forma y bajo la Presidencia que se le designe, las comisiones que le encarguen, ya para inspeccionar el estado y calidad de las vasijas que se empleen en los Cafés, Fondas &. Para elavorar y contener sustancias alimenticias, ya para hacer constar cualquier otro obgeto propio de su profesion y en armonía con la salud publica.

4.ª Cóoperar con el Medico y los Veterinarios, al fin sanitario que vá encaminado este proyecto.

Las de los Veterinarios serán:

1.ª Ylustrar al Exmo. Ayuntamiento en todo lo que concierne á su profesion y requiera la salud pública.

2.ª Reconocer en vivo y en muerto todas las carnes que se maten en los Macelos de esta Capital.

3.ª Reconocer asi mismo los pescados frescos y salados que se vendan ó se hallen almacenados en la misma.

4.ª Acompañar diariamente uno de los Veterinarios al Sor. Regidor encargado del repeso, con el obgeto de hacer constar la buena calidad de las carnes, corderos, Cabritos, Aves y caza que se espende al publico.

5.ª Cuidar de la sanidad de las Vacas, Cabras, y Burras de leche, reconociendo una vez á la semana cada Veterinario y en su distrito, siempre que se le ordene ó conceptue conveniente, dando parte al momento al M.Y.S. alcalde, que resulte enfermo alguno de los indicados animales y crea que la dolencia pueda alterar las condiciones de la leche de un modo perjudicial á la salud publica, indicarán en tal caso las medidas que deberán tomarse.

6.ª Vigilar al propio tiempo las condiciones higienicas de los Establos y cuadras; como asi mismo la limpieza y alimentacion del ganado.

7.ª Cooperar con el Medico y farmaceutico al fin que vá encaminado este proyecto sanitario, desempeñando todas las comisiones en la forma que se le designe.

8.ª Los dos Veterinarios de 1.ª clase que nombre la Municipalidad alternarán en el servicio que les corresponda segun aquella lo determine.

A la Comision denominada de repeso convendrá darle mas latitud. El Regidor diariamente encargado de ella, ademas de los Empleados del Exmo. Ayuntamiento, deberia ir acompañado de uno de los Veterinarios, y á medida que se haga constar la esactitud de las pesas y medidas, se inspeccionarán la cualidad de todas las sustancias alimenticias, el Veterinario lo efectuará en el acto de las carnes, Cazas, aves y pescados. Un dependiente de la Municipalidad que fácilmente se instruiria al efecto, llebaria areómetros para la leche, vinos alcoles y vinagres acomodados á los liquidos del pais, con los que se conoceria aprocsimadamente la adulteracion por el agua. En caso de duda, ó que se desease saber si contenian otras sustancias estrañas, se podria remitir una pequeña cantidad al Farmaceutico para analizarla.

Lo mismo deberia verificarse con los azúcares, pan, harinas de todas clases, chocolate & &.ª; debiendo en tal caso numerarse, lacrarse y sellarse las botellas que contengan los liquidos y los papeles que embuelvan las demas sustancias.

Las frutas y verduras experimentarían la misma inspeccion.

Las carnes y pescados que resultasen inservibles deberian quemarse, enterrarse á una profundidad conveniente; ó depositarse en los pozos destinados a las Caballerias que mueren, lo mismo las frutas y verduras.

Los Reglamentos particulares que marquen detalladamente las obligaciones de todos los funcionarios de esta organizacion sanitaria municipal, se irán formando en vista de las necesidades que se presenten y de las utilidades que reporte el vecindario.

Necesario se hace para su cumplimiento el proteger las instituciones filantrópicas y de temperancia que tan buenos resultados están proporcionando en otros paises; la vida física se robustece á espensas de las buenas condiciones de la moral.

En el caso que llegue á establecerse á cargo de la Municipalidad la Hospitalidad domiciliaria, los Medicos Ynspectores de cadáveres que comprueben las defunciones, enfermerias especiales en tiempos de epidemia, ú otras instituciones análogas deberá contarse con los Facultatibos del Ayuntamiento, pues ademas de ser justo, convendria a los intereses del comun, siempre que pudieran desempeñar ambos servicios.

Hé aquí el proyecto sanitario que la comision de policia urbana tiene el honor de someter a la deliveracion de V.E.; sus aspiraciones quedarán cumplidamente satisfechas si merece la aprobacion de V.E., y surte el efecto que se desea en la salud de nuestros conciudadános, obgeto sumamente importante y reconocido, asi desde la mas remota antigüedad, al establecerse como precepto universal, Salus populi, lex suprema, est = Zaragoza 15 de diciembre de 1856.= J. Muntadas. = Garcia. = Latorre. = Brualla. = Vicente Sasera.

ANEXO III

TRANSCRIPCIÓN DEL REGLAMENTO INTERIOR DEL MATADERO DE LA CIUDAD DE ZARAGOZA Y OFICIO DE REMISIÓN DEL MISMO AL GOBERNADOR CIVIL[728]

Excmo. Sor.

Las disposiciones que regían en el Matadero de carnes de esta ciudad no eran bastantes al buen gobierno de aquel establecimiento; de manera que en él se cometían ciertos abusos que, sin embargo de ser denunciados a la Municipalidad, no era posible acudir á su remedio, toda vez que el mal se hallaba en las mismas instituciones.

Uno de estos males, y quizas el mas capital era que los Matarifes, ó mozos que trabajan las reses, no dependían en manera alguna del Ayuntamiento; y si tan solo de los abastecedores, circunstancia que los constituía en posicion de poder perjudicar los intereses de estos y los del comun, toda vez que no estando ligados con ningun vínculo con la Autoridad municipal, no podía hacerse llegar á los mismos las disposiciones que se encaminasen á reprimir practicas abusivas e inveteradas.

Con el fin, pues, de que en adelante se gobierne el Matadero de carnes por reglas que, protegiendo los intereses públicos y particulares, eviten los abusos, ha formado este Ayuntamiento el adjunto reglamento, y lo eleva á V.E. para que, si lo encuentra conforme, se sirva dispensarle su aprobacion.

Dios guarde á S.E. muchos años. Zaragoza 14 de agosto de 1857

El Presidente, J. Muntadas

De acuerdo de S.E. Manuel Reynoso, secretario

EXMO SOR. GOBERNADOR DE LA PROVINCIA

---

[728] ADPZ. FGP-ByS. Reglamento interior del matadero de la ciudad de Zaragoza. Carpeta Sanidad 1857, Correspondencia. Caja 1119.

Reglamento interior del Establecimiento Matadero de la Ciudad de Zaragoza

Del personal del establecimiento

Artículo 1.º

El personal para la administración y servicio del Matadero se compondrá de los empleados siguientes:

Un Administrador

Un Contador

Un Ynspector facultativo

Un Vehedor

Catorce Matarifes

Dos Ayudantes

Un portero

Del Administrador

Artículo 2.º

El Administrador es el Gefe del Establecimiento y responsable de la observancia de las disposiciones que lo rigen. Su nombramiento deberá recaer precisamente en persona de probidad y aptitud notorias.

Sus obligaciones son:

Primera. Hacer guardar dentro del Establecimiento el orden y compostura debidos y prohibir toda accion ó palabra ofensivas á la moral pública, sean ó no dependientes los que se manifestasen dignos de represion.

2.ª Velar escrupulosamente por la conservación, aseo y limpieza del edificio, y particularmente de la parte destinada á la matanza y oreo de las reses, evitando los focos de infeccion que notase, o que le diese parte el Ynspector facultativo.

3.ª Exigir á todos los dependientes el mas esacto cumplimiento de las obligaciones respectivas.

4.ª Prohivir que se toreen ó capoteen las reses destinadas á la matanza, asi como el que se las echen perros, procurando esten en el mayor sosiego y calma cuando aquella haya de verificarse.

5.ª Ympedir, bajo su mas estrecha responsabilidad, que los Matarifes ni otro dependiente alguno se aprovechen en lo mas minimo de los despojos de las reses, de las que no podrán tomar parte alguna, ni aun con anuencia de sus dueños.

6.ª Dar diariamente parte escrito al Regidor de semana de todas las novedades que hubiesen ocurrido en el establecimiento, con expresión de las faltas que cometan los Matarifes.

7.ª Llevar tres libros, de los cuales el 1.º será destinado al registro de la correspondencia por orden de fechas, ya procedan las comunicaciones que se le dirijan del Excmo. Ayuntamiento, del alcalde ó del Regidor de semana, haciendo de ellasd un pequeño estracto, y copiando íntegras las que el Administrador eleve á estos: El segundo se dividirá en dos partes, y contendrá la primera de ellas la filiación de los Matarifes y Ayudantes y las faltas que cometan, con expresión de dia, mes y año; y en la segunda las penas impuestas á los mismos. En el tercero se anotará el número de cabezas degolladas semanalmente en el establecimiento con expresión de su clase lanar ó de pelo, y los dueños á que han pertenecido: estos libros deberán estar foliados y rubricados semanalmente por el alcalde Regidor que se halle de turno, Administrador del Matadero y secretario del Excmo. Ayuntamiento, y concluidos que sean, deberán custodiarse en el Archivo de la Municipalidad.

Artículo 3.º

El Administrador Será responsable de toda sustracción de carnes y demas efectos confiados á su custodia, que se verifique dentro del establecimiento, no interviniendo violencia ú otra causa inevitable.

Artículo 4.º

Egercerá ademas el cargo de pesador, sin confiarle á persona alguna, sino en casos de imposibilidad.

Artículo 5.º

El Administrador podrá suspender en caso de urgencia á cualquiera de los empleados ó dependientes que se hallen bajo sus órdenes, habiendo motivo justo para ello, y dando parte inmediatamente al Regidor de semana, para que este lo ponga en conocimiento del alcalde, quien en su vista determinará lo que crea conveniente.

Artículo 6.º

Cuando el Administrador se hallare enfermo ó ausente con licencia del alcalde, el Ayuntamiento nombrará persona que interinamente le sustituya.

Artículo 7.º

El sueldo del Administrador será el de siete mil r. von. anuales y habitación en el establecimiento, siendo obligatorio su domicilio en el mismo.

Del Contador

Artículo 8.º

Para el cargo de Contador serán preferidas las personas de mayor probidad y aptitud entre las que lo soliciten.

Sus obligaciones son

1.ª Asistir diariamente al Matadero á la hora de pesar las carnes.

2.ª Llevar un libro donde anotará el número, clase y peso de las carnes, dueños á que pertenezcan, y tablas ó venderías á que se destine su venta. Este libro deberá estar foliado y rubricado por el alcalde Regidor de semana, Contador y secretario del Excmo. Ayuntamiento.

3.ª Dar á los abastecedores una papeleta firmada, comprensiva de las reses muertas y su peso que salgan del establecimiento, y otra á los tragineros para que se les permita su introducción en la Ciudad.

4.ª Formar cada diez dias á los dueños de las reses la cuenta de los que les corresponda satisfacer por derechos de matadero.

Artículo 9.º

El Contador disfrutará el sueldo de cinco mil ochocientos ochenta reales von. anuales.

Del Ynspector facultativo

Artículo 10.º

El Cargo de Ynspector facultativo deberá recaer precisamente en persona que acredite mediante presentacion de titulo real Veterinario de primera clase. El desempeño de este cargo se verificará por los Veterinarios de la Comision de Salubridad, nombrada por el Ayuntamiento, por medio de turno que se renovará semanalmente, y supliendose recíprocamente por enfermedad ó ausencia.

Sus obligaciones son:

1.ª Reconocer diariamente en vivo toda clase de reses destinadas á la matanza, y dar parte al Administrador de las novedades que hubiese notado acerca de la salubridad ó insalubridad. Sin cuyo requisito no podrá aquella verificarse.

2.ª Practicar un segundo reconocimiento después de muertas y puestas al oreo, marcando con una seña visible aquellas, cuya parte ó totalidad hayan de ser desechas por nocivas, y poniendolo en conocimiento del Administrador, á fin de que este pueda dictar las ordenes oportunas, antes de que sean llevadas al peso.

3.ª Designar las vacas que hayan de deshuesarse y las reses de cualquier otra clase que se hayan de salar.

4.ª Decidir cualquier duda entre el Administrador y los abastecedores, sobre si una res há de ser calificada de vaca ó de ternera.

5.ª Dar parte al Administrador de cualquier foco de infeccion que notara en el Establecimiento ó sus inmediaciones.

Artículo 11.

Estará tambien obligado el Ynspector á practicar todos los reconocimientos que asi dentro como fuera del edificio le mandasen practicar el Ayuntamiento, el alcalde ó el Regidor de turno, y tendrá facultad de denunciar ante los mismos todas las carnes y pescados que viese vender al público en estado perjudicial á la salud.

Del Vehedor

Artículo 12.

El cargo de Vehedor será desempeñado por los visitadores que forman parte de la Comision de Salubridad, alternando semanalmente en el servicio, y sustituyendose mutuamente en ausencias y enfermedades.

Artículo 13.

Las vacantes que ocurran en este empleo se proveerán en los Matarifes que con mejor nota y por mas tiempo hubiesen desempeñado este último cargo en el establecimiento. Para juzgar sobre las circunstancias de los aspirantes no se apreciarán otros datos que los que resulten del libro de filiación á que se refiere el numero setimo del artículo segundo.

Sus obligaciones son:

1.ª Presenciar las operaciones de la matacía, visita y peso.

2.ª Celar escrupulosamente porque los matarifes trabagen las reses con la limpieza y la fidelidad debidas.

3.ª Deshuesar las vacas, y separar la parte ó el todo de las reses que el Ynspector hubiese señalado como insalubres en la visita.

4.ª Arrojar al río, ó en el sitio que determine el alcalde, á presencia del Ynspector, las carnes separadas por no saludables al practicar la visita.

Artículo 14.

En caso de ausencia ó enfermedad del Vehedor entrará á sustituirle el Matarife mas antiguo y en igualdad de casos el que designe el Administrador.

De los Matarifes

Artículo 15.

El Cargo de Matarife deberá recaer en persona de aptitud y moralidad.

Sus obligaciones son:

1.ª Presentarse diariamente en el Matadero á las horas señaladas.

2.ª Trabajar con limpieza y fidelidad las reses que el Administrador les designase; sin que puedan recusar el trabajo á pretesto de falta de proporcion en el reparto del mismo.

3.ª Costear el trage que han de usar dentro del Establecimiento con arreglo al modelo que se hallará en poder del Administrador.

4.ª Mudarle limpio dos veces por semana, ó antes, si el Administrador lo creyese necesario, atendido su estado de curiosidad ó decencia.

5.ª Costear los instrumentos de su oficio y el arquilla donde deberán colocar estos y el trage. Las llaves de las arquillas estarán en poder de los Matarifes, con obligación de entregarlas al Administrador siempre que este creyese conveniente inspeccionar el contenido de aquellas á presencia de los interesados.

Artículo 16.

No podrán salir a la calle, sin haberse lavado y mudado la ropa, que con los cuchillos y demas instrumentos de su oficio quedará cerrada en un cuarto destinado al efecto.

Artículo 17.

Los Matarifes no podrán bajo ningun pretexto llevarse cosa alguna de las carnes que trabagen. Sacarán las cabezas de las carnes en redondo, y sin lo que vulgarmente se llama pico, separando puramente la piel y mondongo limpio de sebo, sin incluir en uno ni en otro mas que lo que corresponda á sus dueños.

Artículo 18.

Para los fines del artículo anterior se entiende por <u>mondongo</u> los intestinos y panza del animal; por <u>menudo</u> el vientre manos y sangre; por <u>despojo</u> el vientre, asadura, cabeza y manos y por canal la res muerta y abierta desprovista del despojo ó despojada.

Artículo 19.

Para los efectos de salario y trabajo los catorce Matarifes se dividirán en dos clases; ocho formarán la primera con el salario de diez reales von. y seis la segunda con el de ocho; el trabajo que hayan de egecutar unos y otros será designado por el Administrador

Artículo 20.

Las vacantes que ocurran en la primera clase serán provistas con el matarife o matarifes de la segunda que tengan mejor nota en su filiación respectiva.

Artículo 21.

Los Matarifes podrán hacer presente al Regidor de turno con el respeto y moderacion debidos las observaciones que creyesen convenientes, quien si las encontrara justas las pondrá en conocimiento de la Municipalidad.

El Ayuntamiento no tomará en consideracion peticiones de los Matarifes que no vengan por este conducto.

De los Ayudantes

Artículo 22.

Los Ayudantes serán nombrados entre los hijos mayores de 12 años que tengan los Matarifes siempre que observen una conducta moral intachable y lo soliciten; en otro caso podrá ser elegido cualquiera otra persona que reuna las dos condiciones de edad y moralidad.

Sus obligaciones son:

1.ª Presentarse con puntualidad á las horas de la matacía.

2.ª Trabajar en las primeras operaciones de la misma, según las ordenes que recibirán del Administrador

3.ª Efectuar la limpieza de las nabes y demas operaciones relativas al servicio del Matadero que el Administrador les ordenase, aun cuando para ello tengan que permanecer en él mas tiempo que los Matarifes.

Artículo 23.

Tendrán la misma obligación que estos respecto al coste del trage que han de usar dentro del edificio, arca donde debe guardarse, instrumentos del oficio y aseo de su persona.

Artículo 24.

Los Ayudantes de mejor nota en su filiación y que reunan la aptitud necesaria, tendrán opcion a ser nombrados Matarifes de segunda clase cuando vague alguna plaza de estos ultimos.

Disfrutarán el sueldo de cinco rs. von.

Del Portero

Artículo 25.

Serán preferidos para el cargo de portero los Matarifes que se hubiesen inutilizado por causa del servicio en el Establecimiento ó los que por su edad no pudiesen dedicarse al oficio con tal que se hallen en disposición de desempeñar las obligaciones de la portería. A falta de estos recaerá el nombramiento en alguno de los dependientes mas meritorios del Excmo. Ayuntamiento que lo soliciten.

Las obligaciones del Portero son:

1.ª Permanecer constantemente en el Establecimiento y prohivir la entrada en él á toda persona que no sea dependiente de la Municipalidad ó abastecedor, á no ser que vaya con licencia de alguno de los S.S. Regidores ó del Administrador.

2.ª Ympedir la entrada á toda clase de perros.

3.ª Cuidar de la limpieza de la portería y demas que le ordene el Administrador.

4.ª Cuidar escrupulosamente de que los tragineros encargados de la conducción de las carnes lleven sus caballerias ó carros con el aseo y limpieza debidas.

5.ª Marcar á fuego las reses destinadas al consumo de la población.

Artículo 26.

El Portero disfrutará el salario de siete reales von. diarios y habitación en el establecimiento, con obligación de residir en él.

De los Abastecedores

Artículo 27.

Serán admitidos para abastecedores ó tratantes en carnes todas las personas que lo soliciten.

Artículo 28.

Todo abastecedor ó tratante deberá someterse á matar sus reses precisamente en el Matadero del Excmo. Ayuntamiento y con sugeción a las disposiciones que para el mismo se hallen vigentes.

Artículo 29.

Sin perjuicio de los derechos que por las carnes debenguen la Hacienda pública y Municipal, todo abastecedor está obligado á pagar en el concepto de derecho de Matadero tres cuartillos de real por cada cabeza de ganado lanar que se deshaga en el mismo y cinco rs. por cada una del de pelo. El pago de unos y otros derechos deberán verificarlo cada diez dias en la Depositaría del Excmo. Ayuntamiento según la nota que al efecto recibirá cada abastecedor del Contador del Matadero.

Artículo 30.

Ningun abastecedor tendrá derecho a que se varien las hora de matanza ni a que se mate otra clase de ganado que la que se menciona en este reglamento.

Artículo 31.

Los abastecedores podrán llevar á la matacía toda especie de ganado lanar y de pelo, escepto merino, los castrones y la que se halle contagiada de viruela ú otra enfermedad que la constituya malsana a juicio del Ynspector facultativo.

El que contra lo prevenido en este artículo introdugese en el matadero una ó mas reses de las que en él se prohiben incurrirá en la multa de cien rs. von.

Artículo 32.

Las reses que se introduzcan en el matadero y se noten debiles en vivo ó mueran dentro de él, serán entregadas á sus dueños sin que les sea permitida su venta.

Artículo 33.

La matacía de borregos será permitida tan solo en los meses de mayo y junio y la de corderos, primales, irascos y obejas en cualquier epoca del año.

Artículo 34.

Las reses destinadas á la matacía deberán hallarse en el Matadero cuatro horas antes de dar principio á esta operacion.

Artículo 35.

Todo abastecedor tiene derecho á que se le facilite gratuitamente caseta y corral para sus reses cuando los hubiese desocupados, (…) la permanencia de las mismas.

Artículo 36.

Los dueños de las reses podrán hallarse presentes á la operacion de pesar las carnes y reclamar en el acto sobre cualquier duda que acerca del peso se les ofreciese, la cual se resolverá repitiendo la operacion. Tambien podrán exigir la comprobacion de las pesas con las que sirven de modelo en la oficina correspondiente del Excmo. Ayuntamiento.

Disposiciones Generales

Artículo 37.

Todos los empleados y dependientes del Matadero serán nombrados con arreglo a la ley.

Artículo 38.

El oficio de nombramiento que se espida á los empleados y dependientes contendrá al dorso copiados literalmente los artículos del presente reglamento que digan relacion con sus cargos respectivos.

Artículo 39.

El salario de Vehedor, Matarifes, Ayudantes y Portero se pagará mensualmente en la Depositaría Municipal mediante nomina formada por el Administrador, intervenida por el Contador, visada por el alcalde y firmada por el secretario. En ella manifestará el Administrador bajo su responsabilidad si estos dependientes han prestado todos los dias el servicio respectivo descontando en su caso la parte de sueldo proporcional al tiempo que hubiesen dejado de asistir, no siendo por causa justa ó con permiso del alcalde.

Artículo 40.

Se considerará unicamente causa justa para los efectos del anterior articulo la enfermedad que por espacio de quince dias impidiese al dependiente el desempeño de su cargo.

Artículo 41.

El sueldo de los demas empleados se cobrará en los mismos terminos que el de los del Excmo. Ayuntamiento.

Artículo 42.

Habrá un cuarto destinado á los Matarifes y en él precisamente cambiarán el trage que vistan fuera del edificio con el destinado para las operaciones de la matacía.

Artículo 43.

Todas las reses destinadas al abastecimiento de la ciudad serán deshechas en el matadero y por los Matarifes del Excmo. Ayuntamiento. Se esceptuan unicamente de esta disposicion los corderos pastencos que podrán venderse y deshacerse por los particulares desde Pascua de Resurreccion hasta la de Pentecostes inclusive.

Artículo 44.

La matacía de vacas principiará entre tres y cuatro de la tarde en los meses de mayo, junio, julio, agosto y septiembre, y la de carneros entre cuatro y cinco. La operación del peso tendrá lugar en los mismos meses al amanecer del dia siguiente. En los restantes se matarán los carneros á las siete de la mañana, y las vacas á las tres de la tarde: el peso de los primeros tendrá lugar á las dos de la tarde y el de las segundas á la misma hora del dia siguiente.

Artículo 45.

Las carnes que fuesen declaradas insalubres por el Ynspector facultativo serán separadas por el Vehedor y arrojadas por el mismo á presencia de aquel en un punto del Ebro de bastante profundidad para que su estracción no pueda efectuarse por persona alguna ó en el sitio que determine el alcalde.

Artículo 46.

No se permitirá bajo ningun pretesto la entrada en el Matadero de reses muertas cualquiera que sea la causa ni la de las que lleven heridas causadas por perros, lobos ú otros animales carnívoros.

Artículo 47.

El Administrador y Vehedor cuidarán de que las carnes no sean palpadas por operarios ni otra persona que padezca enfermedades cutaneas ó las que vulgarmente se llaman pegajosas, y de que luego que sean pesadas ó cargadas en las caballerias ó carros sean conducidas inmediatamente al punto destinado para su venta.

Artículo 48.

Los tragineros que se dediquen a conducir carnes para el abastecimiento de la población ya sea en caballerias ó carros, están obligados á presentar unas y otros con la debida precaucion para que las reses no toquen en parte alguna que no se halle cubierta con paños limpios a juicio del Administrador.

Artículo 49.

La entrada de carnes en la ciudad se verificará unicamente por la puerta del Angel debiendo presentar el conductor la guia que acredite su procedencia del Matadero. Las carnes cuya introducción se pretenda efectuar sin este requisito caerán en comiso.

Artículo 50.

Las carnes cuya salazon se dispusiera por el Ynspector permaneceran en el cuarto del Establecimiento destinado al efecto por espacio de tres dias, pasados los cuales se entregarán á sus dueños sin que les sea permitida su venta.

Artículo 51.

Queda prohibida la venta dentro del Establecimiento de toda clase de carnes, menudos o mondongos, sangres y demas despojos de las reses.

Artículo 52.

Se prohibe la entrada en el Matadero á todo el que no sea dependiente del mismo, abastecedor ó contratista de los despojos de las reses, á no ser que tenga permiso de alguno de los Sres. Regidores ó del Administrador.

Artículo 53.

El Administrador como Gefe principal cuidará de la observancia del presente Reglamento y de cuantas disposiciones referentes al mismo se dictasen en lo sucesivo quedando el alcalde y el Regidor de semana facultados para imponerle una multa y aun para suspenderle si por su apatía en el cumplimiento de sus obligaciones le considerasen merecedor á esta medida.

Artículo 54.

Si el Contador no tubiere corrientes las cuentas ó asientos de su obligacion, si se le encontrasen raspaduras ó enmiendas en su libro sin estar salvadas competentemente o si cometiere con malicia cualquiera alteracion en las anotaciones que hiciere sobre el peso de las carnes, será suspendido de su destino por el Regidor de semana ó por el que notase la falta, quienes propondrán ademas su separacion sin perjuicio de las acciones judiciales á que su conducta diese lugar.

Artículo 55.

El Ynspector facultativo que faltase al cumplimiento de sus obligaciones ó se pusiera de acuerdo con los tratantes en carnes, haciendo a favor de los mismos declaraciones indebidas de salubridad ó perjudicando de cualquier modo á la salud publica será según los casos castigado con arreglo á las leyes.

Artículo 56.

El Vehedor, Matarifes, Ayudantes y portero que no llevasen debidamente su cargo ó fuesen sorprendidos en conivencia con los dueños de las reses ó con los menuderos incurrirán por primara vez en una multa a juicio del alcalde ó del Regidor de semana y en caso de reincidencia serán despedidos para siempre.

Artículo 57.

El maximum de la multa á que se refieren los artículos anteriores no podrá esceder del sueldo ó salario que por espacio de quince dias haya de disfrutar el empleado ó dependiente á quien se aplique.

Artículo 58.

El Administrador cuidará de que se halle continuamente espuesto al publico en la parte interior del edificio un egemplar del presente reglamento.

Artículo 59.

El alcalde destinará todas las semanas un individuo de la Guardia Municipal á las ordenes del Administrador del Matadero.

Zaragoza 24 de julio de 1857

El Presidente, J. Muntadas

De acuerdo de S.E., Manuel Reynoso, secretario.

ANEXO IV

LOS SUBDELEGADOS DE MEDICINA Y CIRUGÍA DE LA PROVINCIA DE ZARAGOZA DURANTE LA ÉPOCA EPIDÉMICA[729]

En la tabla se incluye el listado de Subdelegados de medicina y cirugía de la provincia, de acuerdo con la información solicitada por la Dirección General de Beneficencia y Sanidad con fecha 22 de septiembre de 1857, que incluía varios datos sobre su titulación y fecha de nombramiento así como el concepto que merecían a la autoridad provincial en el desempeño de sus funciones.

Algunos de los Subdelegados que constan en el listado no ejercían este cargo durante la época epidémica de 1854-1856, por lo que se ha precisado en la nota al pie de la tabla quienes eran los que entonces ejercían como Subdelegados de medicina y cirugía.

---

[729] ADPZ. FGP-ByS. Listado de Subdelegados de medicina y cirugía de la provincia. Carpeta Sanidad 1857, Subdelegaciones. Caja 1120.

Estado que manifiesta el nombre de los Subdelegados de medicina y cirugía de la provincia, sus títulos, fechas de sus nombramientos, puntos de residencia y demas que espresa, formado en virtud de orden de la Dirección General de Beneficencia y Sanidad de 22 de Septiembre de 1857

Subdelegado	Partido judicial	Titulación	Fecha Título	Fecha Nombramiento	Concepto que merece a la Autoridad Provincial
Juan Luis de Erro	ATECA[1]	Ldo. Medicina	14-10-1839	10-7-1856	Se le nombró Subdelegado porque anteriormente lo había sido y por sus buenos servicios ha merecido le distinga S.M. con la Cruz de Isabel la Católica.
Faustino Arnal	BELCHITE[2]	Ldo. Medicina	12-9-1843	10-7-1856	Goza de buen concepto y ha prestado servicios durante el cólera y otra epidemia que se presentó en la provincia.
Hermenegildo López	BORJA	Ldo. Medicna	25-10-1830	24-7-1848	Tiene prestados buenos servicios durante el cólera y en su carrera es socio de la Academia de Medicina y Cirugía y del Instituto Médico Español.
Gregorio Guedea	CALATAYUD[3]	Ldo. Medicina/Cirugía	30-4-1840	8-8-1855	Está bien conceptuado: ha prestado servicio por lo que S.M. le nombró director interino de los baños minerales de Paracuellos de Jiloca y profesor agregado y secretario del Colegio de prácticas de esta Ciudad, y es socio fundador de la Academia de Ciencias Médicas.
Sebastián Velilla	CASPE	Ldo. Medicina	1-1-1844	24-4-1849	Ha prestado ya en esta provincia y en la de Teruel buenos servicios durante la epidemia del cólera y otra de fiebres tifoideas, por lo cual mereció mención honorífica y que fuera propuesto para la Cruz de Isabel la Católica.
Antonio Roncalés	DAROCA[4]	Ldo. Medicina/Cirugía	4-11-1842	4-8-1857	Goza de buen concepto por sus buenos servicios: fue nombrado Subdelegado interinamente.
Genaro Casas	EJEA	Ldo. Medicina/Cirugía	9-9-1844	24-7-1849	Por haberlo sido anteriormente fue nombrado Subdelegado; se le han conferido varias comisiones que ha desempeñado á toda satisfacción por lo que ha sido propuesto por S.M. para la Cruz de Isabel la Católica.

Subdelegado	Partido judicial	Titulación	Fecha Título	Fecha Nombramiento	Concepto que merece a la Autoridad Provincial
Mariano Estua	LA ALMUNIA	Ldo. Medicina/ Cirugía	22-8-1844	4-1-1854	Ha prestado servicios que le han hecho acreedor a la Cruz de Epidemias de que se halla adornado y propuesto por S.M. para la de Isabel la Católica á que los vecinos de La Almunia por su buen comportamiento le hiciesen una memoria y desempeñó los cargos de [médico de la] Cárcel y Hospital de la misma. Durante su carrera ha hecho oposiciones y ha sido Catedrático interino.
Constancio Clemente	PINA	Ldo. Medicina	20-11-1841	24-4-1849	Por haberlo sido anteriormente fue nombrado Subdelegado, ha prestado buenos servicios y desempeñado á toda satisfacción una comision que le fue conferida.
Manuel Bagüés	SOS	Ldo. Medicina	26-3-1844	16-10-1850	Tiene adquirido buen concepto.
Gaudioso Tutor	TARAZONA	Ldo. Medicina	24-12-1826	21-2-1853	Está bien acreditado.
Vicente Bruno	ZARAGOZA-EL PILAR	Ldo. Medicina/ Cirugía	18-1-1841	17-3-1853	Tiene adquirido buen concepto y por haberlo sido anteriormente fue nombrado Subdelegado.
Dámaso Sancho	ZARAGOZA-SAN PABLO	Ldo.Medicina Dr. en Medicina	23-5-1844 10-8-1857	5-12-1852	Se le han conferido varias comisiones que ha desempeñado á toda satisfacción y durante su carrera tiene buenas calificaciones, es socio de las Academias Científicas.

1 Juan Luis Erro fue nombrado Subdelegado de Ateca interinamente el 6 de agosto de 1855, para sustituir a Fernando de la Muela, que enfermó de cólera durante los primeros días de la epidemia.

2 Faustino Arnal fue nombrado interinamente el 6 de octubre de 1855 para sustituir a Pascual Gracia, quien se trasladaría a otra localidad. Este último fue quien ejerció como Subdelegado de Belchite durante los brotes de 1854 y 1855.

3 Gregorio Guedea sustituyó a José Farrer y Oliver, Subdelegado durante el brote de 1854, que falleció por la epidemia de cólera en Calatayud en agosto de 1855.

4 El Subdelegado de medicina y cirugía del partido de Daroca durante la época epidémica fue Gregorio Gimeno, quien con su avanzada edad y achaques continuó su ejercicio médico y su cargo hasta su fallecimiento en 1857. Promovió la creación de la asociación corporativa del Comité de Vigilancia de Daroca.

Excepto el Subdelegado de Ateca que residía en Morós y el de Pina, que lo hacía en Osera, el resto tenía su residencia en la cabecera del partido judicial correspondiente.

ÍNDICE DE TABLAS, GRÁFICAS Y FIGURAS

ÍNDICE DE TABLAS

Tabla 1.	Habitantes por partido judicial según diversas fuentes. Provincia de Zaragoza	24
Tabla 2.	Pandemias de cólera durante el siglo XIX	27
Tabla 3.	Escuelas de enseñanza primaria elemental por partidos judiciales. Provincia de Zaragoza, 1849	79
Tabla 4.	Número de enfermos de cólera. Zaragoza Ciudad. Noviembre 1854	135
Tabla 5.	Muertos por cólera. Zaragoza Ciudad. Noviembre 1854	136
Tabla 6.	Defunciones Cuarto Trimestre. Zaragoza Ciudad. 1852-1856	136
Tabla 7.	Casos y defunciones por cólera. Caspe. Octubre-noviembre 1854	142
Tabla 8.	Casos de cólera y defunciones. Partido judicial de Caspe. 1854	145
Tabla 9.	Partido de Ateca. Clasificación de municipios según mortalidad	181
Tabla 11.	Partido de Ateca. Datos del brote de 1855 por municipios	190
Tabla 12.	Partido de Belchite. Clasificación de municipios según mortalidad	193
Tabla 13.	Partido de Belchite. Distribución de Facultativos	194
Tabla 14.	Partido de Belchite. Datos del brote de 1855 por municipios	197
Tabla 15.	Partido de Borja. Clasificación de municipios según mortalidad	200
Tabla 16.	Partido de Borja. Distribución de Facultativos	201
Tabla 17.	Partido de Borja. Datos del brote de 1855 por municipios	205
Tabla 18.	Partido de Calatayud. Clasificación de municipios según mortalidad	207
Tabla 19.	Partido de Calatayud. Distribución de facultativos	208
Tabla 20.	Partido de Calatayud. Datos del brote de 1855 por municipios	213
Tabla 21.	Partido de Caspe. Clasificación de municipios según mortalidad	216
Tabla 22.	Partido de Caspe. Distribución de facultativos	216
Tabla 23.	Partido de Caspe. Datos del brote de 1855 por municipios	219
Tabla 24.	Partido de Daroca. Clasificación de municipios según mortalidad	221
Tabla 25.	Partido de Daroca. Distribución de facultativos	222
Tabla 26.	Partido de Daroca. Datos del brote de 1855 por municipios	227
Tabla 27.	Partido de Ejea. Clasificación de municipios según mortalidad	230
Tabla 28.	Partido de Ejea. Distribución de Facultativos	231

Tabla 29.	Partido de Ejea. Datos del brote de 1855 por municipios	236
Tabla 30.	Partido de La Almunia. Clasificación de municipios según mortalidad	239
Tabla 31.	Partido de La Almunia. Distribución de facultativos	240
Tabla 32.	Partido de La Almunia. Datos del brote de 1855 por municipios	245
Tabla 33.	Partido de Pina. Clasificación de municipios según mortalidad	248
Tabla 34.	Partido de Pina. Distribución de facultativos	249
Tabla 35.	Casos de cólera y defunciones en Gelsa. 1855	250
Tabla 36.	Casos de cólera y defunciones en mediana. 1855	252
Tabla 37.	Partido de Pina. Datos del brote de 1855 por municipios	253
Tabla 38.	Partido de Sos. Clasificación de municipios según mortalidad	255
Tabla 39.	Partido de Sos. Distribución de facultativos	256
Tabla 40.	Casos de cólera y defunciones en Artieda. Septiembre-octubre 1855	259
Tabla 41.	Partido de Sos. Datos del brote de 1855 por municipios	260
Tabla 42.	Partido de Tarazona. Clasificación de municipios según mortalidad	263
Tabla 43.	Partido de Tarazona. Distribución de facultativos	264
Tabla 44.	Partido de Tarazona. Datos del brote de 1855 por municipios	268
Tabla 45.	Partido de Zaragoza. Clasificación de municipios según mortalidad	270
Tabla 46.	Facultativos de la ciudad de Zaragoza. 1840-1850	271
Tabla 47.	Casos de cólera y defunciones en la ciudad de Zaragoza. Hospitalidad domiciliaria. Junio-Septiembre 1855	276
Tabla 48.	Defunciones Tercer Trimestre. Zaragoza Ciudad. 1852-56	277
Tabla 49.	Bautizos celebrados en la ciudad de Zaragoza y defunciones en menores de un año de edad. 1852-56	278
Tabla 50.	Mortalidad Infantil. Ciudad de Zaragoza. 1852-1856	278
Tabla 51.	Casos de cólera y defunciones. Zaragoza Ciudad. 1855	280
Tabla 52.	Partido de Zaragoza. Datos del brote de 1855 por municipios	281
Tabla 53.	Casos de cólera y defunciones. Provincia de Zaragoza. 1856	283
Tabla 54.	Resumen de la epidemia de cólera en la provincia de Zaragoza. Brote de 1854	287
Tabla 55.	Resumen de la epidemia de cólera en la provincia de Zaragoza. Brote de 1855	289
Tabla 56.	Municipios afectados por la epidemia por partidos judiciales. Provincia de Zaragoza. Brote de 1855	294
Tabla 57.	Información comparada sobre casos y defunciones por la epidemia de cólera de 1854-56 en la provincia de Zaragoza. Varias fuentes	296
Tabla 58.	Número y ratio de facultativos (médicos, cirujanos y farmacéuticos) de la provincia de Zaragoza por partidos judiciales. 1855	297
Tabla 59.	Resumen de la epidemia de cólera en la provincia de Zaragoza. 1854-1856. Casos, defunciones y tasas de ataque, mortalidad y letalidad	299
Tabla 60.	Gastos declarados por la epidemia de cólera de 1855 y cantidad subvencionada, por partidos judiciales. Provincia de Zaragoza	301

Tabla 61.   Datos comparativos de las epidemias de cólera de 1834, 1854-56 y 1885 en la provincia de Zaragoza 303

Tabla 62.   Datos comparativos de las epidemias de cólera de 1834, 1854-56 y 1885 en la ciudad de Zaragoza 303

Tabla 63.   Juntas de *Alianza de las clases médicas*. Zaragoza, diciembre de 1856 326

ÍNDICE DE GRÁFICAS

Gráfica 1.   Casos de cólera en el distrito de El Pilar. Zaragoza, noviembre 1854 138

Gráfica 2.   Casos de cólera en el distrito de San Pablo. Zaragoza, noviembre 1854 138

Gráfica 3.   Casos de cólera en Mequinenza. Septiembre-octubre 1854 140

Gráfica 4.   Defunciones por cólera en Mequinenza. Septiembre-octubre 1854 141

Gráfica 5.   Casos de cólera en Tauste. Octubre-noviembre 1854 153

Gráfica 6.   Casos de cólera en La Almunia. Noviembre-diciembre 1854 161

Gráfica 7.   Defunciones por cólera en Villarroya de la Sierra. Agosto 1855 189

Gráfica 8.   Casos de cólera en Borja. Julio-agosto 1855 201

Gráfica 9.   Casos de cólera y defunciones en Calatayud. Julio-agosto 1855 210

Gráfica 10.   Casos de cólera en Aguarón. Agosto-septiembre 1855 221

Gráfica 11.   Casos de cólera en Daroca. Agosto-septiembre 1855 225

Gráfica 12.   Casos de cólera en Ejea. Agosto-septiembre 1855 234

Gráfica 13.   Casos de cólera en Tauste. 20 junio-31 agosto 1855 235

Grafica 14.   Casos de cólera en Ricla. Junio-agosto 1855 242

Gráfica 15.   Casos de cólera en Almonacid de la Sierra. Julio-agosto 1855 244

Gráfica 16.   Casos de cólera en Calatorao. Julio-agosto 1855 245

Gráfica 17.   Casos de cólera en Mediana. Julio-agosto 1855 251

Gráfica 18.   Casos de cólera en Tarazona. Junio-agosto 1855 266

Gráfica 19.   Ingresos por cólera. Hospital de N.ª Sra. de Gracia. Zaragoza, junio-agosto 1855 273

Gráfica 20.   Casos de cólera en el distrito de El Pilar. Hospitalidad domiciliaria. Zaragoza, junio-septiembre 1855 275

Gráfica 21.   Casos de cólera en el distrito de San Pablo. Hospitalidad domiciliaria. Zaragoza, junio-septiembre 1855 275

Gráfica 22.   Tasas de mortalidad por cólera según partidos judiciales. Provincia de Zaragoza, 1855 290

ÍNDICE DE FIGURAS

Figura 1.   Fragmento de la primera página del estadillo con datos del brote de 1855. (ADPZ. Caja 1112) 22

Figura 2.   Fragmento del último parte de notificación de la epidemia en Borja. 27 de agosto de 1855 25

Figura 3.   Movimiento de pacientes en el manicomio de Zaragoza. 1854-1858   97

Figura 4.   Movimiento de enfermos en el Hospital provincial de Zaragoza. 1854-1858   98

Figura 5.   Invadidos y muertos por cólera en 1854 en los distritos de San Pablo y El Pilar   133

Figura 6.   Casos de cólera y defunciones en el partido judicial de Pina. 1854   147

Figura 7.   Casos de cólera y fallecidos en el partido judicial de Borja. 1854   155

Figura 8.   Casos de cólera y fallecidos en el partido judicial de La Almunia. 1854   159

Figura 9.   Casos de cólera y fallecidos en la ciudad de Calatayud. 1854   164

Figura 10. Estadillo de casos de cólera y defunciones. Ibdes, 11 septiembre de 1855   184

Figura 11. Parte de notificación de 6 de agosto de 1855. Aguilón   196

Figura 12. Casos de cólera y defunciones en la ciudad de Zaragoza. Hospitalidad domiciliaria. Junio-septiembre 1855   277

Figura 13. Movimiento de expósitos en la Inclusa de Zaragoza 1854-1858 (fragmento)   279

Figura 14. Tasas de mortalidad por cólera (en rojo) y densidad de población (en negro) por partidos judiciales. Provincia de Zaragoza, 1855. (Adaptado del Mapa de Francisco Coello y J. Reinoso, de 1861 según el censo de 1860. Instituto Geográfico Nacional)   291

Figura 15. Estadística de la epidemia de cólera de 1855 en la provincia de Zaragoza, según la comisión permanente de la Junta provincial de Sanidad   295

Figura 16. Primera página del proyecto de salubridad de Zaragoza. 1856   307

Figura 17. Fragmento del folleto de constitución del Comité de Vigilancia del partido de Daroca. 1855   322

Figura 18. Cabecera del primer número de la Unión Médica de Aragón   328

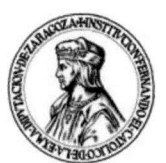